보건의료정보관리학

Medical Information Management

보문각

❖ 공저자

박종선(목포과학대학교 보건행정과)
김경환(대구가톨릭대학교 국제의료경영학과)
이상영(남서울대학교 보건행정학과)
김성수(청주대학교 의료경영학과)
이정욱(경남대학교 보건의료정보학과)
목경열(두원공과대학교 보건의료행정과)
임채명(동원대학교 보건의료행정과)
류우석(부산가톨릭대학교 병원경영학과)

보건의료정보관리학

초판2쇄발행 2025년 3월 10일
초판인쇄 2022년 3월 10일

지은이 박종선·김경환·이상영·김성수
이정욱·목경열·임채명·류우석 공저
펴낸이 이호동
발행처 보문각
블로그 http://blog.naver.com/bomungak e-
mail bomungak@naver.com
주소 서울시 서초구 바우뫼로7길 8
등록번호 302-2003-00085
전화 02)468-0457
팩스 02)468-0458
ISBN 978-89-6220-438-4 93510

값 30,000원

머리말

최근 우리 사회에서는 컴퓨터 및 정보기술의 비약적인 발전으로 인하여 매일 수없이 쏟아지는 정보의 홍수 속에서 살아가고 있다. 의료계에서도 광범위한 컴퓨터 보급과 정보통신기술을 기반으로 하여 의료정보화가 급속히 진행되고 있는 추세이다. 의료정보란 국가적인 차원의 보건의료정책을 위한 자료 제공에서부터 각종 보건의료사업 종사자들 및 각 분야에서 실무종사자가 필요로 하는 정보제공의 역할을 포함하는 광범위한 개념이다.

오늘날 의료기관에서도 의료시장 개방에 따른 무한경쟁에 대비하고 진료의 질적인 서비스 향상을 위한 최신 통합의료정보시스템 도입이 확산되어 가고 있으며, 나아가 국가적으로는 보건의료정책을 효율적으로 수립하기 위한 의료정보화가 필수적으로 요구되고 있다.

현재 의료정보학은 이론과 응용에 있어서 지난 10여년 동안 급속도로 확대되어 가고 있는 추세에 있으나 전문 인력이 부족한 실정에 있으며, 최근 대학에서도 필요한 전문 인력 양성에 많은 관심을 갖고 속속 관련학과 개설이 이루어지고 있다. 의료정보화가 빠른 속도로 진행되고 있는 요즈음 '의료정보'는 보건의료에 종사하는 모든 사람들과 깊은 관련이 있다고 할 수 있다.

본서는 다양한 배경을 가지고 있는 독자를 가정하여 의료정보학 분야를 처음 배우려는 의료정보관리사의 수험생뿐만 아니라 보건 및 의료 관련 분야의 종사자, 전문교육기관 및 보건의료관련 학과 학생, 의료전문직, 의료분야와 접점이 있는 의료기관 행정관계자 등이 기본적인 개념을 체계적으로 정말 쉽게 이해하는데 그 목적이 있다고 할 수 있다.

본서는「의료정보학개론」편에 이어서 집필하게 된 배경은 그동안 의료정보학을 공부하는데 있어서 몇 가지 관련 교재들이 있었으나, 아직도 의료정보학을 처음 접하는 학생들에게는 그 내용이 너무 어렵다고 판단되어 단기간에 의료정보학의 본질을 쉽게 이해하고 습득하는데 의료정보학에 대한 공통되는 기본적인 개념을 중심으로 가능한 쉽게 접근할 수 있도록 편집에 관점을 두었다.

특히, 보건의료인이 환자를 다루는 정보과정의 범주에서 의료정보학의 본질을 이해시키는데 있으며, 여기서는 컴퓨터가 보건 의료 부문에서 어떤 수준에서 어떻게 활용되고 있는지에 대한 것과 의료정보학에서 다루는 주요 범위 대한 개념과 기본적인 의미를 재해석하여 정보학적 관점에서 이해하는데 역점을 두었다.

의료정보학은 정보과학, 컴퓨터공학, 의용공학, 기초의학, 인지과학, 교육심리학 등이 망라된 복합적인 학문 분야로서 광범위한 내용을 포함하고 있어서 전체를 취급하기 보다는 대학에서 한 학기를 통해 학습할 수 있는 기본적인 의료정보화 개념과 병원행정사 · 의무기록사 · 의료정보관리사 관련 시험 준비를 위한 내용을 중심으로 다음과 같이 3부 11장과 부록으로 구성하였다.

제1부 의료정보학 기초 편에서는 제1장 의료정보학의 개요, 제2장 의학정보와 정보이론, 제3장 의학용어 및 질병분류, 제4장 진료의 의사결정을 중심으로 서술하였다.

제2부 통합의료정보시스템 편에서는 의료정보시스템을 이해하기 위한 분야로서 제5장 의료정보 표준화 및 보안, 제6장 병원경영정보시스템, 제7장 의료영상저장전송시스템, 제8장 전자의무기록시스템을 중심으로 서술하였다.

제3부 의료데이터 분석 편에서는 실제 의료정보 DB를 구축하고 활용하는데 있어서 필요한 기초적인 내용으로 제9장 의료데이터베이스, 제10장 데이터웨어하우스, 제11장 데이터마이닝을 중심으로 서술하였으며, 본서에 서 등장한 다소 생소한 용어들은 부록에 주요용어 해설로 수록하였다.

본서의 학습 목적을 달성하기 위해서는 단원별 기본적인 내용을 충분히 습득하고, 단원별 주 객관식 연습문제는 본 교재를 중심으로 스스로 해결한다면 일차적인 이해를 갖는데 도움이 될 것이다. 단원별 종합적이고 깊이 있는 지식은 관련 참고서적을 통해 보완한다면 의료정보학에 대한 보다 체계적인 지식을 갖추는데 그 기틀이 마련될 것으로 생각된다.

끝으로 본서를 감히 출판하는데 있어서 대학에서 다년간 강의 경험과 다양한 참고자료를 비롯하여 국내 외의 선배 저자들의 고귀한 서적을 참고하여 집필에 심혈을 기울였으나, 그래도 부족한 점이 많으리라 생각된다. 따라서 앞으로 미흡한 부분은 더욱 연구하여 수정 보완할 것을 약속드립니다.

아무쪼록 본서가 독자 여러분들이 의료정보학을 이해하는데 좋은 길라잡이가 되기를 바라며, 출간되기까지 성원해 주신 동료 교수님들과 이 길을 굳게 걷을 수 있도록 힘이 되어준 관련분야 교수님들에게 감사드리며, 어려운 여건에서도 출판을 맡아 수고해 주신 보문각 사장님을 비롯한 관계자 여러분들께도 깊이 감사드립니다.

저자 일동

Contents

제 2 부 통합의료정보시스템

제 3 부 의료데이터 분석

주요용어 해설

Access control mechanism(접근제어기법)

① 정보시스템으로의 인증 받지 못한 접근을 검출하여 막고 인증 받은 접근을 허락하도록 설계된 보안 보호 조치

② 하드웨어나 소프트웨어의 특성, 운영 절차, 관리 절차 및 자동화된 시스템 상에서 인증 받지 못한 접근의 검출하여 막고 인증 받은 접근의 허가를 하도록 설계된 이들의 결합

ADSL(Asymmetric Digital Subscriber Line : 비대칭 디지털가입자회선)

대칭디지털가입회선(DSL)의 한 형식으로, 구리 전화선을 통해 전통적인 보이스밴드 모뎀보다 데이터를 더 빠르게 전송하도록 도와주는 데이터 통신 기술이다. SDSL과의 차이를 보면, SDSL은 데이터 업로드 속도와 다운로드 속도가 똑같은 데 반해 (대칭형), ADSL은 언제나 업로드 속도가 다운로드 속도보다 느리다(비대칭형).

A-mode

위성을 사용한 펄스부호변조 방송에서 주파수 대역 16kHz 대역을 의미한다.

Anonymous FTP

인터넷에 연결된 시스템에서 접근 권한이 없는 원격 컴퓨터 시스템에 접근한 후 공용 디렉토리를 로그온 하여 그 컴퓨터에서 자신의 디스크 저장 영역으로 파일을 전송받기 위해 FTP프로그램을 사용하는 방법을 말한다.

ANSI(American National Standards Institute)

미국표준연구소를 일컫는 것으로 아스키(ASCII) 코드와 같은 기본적인 표준을 정하여 유포시키는 기관이다.

ARPANET(Advanced Research Projects Agency Network)

1970년대에 개발된 패킷교환형 Network. 현재 DARPA가 지원을 실행하는 개척적인 장거리 Network Internet 개발전반에 걸쳐 중심적인 백본인 것과 동시에 초기의 네트워크 연구 기반을 제공한다. ARPANET는 전용선으로 접속되는 개개의 패킷 교환 컴퓨터로 구성되어 있다.

ASTM

American Society for Testing and Materials1898년에 미국에서 조직되어 134개 분야에 표준화 위원회를 두고 있는 단체이다.

Asynchronous(비동기식)

송수신 간에 신호를 주고받으며 작업을 수행하는 방식. 비동기식은 시작 · 정지 방식과 단계적 시작 · 정지 방식이 있다. 시작 · 정지 방식은 송신하는 각 문자의 전후에 시작 신호와 정지 신호를 붙여 송수신 간의 동기를 취하는 방식이며, 저속 전송에 사용되고 있다. 단계적 시작 · 정지 방식은 시작 신호와 정지 신호가 일정하게 정해진 간격에서 일어나는 동기 방식이다.

ATM(Asynchronous Transfer Mode : 비동기식 전송 모드)

회선 교환방식과 패킷 교환방식의 장점은 취하고 단점은 제거한 새로운 교환방식

Biocomputing

유전자 감정과 같은 컴퓨터 계산에 기반한 모든 사람들의 삶에 영향을 끼치고 있지만 대부분은 그것을 깨닫지 못한다. 이것은 과학자가 단백질과 DNA를 탐험하기 위한 이론적인 배경과 실제적인 툴을 제공하는 분야이다.

Biomedical Informatics

생명의료정보학(Biomedical Informatics)은 생명정보학(Bioinformatics)과 임상정보학(Clinical Informatics)의 필연적 융합으로 형성되었으며, 분자수준의 구조-기능 분자생물정보학(Molecular Bioinformatics)에서 부터, Neuroinformatics와 같은 전산생리학(Computational Physiology), 디지털 해부학(Digital Anatomy), 화학정보학, 약물유전체정보학과 임상의료정보학(Clinical Informatics)에 이르는 의학과 생명과학의 미시에서 거시의 제 과정 정보학적 통합이다.

Bioinformatics

생물정보학(bioinformatics)은 생물학적인 문제를 응용수학, 정보학, 통계학, 전산학, 인공지능, 화학, 생화학 등을 이용하여 주로 분자 수준에서 다루는 학문이다.

Bio-signal analysis

생체신호처리는 의학적 결정을 하기 위한 생체정보를 획득하는 일이다.

Bio-signal

생체신호는 생체로부터 나오는 생체의 생명현상과 관련된 각종 정보를 포함한 측정이 가능한 물리량의 변화로 정의

Blood Flow Measurement

진찰 받은 사람들에게 자신의 혈액이 흐르는 형상을 실제 눈으로 관찰할 수 있고, 혈액상태를 직접 관찰하고 이해를 도모할 수 있는 혈류측정장치

Bluetooth(블루투스)

근거리에서 휴대전화 · 휴대용 단말기 · 주변장치 등을 무선으로 연결하기 위한 기술 규격이다. 즉, '푸른 이빨'이라는 뜻으로 바이킹으로 유명한 헤럴드 블루투스의 이름에서 유래되었다. 사무실 · 회의실 · 가정이나 사용자 주변 공간 등 근거리 내에서 무선으로 서로 다른 통신장치들을 연결하도록 개발되었다. 블루투스를 이용한 무선 네트워크는 노트북 · PDA · 휴대용단말기 등과 같은 모든 정보기기 간에 자유로운 데이터 교환을 가능하게 한다.

B-mode

위성 방송 모드의 하나로서 표본 주파수는 48kHz 대역을 의미한다.

CAD(Computer Aided Design)

컴퓨터를 이용하여 설계하는 것을 뜻한다.

CALS(Commerce At Light Speed)

빛처럼 빠른 전자상거래. 국제적으로 표준화된 정보와 데이터들을 인터넷을 통해 교환함으로써 전자상거래를 더욱 빠르고 편리하게 구현할 수 있게 됨에 따라 이런 말이 생겼다.

Cardiology(심장학)

심장의 장애와 질환의 진단 · 치료를 전문으로 하는 의학 분야이다.

CARE(Care, Administration, Research, Education)

간호의 4가지 영역인 간호실무, 간호행정, 간호연구, 간호교육을 지원하는 의미한다.

Catenet

서로 다른 특성을 가진 호스트들을 연결하는 Network과 게이트웨이에 의해 상호 연결되는 Network들을 연결하는 Network을 말하며 인터넷이 케이트네트의 한 예이다.

CBC(Cipher Block Chaining : 블록체이닝모드)

어느 특정 비트 수의 집합을 한번에 처리하는 알고리즘으로서 암호 알고리즘의 입력이 다음 평문 64비트와 선행 64비트의 XOR의 결과를 의미한다.

CCITT(Consultative Committee on International Telegraph and Telephone : 국제전신전화자문위원회

ITU(국제전기통신연합)의 부속 기관으로 전화와 전신에 관한 기술 및 운용상의 제반 문제를 검토하는 것을 목적으로 설립되었다. 또한 이들은 전기 통신에 관한 국제적 표준을 설정하기 위하여 각국의 관계기관에 권고하는 것을 목적으로 하고, 몇 개의 연구위원회와 그 밑에 작업부회를 설치하여 연구, 검토를 행한다. UN의 전문기관 중 하나인 ITU의 상설 기구로 1956년 창설되었으며 스위스 제네바에 본부를 두고 있다. 주 임무는 무선통신을 제외한 전기통신 전반에 관한 기술적 업무적인 문제에 대해 연구하고 전기통신표준에 대한 자문을 권고(Recommendation)사항의 제정을 통하여 제공하는 것이다.

Certification(인증)

지정한 일련의 보안 요구 사항 및 표준이 일치하는지 시스템에서 결정하기 위한 보안 시스템의 공식 평가를 인증이라 한다.

CGI(Common Gateway Interface)

WWW 서비스에서 이용되는 용어로서 웹 서버가 외부 프로그램을 실행시키는 표준화된 방법이다. 웹 서버의 주요 기능은 이용자의 요청에 따라 미리 만들어진 HTML문서 중에서 적절한 것을 선택해서 보내주는 것이다. 하지

만 미리 만들어진 문서만 제공하는 것으로는 응용 분야에 너무 많은 제약을 받기 때문에 외부 프로그램을 어떻게 실행시키고 어떻게 자료를 주고받을 것인가를 표준화한 것이 바로 CGI이다. 그리고 CGI 프로그램이라고 불린다. CGI프로그램은 매우 많이 사용되고 있으며 대표적인 예는 접속한 이용자의 수를 표시하는 카운터 프로그램으로 이용자의 압력을 받는다.

Chaos theory(카오스이론)

무질서하게 보이는 혼돈 상태에도 논리적 법칙이 존재한다는 이론. 이 이론의 연구 목적은 무질서하고 예측이 불가능한 현상 속에 숨어 있는 정연한 질서를 밝혀내어 새로운 사고방식이나 이해 방법을 제시하는 것이다. 경제, 기상, 물리, 전기, 천문 등 여러 분야에서 다양하게 응용되고 있다.

Client/Server

클라이언트(Client)란 고객이라는 영어에서 유래하였으며, 서비스를 사용하는 사용자 혹은 사용자의 단말기를 말한다. 서버(Server)란 서비스를 제공하는 컴퓨터를 말하며, 다수의 클라이언트를 위해 존재하기 때문에 일반적으로 매우 큰 용량과 성능을 가지고 있었다.

Computational biology

전산생물학은 컴퓨터를 주로 하여 생물학 문제를 해결하는 생물학의 한 분야이다. 생정보학은 새로운 융합학문이나, 전산생물학은 생물학이나 이론 위주이고 컴퓨터를 많이 쓴다는 점에서 다르다.

Contents(컨텐츠)

소프트웨어에 담긴 정보, 통신망을 타고 흘러 다니는 정보자체. 컨텐트(Content)는 사전적인 의미는 '내용, 알맹이, 목록 또는 만족시키다, 기쁘게 하다'라는 뜻이다.

CODEC(Coder & Decoder)

Coder와 Decoder의 합성어로서 화상 등을 디지털신호로 A/D변환하는 부호화장치와 그것을 D/A변환하는 복호장치. 코덱이라 한다.

Concentration Measurement

알콜, 염분, 이산화탄소 등을 측정하는 농도측정기기

Contrast

한 장면 내의 가장 밝은 부분과 가장 어두운 부분과의 상대적 차이. 한 화면에서 밝은 부분과 어두운 부분 간의 격차가 클수록 '콘트라스트가 강하다'고 한다.

CR(Computer Radiography)

컴퓨터 방사선 사진 기술 또는 X-선 촬영 술을 말한다.

CSMA/CA(Carrier Sense Multiple Access with Collision Avoidance)

CDMA/CA는 CSMA/CD의 변형으로서, 애플의 LocalTalk나, 기타 다양한 무선 접속방법들과 함께 사용된다. 장치들은 항상 네트워의 반송파를 감지하고 있다가, 네트웍이 비어있을 때 목록에 등재된 자신의 위치에 따라 정해진 만큼의 시간을 기다렸다가 데이터를 보낸다. 목록 내에서 장치들간의 우선순위를 정하고, 이를 재설정하는 데에는 여러 가지 방법들이 사용된다. 일부 버전에서는, 충돌이 일어날 수 있으며, 이때에는 충돌 감지 절차가 수행된다.

CT(Computed Tomography)

컴퓨터를 이용한 단층(斷層) 촬영 장치를 말한다. X선 장치로는 인체의 평면적인 투영사진만 찍을 수 있으나, CT는 컴퓨터로 측정신호를 처리하며 인체의 단면을 볼 수 있게 촬영이 가능하다.

Cybernetics(사이버네틱스)

1948년 Nobert Weiner에 의해 사용된 사이버네틱스(cybernetics)는 흔히 시스템이론과 혼동되기도 한다. 일반적으로 사이버네틱스는 동물 및 자동기계로 일을 하게 될 경우, 이들에 대한 통신과 제어에 관한 과학으로 정의되는데, 이는 전적으로 정보피드백(환류)기구, 제어장치 및 조절장치에 관한 연구를 의미하는 것으로, 특히, 공학, 생물학과 사회학분야에서 이용되고 있다. 이러한 사이버네틱스는 시스템이론의 중요한 일부이기는 하지만 전체는 아니라고 할 수 있다.

Data(자료)

문자와 기호로 표시된 어떤 실체의 속성으로 표현.

Datagram(데이터그램)

인터넷상을 통하여 전달되는 정보의 기본단위. 이전에

있었던 출발지 컴퓨터와 목적지 컴퓨터간의 데이터 교환 과정에서 얻어진 정보와 트랜스포트 Network에 의존하지 않고도 출발지로부터 목적지까지 경로를 설정하는데 충분한 양의 정보를 운반하는 독립적인 데이터의 주체

DB(DataBase)

하나 이상의 자료나 데이터를 체계적으로 정리, 이용자들의 필요에 따라 검색, 수정 및 갱신을 효율적으로 진행할 수 있도록 구조화시켜 놓은 자료의 집합체

DBMS(Database Management System : 데이터베이스 관리시스템)

사용자나 응용 프로그램이 데이터베이스(DB)를 쉽게 검색 · 갱신할 수 있는 기능을 제공하며 데이터의 일관성(一貫性)을 유지하고 중복되지 않도록 한다.

DCA(Defense Communication Agency)

국방통신센터로서 방위 데이터 Network(DDN)을 책임지고 있는 정부 기관을 말한다.

Dermatology(피부과학)

피부질환을 진단 · 치료하는 의학 전문분야이다.

DES(Data Encryption System)

암호화. 1972년 National Institute of Standard and Technology(NIST)의 전신인 National Bureau of Standards (NBS)가 알고리즘에 대한 몇 가지 기준을 제시하였고, 이를 만족시키는 알고리즘으로 IBM에서 Lucifer시스템을 개선하여 만든 것이다. DES알고리즘은 ANSI에서는 Data Encryption Algorithm(DEA)로, ISO에서는 DEA-1으로 명명하였고, 지난 20년간(1998년 까지) 세계적인 표준으로 사용된 64비트 블록암호 알고리즘이다. DES의 구조는 데이터 암호부와 키 생성부로 구성되어 있다. 먼저 키 생성부에서 생성된 48비트의 16개 라운드 키는 데이터 암호부의 각 라운드로 들어가 평문 블록과 함께 치환, 대치, 키 스케줄 등을 통하여 암호문을 만들어 내고, 복호화는 암호화의 역순이다. 컴퓨팅 파워의 향상에 따라 2개의 키를 사용하는 3중 DES(Triple DES, 키 길이 112비트)가 등장하여 현재까지 사용되고 있다.

DICOM Worklist

초음파 진단기에 검사가 예약된 환자의 리스트가 출력되고 이 중에서 해당되는 환자를 선택함으로써 환자 및 검사 정보를 초음파 진단기에 자동적으로 입력되게 할 수 있는 기능이다.

DICOM(Digital Imaging and COmmunications in Medicine)

서로 다른 의료영상장비들에서 나오는 다양한 영상 형태를 실시간으로 교환하기 위한 표준 프로토콜이다.

Digital signature mechanism(디지털서명기법)

전자 서명이란 메시지의 진위성과 무결성 및 부인방지를 보증하기 위한 과정으로, 일반적으로 전자 상거래 보안을 위해 사용된다. 전자 인증서와 유사한 전자 서명은 발신자의 신원을 확인하기 위해 전자 메시지에 첨부되는 코드이다.

Doppler

광파와 음파의 진동수가 파원(波源)과 관측자의 상대운동으로부터 어떤 영향을 받는가를 처음으로 밝혀냈다. 이 현상은 도플러 효과로 알려지게 되었다.

DR(Digital Radiography)

디지털 방사선 사진 기술 또는 X-선 촬영 술이다.

Dry View Image

그래픽 시스템에서 모델화될 물체의 기하학적 성질을 시각적으로 표현 한 사전 준비 영상이다.

DSA(Digital Subtraction Angiography)

질병의학에서 혈관조영술(血管造影術)이라하며, 조영제를 주입하고 혈관의 디지털 X선 촬영을 하여 볼 수 있게 하는 것

DSS(Decision Support Systems)

의사결정지원시스템이란 경영에서 의사 결정을 할 때 필요한 정보를 컴퓨터로 제공하는 시스템. 단순한 업무의 자동화나 필요정보의 제공이라는 차원을 넘어 경영자의 복잡한 의사결정을 도와주는 영역으로 확대된 정보시스템

EBM(Evidence-Based Medicine)

근거중심의학이란 의사의 숙련도와 환자의 가치관을 반영하여 치료하는 방법을 말한다.

ECB(Electronic Code Book : 전자 코드 북)

어느 특정 비트 수의 집합을 한번에 처리하는 알고리즘로서 평문 블록을 암호화하여 64비트의 각 평문 블록이 동일키를 이용하여 독립적으로 암호화 됨.

ECG(Electrocardiograph)

심장이 박동할 때 심근에 생기는 활동 전류나 활동 전위의 시간적 변동을 파상(波狀)으로 기록하는 기계. 신체의 서로 다른 두 지점에 유도 코드를 접속하여 심박동을 전위차의 변화로 기록하는 심전계

EDI(Electronic Data Interchange)

전자문서교환이라고 하며, 때로는 전자자동거래라고도 한다.

EEG(Electroencephalograph)

대뇌피질의 활동에 의한 전위 변화와 뇌파에 의하여 일어나는 뇌전류를 기록한 전기기록도인 뇌파계

e-Health

보건의료조직 전반의 보건의료 데이터와 정보를 전자적으로 교환하는 것으로 시민, 환자, 보건의료 제공자(의사, 간호사 포함) 및 제공기관(병원, 약국, 보험지불기관 포함), 연구소, 보건의료 정보기술 제공기관, 보건의료 vendor 등에서 전자적으로 보건의료 정보를 교환하는 것이다.

e-learning

컴퓨터나 컴퓨터 네트워크 등을 이용하여 교육을 하는 것을 말한다.

Electronic Microscope

주사현미경

Electronic Stethoscope

전자청진기

EMG(Electromyograph)

정상근육은 쉬고 있는 동안 전기적 활성이 없지만, 수축하거나 자극되면 전기적 활성이 나타나고 전류가 발생한다. 그에 따른 활동전위(活動電位)가 오실로스코프 화면에 파동으로 나타내 기록하는 근전계

EMR(Electronic Medical Record)

환자의 진료행위를 중심으로 발생한 업무상의 자료나 진료 및 수술 검사 기록을 전산에 기반 한 입력 정리 보관하는 전자의무기록시스템

Encryption

암호화의 의미로 데이터를 암호 텍스트로 전환하는 프로세스로, 인증되지 않은 대상이 데이터를 읽지 못하도록 합니다.

End system

OSI 7계층 구조의 프로토콜들 모두를 통해 통신할 수 있는 어플리케이션 프로세스를 가지고 OSI 시스템으로 인터넷에서의 호스트와 같은 기능을 담당한다.

Ethernet

근거리통신망(LAN)의 대표적인 통신 프로토콜. 오늘날 우리가 사용하는 컴퓨터 통신의 대부분은 이더넷 기술을 바탕으로 운영된다. 인터넷은 1973년에 캘리포니아 소재 제록스사의 팔로 알토 연구소(Palo Alto Research Center /PARC) 소속의 한 팀에서 개발되었다.

Extranet

WWW와 같은 인터넷 기술을 사용하여 자기 회사와 관련 있는 기업체들과의 원활한 통신을 위해 인트라넷의 이용 범위를 그들 관련 기업체 간으로 확대한 것

FDDI(Fiber Distributed Data Interface)

미국표준협회(ANSI)의 X3T9.5 위원회가 1982년부터 표준화를 추진한 광섬유를 전송 매체로 하는 고리형 망에 컴퓨터나 단말 장치를 상호 접속하기 위한 인터페이스를 바탕으로 한 고속 구내 정보 통신망(LAN)의 표준 규격인 광섬유분산데이터인터페이스

Fragmentation

패킷을 통과시키기 위해서 물리 네트워크의 요구에 따라 보다 작게 분할하는 IP 프로세스를 말하며 이와 반대되는 경우를 재조합(Reassembly)라고 말한다.

Frame grabber(영상획득보드)

① 프레임이란 데이터 통신, 컴퓨터그래픽스, 텔레비전 방송 등에서 전송되는 정보의 일정한 단위, 크기 또는

경계를 가리키는 용어이다.

② 프레임 그래버는 아날로그 형태의 영상신호를 컴퓨터에서 처리 가능한 디지털 신호로 변환해서 다른 장치로 출력하는 장치로서 영상을 캡처해서 파일로 저장할 수 있게 하는 보드로, 입력한 영상을 보관하는 프레임 버퍼(Frame Buffer)를 두어 이곳에 입력된 영상을 컴퓨터의 중앙처리장치(CPU)에서 입력해서 저장함을 의미한다.

FTP(File Transfer Protocol)

파일 전송 프로토콜. 호스트들 간에 파일을 전송하는데 사용되는 인터넷 프로토콜

Functional Imaging

기능분석을 통하여 주어진 시스템 내에서 움직이는 여러 구성요소가 어떠한 기능을 발휘하고 있는가를 분석하는 기능적영상법이라 한다.

Gama camera(Anger camera)

고정된 검출기로 병난 부위의 방사성 동위 원소 분포를 알아내어 진단하는 장치. 방사성 동위 원소나 그 화합물을 몸속에 넣으면 선택된 곳에 모이는데 이때 나오는 방사선을 검출, 촬영하여 병난 부위의 사진을 얻는다.

Gigabit Ethernet

전송 속도를 1Gbps로 고속화한 이더넷 규격. IEEE 802.3Z 작업단이 1998년 6월에 1000 BASE-X로 표준화했다. 동기식 광통신망(SONET)과 함께 통신망 고속화에서 반드시 필요한 기술이다. 통신망을 고속 · 대용량의 데이터 전송용으로 하려면 데이터를 전송하는 기기의 고속화와 전송로의 확장 등 2개 요소를 구비해야 하는데, 기가비트 이더넷과 동기식 광통신망은 후자의 전송로를 확장하는 기술이다.

GIS(Global Information System)

지리정보시스템으로 전 세계적 규모의 지리정보시스템을 총칭한 것이다. 대표적인 것으로 미국의 지구자원 관측위성 EROS(Earth Resources Observation) 계획이 있다. 이는 인공위성을 통해 우주 공간으로부터 지구의 전 표면을 계통적으로 반복 관측해 지구 환경의 실태와 그 변화에 대한 정보를 시의 적절하게 획득하는 것을 목적으로 한다.

Gopher

Internet 사용자가 메뉴 방식의 사용자 인터페이스에서 정보를 쉽게 검색하고 획득할 수 있도록 지원하는 서비스

GUI(Graphic User Interface)

컴퓨터를 사용하면서, 그림으로 된 화면 위의 물체나 틀, 색상과 같은 그래픽 요소들을 어떠한 기능과 용도를 나타내기 위해 고안된 사용자를 위한 컴퓨터 인터페이스이다.

GVM(General Virtual Machine)

이동 단말기용으로 개발된 프로그램 스크립트를 내려 받기 하는 무선 인터넷 플랫폼. 모바일 C-언어로 개발된 것으로 자바에 비해 속도가 빠르고 사용 용량이 적다. 많은 내장 라이브러리를 제공하며, 확장 U 코드를 사용하기 때문에 운영 체계에 독립적이며 CDMA, GSM, PDC, PHS, PDA 등 여러 단말기에서 동일한 동작을 한다. 또한 불순한 목적의 코드나 잘못된 응용 프로그램 인터페이스(API) 사용을 보호하여 시스템 다운을 방지하고 콘텐츠 소스의 외부 유출을 방지하는 보안 기능도 있다.

Hardcopy

디스플레이에서 표시한 내용과 똑같이 프린터로 인쇄한 것을 의미한다.

HIMMS

미국의료정보경영시스템학회

HIPAA(Health Insurance Portability and Accountability Act)

환자들이 자신의 의료 기록에 액세스할 수 있는 권한과 자신들의 개별 건강 정보가 사용되는 방식을 통제할 수 있는 권한을 강화하는 미국의 건강보험 양도 및 책임에 관한 법안

HIS(Hospital Information System)

병원을 비롯한 의료기관을 운영, 분석하고 나아가 의료의 질을 높이는데 핵심적인 역할을 수행하는 시스템

HL7-Korea(Health Level 7-Korea)

이기종 컴퓨터시스템 및 데이터베이스 사이에 정보 공유 및 접속을 위한 Messaging과 Communication을 위한 표준 Protocol

HMRET(High quality Multimedia Real time Emergency Telemedicine)

2002년 월드컵 축구대회에서는 세브란스병원이 한국통신과 정보통신부에서 지원하여 개발한 원격의료시스템으로서 이를 이용하여 상암동 주경기장과 응급진료센터 간에 화상을 통한 원격진료서비스를 시스템을 말한다.

HTML(Hyper Text Markup Language)

WWW에서 다른 문서들과의 연결 기능과 텍스트의 품질(강조체, 이태리체 등)을 풍부하게 향상시킬 수 있는 기능을 가진 웹 페이지를 제작하는데 사용되는 언어. 웹페이지에서 여러분이 보는 것들의 원본파일은 HTML로 쓰여져 있다.

HTTP(HyperText Transfer Protocol)

① WWW의 분산되어 있는 서버와 클라이언트 간에 정보교환이 가능하도록 하는 통신 규약
② HTTP는 하이퍼텍스트 전송프로토콜위에서 월드 와이드 웹에서의 파일 전송을 위한 일련의 규칙으로, TCP/IP 프로토콜 뒤에서 돌아가는 응용 프로그램 프로토콜이다.

IETF(Internet Engineering Task Force)

국제인터넷표준화기구는 인터넷의 운영, 관리, 개발에 대해 협의하고 프로토콜과 구조적인 사안들을 분석하는 인터넷 표준화 작업기구이다.

information

정보. 특정 상황에 맞게 평가되거나 해석된 자료, 어떤 유용한 행동을 위해서 자료로부터 추출된 의미

Integrity

정보 보안의 네 가지 근본 요구 사항 중 하나인 무결성은 데이터나 리소스를 인증되지 않은 변경으로부터 보호하는 것을 의미하며, 무결성에 실패한 데이터는 손상되었다고 말한다.

Internet

수많은 컴퓨터 네트워크들을 연결시키는 네트워크, 공통된 주소체계와 '전송제어 프로토콜/인터넷 프로토콜'(TCP/IP)이라는 통신 프로토콜에 기반을 두고 있다. 1990년대에 접어들면서, 그래픽 환경을 통해 인터넷 사이트들을 간단하고 쉽게 사용할 수 있도록 만든 월드 와이드 웹(World Wide Web/WWW)이 급격하게 확산되면서 인터넷의 핵심요소가 되었다.

Internet Healthcare Coalition

인터넷의 보건의료정보 질 향상을 위한 국제 비영리단체인 인터넷보건의료연합을 뜻한다.

Intranet

인트라넷인터넷 속의 작은 인터넷. 지금까지 사내 정보전달을 위해 사용하던 전용선을 인터넷으로 대체한 사내 정보전달시스템. 인트라넷은 기업체 '내부'의 정보교환에 응용하는 이른바 인터넷 상의 LAN(근거리통신망)이라고 말할 수 있다.

IPTV(Internet Protocol Television)

초고속 인터넷망을 이용하여 제공되는 양방향성을 가진 텔레비전을 말한다. 초고속 인터넷망을 이용하여 정보 컨텐츠, 동영상, MP3 등을 TV 수신기로 제공하는 서비스이다.

ISO(International Standardization Organization : 국제표준화기구)

1946년에 결성된 볼랜터리, 어떤 제약도 없는 조직. 컴퓨터와 통신을 시작하는 대부분의 분야에서 국제 표준작성을 담당하고 있다. 현재는 147개국이 참가하고 있으며, 본부는 스위스의 제네바에 있다.

IT(Information Technology)

컴퓨터와 데이터통신에 관한 기술을 통칭하는 말을 의미한다.

ITI(Internet Telephony Integration)

인터넷 컴퓨터 통신기기의 통합적 활용은 전화기와 같은 기존 통신기기들을 인터넷 기반 컴퓨터와 연결해 양방향 정보단말기로 사용하는 기술이다. ITI 기술을 활용해 이용자들은 인터넷과 연동된 전화 · 팩스 · 이동전화 및 PC 등의 통신기기를 이용해 언제 어디서나 인터넷 기반의 양방향 통신을 할 수 있다. ITI기술의 적용사례로는 전화로 전자우편 및 웹 콘텐츠상의 정보들을 실시간으로 확인하는 서비스와 음성으로 전자우편에 대한 답장을 보내는 서비스를 들 수 있다.

IVR(Interactive Voice Response)

IVR은 대화식 음성응답장치로 음성 전화 입력과 터치톤 전화기의 단추를 선택적으로 누르는 것들의 조합을 받아들여서 음성, 팩스, 콜백, 이메일, 기타 매체의 형태로 적절한 응답을 제공하는 어플리케이션이다. IVR은 대체로 데이터베이스 액세스를 포함하는 대규모 애플리케이션의 일부이다.

J2ME(Java2 Micro Edition)

Java Platform, Micro Edition을 말한다. Java 2 Platform, Micro Edition라고도 불리며, Java ME 혹은 J2ME 등으로도 널리 알려져 있다. 제한된 자원을 가진 휴대전화, PDA, 세트톱박스 등에서 Java 프로그래밍 언어를 지원하기 위해 만들어진 플랫폼 중 하나를 가리킨다Java ME는 썬마이크로시스템즈에서 고안하였다. 초기에는 Java Community Process에서 JSR 68로 개발되었으나, 각각 다른 특성을 가진 Java ME 플랫폼들이 별도의 JSR로 개발되었다. 썬 마이크로시스템즈에서 이 규격에 대한 참조 구현을 제공하고 있다. 하지만 이는 Java ME 플랫폼을 무료로 제공하기 위한 목적이 아니라, 다른 개발사에서 개발하는 데 도움을 주기 위함이다.

Knapsack 암호화 알고리즘

이 알고리즘은 여행을 갈 때 메고 가는 배낭에 담을 수 있는 무게의 최대값이 정해져 있을 때, 가지고 갈 물건들의 무게와 물건들의 가치를 생각해서 가치의 합이 최대가 되도록 짐을 넣는 방법을 찾는 문제이다.

Knowledge

어떤 의도나 목적과 관련성을 가지고 있으면서 체계화되고, 일반화되어 있는 안정된 정보

LIS(Laboratory Information System : 임상정보시스템)

임상병리관련 정보를 체계적이고 효율적으로 데이터 획득, 결과확인, 해석과 환자 검체로부터 분석된 정보를 교환하는 시스템

Logistic Regression(로지스틱 회귀분석)

회귀분석은 한 변수(목표변수)가 다른 변수(입력변수)들에 의해서 어떻게 설명(Explanation) 또는 예측(Prediction)되는지를 알아보기 위해 자료를 적절한 함수식으로 표현하여 분석하는 통계적 방법을 말한다. 요즈음에 와서는 대용량 데이터에 근거하는 데이터 마이닝 기법들의 발달로 기업이나 개인의 신용 평가, 기업의 부실 예측, 고객 점수 산정(Scoring) 등에 있어 로지스틱 회귀분석이 많이 응용되고 있다.

MAC(Message Authentication Code)

메시지 인증 코드메시지 인증 교환 기법을 사용하면 수신자가 메시지 전송 도중에 변경되지 않았음을 확인할 수 있으며, 메시지가 정당한 상대방부터 온 것임을 확인할 수 있다.

MAP(Mobile Application s/w Plug-in)

플러그 인 서비스를 위한 솔루션으로 C 언어를 기반으로 제작된 2진 파일 내려받기 방식을 채택한 무선 인터넷 플랫폼. 적은 메모리를 사용하며, 플러그 인 방식으로 응용 소프트웨어를 내려받아 단말기 내에 탑재한 응용 프로그램 인터페이스(API)를 이용하여 실행한다. 그리고 단말기 내 펌웨어와 무선 인터넷을 이용하는 서버, 이에 적용되는 프로그램 규격과 소프트웨어 개발 키트(SDK)를 제공한다. 2진 파일은 프로그램 실행에 필요한 이미지, 사운드, 텍스트 정보를 저장하고 있으며, 다른 방식과 달리 중간 해석 단계를 거치지 않고 실행되기 때문에 실행 속도가 빠르다.

Markup Language

마크업 언어는 태그 등을 이용하여 데이터의 구조를 명기하는 언어의 한 가지이다. 프로그래밍 언어와 구별하여 일반적으로 데이터 언어라고 하지만, 프로그래밍이 가능한 것도 있기 때문에 명확하게 구분되지는 않는다. 마크업이라는 표현은 출판가들이 원고에 교정기호를 써넣는 것을 Mark up이라 부른 것에서 나온 말이라고 한다.

Mass communication

불특정 다수의 사람들을 대상으로 매스미디어를 통해 정보를 대량으로 전달하는 의사 소통과정.

Medical informatics

환자진료, 의학교육, 의학연구, 의료경영, 보건복지 등의 정보를 효율적으로 체계화하여 관리하는 정보과학, 컴퓨터공학, 의용공학, 기초의학, 인지과학, 교육심리학 등이 종합한 학문

Medical Instrumentation

의료계측은 도구나 장비를 통하여 인체 또는 대상물로부

터 필요한 정보를 추출하는 과정

MHS(Message Handling System)
개인용 컴퓨터, 팩시밀리, 텔렉스 등 통신수단에 관계없이 상대방의 통신수단별 번호만 알면 국내외 어디서나 메시지를 교환할 수 있는 시스템. 즉, 디지털 시그널 형태로 된 문자, 화상, 음성 등의 메시지를 사용된 미디어에 관계없이 처리할 수 있는 다중매체 간 , 다중통신 간 정보교환수단이다.

M-mode
M모드는 초음파 영상진단기에서 특정 부위의 시간에 따른 형태를 표시하는 방법

MOD(Music On Demand)
MOD는 주문형 음악서비스, 무선인터넷에서 음악을 들을 수 있는 서비스이다.

Modality
의료영상들을 디지털 상태로 획득한 이미지 양식이다.

Morphing
모핑은 메타모핑(Metamorphing · 변형)의 약자로, 서로 다른 형상의 이미지를 변환시킬 때 그 공백을 채워주는데 사용되는 컴퓨터애니메이션 기법이다.

Motion tomography
몸속의 특정한 단면에 초점을 맞추어 내부 깊숙이 놓인 구조물을 촬영하는 방사선 촬영기술이다.

MRA(MR Angiography : 자기공명혈관조영술자기공명영상)
신체에 자기력(磁氣力)을 준 후 방출되는 자기력을 기계가 감지하여 이를 영상화하는 기술이다. 적절한 컴퓨터 프로그램으로 혈류에서 돌아오는 자기를 감지하게 하면, 혈관을 영상화할 수 있다. 컴퓨터로 동맥 또는 정맥 부위만 모두 모아 재조합을 하면 해당 혈관의 전체적인 모습을 한눈에 볼 수 있다. 따라서 혈관이 좁아진 부위, 막힌 부위, 넓어지거나 찢어진 부위, 혈전 등을 기존의 혈관조영술에서처럼 찾아낼 수 있다. 자기력을 이용하는 것이므로 조영제를 사용하지 않고 환자에게 고통이 없고 검사 후 합병증이 없다는 장점이 있으며, 다른 조직들과 함께 혈관을 볼 수 있다.

MRI(Magnetic Resonance Imaging)
자기공명영상이란 체내 구조물의 사진을 생성하기 위해서 자기장을 사용하는 진단 기술입니다. MRI를 실시하는 동안 신체는 매우 강력한 자기장 안에 있게 된다.

NASA(National Aeronautics and Space Administration)
미국의 국가 기관으로서 우주 계획 및 장기적인 일반 항공 연구 등을 실행하고 있는 미국항공우주국을 뜻한다. 1957년 10월 옛 소련의 인류 첫 인공위성 스푸트니크 1호의 발사 성공에 자극을 받은 미국은, 1958년 7월 29일 NASA를 발족시켰다.

Network backbone
① 지역적인 차원에서 백본은 근거리통신망에서 광역통신망으로 연결하기 위한 하나의 회선 또는 여러 회선의 모음이다. 또는 근거리 통신망 내에서는 거리를 효율적으로 늘리기 위한 회선일 수도 있다.
② 인터넷이나 다른 광역통신망에서의 백본은 장거리 접속을 위해 연결되어 있는 근거리 및 지역망 선로들의 모음이다.

Network망이라는 의미의 영어단어. 여러 요소가 서로 접속된 망상의 구조체. 네트워크를 구성하는 각각의 요소를 노드라 하며, 노드 사이를 연결하는 선을 링크라고 한다.

NIC(Network Information Center)
원래는 SRI 인터내셔널에 위치한 하나 밖에 없었고 ARPNET 공동체를 위한 서비스를 제공했다. 현재는 전세계에 지방, 지역 및 전국 Network들에 의해 운영되는 많은 NIC들이 있다. 이러한 센터들은 사용자 지원, 문서 제공 서빗, 교육 등 매우 다양한 서비스를 제공한다.

NIS(Nursing Information System)
간호부서의 계획, 운영, 통제를 위한 정보를 수집, 저장, 검색, 처리 하여 적기에 적절한 정보를 제공함으로써 간호의 목표를 효과적으로 달성할 수 있도록 조직화된 통합 시스템이다.

NMR(Nuclear Magnetic Resonance/MRI)
핵자기 공명은 외부 자기장 하에 놓인 원자핵과 특정 주파수를 가진 전자기파 사이에 발생하는 물리적인 현상이

다. 이런 원자핵에 의해 흡수되거나 방출되는 에너지로부터 물질내의 자기적 조건을 측정할 수 있다.핵자기 공명은 분자의 물리 · 화학 · 전기적 성질을 알아내기 위한 분자 분광법의 일종으로 사용된다. 또한 자기공명영상법(MRI)의 기본 원리이기도 하다. 핵자기 공명은 양자 컴퓨터를 개발하기 위한 기술로도 사용되고 있다.

Non-repudiation(부인봉쇄)

부인방지라는 의미로 누가 컴퓨터상에서 다양한 작업들을 수행했는지를 확인할 수 있게 함으로써 사용자가 자신들이 수행한 작업에 대한 책임을 부인할 수 없게 하는 기능. 주로 상업적인 작업이나 악의적인 행동의 출처를 파악하기 위해 의심할 여지없는 확실한 감사 흔적을 남긴다는 의미에서 사용된다.

Notarization mechanism

공증 기법 내용, 시작 시간, 전송 등과 같은 특성의 정확성에 대한 차후 보증을 위하여 믿을 수 있는 제 3자에게 등록을 하는 것

OCS(Order Communication System)

의사와 환자에 대한 처방이나 간호사가 수행하는 행위를 각 진료지원부서와 유기적으로 연결시켜주는 시스템

Oncology(종양학)

종양학, 암 연구 분야이다.

OS(Operating System)

파일, 메모리의 관리, 스케줄 관리 등의 기능을 하는 시스템 소프트웨어 또는 컴퓨터 시스템을 구성하는 소프트웨어

OSI(Open System Interconnection)

개방형시스템 간 상호접속. ISO가 작성하고 있는 컴퓨터의 통신절차(프로터콜)에 관한 국제표준규격. 현재 기업이나 업계마다 가지고 있는 컴퓨터 네트워크는 각 메이커나 기종이 다르기 때문에 그대로는 접속할 수 없다. OSI를 작성해서 프로터콜을 표준화, 컴퓨터 네트워크간의 상호통신을 가능케 한다.

PACS(Picture Archiving and Communications System)

의료영상저장전송시스템은 의학분야, 특히 방사선과 의료영상들을 디지털 상태로 획득한 후 고속의 통신망을 이용하여 디지털 이미지 전송, 저장 및 조회, 병원정보시스템과(HIS/OCS)의 통합을 포함하는 포괄적인 개념의 시스템이다.

Padding

패이딩은 데이터 문자열에 부가적인 비트들을 덧붙이는 것

Parameter

가능한 범위 안에서 그 값이 달라지는 변수에 따라 문제는 여러 경우를 나타내게 된다. 매개변수로 표현된 방정식을 매개변수 방정식이라 한다.

PDA(Personal Digital Assistance)

일정 및 주소 관리 외에도 메모와 데이터 축적 등이 가능하도록 설계된 수첩 크기의 개인용 휴대 정보 단말기. 미국의 애플컴퓨터사가 처음 개발했다. 1993년에 애플사가 발매한 뉴턴은 펜 입력에 의한 문자인식 기능이 추가되어 컴퓨터 통신으로 전자메일의 송수신이 가능하도록 했으나 가격이 비싸 기대만큼 팔리지 않았다.

PET(Positron Emission Tomography)

양전자방사단층촬영법은 방사능의 존재위치를 측정하는 핵의학 검사법의 하나이다. X선 CT가 방사선원을 피검체(인체)의 외부에 두고 방사선의 투과를 측정하는 것에 비해, 핵의학 검사법에서는 방사성약제의 투여에 의하여 인체내부의 특정 장기에 분포한 방사성동위원소의 위치를 체외에서 방출되는 방사선에 의해 측정한다.

Platform

어플리케이션 소프트웨를 작동 시킬 때 기반이 되는 OS의 종류나 환경, 설정을 말함.

PMPA(Patient Management Patient Account)

환자의 진료 접수와 진료비 수납 그리고 수납데이터를 관리하여 건강보험관리공단에 진료비 청구 및 환자의 기본정보를 관리

PMS(Patient Monitoring System)

환자의 체온, 심박수, 혈압, 심전도 따위를 전자 계측기로 늘 감시하는 환자감시장치

Pneumograph

호흡감시장치 또는 호흡계측장비

POS(Point Of Sale : 판매시점 정보관리)

상품이 판매된 시점에서 그 상품의 데이터를 컴퓨터에 통지하여 판매 수 등의 정보를 실시간으로 집계, 분석할 수 있도록 한 판매관리시스템

Pre-fetching

선반입라는 의미로 CPU가 앞으로 수행될 명령어를 메모리에서 미리 인출하여 CPU 내부의 큐에 넣어 둠으로써 수행속도를 향상시키는 기법이다.

Projection data

투영 데이터란 도형의 한 점과 면(또는 선)과의 대응을 의미하는 기하학 적 용어의 의미한다.

Protein sequence analysis(단백질순서분석)

아미노산으로 이루어져 있으며 생물체에서 일어나는 화학반응에 필요한 복합분자를 순서적으로 분석

Prototype(프로토타입)

양산(量産)에 앞서 제작해보는 원형(原型)을 '프로토타입'이라 하는데, 프로토타이핑이란 개발자들과 사용자들의 의사소통상의 효과를 증진시키기 위하여 취하는 시스템개발상의 기법이다.

Psychiatry(정신의학)

정신질환을 진단 · 치료 · 예방하는 의학의 한 분야, 영어 'Psychiatry'는 '정신'(Mind) · '치유'(Healing)를 뜻하는 그리스어에서 유래되었다.

RAID(Redundant Array of Independent Disks 혹은 Redundant Array of Inexpensive Disks)

여러 개의 하드 디스크에 일부 중복된 데이터를 나눠서 저장하는 기술이다. 복수 배열 독립 디스크로도 불린다. 데이터를 나누는 다양한 방법이 존재하며, 이 방법들을 레벨이라 하는데, 레벨에 따라 저장장치의 신뢰성을 높이거나 전체적인 성능을 향상시키는 등의 다양한 목적을 만족시킬 수 있다.

Radiology(방사선학)

질병의 진단과 치료를 위해 방사선을 사용하는 의학의 한 분야이다.

RCS(Remote Computing Service)

서비스 제공업자가 대형 컴퓨터를 중앙에 설치해 놓고 다수의 이용자로 하여금 각자 위치한 장소에서 단말기를 이용하여 자신의 고유 업무를 처리할 수 있도록 하는 서비스

RFID(Radio Frequency Identification)

미세한 무선 칩에 의해 물건을 식별/관리하는 장치. 유통업계에서 바코드를 대신하는 상품 식별/관기 기술로서 연구가 진행되었으나, 그것에 멈추지 않고 회사의 IT화/자동화를 추진하는 데 있어서의 기반 기술이다.

RIS(Radiology Information System)

방사선과에서의 문자 정보를 다루는 정보 시스템이다.

RJE(Remote Job Entry)

리모트 배치시스템에서 작업의 입출력을 하는 단말장치를 말한다. 광의적 의미로는 단말장치만이 아니라 시스템 전체를 가리키는 경우도 있다. 단말장치의 종류로는 카드리더, 인행장치, 타이프라이터 등의 간이구성에서부터 컴퓨터를 사용하여 단말측에서 오버플로우 한 처리를 상위의 대형 시스템에서 처리되도록 한 것 등 여러 가지가 있다.

Routing control

여러 경로 중에서 적절한 경로를 선택하는 제어(경로제어)

RSA 암호화 알고리즘

1977년 MIT대학의 교수 리베스트(Ron Rivest)와 아디 셰미르(Adi Shamir), 레오나르드 아델만(Leonard Adleman) 등 3명의 수학자에 의해 개발된 비대칭형 공개키 암호화 체계의 알고리즘을 사용하는 인터넷에서 암호화 및 인증 시스템으로 3명의 이름을 따서 만들어진 이름이다.

Screening(스크링)

[정보통신] 스크리닝 정보 검색시 주어진 프로파일 등의 정보에 따라 검색조건에 맞는다고 생각되는 데이터의 집합을 미리 선택하는 방법

[질병의학] 검색, 선별법, 선별검사법(檢索, 選別法, 選別檢査法)
당뇨병이나 결핵과 같은 특정 질환의 존재를 발견하기 위한 인구의 집단검진법

SGML(Standard Generalized Markup Language : 표준범용문서 생성언어)
SGML은 마크업은 '태그'라고 불리는 표기들로 이루어진다. 태그는 일부 텍스트의 기능이나 텍스트를 어떻게 보여줄 것인지를 구체화한다. SGML은 서술되는 마크업을 강조하는데, 이러한 마크업은 문서 기능을 표시한다. 마크업으로 컴퓨터 화면 위의 반전 영상을 정의할 수도 있고, 타이프라이터에 의한 밑줄 긋기, 조판된 텍스트 안에 이탤릭체를 지시할 수도 있다.

Sharpness
화상이 선명하게 보이는 정도. 일반적으로 초점, 색채, 필름 입상성의 결과로서 화상 디테일이 명료한 정도를 말한다. 보통 샤프니스라고도 말한다.

Signal
자연에 존재하는 모든 개체들 간의 정보전달의 수단 또는 정보를 전달할 수 있는 검출이 가능한 물리적 양의 변화를 의미한다.

SIS(Strategic Information System)
전략정보시스템이란 한 기업이 주어진 환경 하에서 경쟁세력과 경쟁방법을 변화시키는 방향으로 구축된 시스템으로서 조직의 성과 개선과 조직의 성격과 사명을 혁신할 수 있다.

Snapshot(스냅샷)
스냅샷(snapshot)은 컴퓨터 파일시스템에서 과거의 한 때 존재하고 유지시킨 컴퓨터 파일과 디렉터리의 모임이다. 스냅샷은 사진술에서 짧은 순간의 기회를 이용하여 찍는 사진을 의미하며, 스냅샷은 사진술에서 비롯한 말이다.

Softcopy
데이터 처리장치에서 처리결과를 표시장치에 표시하거나 음성으로 알리는 출력형식

SPECT(Single Photon Emission Computerized Tomography : 단광자방출형단층촬영장치)
핵의학검사에 널리 이용되는 방사성동위원소 Tc-99m 등은 단일감마선을 방출하기 때문에 그 방향을 알기 위해서는 감마선검출기의 앞에 콜리메이터를 설치한다. 이것을 인체에 따라 주사(走査)하여 방사성동위원소의 체내분포를 재구성하는 것이다.

Spectroscopic Imaging(분광영상법)
사진기를 붙인 분광기. 특히 항성의 스펙트럼을 찍는 데 쓴다. 분광기는 불빛 따위 전자파나 입자선을 파장에 따라 스펙트럼 분석하여 그 세기와 파장을 검사하는 장치로서 분광영상법이라 한다.

Store-and-forward(축적 전송)
패킷이나 프레임, 메시지를 일시적으로 통신망상의 중계노드 등에 저장하였다가 최종 행선지로 전달하는 기법. 축적 전송은 최종 행선지로 곧바로 전송하는 것보다 전달 시간이 길어지는 경우도 있으나, 원거리에 걸친 복수망이나 규모가 큰 망을 경유해서 전송하는 경우에 몇 가지 이점이 있다.

Surgery
외상(外傷), 기형(畸形) 및 기타 다른 장애를 손과 도구를 사용하여 치료하는 의학의 한 분야이다.

Synchronization
동기화는 사건들 사이의 시간적 관계를 조정하는 것이다. 사건들이 동시에 일어나게 하거나 또는 그들 사이에 정해진 시간차를 유지하게 된다. 예를 들어 하나의 회선을 사용하여 자료를 직렬로 전송하는 경우 송신측과 수신측의 타이밍을 맞추는 것이 이에 해당한다.

Tablet Monitor
모니터용 전자칠판.

TDMA(Time Division Multiple Access)
시분할다중접속은 이동통신 접속기술로서 유럽연합이 주축이 되어 상용화한 GSM 서비스로 상용화되었다.

Teleconferencing(Teleconference)
인터넷 · 텔레비전 · 전화를 이용한 원격지간 회의를 의미한다.

Telemedicine(원격진료)

원격진료의 의미로 텔레비전, 통신, 컴퓨터, 공학 등의 기술, 즉 정보통신의 다양한 기술들과 의료서비스가 융합된 응용분야이다.

Teleradiology(원격방사선진단)

X선 필름이나 X선 컴퓨터 단층 촬영 장치(CT), 핵자기 공명 장치(MRI) 등의 방사선 분야의 화상을 전문 시설에 전송(電送)해서 진단이나 자문을 구하는 것으로서 원격방사선진단이라 한다.

TELNET

인터넷프로토콜 군에서의 가상 단말기 프로토콜. 호스트의 사용자가 원격지 호스트에 로그인하여 그 호스트의 정상적인 단말기 사용자처럼 대화하고 사용할 수 있게 지원한다.

TM-mode

광 자계 벡터가 전파 방향과 전자파의 진행 방향에 직각인 모드

Topology

Network토폴로지는 컴퓨터와 그것들 사이의 링크를 표시한다. Network 층은 최종적인 수신자로의 패킷을 경로 제어할 수가 있다. 현재 Network 토폴로지에 따라가지 않으면 안 된다.

Traffic padding mechanisms

여분정보 삽입 기법여분의 데이터를 삽입하여 데이터를 일정한 길이로 하는 패딩(Padding) 기법을 사용하면 통화량 분석(Traffic analysis)의 위협을 어느 정도 탐지할 수 있다.

Transceiver

Transmitter와 Receiver의 합성어로, 데이터나 정보의 송수신이 가능한 단말 장치로서 인터넷의 동축 케이블을 접속하는 기기. 트랜시버와 LAN 접속구를 연결하려면 트랜시버 케이블이 필요하다.

Ubiquitous Computing

물이나 공기처럼 시공을 초월해 '언제 어디에나 존재한다'는 뜻의 라틴어인 유비쿼터스(Ubiquitous). 유비쿼터스(Ubiquitous Computing)은 사용자가 컴퓨터나 컴퓨터 칩이 탑재된 장치를 시공간의 제약 없이 사용할 수 있음을 뜻한다.

Ubiquitous-Commerce

개인용 컴퓨터(PC), 휴대폰, 개인 휴대 정보 단말기(PDA), 디지털 텔레비전 등 인터넷에 접속 가능한 모든 기기를 통해 발생하는 상거래. 전자 상거래(E-Commerce)의 기반과 M-커머스(Mobile-Commerce) 이동성, 편리성 등을 조합한 상거래로, 사람들이 도처에 있는 인터넷 접속기기를 통해 인터넷을 이용하는 환경을 말한다. 즉, PC, 이동통신 단말기, TV, 자동차 등 모든 기기나 장비를 전자 상거래의 도구로 통합해 활용하는 것으로 기존의 E-커머스, M-커머스, T-커머스 등 모든 종류의 전자상거래를 포괄하는 새로운 상위 개념이다.

U-Health(Ubiquitous-Health)

정보통신과 보건의료를 연결하여 언제 어디서나 예방, 진단, 치료, 사후 관리의 보건의료 서비스를 제공하는 것

URL(Uniform Resource Locator)

특정 정보를 조회하는데 사용되는 프로토콜을 포함한 그 특정 정보의 위치를 기술하는 인식자

USENET

전 세계적 규모의 컴퓨터 사용자들의 모임으로서 뉴스그룹을 만들어 서로의 의견을 교환하는 곳이다. 컴퓨터, 종교, 취미, 오락, 비즈니스, 과학 등과 관련된 수백 개 이상의 뉴스 그룹이 있다.

Vendor

일반적으로 판매인 또는 판매업자를 가리키는데, 특히 컴퓨터 시스템의 하드웨어나 소프트웨어 제품을 사용자에게 판매하였을 때 그 제품의 브랜드에 대해 책임을 지는 기업을 가리키는 말. 벤더는 제조업체일 수도 있고 판매 회사일 수도 있다.

Video acquisition gateway

Video 영상 획득 후 DICOM 변환하는 Software 이다. 주로 아날로그 방식의 초음파와 내시경 장비를 PACS에 연

결하는데 사용한다.

VM(Virtual Machine)

하드웨어로는 실재하지 않는 아키텍처를 인터프리터 혹은 어셈블리 언어 레벨의 번역기 등에 의해 소프트웨어적으로 실현한 컴퓨터

VOD(Video On Demand)

VOD는 주문형 비디오서비스, 무선인터넷에서 동영상 서비스를 제공한다.

W3C(World Wide Web Consortium)

WWW 브라우저/서버 기술의 표준화를 추진하고 있는 교육 · 연구 기관 및 관련 회사들의 단체. 흔히 WWW 컨소시엄 또는 W3C라고 부른다.

WAN(Wide Area Network)

광역 네트워크를 의미하며, 은행의 온라인 시스템에서 발전했다. 최근에는 기업들이 해외진출을 활발히 하고 있어 해외 지점 · 공장과 국내의 회사를 연결하는 데 컴퓨터 네트워크를 폭넓게 쓰고 있다. 국제적 규모의 통신망을 GAN(Global Area Network)이라고 부르기도 한다.

WAP(Wireless Application Protocol)

무선 어플리케이션 프로토콜은 휴대 전화 등의 장비에서 인터넷을 하는 것과 같은, 무선 통신을 사용하는 응용 프로그램의 국제 표준이다. WAP은 매우 작은 이동 장비에 웹 브라우저와 같은 서비스를 제공하기 위해 설계되었다. 그러나 초기 선택의 제약으로 좋은 반응은 받지 못하여 왔다.

WEB(WWW의 통칭)

하이퍼텍스트를 베이스로, HTML, XML, XHTML과 같은 마크업 언어를 메인으로, HTTP라는 프로토콜로 정보교환이 이루어지는 인터넷의 폭발적 보급의 원인이 된 광역 정보 시스템

Workstation

Unix 운영체제로 가지고 멀티태스킹 작업을 해주며. IBM PC나 매킨토시보다 우수한 컴퓨터를 일컫는다. 수십 메가 이상의 주기억 장치와 고해상도 모니터를 가지고 있다.

WWW(World Wide Web)

텍스트, 화상, 영상, 음성 정보를 하이퍼 링크 구조로 연결시키는 분산 정보 검색 시스템. 유럽 입자 물리학 연구소에서 개발 전세계가 거미줄처럼 연결된 전산망을 검색해 주는 Internet 서비스

XML(Extensible Markup Language : 확장성 생성 언어)

XML은 1990년대에 개발되기 시작했다. 웹 페이지의 기본 형식인 HTML(hypertext markup language)에는 확장성이 없어서 새롭게 만들어진 문서 요소들을 정의하는 데 적절하지 않았다. XML은 웹상에서 보여주는 문서작성을 위해 개발된 SGML(standard generalized markup language)을 인터넷용으로 최적화하고 단순화한 SGML의 부분 집합이다.

X-ray

1895년 독일의 물리학 교수 뢴트겐은(Wilhelm Conrad R ntgen, 1845-1923)은 스스로 채워진 관에 전기를 통과시킬 때 나타나는 음극선 형광을 연구하다 작은 스크린으로부터 흘러나오는 이상한 빛을 발견했다. 그는 이러한 새로운 현상을 연구해 뼈의 윤곽을 볼 수 있었다. 뢴트겐은 알려지지 않은 빛에 'X-레이'라는 이름을 붙였다.

ZigBee

868 MHz, 902-928 MHz 및 2.4 GHz에서 동작하는 무선 개인영역 통신망 규격이다. 무선 개인영역 통신망이란 주변장치 접속이 무선으로 이루어지는 개인영역 통신망을 말한다. ZigBee를 사용하면 무선 개인영역 통신망 내에서 통상 50m 이내의 거리에 떨어져 있는 주변장치들 간에 최고 250 Kbps의 속도로 데이터를 주고받을 수 있다. ZigBee는 IEEE-SA에 의해 승인된 802.15 규격에 기반을 두고 있다.

제 1 부

의료정보학 기초

제 1 장

의료정보학의 개요

1-1. 의료정보의 이해

1. 데이터/정보/지식 개념

인간의 집단생활은 원시사회로부터 농경사회, 산업사회, 정보사회의 과정을 거치면서 정보화가 시작되어 오늘날 인류사회가 지식사회로 변천하여 발전하고 있다. 정보화는 컴퓨터의 출현과 더불어 불과 반세기의 짧은 역사를 가지고도 사회 전 분야에 걸쳐 광범위하게 활용되고 있으며, 오늘날에는 정보처리와 통신기술의 발달로 인해 컴퓨터에 의한 데이터 처리의 의존도가 더욱 높아가고 있다. 여기서 정보(Information)를 한 마디로 정의하기는 어려우나, 정보의 개념을 이해하기 위해서는 데이터(Data) 및 지식(Knowledge)의 개념과 본질적인 차이점이 무엇인가 반드시 알고 있어야 한다.

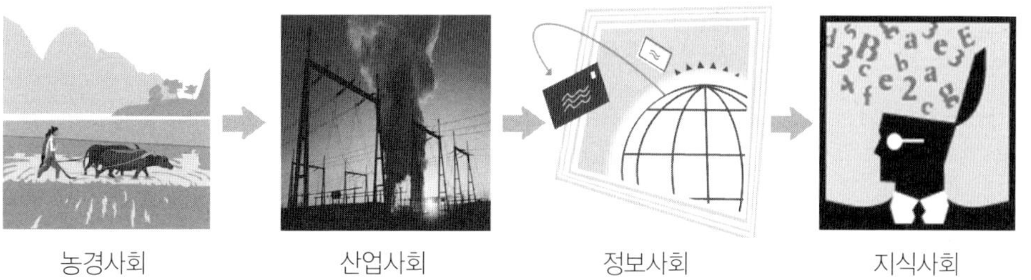

농경사회 산업사회 정보사회 지식사회

그림 1-1 인류사회의 변천

데이터(Data)는 재료, 자료, 논거라는 뜻의 「Datum」의 복수형이다. 컴퓨터 용어로서 정보를 작성하기 위해 필요한 자료를 의미한다. 컴퓨터에 입력하는 기호, 숫자, 문자 등을 이용하여 형식화한 것을 의미하며, 그 자체로는 단순한 사실에 불과하지만, 컴퓨터에 의해 일정한 프로그램을 통해 처리되어 특정한 목적으로 사용될 수 있는 정보를 만들어낸다.

정보(Information)는 관례나 약속에 의하여 사람들이 데이터에 부여한 의미 또는 데이터를 가공해서 보다 가치 있는 판단 데이터로 승격시킨 것을 의미한다. 즉, 특정 상황에 맞게 평가되거나 해석된 자료 또는 유용한 행동을 위해서 데이터로부터 추출된 의미 있는 것을 말한다. 따라서 데이터는 신호의 형태로서, 정보라는 완전한 실체로 구현되기까지 검색 과정을 필요로 한다.

지식(Knowledge)은 정보의 집합된 상호 관련된 원리 원칙이라고 볼 수 있다. 즉, 데이터로부터 정보를 만들어 내는데 사용된 일련의 규칙이라고 말할 수 있다. 따라서 지식은 동종의 정보가 집적되어 일반화된 형태로 정리된 것으로 어떤 특정 목적 달성에 유용하며, 추상화되고, 일반화된 정보로 정의할 수 있다.

데이터와 정보의 관계는 하나의 데이터만으로는 의미가 거의 없지만 데이터가 모아지면 해석될 수 있는 유형과 구조로 검증될 수 있다. 정보는 해석이 된 자료를 의미한다. 예를 들면 개개인의 체온 기록은 자료이다. 그러나 그 기록들을 그래프로 나타내보면 시간에 따른 대상자의 체온 변화와 정상 수치와의 비교가 명확해져 정보가 될 수 있다.

다음 표 1-1은 자료와 정보의 예를 보여주고 있다. 여기서 값들은 데이터를 나타내며, 하루 동안 측정한 환자의 상태 징후로서 각각의 개별 값은 그 뜻에 한계를 가지고 있으며, 이 값들은 유형의 정보로서 의사나 간호사에게 유용하게 활용될 것이다.

표 1-1 자료와 정보의 예

시 간	체 온	혈 압	호흡수
오전 07시	37.8	88	24
정오 12시	38.9	96	24
오후 04시	38	84	22
오후 08시	37.2	83	20

지식은 좀 더 복잡한 개념으로서 지식은 하나의 개념이나 아이디어를 만들어내기 위하여 여러 자료들로부터 나온 정보의 종합이다. 이것은 분석의 논리적인 과정에 기초하고, 사고나 아이디어에 규칙을 제공하며 불확실성을 감소시킨다.

의료정보란 국가적인 차원의 보건의료정책을 위한 자료 제공에서부터 각종 보건의료사업 종사자들에 대한 정보제공과 각 분야의 실무종사자가 필요로 하는 정보제공의 역할을 포함하는 광범위한 개념이다. 따라서 의료정보의 구성은 단순히 하나의 시스템으로 이루어지는 것이 아니고, 여러 하위 시스템들이 종합적으로 이루어지며, 다음 그림 1-2와 같은 의료정보의 구성을 보여주고 있다.

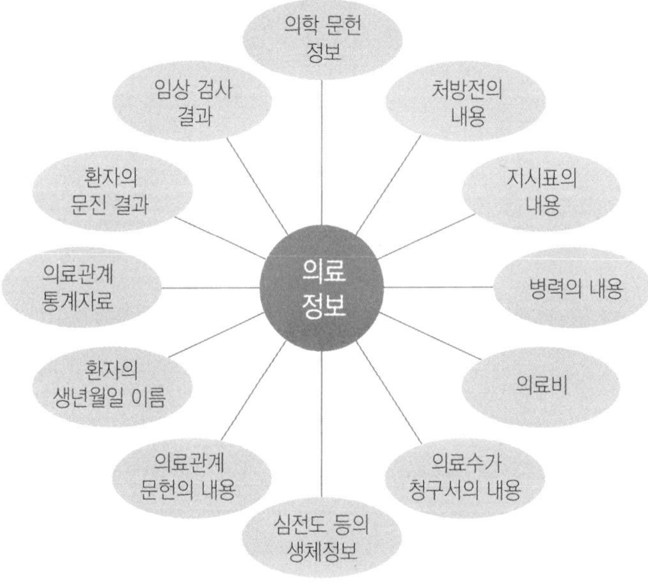

그림 1-2 의료정보의 구성

2. 정보화와 의료정보화 정의

정보화는 산업사회의 기반 위에서 컴퓨터와 데이터통신을 매개로 한 정보산업이 중심이 되어 이들이 생성, 가공, 전달, 이용 및 축적을 의식적으로 행하는 활동의 총체로서 정보가 모든 경제적인 부를 축적하는데, 유통되고 부가가치를 창출하는 새로운 사회의 형태를 의미하며, 정보화의 개념은 다음과 같이 정의할 수 있다.

정보화의 개념 정의

- 데이터를 사용 목적과 사용자의 수준에 맞도록 처리 · 가공한다.
- 도구 및 시스템이 물질과 에너지를 효율적으로 사용할 수 있도록 처리한다.
- 물질에 다양한 의미를 부여해서 유용한 가치를 높이는 것이라고 할 수 있다.

의료정보화는 진료예약을 자동화하는 가장 단순하고 사무적인 의료정보기술에서부터 환자 의료정보에 대한 안전한 접근을 가능케 하기 위해 개발된 다양한 의료정보의 적용기술이나 체계, 나아가 의사의 진료를 돕기 위한 복잡한 임상적인 적용에 이르기까지 다양한 형태의 의료정보 기술의 적용을 의미한다. 의료정보화의 정의는 다음과 같다.

의료정보화의 정의

- 의료영역에서 해석 과정을 여러 차례 조심스럽게 관찰해 보거나 여러 환자로부터 수집된 데이터를 해석하여 귀납적으로 추론하면, 지식을 새로 얻을 수 있고 새롭게 통찰할 수 있다. 따라서 정보는 데이터로부터 해석에 의해 도출되며, 임상의사에게 피드백(feedback) 되는 과정을 반복하게 된다.
- 의료정보화는 "e-Health" 라는 개념으로 불리고 있다. e-Health는 보건의료정보기술의 광범위한 적용을 포괄하는 용어로서 의료정보학, 의료컴퓨팅, 보건정보학, 건강원격관리, 원격의료 등의 용어들이 내포하는 의미를 총괄하는 대표적인 용어로 사용된다.

의료정보화는 의료인이 환자를 다루는 의료과정에서 잘 정의된 하나의 정보 과정이라 볼 수 있다. 의료에서 임상의사가 환자나 어떤 과정을 관찰함에 따라 데이터를 산출하고, 이 데이터를 해석하고 추론하면 정보가 도출되어 임상의사가 보다 발전된 의료 활동을 수행하는데 지침이 되는 것이다.

이후 지식은 의료분야의 지식으로 추가되어 다음에 다른 데이터를 해석하는데 사용되기도 한다. 이와 같이 보건 및 의료과정에서 데이터, 정보, 지식을 정보학 관점에서 분석하고 인식하는 개념이 중요하다고 하겠다.

정보화 사회는 정치, 행정, 교육, 문화, 지역 사회, 기업 활동, 보건의료, 가정생활 등에 이르기까지 사회의 모든 분야에서 정보화가 진전되어 정보의 가치가 물질의 가치에 비해 상대적으로 높아지고 있다.

특히. 의료분야에서도 의료정보의 전산화가 급격하게 진행되면서, 병 · 의원에서 의료행위가 진료정보에 근간을 두고 있어 방대한 양의 정보를 신속 · 정확하고 유용하게 사용해야 하므로 그 어느 분야보다도 정보화 사회로 인한 변화가 심하게 일어나고 있다. 한편 이와 같은 각종 정보에 관한 연구 개발, 생산, 유통, 소비 등의 활동이 매우 활발하게 이루어지는 사회를 말하며, 일반적인 정보화 사회의 정의는 다음과 같다.

정보화 사회의 정의

- 컴퓨터와 정보통신망을 이용하여 정보 창출의 대형화가 이루어지는 사회
- 정보를 이용한 가치 생산이 사회를 움직이는 원동력이 되는 사회
- 사회 모든 구성원들이 1인 1기능이 아닌 1인 다기능을 가지는 사회
- 물질이나 에너지 중심인 사회로부터 정보의 생산과 유통이 중심이 되는 사회

정보화 사회의 출현으로 사회의 전반적인 조직도 변화하게 되는데 정보사회에 있어서 조직이 영향을 받는 환경과 그에 따른 목적을 위하여 동원되는 기술 등을 현 사회와 비교하면 다음 표 1-2와 같다.

표 1-2 정보사회 조직의 환경변화

조직변수	현 사회	정보사회
환경	안정적, 예측적	가변적, 불확실성
목표	분명, 지속적	다양함, 가변적
기술	단순, 정태적	복잡, 동태적
업무	일상화, 생산성중시	비일상화, 창의성 중시
의사결정	정형적, 반복적	비정형적, 창의적

미래학자인 미국의 다니엘 벨(Daniel Bell)은 정보혁명(Information Revolution)에 의한 새로운 사회 구조로서 정보화 사회의 도래를 주장하면서, 정보화 사회에서는 제품의 생산이 중심이 아니라 서비스의 생산이 중심적 요소가 되며, 노동과 자본이 생산의 중심이 아니라 서비스의 생산이 중심적 요소가 되며, 노동과 자본이 결정적 변수가 아니라 정보와 지식이 결정적 변수로 작용하게 될 것이라고 주장하고 있다. 또한 다

니엘 벨은 정보화 사회를 탈공업화 사회(Post-industrial Society)라고 정의하고, 다음과 같은 5개의 차원을 지닌 사회로 보고 있다.

다니엘 벨의 정보화 사회 정의

① 경제 부문은 재화 생산 경제에서 서비스 경제로 변화 하는 사회
② 직업의 분포에서 전문직, 기술직이 우위를 차지하는 사회
③ 기술 혁신과 정책 결정의 근간으로서 이념적 지식의 중요성이 대두된 사회
④ 기술의 관리와 평가를 중요시 한 사회
⑤ 새로운 지적 기술을 창조하는 사회

한편 미국의 저명한 미래학자인 앨빈 토플러(Alvin Toffler)는 그의 저서「권력이동」에서 농업혁명을 제1의 물결로, 산업혁명에 따른 산업 문명의 출현을 제2의 물결로, 제3의 물결은 고도의 과학 기술에 의해 뒷받침되는 동시에 반 산업주의 성격을 띤 새로운 사회를 창조할 것이라고 예견하고 있다.

제3의 물결이 가져올 새로운 생산 양식은 다양하고 재생할 수 있는 에너지 자원과 일관된 작업에 따른 공장 생산 방식을 시대에 뒤떨어진 것으로 만들어 버리는 새로운 행동 규범을 세워, 제2의 물결 사회인 규격화, 동기화, 중앙 집권화라는 산업 사회의 제약을 벗어나 에너지, 부, 권력의 집중화를 넘어서는 길을 개척해 준다고 주장하고 있다.

3. 의료정보의 분류

의료정보가 사용되는 분야라 해도 여러 분야를 정의할 수 있겠지만 여기서는 극히 일반적인 진단, 검사, 치료, 약제, 간호, 의사, 병원관리 및 복지의 각 분야별로 나누어 볼 수 있으며, 의료정보가 종류와 양적으로 가장 많이 발생하는 발생원은 임상과정에서 병원이나 진료소 등의 의료기관이다(그림 1-3). 병원의 경우 환자접수, 진찰, 임상검사, 병력, 수술, 수혈, 약제, 병동, 급식, 중앙공급원, 의사, 기타 병원사무, 연구 · 교육이라는 부문별로 다양한 정보가 발생한다. 이와 같이 발생하는 의료정보를 형태적인 측면에서 분류와 매체에 의한 분류 그리고 의미론적 분류를 통해 살펴보고자 한다.

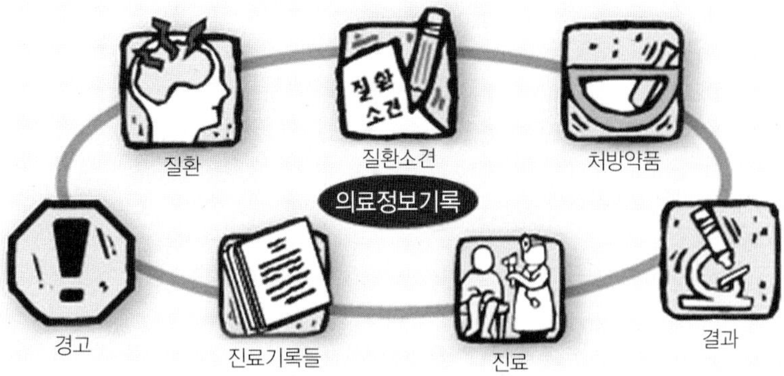

그림 1-3 임상과정에서 의료정보 발생

1) 의료정보의 형태에 의한 분류

가장 쉽게 의료정보를 보이는 형태적인 측면에서 표현 형태에 의한 분류로 나누어 생각해 볼 수 있다. 표현 형태에 의한 분류는 코드정보, 수치정보, 음성정보, 텍스트정보, 도형정보, 사진정보, 지식정보 등으로 나누어 볼 수 있으며 그 의미는 다음 표 1-3과 같다.

표 1-3 표현 형태에 의한 분류

구 분	의 미
코드 정보	환자의 병 상태와 의료행위에 대한 분류적 정보를 코드화한 정보이다.
수치 정보	환자의 병 상태와 의료행위에 대한 정량적으로 나타낸 정보이다.
음성 정보	청진기에 의해 진단된 심음(心音), 폐음(肺音) 등 정보와 기록이다.
텍스트 정보	환자의 징후, 소견 등을 통상 문장으로 서술된 환자의 정보이다.
도형 정보	환부의 장소나 검사 소견을 그림으로 나타내어 사용하는 정보이다.
사진 정보	환자의 방사(X)선 사진이나 각종 의료영상사진검사와 관계되는 정보이다.
지식 정보	의료행위 과정의 진단적인 지식이나 치료지식에 관계되는 정보이다.

2) 의료정보의 매체에 의한 분류

의료정보도 종이나 필름 등의 전통적인 매체상에 정보와 최근에 멀티미디어화로 직접 디지털정보로 수집된 것이 많다. 따라서 의료정보시스템 정보로 취급하기 위해서는 모두 디지털화 필요하다. 이러한 매체에 의한 분류는 아날로그 의료정보와 디지털 의료정보로 나누어 볼 수 있으며, 그 의미는 다음 표 1-4와 같다.

표 1-4 매체에 의한 분류

구분	의 미
아날로그 정보	진료기록 처방전 등을 수기로 종이매체에, 방사선 사진의 필름, 초음파의 폴라로이드 사진, 내시경 · 병리사진, 피부과 형상의 슬라이드 사진, 동영상의 비디오테이프, 심음(心音)의 카세트테이프 등이 이에 속한다고 할 수 있다.
디지털 정보	아날로그 정보를 디지털화한 것과 측정기기가 직접 디지털 정보를 주는 경우가 있다. 전산화단층촬영(CT) 사진이나 방사(X)선 디지털 라디오그래픽, 전자 내시경 등과 같이 의료영상기기에서 디지털 사진 정보로 출력할 수 있는 것들을 의미한다.

3) 의료정보의 의미론적인 분류

의료정보의 내용적 관점에서 의미론적 분류는 정보의 구체화와 추상화, 개별성과 종합성의 관점에서 의료정보가 폭넓은 계층에서 의미를 갖는다고 할 수 있다. 의미론적인 분류에는 환자의 개별적인 정보를 표현하는 생체정보, 진단에서 임상적 소견으로서 보다 종합적으로 증후의 정보를 나타내는 증후적 정보 그리고 의료정보에서 환자의 질병 상태에 대한 의사 등 의료 관계자의 생각을 나타내는 가치판단 정보이다. 그 의미는 다음 표 1-5와 같다.

표 1-5 의료정보의 의미론적 분류

구분	의 미
생체정보	① 기능적 정보 : 유전자 게놈 레벨에서 세포, 장기, 개체에 이르는 기능적 이상에 관한 병 상태 정보 ② 형태적 정보 : 세포 · 조직 병리에서 전산화단층촬영(CT) 등의 장기 레벨 진단까지 주로 사진에 의해 발생되는 질병 상태 정보
증후적 정보	① 주관적 정보 : 주호소 등 환자의 지각적 증상 ② 객관적 정보 : 신체소견 등 의사의 관찰 및 관측에 기초한 질병 상태 정보
가치판단 정보	① 진단정보 : 진단 병명이나 질환의 발증(發症) 메커니즘 대한 의사의 생각 ② 치료정보 : 치료계획이나 간호 등의 계획 · 의사결정, 치료기록 ③ 예후정보 : 치료 후의 장기적인 질병 상태에 대한 예측과 퇴원 후의 기록

1-2. 의료정보학의 이해

1. 의료정보학의 정의

최근 우리 사회에서는 컴퓨터 및 정보통신기술의 비약적인 발전으로 인하여 매일 수없이 쏟아지는 정보의 홍수 속에서 살아가고 있다. 오늘날 의료기관에서도 복잡한 정보처리를 위한 최신 의료정보시스템 도입이 요구되고 있으며, 또한 국가적으로는 보건의료정책을 효율적으로 수립하기 위해서는 의료정보화가 필수적이다.

의료정보학(Medical Informatics)의 개념은 의학이라는 주체를 정보학이라는 방법론을 통하여 구현되는 것으로 의사는 환자를 처음 만나는 순간부터 눈, 귀, 촉감 등 모든 감각기관을 통해 환자의 임상상태에 대한 정보를 수집하며, 그 다음 어떤 정보를 더 얻는 것이 필요한지를 판단하며, 매순간 현재까지 얻어진 정보로부터 최선의 임상 가설을 도출해 내며, 그리고 필요한 과정이 무엇인지를 끊임없이 모색한다. 따라서 의학이란 본질적으로 대단히 정보학적인 학문이라고 말할 수 있다.

정보학이란 자료를 정보로 바꾸는 과학이자 예술이며, 최근에 정보학이란 「컴퓨터와 통계학적 기술을 정보관리에 적용한 학문분야」로 정의되었다. 정보학은 다양한 보건의료분야 중 특수한 하나의 영역으로 나타나며, 보건의료분야에서 가장 빨리 성장하는 분야 중에 하나이다. 의료정보학의 사전적 정의는 다음과 같다.

의료정보학의 사전적 정의

의료정보학은 의학적 지식의 해석, 의학적 의사결정, 의학적 지식공학 등을 망라하는 분야이다. 이는 의료정보학의 학문분야가 미시에서 거시에 이르는 "지식에 관한 지식(knowledge about Knowledge)"에 대한 것임을 말하며, 또한 기초 생명과학과 임상의학, 그리고 개별 환자의 임상 진료에서, 공중보건학의 제 분야에 이르는 의학의 모든 영역과 관련됨을 의미한다.

의료정보학의 사전적 정의에서 그 고유한 연구의 주제와 영역(의학 및 생명공학) 및 그 고유한 연구의 방법론 즉, 정보이론 및 정보학기법으로서 타 학문분야와 구별되는 특징을 갖는다. 따라서 일반적인 의료정보학의 정의는 다음과 같다.

의료정보학의 일반적 정의

의료정보학은 환자진료, 의학교육, 의학연구, 의료경영, 보건복지 등에 필요한 각종 정보를 효율적으로 체계화하여 관리하는 학문으로 정의할 수 있다. 따라서 의료정보학은 정보과학, 컴퓨터공학, 의용공학, 기초의학, 인지과학, 교육심리학 등이 망라된 복합적 학문 분야이다.

즉, 일반적 정의에서 의료정보학은 의학과 관련된 자료의 획득과 처리, 조직, 해석, 활용, 의사소통을 하기 위해서 의학교육과 실무, 연구 및 환자 돌봄과 건강관리영역, 나아가 보다 넓은 보건의료 영역에 정보과학과 기술을 적용하는 것이다.

전통적인 의미에 있어서 의료정보는 의료인을 위한 의학정보를 의미하며, 현대의 의료정보는 의료서비스의 공급자 및 소비자이고, 이용의 주체가 되는 의료 전반에 관한 정보를 말하는 것이다. Van Bemmel의 정의는 '정보처리 및 통신의 이론적인 측면과 실용적인 측면이 모두 포함되며, 이 측면들은 의학이나 보건의료 처리과정에서 유래된 지식과 경험에 바탕을 두고 있다'라고 정의하였다.

2. 의료정보학의 분류

오늘날 정보기술과 지식공학의 놀라운 발전으로 말미암아, 의료정보학은 하루가 다르게 복잡한 양상을 보이며 발전해 가고 있다. 이와 같이 「쉬지 않고 변화하기를 계속하는」 정보학의 특성은, 오늘날 의료정보학의 현주소를 단순히 개괄적으로나마 파악하는 것조차 매우 어려운 일로 만들고 있다. 이러한 복잡한 의료정보학을 이해하기 위하여, 다소 작위적이긴 하지만, 다음과 같은 세 분야로 크게 구분해 생각해 볼 수 있으며, 의료정보학의 관련 분야(Connerstones of Medical Informatics)는 그림 1-4와 같다.

의료정보학의 분류

① 기초의료정보학(기초학문으로서의 의료정보학 : Academic Medical Informatics)
② 임상의료정보학(응용으로서의 의료정보학 : Clinical Informatics, Health Informatics)
③ 생명의료정보학(의생명현상 연구 도구로서의 의료정보학 : Bioinformatics)

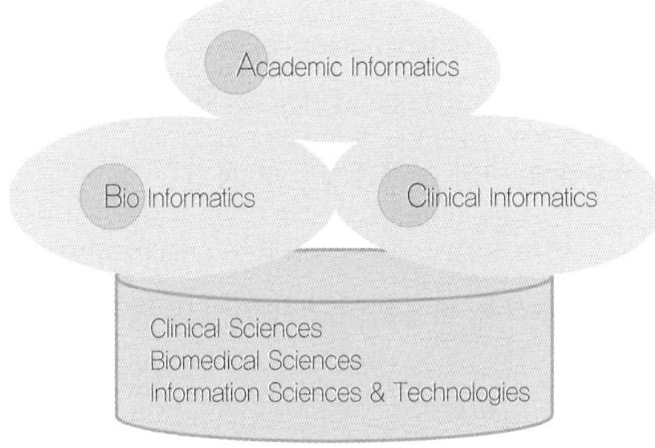

그림 1-4 의료정보학의 관련 분야

기초의료정보학은 주로 의학의 정보 이론적 기반을 연구하는 분야이다. 의학정보의 특성, 자료구조론, 자료와 정보의 추상화, 의학 용어, 어휘, 명명법, 질병분류체계, 표준화, 의학문헌, 정보 및 지식데이터베이스 등의 의학정보의 수집 및 정리, 커뮤니케이션의 근간에 대한 분야와, 의학정보의 해석, 의학적 의사결정, 의사결정 지원, 지식공학, 데이터마이닝, 의학적 인공지능과 같은 의학 자료와 정보의 지식 공학적 처리에 관한 분야와 그리고 컴퓨터기반 의학교육, 전문가시스템, 및 정보시스템 평가 등과 같은 의료정보시스템 엔지니어링의 기초 학문을 연구하는 분야이다.

임상의료정보학은 주로 임상과정에 초점을 맞춘 분야이다. 이는 흔히 대중적으로 "의료정보학"으로 알려진 대표적 분야로서, 임상진료의 제 과정을 정보 공학적 방법을 통해 향상시키기 위한 응용분야 전반을 가리킨다. 여기에는 의료데이터베이스, 전자의무기록, 병원정보시스템, 의료정보관리시스템, 의료 활동의 모니터링과 정도관리, 지역사회 보건의료정보망, 의학 멀티미디어(영상 및 신호처리), 의학정보의 보안과 사적비밀보장과 사생활보호 등의 실제적 응용을 갖는 제 분야와 그 관련 기술에 대한 폭넓은 교육 및 연구를 수행한다.

최근에 급속히 발달하고 있는 소비자의료정보학(Consumer Health Informatics), 보건의료정보학(Health Informatics) 및 간호정보학(Nursing Informatics) 등도 넓은 의미에서 임상의료정보학 관련분야로 생각할 수 있다. 임상의료정보학은 기존의 정보기술의 단순한 임상응용이 아니라 진정한 임상의료정보학의 발전에는 기초의료정보학에 대한 심도 깊은 이해가 필요하다.

생명의료정보학(Bio-medical Informatics)은 최근 급속히 발달하며 재명명된 생명정보학(Bioinformatics)과 같은 의미로 생각할 수 있다. 굳이 구별한다면, 주로 인간과 인간의 질병 및 그 치료를 주된 연구대상으로 한다는 점 정도이다. 오래 전부터 전산생물학(Computational Biology), 바이오컴퓨팅(Bio-computing) 등의 다양한 명칭으로 불려오며, 컴퓨터 공학을 이용하여 생명현상을 연구하는 제 분야들을 의미하는 것이다.

표 1-6 의료정보학의 연구 분야

분 야	내 용
Infrastructure	컴퓨터구조학, 분산정보시스템, 소프트웨어 공학, 네트워킹
Communication & Standards	EDI 및 질병의 표준 분류
Human Computer Interaction	휴먼 인터페이스
Peripheral Device	스마트 카드, 임상 터미널, 네트워크 컴퓨터, PDA
Knowledge Representation	지식 모델링, 코딩, 자연어 처리, 인공지능
Information Retrieval	전자문서, 전자도서관, 지식은행
Decision Support	통계의사결정, 전문가시스템, 인공지능연구, 신경망 이론
Electronic Patient Record	의무기록모델링, 멀티미디어의 의무기록, 개인건강기록
Hospital Information System	HIS 디자인과 모델링, HIS 구현과 적용, 신 모델로의 이전
Aspect of Patient Care	지역사회의료정보망, 가정의료, 간호, 환자교육
Telematics in Health Care	원격진료, 원격방사선, 원격병리
Signal Processing	집중환자감시시스템, 심전도, 뇌파검사, 모니터링
Imaging	의학영상모델링, 3차원영상
Image Management System	방사선정보시스템, PACS, PACS와 HIS의 연계
Robotics and Virtual Reality	컴퓨터보조수술, 가상시술프로그램
Bio-infomatics	Bio-infomatics data-bank, Protein sequence analysis(단백질순서분석)
Education & Training	CAL(Computer Aided Learning), 교과과정, 교육평가
Evaluation	정보기술에 대한 평가, 결과연구, 증거기반 의학, 질 관리
Security and Confidentiality	안전과 신뢰성, 법적인 문제, 전자서명
Ethical and Societal Issues	의료정보화 정책과 기획, 정보화 조직

의료정보학은 매우 광범위하고 복잡한 학문이다. 따라서 위의 3가지 분야가 정보학(Informatics)이라는 하나의 이름을 공유하고 하나의 학문분야로서 연구, 교육되고 있는 것은, 그 핵심적 연구 방법론에 있어 정보학적 기법 및 이론에 기반한다는 사실에 의한 것이다. 이는 자연현상을 물질과 에너지와 정보의 3대 요소의 상호작용의 결과로 파악하고자 하는 사이버네틱스(Cybernetics)이론에 전통을 따르는 것이며, 모든 의료정보학 분야의 연구는 데이터 구조, 추상화, 메타구조, 처리, 해석, 메타해석, 통신, 알고리즘, 인공지능, 기계학습 등의 모든 지식공학에 대한 이해가 그 학문적 기반을 이룬다.

세계의료정보협회(IMIA)에서는 의료정보학에 적용되는 연구 분야를 크게 20가지 분야로 구분하여 표 1-6과 같이 정리하였다.

3. 의료정보학의 목표

의료정보학의 탐구영역은 인간 지식의 모든 요소들을 기계가 이해할 수 있는 형식으로 명료하게 형식화하고, 그 연산법칙을 규명하여 효율적인 활용에 필요한 모든 계산 및 알고리즘의 이론들을 실제 생명과학과 의학에 적용하는 제반 방법론을 포함한다.

의료정보학은 의사와 의료 관련 종사자들에게 원하는 시간에 필요한 정보를 전달하기 위하여 임상 및 연구 등 모든 의료행위 과정 중에 발생하는 직 · 간접적인 정보를 수집, 처리, 저장, 전달 등 자료 관리 기법을 연구하는 학문으로 의료정보의 수집, 가공, 통계 등을 통하여 유용하고 많은 정보를 제공하는 것이 중요하다.

미국의료정보협회(AMIA : American Medical Informatics Association)는 전략적 계획 과정 기법을 이용하여 1993년에 의료정보학이 비교적 새로운 학문분야로서 미래의 의료행위에 영향을 줄 수 있는 잠재력에 대한 분야나 범위는 정착되어 있지 않으나, 최소한의 7개 분야가 목표에 포함되어야 한다고 권고하였다.

표 1-7 의료정보학의 목표

분 야	내 용
컴퓨터 조작 방법	일반 개인용 컴퓨터의 조작 방법 및 각종 소프트웨어 사용법, 활용법의 습득
통신망의 이용 방법	다른 유관 기관 혹은 정보원을 접근하기 위한 전자 통신망의 이용 방법 습득
정보의 검색과 관리	전산화된 의료정보 데이터베이스로부터 정보를 검색하고 관리할 수 있는 능력 배양
CAL(Computer Aided Learning)	평생교육을 위한 컴퓨터 보조 학습 장치를 선택하고 활용하는 방안 제시
환자관리와 의사결정	환자관리를 위하여 데이터베이스와 통계 프로그램을 사용하는 방법을 습득하고 의사결정에 도움을 줄 수 있는 의학정보 제공
의료사무관리	병원 사무관리에 컴퓨터를 활용하는 방안 강구, 즉, 원무시스템, 인사시스템, 병원경영지원 등
병원정보시스템	병원 업무의 전산화에 대한 이해와 환자진료에 정보 시스템의 활용 방안 제시

의료정보처리의 요건은 모든 의료정보에 대한 정확성과 데이터의 무결성, 검사결과와 환자서비스에 대한 신속성, 입출력 검색 등에 대한 간편성, 전산, 통신 등에 의한 정보의 대량 유출 방지에 대한 보안성을 갖추어야 한다. 또한 의료정보처리에 있어서는 다음과 같은 방법에 기준하여 처리해야 한다.

의료정보처리 방법의 기준

- 전달방법 : 언제, 누구에게, 어떻게(정확/신속성 고려)
- 보존방법 : 어디서, 어떤 형태로, 얼마동안(법률, 비용, 연구 등 목적을 고려)
- 검색방법 : 효율적인 검색(Acting, hot data)
- 편집방법 : 가치 있는 정보의 재창출(Data mining)

의료정보관리의 문제점은 임상정보의 수집, 임상적 추론에 있어서 확률적용, 정보교환, 새로운 의학지식에 대한 보수교육, 의료 시술시 접하는 의문에 대한 해답, 돌발 상황에 대한 대처 방안 등이 어려움이 있다. 의료정보학의 대상 범위는 임상정보, 병원관리, 보건복지 및 통계, 보건의료망, 컴퓨터보조교육 등으로 그 내용은 다음 표 1-8과 같다.

표 1-8 의료정보학의 대상 범위

대상범위	내 용
임상정보	의무기록(챠트, 슬립), 각종 병리검사(Lab) 결과(혈액검사, 조직검사, 가검물검사 등), 생체신호(ECG, EEG, EMG 등) 의학영상(X-ray, MRI, CT, 초음파, PET 등)
병원관리	병원경영정보, 의약품관리, 의료기기관리
의료통계	출생률, 사망률, 전염병 발생률 의약품/의료기 DB, 임상실험 관리 DB
보건복지	국민건강보험관리, 질병통제, 건강증진사업
보건의료망	Telemedicine, Medi-Net, Medline
컴퓨터보조교육	CAL(Computer Aided Learning) [예] 인체해부과정 컴퓨터그래픽으로 재현

의료정보화를 위한 필요한 환경은 우선 의료기관에 디지털 의료정보화가 선행되어야 할 것이며, 이와 같은 디지털 의료정보화는 보건의료 발전에 큰 영향을 미치게 될 것이다. 따라서 의료정보화를 위해 해결해야 할 점은 다음과 같다.

의료정보화를 위해 해결해야 할 점

① 개인의료정보 보호, 의무기록의 전자서명제도 도입, 전자처방전 인정, 원격진료의 범위와 책임한계, 전자의무기록의 보관 및 관리에 관한 규정이 더 강화되어야 한다.
② 의료기관의 정보화에 투자할 수 있도록 동기부여이다.
③ 환자 정보의 보안문제 해결이다.
④ 국가차원의 의료데이터 활용을 위한 보건의료의 표준화이다.
⑤ 의료에 관여하는 다수의 사람들이 정보시스템 활용 능력을 향상시켜야 한다.
⑥ 의료정보화를 연구 개발할 수 있는 고급 전문인력 양성이다.

현재 의료정보학은 이론과 응용에 있어서 지난 10년 동안 급속도로 확대되어 가고 있는 추세에 있으며, 미국 내 몇몇 의과대학에는 의료정보학 교육을 담당하기 위한 기구가 설립되어 해마다 조금씩 증가하고 있는 추세이다. 이러한 국제적인 추세에 발맞추어 국내 의과대학의 교과과정에도 의료정보학의 도입과 또한 일반대학에서도 필요한 전문 인력 양성에 많은 관심을 갖고 의료정보 관련학과가 속속 개설되어 의료정보 분야의 지속적인 발전이 기대된다.

한편, 의료정보학 교육은 균형 잡힌 개념의 이해와 가장 기초적인 정보학의 기초 이론 및 방법론을 접하는 기회를 제공하는 것이 가장 중요하다고 볼 수 있다. 궁극적으로는 기초의료정보학의 단단한 기반을 마련하여, 향후 각자의 전공과목을 선택한 이후에 각각 임상의료정보학 분야와 생명의료정보학 분야에서 활용할 수 있는 능력을 배양하는 것이 가장 이상적인 목표라고 하겠다.

4. 의료정보의 역사

의료정보화는 1950년대 처음으로 디지털 컴퓨터가 세상에 등장한 후 과학자들이 컴퓨터 활용의 대상 분야로 가장 먼저 선정한 분야는 단연 의료분야였다. 의료분야에서 데이터통신의 시작은 미국이 최초가 아닌가 생각한다.

표 1-9 국외 의료정보화의 역사

연 대	특 징
1950년대	• 인구통계조사에 펀치카드시스템 이용 • 초보적인 생체신호처리 • 의료의사결정시스템 등장
1960년대	• 유럽에서 처음 의료정보학이라는 용어 등장 • 미국에서 본격적으로 의료 환경에 컴퓨터를 도입 • 진단방사선 영상정보전산화의 수학적 모델을 제공
1970년대	• H/W, N/W의 발달, 병원정보시스템의 성숙기 • 정보관리기술부문에서 실용화가 가능한 시제품 상품화
1980년대	• PC, DB, 4GL 언어, C/S 기술을 이용한 병원정보시스템의 등장 • GUI 및 Client/Server의 분산처리 방식 출현 • 네트워크는 FDDI 망에 TCP/IP 프로토콜을 사용
1990년대	• H/W, S/W, Internet폭발적인 발전, 사용자 중심 시스템 • PC네트워크를 이용한 분산처리 병원정보시스템 성공적 개발 • 병원정보시스템의 완숙기(영상정보시스템(PACS)추가)
2000년대 ~	• 인터넷을 이용한 원격진료/재택진료, 멀티미디어 환경을 이용한 전자의무기록(EMR)시스템 • 의학교육에서 IT기술 활용과 생명정보 및 IC카드 활용의 발전 방안

수십년 전 전화전송에 의한 통신이 이루어졌고, 의료분야에서의 데이터통신은 한층 발전을 거듭하여 우주통신의 분야에서도 생체의 데이터통신이 이루어지게 되었으며, 즉, 무선으로 생체정보를 우주선에서 지사에 보내어 그것을 모니터링하여 지상에서 적절한 지시를 수행하는 방법이다.

의료계에서도 광범위한 컴퓨터 보급과 의료정보시스템화가 급속히 발전되고 있는 추세이다. 급속한 발전에 기반은 정보통신의 발전이 그 촉진 역할을 담당하고 있기 때문이며, 1960년대는 이미 컴퓨터 활용이 상당한 수준에 이르러 의료정보학이란 용어로 1960년대 말 유럽에서 사용되기 시작하여 미국 및 기타 지역으로 전파되었다.

의료정보학의 초기의 발전은 미국에서 그 근원을 찾을 수 있으므로 역사적 변천 과정은 국외와 국내로 분류하여 살펴보면 다음과 같다.

표 1-10 국내 의료정보화의 역사

연 대	특 징
1980년대	의료보험 청구를 위한 의료보험수가시스템
1990년대 초	일부 대학병원에서 처방전달시스템(OCS) 시도 개인 병원급 의료보험 수가시스템 도입 활성화 시기(전국민의료보험)
1990년대 중반	PACS 연구 활성화, 대형병원 OCS 일반화
1997년 ~ 1999년	IMF로 인한 의료기관의 전산 투자 위축
2000년 7월 ~	의약분업 실시, 전자의무기록(EMR)시스템 도입 초기

의료정보학은 처음부터 국제적인 특성을 갖고 있으며, 보건의료분야에서 정보시스템의 확산으로 인하여 더욱 발전하게 되었다. 여기서는 세계의료정보협회(IMIA : International Medical Informatics Association)를 중심으로 의료정보학 분야의 국제적인 발전 현황에 대해서 살펴보고자 한다.

국제적으로 IMIA는 1967년에 IFIP(International Federation of Information Processing)에서 보건의료자료의 전산화에 초점을 맞추기 위해 결성된 위원회(TC4 : Technical Committee)에 기원을 두고 있으며, 그 후 위원회는 회원제로 발전했다. 1978년에 IMIA가 설립되었으며, 오늘날 IFIP의 지부로 남아있어 세계보건기구(WHO)에서 비정부기구로 인정받고 있다.

IMIA는 각 나라의 협회 연합체로서 국가를 대표하는 45명 이상의 특별회원을 두고 있으며, 그들은 공식적으로 임명된 IMIA 총회의 대표들이다. IMIA는 다음 같이 크게 3지역으로 그룹이 분류된다.

IMIA의 3개지역 그룹

- EFMI : The European Federation for Medical Informatics
- IMIA-LAC : The Federation of Health Societies in Latin America and the Caribbean
- APAMI : The Asia Pacific Association for Medical Informatics

IMIA와 이 3개의 지역 그룹들은 국경을 초월하여 의료정보학 분야를 강화시켜 주는 역할을 하고, IMIA 계획 전략에 중요한 역할을 한다. 또한 IMIA는 아프리카를 위한 지역 그룹의 결성을 장려하고 있으며, IMIA는 다음과 같은 사항을 목표로 하고 있다.

IMIA의 의료정보학 목표

- 학술적인 정보전문가와 의료제공자, 협의자(consultant), 기업체, 기업체 소속 연구원들과 연결해 줌으로써 이론을 실무로 연결해준다.
- 국제 의료정보학 공동체를 21세기로 이끈다.
- 지리적 전문적 경계를 뛰어넘어 의료정보학의 상호교류를 증진시킨다.
- 환자치료와 보건연구를 위해서 편재에 있는 세계보건정보의 하부구조를 위해 촉매 역할을 한다.

IMIA 활동은 3년마다 열리는 MEDINFO로 알려진 의료정보학 국제학술대회의 후원과 성과를 통해서 목표를 추구한다. 1974년에 처음으로 학술대회가 열려 세계 각국에서 참석하였으며, 회보가 발간되어 의료정보학 분야 문헌에 폭넓게 인용되었다. 또한 IMIA는 간호정보학의 SIG(Special Interest Group)와 많은 WGs(Working Groups)를 후원한다.

IMIA는 의료정보학 분야의 연보(Yearbooks)를 발행하는데 후원하여 1992년부터 해마다 발간하고 있으며, 이 연보는 국제적인 정보학의 활동과 관심사에 대한 가장 포괄적인 지침서라고 할 수 있다.

이 연보는 IMIA의 활동과 정보학과 관련된 논점에서 인용된 문헌에 소개된 논문의 재발행이나 논문검토에 관한 내용들을 싣고 있다. 그리고 이 연보는 IMIA를 안내하는 역할을 하며, 각 나라 협회에서 회원 개개인에 이르기까지 광범위하게 배포되고 있다. 의료정보학의 연감의 주제는 표 1-11과 같다.

표 1-11 IMIA의 의료정보학 연감의 주제

연도	연감의 주제
1992	Advance in Interdisciplinary Science
1993	Sharing Knowledge and Information
1994	Advanced Communication in Health Care
1995	Computer-based Patient Records
1996	Integration of Information for Patient Care
1997	Computing and Collaborative Care
1998	Medical Informatics and the Internet

표 1-11의 IMIA에서 발행된 연감의 주제를 통해 IMIA에 관한 정보를 수록함으로써 가치 있는 자료가 되는데, 초기의 초점은 여러 분야의 학문과 연계된 문제, 공동연구, 통신망에 대한 주제들을 다룬 후에 1984~1998년까지 5권의 연감은 환자중심의 전산화(Patient-centered Computing)와 임상자료를 강조하고 있다. 따라서 이 연보는 국제적으로 정보학과 관련된 공동체 안에서 관심분야가 어떻게 지원되고 수행되는가를 알게 해준다.

의료정보학은 교육과 연구가 매우 빠른 속도로 도입되어 통합되고 있다. 미국 내에서 의료정보학 교육과 연구의 역사와 전통을 주도하는 기관으로는 1960년대부터 스탠퍼드 의대, 컬럼비아 의대, 하버드/MIT대학, 유타대학, 미네소타대학, 듀크대학 등과 미국국립보건원 등에서 다양한 연구 및 교육프로그램을 들 수 있다. 특히 미국국립보건원에서는 의료정보학을 향후 미국의학의 전략 분야로 선정 14개 주요 병원에 박사후 기금을 매년 제공하여 인재 양성을 지원하고 있다. 특히 스탠퍼드, 컬럼비아, 하버드, MIT 등의 명문 대학에서 최근 생물정보학(Bio-informatics)과정을 급속히 통합하여 생명의료정보학(Bio-medical Informatics)로의 진화를 시도하고 있는 점이다.

의료정보학의 교과과정 확립과 통합의 역사는 대학들이 연구중심으로 진화한 미국의 경우보다 유럽에서 더 앞서 있는 경향이 있다. 예를 들어 프랑스의 경우 의료정보학 교과에 이미 80년대 초부터 매우 많은 시간을 할당한 강좌가 열려 왔고, 독일과 함께 의사국가고시의 필수과목이다. 하지만, 유럽은 국가에 따른 편차가 심한 편이다. 네덜란드는 거의 전 의과대학에 의료정보학과가 개설되어 학과장 중심으로 운영되고 있는 반면, 오스트리아의 경우는 독립된 교실이 거의 없다고 한다.

1-3. 인터넷의 의료정보

현대의 의료정보는 의료서비스의 공급자뿐만 아니라 소비자도 이용의 주체가 되는 의료 이용 전반에 관한 정보를 말한다. 인터넷을 비롯한 정보통신기술의 발달은 경제, 사회, 문화 등 모든 분야에 영향을 끼치고 있으며 의료 서비스 분야에도 적잖은 영향을 미치고 있다. 1995년 이후부터 인터넷의 급속한 발전은 모든 학문의 흐름까지도 변화시키어 책으로 정보를 얻던 세상에서 인터넷을 이용한 정보 이용으로 변화되어 의료에서도 소비자 입장에서 접근하기 어려웠던 정보들을 보다 쉽게 찾고 얻을 수 있게 해주었다.

인터넷상에서 의료정보는 개인이나 기관 등의 웹 사이트에 HTML나 동영상 등으로 구축되어 다양한 형태의 의료정보가 제공되고 있으며, 특히 멀티미디어데이터베이스에 의한 의료정보의 제공과 검색이 가장 많이 이루어지고 있다.

인터넷상에서 정보를 검색하려면 검색엔진들의 특성을 파악하고 검색엔진 등에서 주어지는 확장 검사 방법을 익혀 두어야 하며, 때로는 도메인 주소 자체를 외워 두는 것이 훨씬 더 수월할 수가 있다.

의료에 관련된 전문가가 되려면 이 절을 통하여 의료정보의 검색 뿐 아니라 각종 웹 사이트의 질문코너에 올려진 일반인들의 의료상담 내용파악, 이메일 기능 중 자신이 필요로 하는 의학정보만을 보내주는 의학포탈사이트들의 맞춤 이메일 기능, 의학정보를 인터넷상에서 스스로 구축하는 방법 등 보다 체계적인 이해를 위해 인터넷에 관련된 기본적인 개념에 대해 이해를 갖고자 한다.

1. 인터넷의 이해

1) 인터넷의 개념

인터넷이란 전 세계에 걸쳐 수많은 컴퓨터들이 연결된 네트워크라 할 수 있으며 인터넷에 연결된 컴퓨터들은 서로간의 통신을 위해 TCP/IP(Transmission Control Protocol/Internet Protocol)라는 프로토콜을 사용한다.

TCP/IP는 컴퓨터 간의 주고받는 메시지를 전송할 때 에러가 발생하지 않도록 알맞은 크기로 나누어져 전송하고 이를 받아서 다시 원래의 정보로 변환하는 것을 약속해 놓은 것이다. TCP/IP는 1960년대 말 인터넷의 모태라고 할 수 있는 아르파네스(아르파네스는 초기엔 전쟁을 대비한 군사용으로 패킷교환 방식을 이용한 통신망)를 구축한 기관인 미국방성(DARPA: Defense Advanced Research Projects Agency)의 연구에서 시작되어 1980년대 초 프로토콜 모델이 공개된 바 있다. 이는 인터넷 프로토콜 중 가장 중요한 역할을 하는 TCP와 IP의 합성어로 인터넷 동작의 중심이 되는 통신규약으로 데이터의 흐름 관리, 데이터의 정확성 확인(TCP 역할), 패킷을 목적지까지 전송하는 역할(IP 역할)을 담당한다.

보통 IP는 데이터를 한 장소에서 다른 장소로 정확하게 옮겨주는 역할을 하며, TCP는 전체 데이터가 잘 전송될 수 있도록 데이터의 흐름을 조절하고 성공적으로 상대편 컴퓨터에 도착할 수 있도록 보장해주는 역할을 한다.

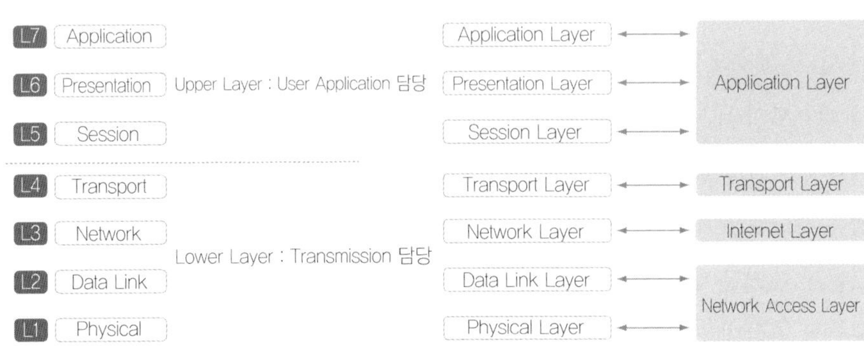

그림 1-5 TCP/IP 프로토콜 구조

TCP/IP는 개방형 프로토콜의 표준으로 특정 하드웨어나 OS에 독립적으로 사용하는 것이 가능하다. 또 인터넷에서 서로 다른 시스템을 가진 컴퓨터들을 서로 연결하고, 데이터를 전송하는데 사용하는 통신 프로토콜로 근거리 및 원거리 모두에 사용된다.

TCP/IP는 응용계층, 트랜스포트층, 인터넷층, 네트워크 인터페이스층의 4개의 계층으로 구성되어 있다. 응용계층은 사용자 응용 프로그램으로부터 요청을 받아서 이를 적절한 메시지로 변환하고 하위계층으로 전달하는 기능을 담당한다.

트랜스포트층은 IP에 의해 전달되는 패킷의 오류를 검사하고 재전송을 요구하는 등의 제어를 담당하는 계층으로 TCP, UDP 두 종류의 프로토콜이 사용된다. 그리고 인터넷층은 전송 계층에서 받은 패킷을 목적지까지 효율적으로 전달하는 것만 고려한다. 즉, 데이터그램이 가지고 있는 주소를 판독하고 네트워크에서 주소가 맞는 네트워크를 탐색, 해당 호스트가 받을 수 있도록 데이터그램(Datagram)에 전송한다.

마지막으로 네트워크 인터페이스층은 특정 프로토콜을 규정하지 않고, 모든 표준과 기술적인 프로토콜을 지원하는 계층으로서 프레임을 물리적인 회선에 올리거나 내려받는 역할을 담당한다.

한편, TCP/IP는 OSI 참조모델과 비교할 때 다양한 서비스 기능을 가진 응용 프로그램 계층이 존재하고, 전송계층/네트워크 계층과 호환하는 계층이 존재한다는 공통점을 가지는 반면, TCP/IP 프로토콜의 응용계층은 OSI 참조모델의 표현계층과 세션계층을 포함하며, TCP/IP 프로토콜은 물리계층과 데이터 링크계층을 하나로 취급한다는 점에서 차이가 있다.

인터넷(Internet)은 1967년에 미국방성이 개발한 ARPAnet과 CSNET이 베이스로 되어 있다. 그것에 MILNET과 전미과학재단의 지원을 얻어 탄생한 NSFNET이 가담해서 대규모인 네트워크로 발전했다.

처음에는 멀리 떨어져 있는 컴퓨터간의 정보 교환 즉 통신을 위한 네트워크 구성의 가능성을 시험해 보기 위해서 4대의 컴퓨터만이 연결되었던 ARPAnet이였다. 이러한 인터넷은 크고 작은 네트워크들이 연결되어 인터넷이라는 커다란 네트워크를 이루고 있다.

오늘날 인터넷은 우리 일상생활에 혁명적인 변화의 바람을 일으키고 있으며, TCP/IP의 특징은 네트워크에 연결된 컴퓨터의 기종에 상관없이 정보 교환이 가능하다는 것이다. 즉, 이 프로토콜을 사용하는 네트워크에 연결된 컴퓨터에서는 TCP/IP를 지원하는 프로그램만 가지고 있다면 아무 문제없이 통신이 가능하다는 것이다.

1988년에는 T1회선(1.544Mbit/s)이 사용되고, 1990년에는 T3회선(Mbit/s)을 사용할 수 있게 되었으며, 현재는 더욱 고속 전송이 가능하며, 인터넷의 서비스 내용은 전자 메일, 네트워크 뉴스, 파일 전송, 데이터베이스 액세스, 전자 게시판 및 원격 로그인 등이다.

인터넷의 특징은 원격 로그인에 의해 네트워크를 경유해서 다른 호스트 컴퓨터에 액세스할 수 있는 것과 음성이나 화상 등 멀티미디어에도 대응할 수 있고 쌍방향성 인터랙티브(Interactive)의 교환이 가능하다. 인터넷 번호 체계로는 IP 주소를 채용하고 있으며, IP 주소는 SRI(Stanford Research Institute)의 NIC(Network Information Center)가 관리하고, 네트워크에 가입하면 주소가 부여된다.

2) 인터넷의 발전

1963년 라이 로보트고라는 사람의 아이디어를 바탕으로 개발되기 시작한 것으로서 미국 국방성의 ARPA(The Advanced Research Projects Agency)는 특정 지역의 미사일 공격 같은 긴급 사태에서도 최소한의 기능 유지를 위해 통신망 구축 방법에 대한 연구를 추진하던 중, ARPA 연구원들 간의 정보와 자원 공유를 위해 1989년부터 ARPAnet이란 컴퓨터 통신망을 구축하여 운용하던 것이 인터넷의 기원이 되었다.

1983년에 TCP/IP 프로토콜을 바탕으로 인터넷이 시작되었으며, 그 당시 ARPAnet은 MILNET와 ARPAnet으로 분리되어 각각 독립적으로 인터넷에 포함되었다. 이와 같이 ARPAnet이 둘로 나누어 인터넷을 형성할 때, 미국 국방성의 DCA(Defense Communication Agency)는 모든 ARPAnet 호스트들이 TCP/IP 사용을 의무화하고, 패킷 교환 소프트웨어를 변경하여 이를 적용하도록 하였다.

결국, 모든 ARPAnet의 호스트들은 TCP/IP 프로토콜을 사용한 인터넷 환경에서 상호 통신이 이루어지게 되었다. 이로써 TCP/IP는 인터넷의 표준 프로토콜로 자리 잡게 되었고 보다 많은 호스트와 게이트웨이들이 기존의 통신망에 아무런 영향을 주지 않고 인터넷에 연결될 수 있게 되었다. 특히, 연구 개발을 위한 UNIX 시스템에서 TCP/IP를 기본적으로 제공하여 가장 저렴한 가격으로 신뢰성 있는 전산망을 쉽게 구축할 수 있다는 장점으로 인해 INTERNET은 미국의 대학, 연구소, 정부 기관을 중심으로 확산되었다.

1980년대 이후 인터넷의 성장은 세계 각국의 학술 연구망들을 상호 연동하는 세계

규모의 국제 학술망으로 발전하기 시작했고, 1986년 미국 과학재단(NSF)에서 5개의 슈퍼컴퓨터 센터를 설립, 학술 연구 목적에 활용될 수 있었고 이들 슈퍼컴퓨터를 많은 사용자들이 공동으로 사용하기 위해 통신망 구축을 필요로 하게 되었다.

NSF는 이를 위해 처음에는 ARPAnet을 사용하려 했으나, 관료적인 문제로 실패하고 TCP/IP 기술을 바탕으로 한 자기들 고유의 통신망을 지역별로 구축하여 체인처럼 연결하였다. 이러한 NSF의 노력으로 지역이나 대학의 컴퓨터 통신망 구축이 활발하게 전개되었고 이는 인터넷 발전의 중요한 계기가 되었으며 현재에도 NSF가 큰 역할을 담당하고 있다.

처음 전화선을 통해 56Kbps로 센터들을 연결했던 NSFnet는 1992년 T3(45Mbps)급으로 올라갔으며, 유럽의 핵물리학센터(CERN : Conseil European Research Nuclear)에서는 WWW(World Wide Web)을 발표했으나, Gopher의 그늘에 가려 각광받지 못하다가 1993년 미국의 슈퍼컴퓨팅센터(NCSA : National Center for Super Computing Applications)가 소프트웨어 설계 그룹을 조직하여 웹을 쉽게 이용할 수 있는 소프트웨어를 개발하기 시작하였으며 그 결과 GUI(Graphic User Interface)를 지원하는 모자이크란 브라우저를 개발한 WWW는 인터넷에서 돌풍을 일으키며, 인터넷 이용자의 폭발적인 증가를 가져왔다. 기존의 어려운 유닉스 명령어 방식에서 탈피, 그래픽 환경으로 쉽게 사용할 수 있어 매년 5배 이상의 인터넷 사용 인구가 증가되었다.

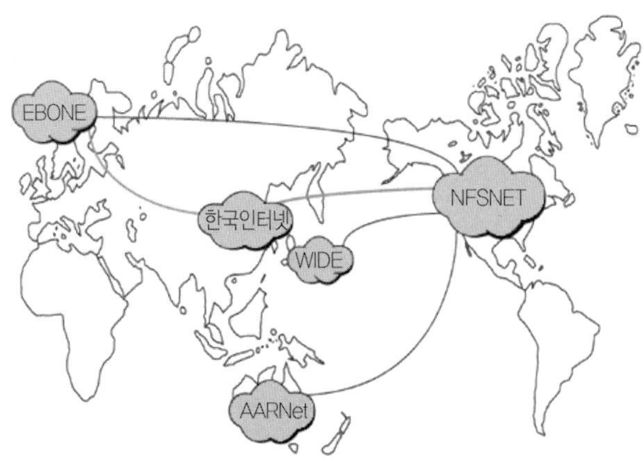

그림 1-6 인터넷 연결 개념도

한국인터넷진흥원(www.nic.or.kr)에서는 국내 인터넷의 기능 유지와 이용 활성화를 위하여 IP주소 및 도메인 등록 서비스를 수행하고 있다. 또한 국제적으로 한국을 대표한 인터넷 공식기구로 상위 인터넷 정보센터(APNIC, InterNIC)와의 정보교환, 업무협력, 기술교류 등의 활동을 수행하고 있다.

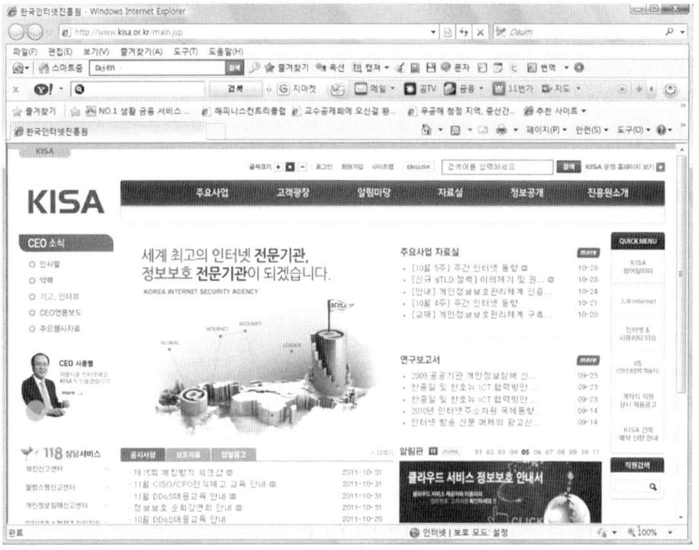

그림 1-7 한국인터넷진흥원

의학정보와 의료정보의 인터넷 웹상에서 구축은 1998년 이후 조금씩 시작하였고, 비교적 풍부한 정보를 구축하려고 힘쓴 곳은 서울대학 병원, 길병원과 회사로는 메디다스의 건강샘, 하이닥, 케어캠프, 보건복지부 및 한국보건사회연구원이 운영하는 건강길라잡이 등이며, 그 후 인터넷의 특성상 정보의 구축 역시 누구나 손쉽게 할 수 있다는 장점 때문에 개원하고 있는 전문의들에 의해 구축되는 의료정보의 질과 양이 해가 다르게 발전하고 있는 추세이다.

3) 인터넷 접속 방식

인터넷이 제공하는 접속 서비스는 크게 IP(Internet Protocol) 접속과 UUCP (UNIX to UNIX Copy) 접속으로 나누어지며, IP 접속에는 모뎀을 통한 전용선 IP 접속과 다이얼 IP 접속이 있다. 그리고 서로 다른 종류의 컴퓨터 상호간의 통신이 가능하게 하는 인터넷의 기본 프로토콜은 TCP/IP(Transmission Control Protocol/Internet Protocol)이다. 여기서 IP는 인터넷의 주소체계를 결정하는 프로토콜로서 이 주소를 이용해서 소스시스템에서 목적지시스템까지의 경로를 결정하는 기반이 된다. 즉, 인터넷은 컴퓨터와 컴퓨터간의 접속 네트워킹인 인터네트워킹(Inter-networking)을 의미한다. 현실세계에서 IP는 네트워크 환경 하에서 컴퓨터를 유일하게 식별하게 하는 식별자로서 이해하면 된다.

Class	IP주소구간	Subnet Mask
A	0–127	255.0.0.0
B	128–191	255.255.0.0
C	192–223	255.255.255.0

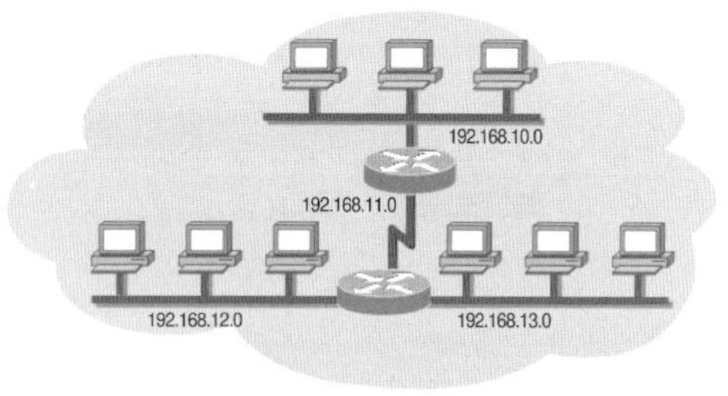

그림 1–8 IP주소 체계

(1) 전용선 IP 접속

전용선 IP 접속은 IP에 의해 인터넷에 전용회선을 이용하여 직접 접속하는 방식으로 게이트웨이를 통한 직접 접속 방식과 ISP(ISP : Internet Service Provider : 인터넷을 할 수 있도록 인터넷 접속회선을 제공해 주는 업체를 의미)를 이용하여 접속하는 방식이 있다.

게이트웨이를 이용하여 접속하는 방식은 인터넷을 연결하는 백본에 직접 인터넷 전용 컴퓨터를 연결하여 사용하는 것을 말한다. 게이트웨이 접속을 위해서는 일반 전화선이 아닌 고속의 데이터 전송을 위한 전용 회선을 사용하게 된다.

게이트웨이는 항상 온라인 상태를 유지하며, 게이트웨이에 연결된 네트워크를 통하여 전자메일과 파일전송, 원격로그인 등 인터넷이 제공하는 모든 서비스를 받게 되며, 회선속도는 64Kbit/s~1.5Mbit/s이다.

인터넷서비스업체(ISP)를 이용한 접속방식은 개인이나 단체가 인터넷 서비스를 제공하는 업체에 접속하여 인터넷 서비스를 제공받는 것이다. LAN에 연결되어 있는 회사나 학교 등에서 인터넷을 접속하는 방법으로 속도가 빠르며, 항상 인터넷에 연결되어 있기 때문에 시간에 구애 없이 사용할 수 있지만 유지비용이 많이 든다.

(2) 다이얼 업 IP 접속

다이얼 업(dial-up) IP 접속은 대부분의 PC 통신 이용자가 사용하는 방식으로서 전화선을 이용하여 호스트 컴퓨터에 접속한 후 호스트 컴퓨터의 터미널로 사용하거나, 인터넷 서비스 제공 업체에 연결하여 독자적인 IP 주소를 부여받아서 호스트 역할을 하기도 한다. 이러한 접속 방법에는 전화를 걸어서 전화가 연결된 시점부터 접속이 가능한 방법과 전용선을 설치하여 항상 연결 상태를 유지하는 방법이 있으며, 보통 회선 속도는 14.4~64Kbit/s이다. SLIP와 PPP는 모뎀을 통한 TCP/IP 프로토콜 접속이 가능하도록 해주는 것으로 차이점은 다음 표 1-12와 같다.

표 1-12 SLIP와 PPP의 차이점 비교

구 분	SLIP	PPP
압축	• CSLIP라는 압축 형태를 제공	• 기본적으로 압축 제공(HDLC 방식 사용)
속도	• 9,600bps 이하	• 9,600bps 이상
오류 검사	• 사용자가 인터넷 프로토콜의 변수를 지정하여 오류 검출을 수행	• 자동 오류 검사
프로토콜	• 인터넷 프로토콜 지원(IP만 지원)	• 인터넷 프로토콜 지원 • 인터네트워크 패킷 교환
전송 방식	• 비동기 방식	• 비동기 및 동기 방식

표 1-13 ISDN/ADSL/케이블망 접속방식 비교

접 속	의 미
ISDN 이용	• 음성, 데이터, 비디오 등의 정보를 하나의 디지털 회선에 통합하여 제공하는 서비스이다. • 모뎀을 이용하는 것보다 속도가 빠르다. • 인터넷을 하면서 전화나 팩스 등을 사용할 수 있다
ADSL 이용	• 전화회선을 통해 높은 주파수 대역으로 디지털 정보를 전송하는 방식이다. • 다운로드의 속도는 빠르고 업로드의 속도는 그보다 느리다.
케이블망 이용	• 케이블 모뎀을 이용하여 케이블 TV망을 통해서 빠른 속도로 데이터 전송을 한다.

최근에는 ISDN(Integrated Services Digital Network), ADSL(Asymmetric Digital Subscriber Line)의 전화망과 케이블망 등의 공중망을 이용해서 인터넷에 접속

하는 방식도 있으며, 그 내용은 표 1-13과 같다.

(3) UUCP 접속

UUCP 접속은 인터넷 경유에 의해 UNIX 머신(Machine) 사이에서 파일 전송을 하는 경우에 접속 방법이다. UUCP 접속에서는 ISDN과 전화 네트워크 등의 공중망에 의해 전자 매일과 네트워크 뉴스 서비스밖에 받을 수 없다. 이 경우, UUCP 소프트웨어가 필요하며, 회선 속도는 14.4~64Kbit/s이다.

참고

인터넷 접속방법

접속방법	연결회선	접속장비
모뎀	전화선	모뎀
LAN	전용선	랜 카드
ISDN	전화선	ISDN 모뎀
케이블 TV	케이블망	케이블 모뎀
xDSL	전용선	xDSL 모뎀
인공위성	전화선, 전용선 및 위성링크	위성수신 안테나, 위성수신용 PC카드

4) 인터넷 프로토콜

(1) TCP/IP(Transmission Control Protocol/Internet Protocol)

인터넷에서 TCP/IP은 서로 다른 종류의 컴퓨터 상호간의 통신이 가능하게 하는 인터넷의 기본 프로토콜이다. TCP와 IP 프로토콜을 두 부문으로 하는 프로토콜로 전 세계적인 규모의 인터넷을 구성하는 기반이다. TCP와 IP 뿐만 아니라 UDP, ICMP, ARP, RARP 등 관련 프로토콜을 통칭하며, 1993년 TCP/IP에 기반한 WWW 서비스

TCP와 IP 프로토콜 의미

- TCP(Transmission Control Protocol) : 데이터의 흐름을 관리하고 데이터의 정확성 여부를 검사한다. 연결형전송 프로토콜로서 OSI 7 계층의 전송계층에 해당한다.
- IP(Internet Protocol) : TCP에 의해 패킷으로 변환된 데이터를 네트워크를 통해 다시 호스트로 오차 없이 전송한다.

가 확산되면서 컴퓨터 통신망의 실질적인 표준이 되었다.

UDP, ICMP, ARP, RARP 프로토콜 의미

- UDP(User Datagram Protocol) : 프로세스 대 프로세스 데이터 전달과 오류 검출만을 제공하는 비연결형전송 프로토콜이다.
- ICMP(Internet Control Message Protocol) : TCP/IP에서 IP패킷을 처리할 때 발생되는 문제를 알려주는 프로토콜이다.
- ARP(Address Resolution Protocol) : 네트워크상에서 IP 주소를 물리적 네트워크 주소로 대응시키기 위해 사용되는 프로토콜이다.
- RARP(Reverse Address Resolution Protocol) : IP호스트가 자신의 물리 네트워크 주소(MAC)는 알지만 IP주소를 모르는 경우, 서버로부터 IP주소를 요청하기 위해 사용하는 프로토콜이다.

(2) HTTP(Hyper Text Transfer Protocol)

웹에서 사용되는 프로토콜로 하이퍼텍스트 문서를 송/수신하는 역할을 한다. 요청과 응답 방식으로 동작하며, 클라이언트가 요청한 정보를 서버가 전송한 다음에 접속을 중단하는 비연결 방식으로 작동한다.

(3) SLIP/PPP(Serial Line Internet Protocol/Point to Point Protocol)

전화선을 이용하여 접속하는 대표적인 프로토콜은 SLIP나 PPP이며, 모두 전화선을 이용하여 인터넷 호스트에 연결하기 위해 사용하는 프로토콜이다.

SLIP와 PPP 프로토콜 의미

- SLIP(Serial Line Internet Protocol) : 사용자의 컴퓨터를 인터넷에 직접 연결된 컴퓨터로 사용하게 해준다. 현재는 이 방식을 많이 사용하지 않는다.
- PPP(Point-to-Point Protocol) : SLIP 장점을 갖고 있으면서 현재 사용되는 것 중에 가장 효과적인 프로토콜이다. PPP를 통해 네트워크에 접속된 클라이언트 컴퓨터가 있다면 IPX/SPX, TCP/IP, NetBEUI 프로토콜과도 연결할 수 있다.
  - IPX(Internetwork Packet Exchange)/SPX(Sequenced Packet Exchange) : 노벨사의 넷웨어 네트워크 운영체제로서 인터넷의 기본 프로토콜인 IP 및 TCP 등과 비슷한 일을 한다.
  - NetBEUI(NetBIOS Extended User Interface) : 근거리통신망 내의 컴퓨터들이 상호 통신할 수 있게 해주는 프로그램인 NetBIOS의 새 확장판이다.

2. 인터넷 서비스 분야

1) 인터넷 서비스

인터넷은 모든 사람을 위한 것이며, 따라서 인터넷을 사용하는 사람들은 도서 관리자, 교사, 과학자, 엔지니어, 학생 등 개인으로부터 영리를 목적으로 하는 기업, 학교 및 정부에 이르기까지 매우 다양한 계층에서 사용을 하고 있다.

인터넷을 사용하는 가장 중요한 목적의 하나는 통신과 정보 교환이며, 또는 아이디어를 교환하거나 혹은 지식을 개발할 때 인터넷을 대화의 장으로 이용할 수가 있다. 이와 같이 정보 교환을 하기 위해 인터넷에서 사용하는 여러 가지 기능들을 간단히 살펴보면 다음과 같다.

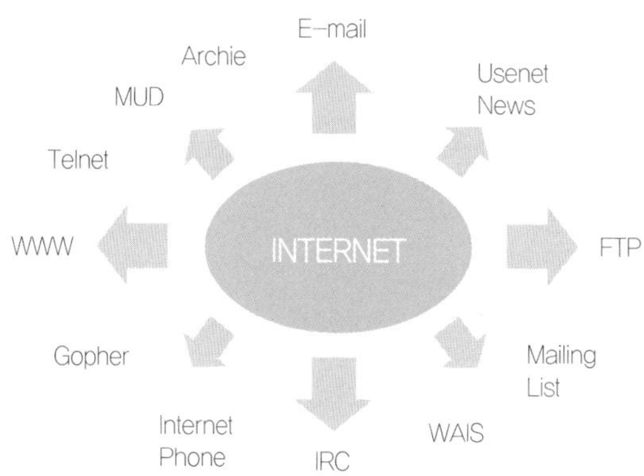

그림 1-9 인터넷의 다양한 서비스

(1) 전자우편(E-Mail)

전자우편은 다양한 인터넷 서비스 중에서 많은 사람들이 전자메일 서비스 자체를 인터넷으로 생각하고 있을 정도로 가장 많이 사용되는 서비스이다. 전자우편은 컴퓨터 네트워크 상에서 우편 또는 컴퓨터 네트워크 상에서 메시지교환 서비스라고 할 수 있다.

전자우편은 일반 편지와는 달리 인터넷을 통해 수백 명의 사람들에게 동시에 메일을 보낼 수도 있고, 전에 받은 편지의 내용을 자신의 메일에 포함시켜서 같이 보낼 수도 있다. 더불어 전송시간도 수초에서 수분 정도이며, 거의 실시간에 가까운 정보교환이 가능하다.

전자우편은 텍스트뿐만 아니라 그래픽 자료나 음성파일, 이진파일도 함께 주고받을 수 있으므로 유용하게 사용할 수 있는 편리함 때문에 현재 전 세계적으로 이 서비스를 많이 이용하고 있다. 그런데 전자우편에는 사용자가 원하지 않은 폭탄메일(Email Bomb)과 스팸메일(Spam Mail)이 있어 전자우편 사용에 있어서 사회적으로 큰 문제가 되고 있다. 이러한 스팸메일은 OutLook Express에서 간단하게 방지할 수 있다. 먼저 스팸메일을 선택하고 '메시지' 를 선택 → '보낸 사람을 기준으로 차단'을 선택하면 된다. 또한 '메시지에 규칙 만들기'를 선택하면 보다 정교한 선별작업을 할 수 있다. 이러한 전자우편이 사용하는 프로토콜의 이름을 SMTP(Simple Mail Transfer Protocol)라고 한다.

폭탄메일과 스팸메일

- 폭탄메일 : 상대방에게 크기가 매우 큰 전자우편물을 보냄으로써 상대방 전자우편 서버의 효율성을 떨어뜨리는 메일을 폭탄메일이라고 부른다.
- 스팸메일 : 수신자에게 별로 유익한 것이 없는 광고성 전자우편물을 스팸메일 또는 쓰레기메일(Junk mail) 이라고 한다.

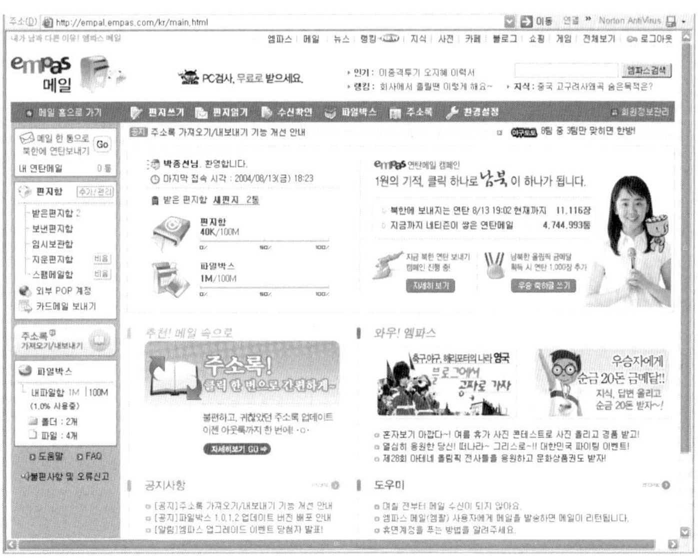

그림 1-10 전자우편

전자우편을 이용하기 위해서는 수신자의 전자우편 주소를 알아야 하는데, 전자우편 주소는 발신자와 수신자를 명시 또는 식별하는데 이용된다. 이것은 우편과 비교하면 주소와 성명에 해당한 것이다. 현재 사용하는 전자우편의 주소체계는 도메인명을 이용하고 있다.

(2) 파일전송(FTP)

인터넷상에서 원격컴퓨터의 파일을 가져올 때 이용되는 프로토콜이 FTP(File Transfer Protocol)라 불린다. 즉, 파일전송(FTP)서비스는 컴퓨터 파일들을 인터넷을 통하여 주고받을 때 사용하는 서비스이다. 내가 소유하고 있는 파일을 다른 인터넷 호스트에게 건네주거나 반대로 그 쪽에 있는 파일을 내 컴퓨터 안으로 가져올 때 이 서비스를 사용하게 된다.

이 FTP서비스는 컴퓨터 소프트웨어 유통에 새로운 바람을 불러일으키고 있다. 예를 들면, 어떤 회사가 새로운 소프트웨어를 개발할 경우 자신들의 인터넷 호스트에 이 소프트웨어를 올려놓은 후, 신제품 개발 광고를 하면 소비자들이 FTP서비스를 이용하여 "구매하기 전에 한 번 써 보라"라는 의미로 소프트웨어를 받아 가게 된다. 이러한 방식의 소프트웨어를 쉐어웨어(Shareware)라고 한다.

일반적으로 FTP서비스를 이용하려면 상대방 인터넷 호스트에 합법적으로 접근할 수 있는 자격이 주어져야 하는데, 파일을 상대방에게 보내거나 가져올 때, 상대방에게

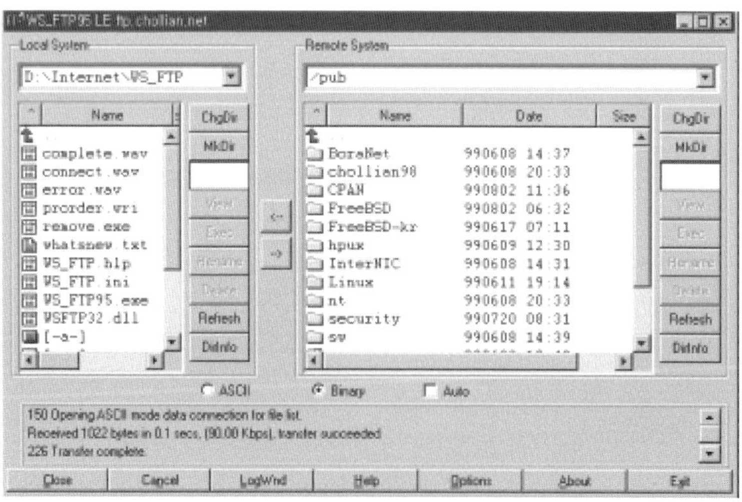

그림 1-11 파일전송 서비스

해로운 바이러스를 보내거나 중요한 자료 등 정보의 유출이 염려되기 때문입니다. 그러나 아무나 접근하여 FTP서비스를 이용할 수 있도록 하는 경우도 있는데 이를 익명파일전송(anonymous FTP) 서비스 또는 공개 파일전송(pub FTP) 서비스라고 한다. 이러한 익명파일전송 서비스는 쉐어웨어 등의 배포를 목적으로 사용되는데, 주로 받아가기만 하고 보낼 수 없는 것이 일반적이다.

FTP서비스와 밀접한 것으로 아키(Archie)서비스라는 것이 있는데, 이는 사용자가 인터넷상에서 어떤 프로그램을 구하려고 할 때 이를 검색하기 위하여 이용하는 서비스이다. 이 검색을 위하여 아키(archie)는 인터넷에 연결된 익명파일전송(anonymous FTP)서비스를 활용하며, 익명파일전송서비스는 자신이 제공하는 프로그램 리스트를 아키서비스를 제공하는 컴퓨터에 미리 제공하여 주기 때문에 검색이 가능한 것이다. 아키서비스는 일단 텔넷서비스를 통하여 아키서버(http://archie.emnet.co.uk/services.html)에 접속하여 이용한다.

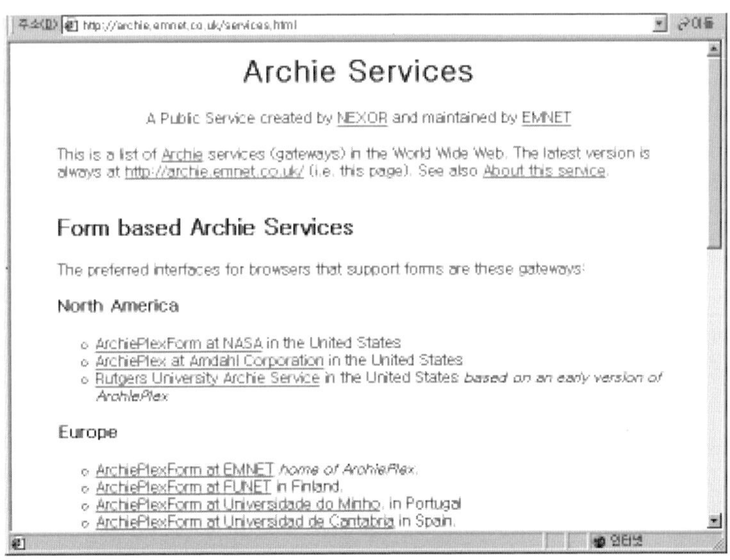

그림 1-12 아키서비스 제공 사이트

(3) 원격접속(Telnet)

원격접속은 원격지 컴퓨터시스템을 현재 자신이 이용하고 있는 로컬컴퓨터처럼 사용할 수 있도록 해주는 서비스 기능으로 인터넷 표준서비스의 하나이다. 이 서비스는 사용자가 다른 곳에 위치한 컴퓨터를 원격으로 접속하는 서비스로 FTP와 개념은 유사하지만 FTP가 주로 파일을 송수신할 때 사용된다면, 이 텔넷(Telnet)은 인터넷상에 연결되어 있는 컴퓨터에 접속하여 일정한 작업을 할 때 사용한다.

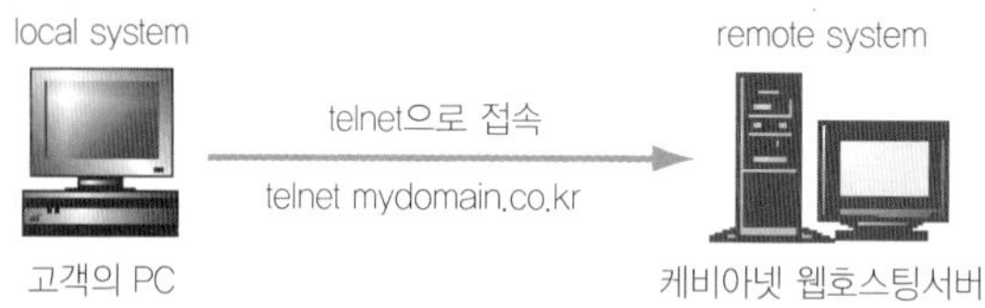

그림 1-13 원격접속 개념도

일단 원격지컴퓨터와 연결되면 마치 하드웨어적으로 직접 연결된 단말기에서 연결한 것처럼 원격컴퓨터를 사용할 수 있다. 이러한 텔넷서비스는 시스템간의 호환성 때문에 자신의 로컬 시스템에서 이용할 수 없는 프로그램을 원격지컴퓨터에서 이용할 수도 있다.

대개의 경우 원격접속하기 위해선 접속하려는 호스트의 ID를 가지고 있어야 하지만, ID 없이 접속하여 다양한 도서 데이터베이스와 여러 대학의 정보시스템, 문자전용 데이터베이스, 데이터 파일 및 기타 다양한 온라인 서비스를 받을 수 있는 호스트도 상당수 있다.

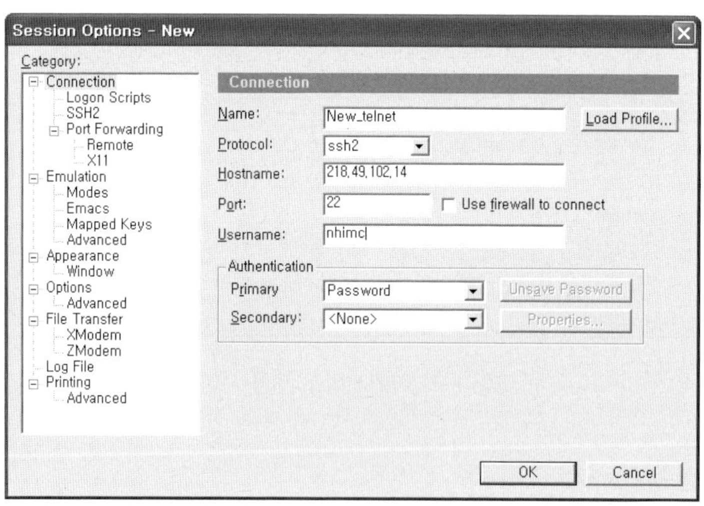

그림 1-14 원격접속

(4) 정보검색(Gopher)

고퍼(Gopher)서비스는 WWW 서비스가 생기기 전까지만 해도 인터넷 정보제공 측면에서 중추적인 역할을 담당해 왔다. 고퍼서비스가 생기기 전까지의 인터넷은 체계가 없는 방대한 정보 저장소였으나, 고퍼서비스가 인터넷에 널려 있는 수많은 정보들을 체계적으로 구조화하여 이를 메뉴(Menu)형태로 정리해 놓음으로써, 사용자들이 메뉴를 쫓아가면서 정보들을 효율적으로 접근할 수 있도록 해 주었다. 때문에 고퍼서비스를 메뉴형식의 정보 제공 서비스라고도 하는데, 원래 고퍼서비스는 미국 미네소타 대학교에서 학생들이 교내 정보 안내 시스템용으로 만든 것이다. 정보검색이라는 측면에서 볼 때 고퍼서비스는 아키서비스와 비슷하지만, 고퍼서비스는 아키서비스가 제공하지 못한 파일전송 서비스까지 제공하는 차이가 있다.

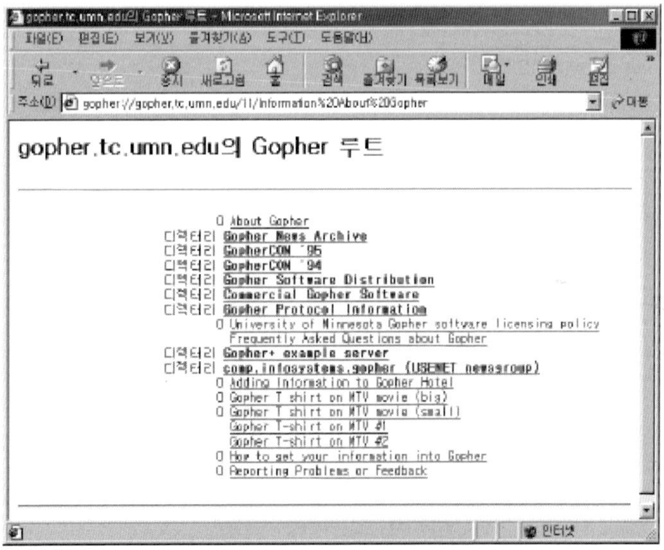

그림 1-15 정보검색 서비스

고퍼서비스와 밀접한 관계를 가진 베로니카(VERONICA)는 고퍼서비스가 지원되는 전체 네트워크를 검색하여 사용자가 원하는 주제가 들어있는 것들을 찾은 후, 그 결과를 고퍼서비스의 메뉴형식으로 돌려주는 역할을 한다. WWW서비스가 보편화된 최근에도 고퍼서비스를 이용하는 사람이 많은 것으로 알려져 있다.

(5) 주제토론(USENET, LISTSERV)

인터넷은 수백만 명의 사람들에 의해 사용되고 있기 때문에 자신의 관심사와 동일한 관심사를 갖고 있는 사람과 광범위하게 토론하며 의사소통을 할 수 있는 것이 USENET 및 LISTSERV이다. USENET은 UNIX 사용 집단과의 정보교환을 위한 목적으로 학계에서 시작되었기 때문에 상업망이 아니며, 인터넷의 활성화로 USENET이 인터넷 환경을 사용하면서 자연스럽게 인터넷의 중요한 서비스 중의 하나가 되고 있다.

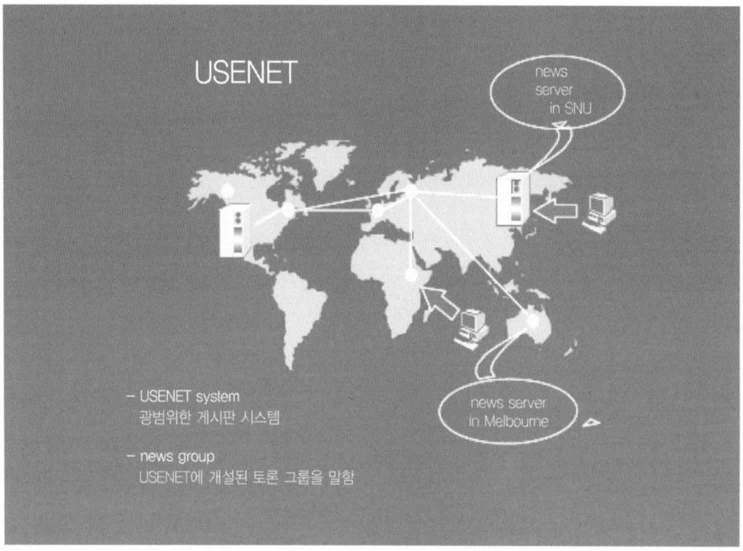

그림 1-16 USENET 그룹

뉴스그룹을 생성하고 유지하는 자발적인 관리 집단과 이러한 규칙을 자발적으로 준수하고 사용하는 사용자 집단을 USENET이라 할 수 있다. USENET의 주요 뉴스 범주는 다음 표 1-14와 같이 7가지로 분류할 수 있다.

표 1-14 USENET의 주요 뉴스 분류

뉴스	내 용
comp	컴퓨터 과학 및 연관 주제 그룹, 하드웨어/소프트웨어에 대한 정보와 일반 관심사를 토론
news	네트워크 뉴스와 소프트웨어 뉴스에 연관된 그룹
rec	취미 활동, 오락, 예술 등을 토의하는 그룹
sci	과학적 연구, 응용을 토의하는 그룹
soc	사회 문제를 토의하는 그룹
talk	토론 주제에 관해 논쟁하는 그룹
misc	위 분류에 포함되지 않은 사항(구직, 법률 분야 등을 포함)

(6) IRC(Internet Relay Chatting)

IRC(Internet Relay Chatting)는 인터넷상에서 채팅을 할 수 있도록 지원하는 서비스로서 어떤 주제에 관하여 실시간(Real-time)으로 다른 사람과 대화할 수 있다. 주제별 채팅방을 채널(Channel)이라고 하며, mIRC와 같은 채팅 프로그램을 설치, 실행하고, IRC서버 주소를 입력하면 IRC 서버에 접속할 수 있다.

표 1-15 IRC Command

IRC command	내 용
/list	대화방(채널)의 주제와 이름, 참여자의 명단을 보여줍니다.
/join 채널이름	채널이름의 대화방에 합류합니다.
/leave 채널이름	채널이름의 대화방에서 나갑니다.
/who 채널이름	채널이름의 대화방에 있는 사용자들의 정보를 보여줍니다.
/names	현재 접속 중인 사용자들의 별명을 보여줍니다.
/query 별명	해당 별명을 가진 사람과 귓속말 대화를 합니다.
/nick 별명	내 별명을 새로 바꿉니다.
/quit	IRC서버와의 접속을 끊습니다.
/exit	mIRC 프로그램을 종료합니다.

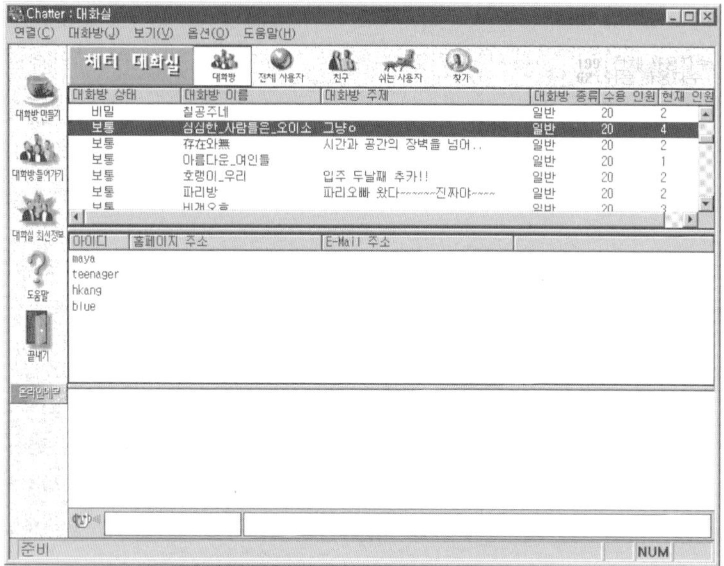

그림 1-17 채팅 화면

2) WWW(월드와이드웹)

WWW(World Wide Web)은 FTP, Archie, Gopher 등이 제공하는 모든 서비스를 통합된 형태로 제공할 뿐 아니라 문자, 정지영상 및 동영상, 음성 정보 등의 멀티미디어 정보 및 하이퍼텍스트 기능을 제공하는 것을 말한다. 따라서 본격적인 멀티미디어 통신 시대가 열렸으며, 아직까지는 통신망을 이루는 선로의 속도 문제와 소프트웨

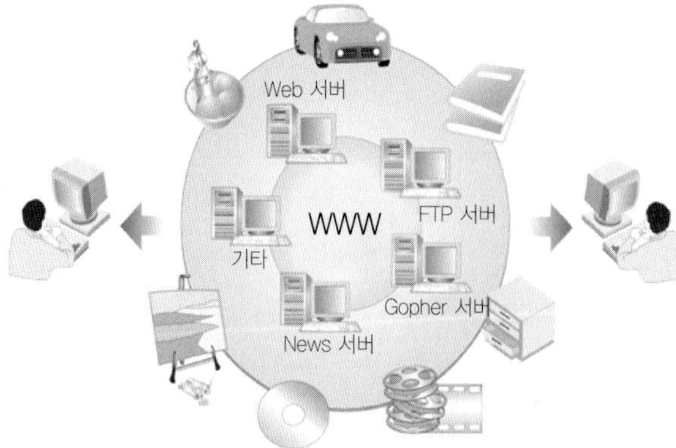

그림 1-18 WWW의 개념

어의 완벽한 지원이 이루어지지 않아서 기초적인 단계에 머무르고 있지만, 2000년대에 들어서면서 그러한 문제들이 해결됨으로써 지구촌에 있는 모든 사람들이 장소, 시간에 구애 없이 멀티미디어를 통한 상호 정보 교환이 가능해지고 있다.

WWW은 1989년에 CERN(Conseil European Research Nuclear)의 Tim Berners-Lee 등에 의해 제안된 하이퍼텍스트 개념에 기반을 가지는 분산형 정보처리시스템이라 할 수 있으며, CERN과 MIT가 1994년 10월에 설립한 W3C(World Wide Web Consortium)와 IETF(Internet Engineering Task Force)가 향후 WWW 발전 방향을 움직일 것으로 보고 있다. 특히 IETF는 인터넷의 표준화에 관한 중심적인 역할을 하고 있으며, WWW의 기능의 중심은 HTTP(Hyper Text Transfer Protocol), HTML(Hyper Text Markup Language), URL(Uniform Resource Locator), CGI(Common Gateway Interface) 등의 표준화를 진행하여 인터넷상에 있는 정보를 공유할 수 있도록 하고 있다. WWW의 주요 특징은 다음과 같다.

WWW의 주요 특징

- 인터넷에 분산되어 있는 정보를 하이퍼텍스트 개념으로 정리하고 연결시켜 준다.
- 하이퍼텍스트 기능을 처리할 수 있는 수단을 제공한다.
- 멀티미디어와 같은 다양한 정보 자원을 처리하기 위한 통일된 수단을 제공한다.

WWW 시스템 구성은 클라이언트(Client)/서버(Server)로 구성되어 통신망에서 웹브라우저와 웹 서버간의 연계에 의한 서비스로 가장 기본적인 것 중의 하나가 자원의 공유이며, 컴퓨터가 일반화되기 이전에 자원 공유는 주 컴퓨터에 여러 터미널을 접속시켜 여러 사람이 주 컴퓨터의 CPU를 사용하는 형태였다. 그러나 컴퓨터가 더욱 발전되어 기능뿐만 아니라 자체에 CPU를 장착하여 연산기능을 갖게 되므로 통신을 바

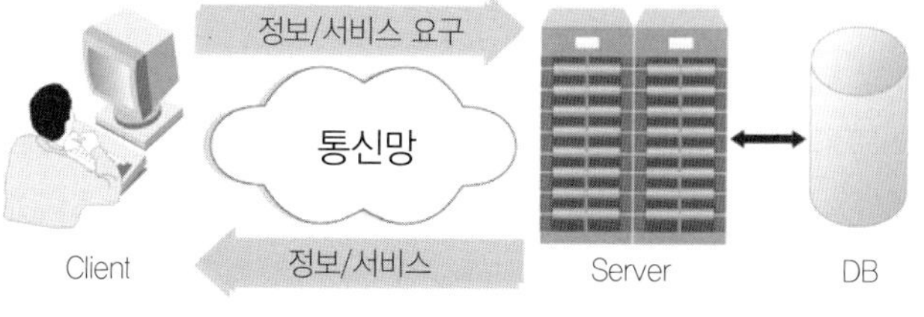

그림 1-19 WWW 시스템의 서버와 클라이언트 개념

탕으로 한 서비스가 고도화되었으며, 그 중 대표적인 기술이 WWW 시스템 구성에서 서버(Server)와 클라이언트(Client) 개념이다.

(1) 하이퍼텍스트(Hypertext)

하이퍼텍스트는 다른 텍스트를 참조할 수 있는 연결정보가 정확하면서도 체계적으로 나타나 있는 텍스트를 말하며, 이러한 연결 정보를 하이퍼링크(Hyperlink)라고 한다. 하이퍼링크를 따라가면 새로운 하이퍼텍스트를 만날 수 있어서 관련 정보검색이 매우 용이하다. 따라서 관련정보를 엮어서 체계화하고 이를 효과적으로 검색할 수 있도록 하는데 있어서 하이퍼텍스트 개념은 매우 유익하다고 할 수 있다.

(2) 하이퍼미디어(Hypermedia)

음성과 그림, 영상과 같은 멀티미디어 데이터가 컴퓨터에서 처리되는 것이 보편적이다. 문자로만 구성된 하이퍼텍스트는 멀티미디어 데이터까지 연결해 주는 수준으로 발전하였고, 이를 하이퍼미디어라고 부르고 있다. 하이퍼미디어는 하이퍼링크를 음성과 그림 그리고 영상까지도 연결하는 것이다.

(3) 웹브라우저(Web brower)

인터넷 서비스 가운데서 가장 혁신적이면서도 최근에 등장한 하이퍼텍스트 서비스는 하이퍼텍스트 또는 하이퍼미디어 형태로 저장된 정보들을 검색 할 수 있도록 해 주는 서비스를 말한다. 이를 WWW서비스 또는 웹서비스라고 부른다.

우리가 일반적으로 인터넷이라고 하면, 이 웹서비스를 생각하는 것도 이 서비스가 기존의 거의 모든 서비스를 제공하기 때문이라 할 수 있다. 이러한 하이퍼텍스트나 하이퍼미디어로 된 정보들을 효과적으로 검색할 수 있도록 도와주는 프로그램을 웹브라우저(Web Browser)라고 한다. 현재 웹브라우저는 마이크로소프트社의 인터넷 익스플로러(Internet Explorer), 넷스케이프社의 넷스케이프 커뮤니케이터(Netscape Communicator), 선마이크로시스템즈社의 핫 자바(Hot Java) 등이 대표적이다.

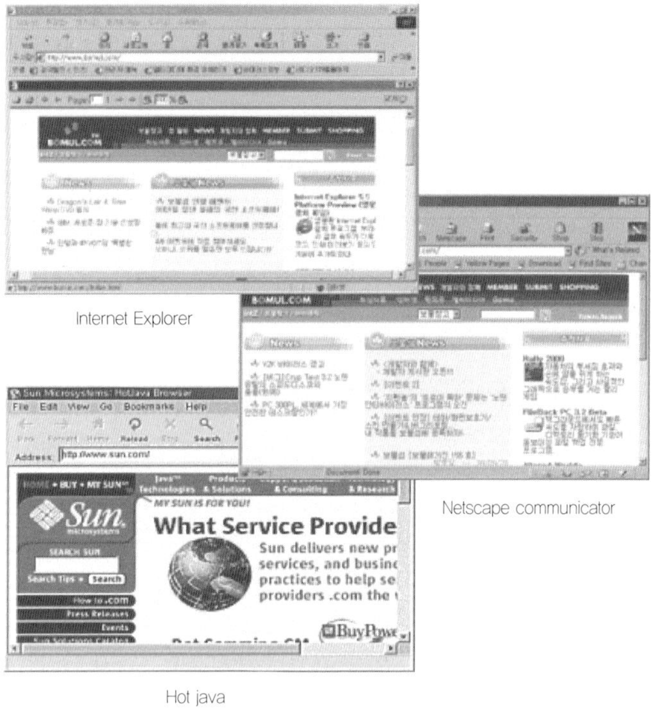

그림 1-20 웹브라우저 제공 화면

(4) 홈페이지와 HTML

웹 브라우저를 이용하여 인터넷상의 어떤 곳에 저장된 하이퍼텍스트 문서를 접할 때, 맨 처음 접하는 화면을 홈페이지(Homepage)라고 한다. 이 홈페이지도 일종의 하이퍼텍스트 문서인데, 이 하이퍼텍스트를 작성할 때 사용하는 언어를 HTML(Hyper Text Markup Language)이라고 하며, HTML로 작성한 파일은 그 이름 끝에 .html 또는 .htm 이라는 확장자가 붙게 된다.

(5) CGI, JAVA

초창기의 WWW서비스에서는 HTML로 작성된 홈페이지만으로도 정보제공이 가능하였으나, 인터넷이 발달하면서 기존의 HTML은 데이터베이스와 같은 자료를 접근할 수 없으며, 같은 호스트 내에서 별도의 프로그램을 수행할 수 없는 단점이 있었다. 이를 보완하기 위하여 다소 까다로운 프로그래밍이 필요한 CGI(Common Gateway

Interface)라는 것을 만들어 냈으며, 이를 통해 WWW에서도 방명록이나 자유게시판 등을 사용하게 된 것이다. 이 후 인터넷이 각광 받는 매체가 되자 인터넷 프로그래밍의 혁신적 개선방안을 찾아 연구하게 되었고, 자바(JAVA)라는 프로그래밍 언어가 미국의 선마이크로시스템즈社에 의하여 발표되었다.

자바로 작성한 프로그램은 원칙적으로 홈페이지와는 독립적으로 수행될 수 있으며, 이것을 홈페이지 상에 포함해서 사용할 수 있기 때문에 인터넷 프로그래밍 기술 발전에 있어서 많은 기여를 하게 되었다. 이처럼 독립적으로 수행하는 경우를 자바 애플리케이션(Java Application)이라고 부르며, 홈페이지에 포함되어 수행하는 경우를 자바 애플릿(Java Applet)이라고 한다.

(6) Plug-in & Active X

인터넷의 대세는 웹브라우저를 통해 인터넷의 모든 서비스와 기술들이 통합되어 가고 있다. 그러나 초기에 개발된 웹브라우저는 그림과 텍스트를 불러들여 표현하는 것 이상을 소화할 수 없었다. 개발 당시에는 존재하지 않았던 파일포맷 즉, 데이터 코딩 방식을 지원한다는 것은 불가능한 일이었기 때문이다. 그래서 웹 브라우저와 특정한 파일포맷을 요구하는 인터넷 응용프로그램을 연결해 주는 방법이 개발되었는데, 이 중 넷스케이프社의 Plug-in과 마이크로소프트社의 Active X가 가장 많이 사용되고 있으며, 인터넷의 대부분 프로그램이 이 방식을 지원하고 있다. 대표적인 예로는 멀티미디어 데이터를 재생하는 Real Media Player나, Apple社에서 매킨토시용 동영상 재생프로그램인 QuickTime, 움직이는 홈페이지를 구현할 수 있는 플래시(Flash) 등을 들 수 있다.

Plug-in, Activ X의 의미

- Plug-in : 웹 브라우저 도움 프로그램으로 인터넷에 속속 등장하는 새로운 기술을 이용할 수 있도록 브라우저에 기능을 덧붙여 주는 기능으로 설치와 동시에 브라우저에 자동으로 등록을 해주므로 사용자는 편리하게 이용할 수 있다.
- Active X : 마이크로소프트社가 개발한 PC플랫폼과 인터넷을 연결시키는 통합 플랫폼 기술을 의미한다. 액티브 X는 기존의 컴포넌트 소프트웨어, 스크립트언어, 애플리케이션을 이용, 웹페이지에서 애니메이션과 3차원 가상현실 및 동영상 등을 실시간으로 보여줌은 물론 일반 응용소프트웨어를 인터넷에서 자연스럽게 구현 해줄 수 있지만, 넷스케이프와는 호환되지 않는 단점이 있다.

3. 인터넷 의료정보 사이트

1) 인터넷 의료정보의 개념

인터넷 의료정보의 구축은 인터넷 웹상의 홈페이지 구축을 의미한다. 홈페이지 구축을 위한 에디터는 나모에디터와 이와 같은 자료를 웹 사이트에 전송시키는 FTP 프로그램의 사용법, HTML의 이해, 기본적인 CGI의 이해, PDF 파일과 동영상 파일의 제작법 등 포괄적인 컴퓨터 학습이 이루어져야 앞으로 의료 전문가로서 의료정보의 구축 및 원격진료와 교육 등에서 활용할 수 있을 것이다.

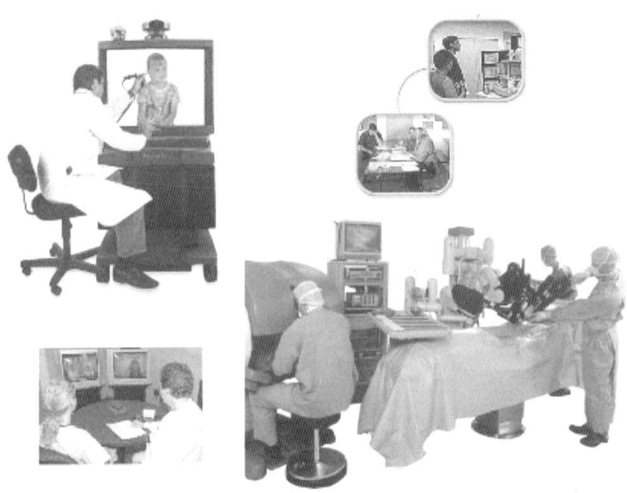

그림 1-21 인터넷 의료정보 다양한 활용

국내 의학 문헌검색에서 정보를 얻고자 할 때 여러 편의 외국 문헌보다는 한편의 국내 문헌이 더 간절할 경우도 있다. 국내 의학 문헌도 PubMed와 같이 웹 사이트가 있으면 좋겠지만, 아직까지는 국내 의학 관련 연구 문헌을 한 곳의 웹 사이트에서 검색할 수 있는 곳은 없다. 그 동안 이러한 불편 때문에 여러 관계 기관과 개인들이 노력하여 국내 의학 문헌을 구축하려고 노력한 결과 국내 의학 문헌을 한곳에서 모두 검색할 수는 없지만 여러 관련 웹 사이트를 찾아다니며 검색하면 비교적 많은 의료정보를 검색할 수 있게 되었다.

인터넷에서 자기에 필요한 의료정보를 찾아낸다는 것은 생각보다 쉽지 않다. 건강과 관련된 WWW 구축된 사이트만 1만개를 넘는데다 관련 모임도 수천 개이다. 인터넷 의료정보 구축된 사이트로는 권하고 싶은 것은 http://www.yahoo.com/health로 2천 개 이상의 사이트에서 많은 정보를 얻을 수 있다(그림 1-22). 미국의 3대 상용 통신망업체인 아메리카 온라인, 컴퓨서브, 프로디지 등은 광범위한 의료정보를 제공하는 업체로 유명하다.

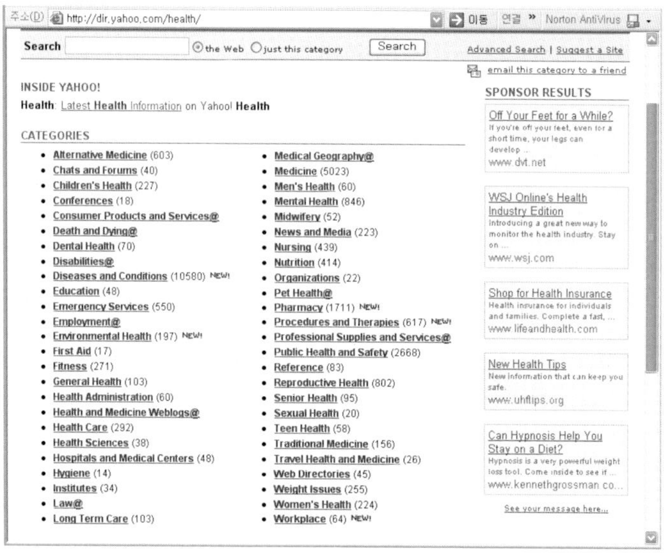

그림 1-22 인터넷에서 다양한 의료정보 사이트

인터넷 의료정보 구축은 의료, 제약 유통, 도소매, 디지털 정보 판매 등 서비스업의 전통적인 사업방식이 인터넷을 기반으로 변모하고 있으며, 최근의 의약품, 의료소모품 등을 중심으로 한 전자상거래, 의료웹진, 인터넷 의료기기 경매 등의 구축 사이트 출현은 인터넷을 통해 의료산업이 활발하게 이루어지고 있음을 말해주고 있다.

인터넷에 구축된 관련 사이트를 통하여 학습하고 또한 지금 의료정보를 배우는 학생이라면 윈도우즈 XP 또는 Linux 서버 프로그램 등에서 무료 사이트를 이용한 개인 홈페이지의 구축 및 자신의 커뮤니티 등을 만들어 의료정보 관련 리포트를 홈페이지에 올려놓은 습관을 들여야 할 것이다. 인터넷상에서의 의료정보의 구축의 문제점은 정보의 구축에 대한 복사가 쉽고 의학과 의료의 원저자를 밝히기 힘들기 때문에 정보의 구축을 누구나 쉽게 만들어 버린다는 것이다.

일반정보 또는 의료정보 등을 구축할 때에는 자신의 노력과 공신력이 있는 정보만을 구축하도록 하는 정보 윤리가 필요하다. 즉, 자신의 연구논문, 조사보고서, 자신이 본 환자를 통하여 얻은 정보 등만을 구축하여야 한다. 무분별하게 타인의 서적에 있는 정보를 입력하여 자신이 작성한 글인 것처럼 인터넷에 구축하는 행위는 정보화 사회에 올바른 행동이 아니다.

인터넷을 통한 주요 서비스로는 의료영상 실시간 전송 서비스, 장애자를 위한 휴대용 단말 서비스, 가상 원격진료서비스, 인터넷 메디컬 TV 서비스 등을 들 수 있다.

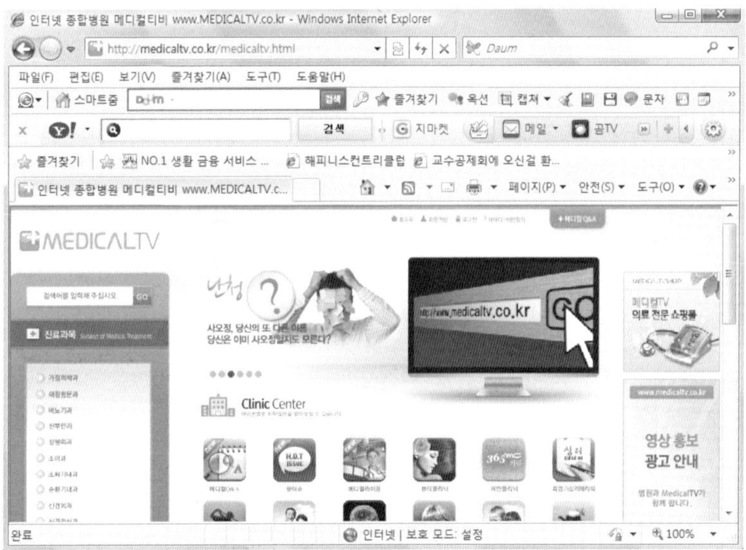

그림 1-23 인터넷 메디컬 TV 서비스

2) 인터넷 의료정보의 질 관리

인터넷관련 정보기술이 급속히 발전하고, 사회 각 분야에서 인터넷을 활용하는 비중이 커지는 등 인터넷의 사회·경제적 영향력 및 중요성이 급증하고 있으며, 특히 경제수준의 향상, 의약분업 실시에 따른 보건의료정보 수요 증가 등은 인터넷을 통한 건강정보의 제공과 활용을 촉진하고 있다. 그러나 인터넷의 유용성과 사회 기여에도 불구하고 역기능 및 문제점이 증가하고 있다.

전반적으로 음란물의 유통증가, 개인정보의 유출 또는 불법매매, 해킹(Hacking), 크

래킹(Cracking), 컴퓨터바이러스의 빈번한 출현, 정보의 과다한 유통 등의 문제가 있으며, 보건의료분야에 있어서는 검증되지 않은 유해한 건강정보의 유통, 건강정보의 오용, 개인 건강정보 유출 등은 질병 악화, 유병 기간 연장, 치료비용 증가, 건강생활 영위 저해 등과 같이 개인의 삶에 치명적인 위험을 끼치며, 또한 과대광고, 의료사고, 개인의 사생활 침해, 사기 등 사회에 바람직하지 못한 결과를 초래할 수 있다. 인터넷을 통한 의료정보는 두 가지 유형으로 나누어 볼 수 있다.

첫째, 교육적, 자료적 의미에서의 의료정보 제공이다. 질병에 대한 정보, 해당 질병에 관한 치료방법, 치료율과 해당 질병과 관련된 의료진과 의료기관에 관한 정보, 의료기기정보, 의료쇼핑몰, 해외의료정보 등에 관한 것이 이에 해당한다. 단순한 교육적 자료제공에 그치지 않고 대부분의 정보제공의 목적이 특정 의료인 또는 의료기관을 안내하거나 소개해주는 자료적 의미로 많이 활용되고 있다.

둘째, 상담과정을 거쳐 생산해내는 의료정보제공이다. 정보제공 의사와 의료상담을 구하는 환자 사이에 인터넷을 통한 상호교류를 전제로 하는 의료정보이며 이를 다시 추상적 의료상담 정보와 구체적 의료상담 정보로 구분할 수 있다.

추상적 의료상담정보는 예를 들어 대부분의 의료정보사이트에서 운영하고 있는 자유게시판을 통해서 환자 측이 실제 어느 질병을 앓고 있거나 이러한 질병의 의심이 된다는 질문을 올리고 이에 대해 의사가 구체적인 질병명을 특정하지 않고 이러한 질병의 의심이 있다거나 전문 의료기관 및 의료인을 소개한다는 등의 정보를 제공하는 경우에 해당한다.

구체적 의료상담정보는 환자에게 질병명을 특정하여 구체적으로 진단하고 그에 따른 처방 및 치료법 내지 드물기는 하겠지만 인터넷상으로 복용약을 처방하는 등의 상담정보를 말한다. 단지 의사와 환자가 직접적인 대면에 따른 촉진, 시진의 과정을 생략하였을 뿐 일련의 진료과정을 모두 거치는 경우이다. 이러한 구체적인 의료상담정보제공은 인터넷 공간 이외의 전화망 또는 화상을 통한 진료형태 즉, 원격진료 및 재택진료의 형태에서도 이루어질 수 있다.

일반적으로 인터넷 이용자의 대부분은 자료정보 검색을 목적으로 인터넷을 이용하고 있으며, 이용자의 일부(4.2%)는 건강 및 의학 사이트에 접속하여 정보를 획득 · 이용하고 있으며, 인터넷 이용자의 대부분(87.3%)은 인터넷을 통하여 건강정보를 이용한 경험이 있었으며, 이들 중 20.1%가 정기적으로 이용하고 있는 것으로 보고되고 있다. 따라서 인터넷 망을 통하여 올바르고 신뢰할 만한 건강정보가 제공되고 올바른 활용이 이루어 질 수 있도록 할 필요가 있다.

인터넷상의 건강정보가 증가하고, 이를 검색하고, 사용하는 사람들이 증가함에 따라 인터넷에서 제공되는 건강정보의 질 관리에 보건의료전문가, 정보관리 전문가, 건강정보 소비자들의 관심이 집중되고 있다.

인터넷의 건강정보의 질 관리 유형은 윤리 · 행동강령을 제정하여 올바르고 신뢰할 만한 건강정보의 제공을 유도하는 유형과 제3자 인증 체계를 갖추고 건강정보제공자들이 자신의 사이트에 대하여 자율적으로 인증 받도록 하는 유형, 그리고 도구프로그램(Tool Program)을 이용하여 사용자가 건강정보를 평가한 후 이용하도록 하는 유형 등으로 구분할 수 있다.

윤리강령에 의한 질 관리 방법은 웹사이트 개발과 컨텐츠(Contents)의 제작을 위한 추천사항들을 제공하는 질 평가 항목들의 모음으로 정의된다. 이러한 항목들은 웹사이트의 제공자들이 스스로 사정할 수 있도록 하며, 소비자가 이러한 항목들을 준수하는지 점검할 수 있도록 하며, 보통 광범위한 사람들이 개발에 참여하며, 이해관계자의 합의가 이루어진다.

제 3자 인증은 제3의 기관이 웹사이트에 대해 조사를 하고 질 관리 기준에 적합하다는 인정을 하며, 로고나 기호를 부착하여 사이트 제공자가 내용과 형식에서 표준을 만족시키고 있다는 것을 소비자에게 알려주는 방법이다.

도구를 이용한 사용자 평가는 사용자의 특별한 요구에 맞는 구체적이며, 상세한 일련의 질문을 구성하여 도구를 이용하는 방법이다. 제공자는 비용이 전혀 들지 않으며 도구 개발자는 적은 비용이 들지만 초기 개발비용을 초과하지는 않는다. 일반적인 검색엔진에서 의료정보를 검색하다 보면 때로는 정보가 너무 많아서 어느 정보가 가장 우수한 정보인지 알 수가 없어 시간만 소비하는 경우가 허다하다. 따라서 의료정보를 찾아야 하는 절박한 심정에서 정말 필요한 정보를 찾아야 하는데, 이때 인터넷의 의료정보의 질 평가하는 방법을 알아두어야 한다(표 1-16). 의료정보의 질 평가 사이트는 다음 표 1-17과 같다.

표 1-16 인터넷 의료정보 질 관리방법 평가

질관리방법	장 점	단 점
윤리강령	• 보통 광범위한 분야의 사람들이 참여하여 개발 • 이해관계자의 합의가 이루어짐 • 부문별 접근이 용이 • 비교적 손쉽게 필요시 업데이트 가능 • 조직의 크기에 상관없이 할 수 있음 • 회사의 목적과 윤리적 환경과의 시너지 효과가 있음	• 결합력이 약함 • 남용되기 쉬움 • 강령을 잘못 해석할 위험이 있음 • 비 특이적 조직의 변화가 있어야 하며, 이는 측정하기가 어려움 • 웹사이트와 개인의 이용을 측정하기 어려움 • 효과성을 측정하기가 어려움
	• HON Code(http://www.hon.ch/) • e-Health Code of Ethics(http://www.ihealthcoalition.org/ethics/ethics.html) • Health Internet Ethics(Hi-Ethics)(http://www.hiethics.com/) • Guidelines of Medical and Health Information Sites on the Internet-Principles Governing AMA Web Sites(http://www.medem.com) • EU-Quality Criteria for Health Related Web-sites (http://europa.eu.int/information_society/eeurope/ehealth/quality/draft_guide-lines/index_en.htm)	
제3자인증	• 독립적인 검증과 재검증을 제공함 • 객관적일 수 있음 • 윤리적 문화, 감사, 책임의 견지에서 조직의 변화를 강제할 수 있음 • 제공자 교육이 가능함 • 명확한 기준이 일관되게 활용 • 이용을 측정하기가 상대적으로 용이 • 품질 차별도구로 사용 가능	• 정보제공자의 비용지출이 큼 • 비용 또는 조직 변화요구 때문에 일부 정보제공자는 제외될 수 있음 • 사용자 무관심(알지 못하거나 관심 없음) • 제공자 무관심(관심 없거나, 할 수 없음) • 집행이 인가에 의존함 • 매뉴얼 검토와 인증의 경우 다량의 인력과 재원이 필요
	• HON • OMNI(Organzizing Medical Networked Information(http://omni.ac.uk) • MedCERTAIN(http://www.medcertain.org/) • TNO • URAC	
도구를 이용한 사용자 평가	• 과정의 일관성	• 객관성을 위장함 • 사용자의 무관심 • 웹사이트와 개인의 사용을 측정하기 어려움 • 효과성을 측정하기 어려움 • 도구개발과정에서만 전문가가 참여함 • 안전성에 대한 잘못된 인식을 줄 수 있음 • 최신성을 유지하기 어려움 • 유효성을 확립하기 어려움
	• The Health Summit Working Group(HSWG),(http://hitiweb.mitretek.org/hswg/) • DISCERN(http://www.discern.org.uk)	

표 1-17 의료정보의 질 평가 사이트

평 가	의 미
HON CODE	1995년에 창립되어 스위스에 본부를 두고 있는 국제기구로서 의료정보 홈페이지 인증기관이다. 목적은 일반인 및 의료업무종사에게 유용하고 신뢰성 있는 의학 및 의료정보를 제공하는 것이며, 권위성, 상호보완성, 개인의료기밀, 정보출처, 정보정당성, 저자의 투명성, 후원의 투명성, 광고의 정직성 및 편집규정 등의 8개의 인증 기준을 제시하고 있다.
e-Health Code of Ethics	2000년부터 비영리기관으로 소비자 및 제공자 교육과 윤리적이며 질 높은 보건의료정보 및 서비스를 촉진하기 위한 온라인 커뮤니티의 양성을 통해 인터넷 보건의료자원의 질을 향상시키는 것을 목적으로 한다.
Hi-Ethics	2000년부터 미국 내에 있는 상업적인 건강관련 웹사이트로서 인터넷에서 제공되는 건강서비스의 높은 질과 윤리적 기준을 반영한다.
Internet- Principles Governing AMA Web Sites	2000년부터 미국의사협회(AMA) 웹사이트와 출판물을 제어하며, 웹상의 건강정보를 평가하는 행동강령을 갖추고 있는 의학저널에 기반하고 있다.
EU-Quality Criteria for Health Related Web-sites	2001년부터 EU 회원국가의 건강관련 웹사이트들에 대한 질 관리를 위해 가이드라인을 개발하며, 건강정보 제공자와 사용자들을 동시에 교육한다.
OMNI	1996년부터 영국에서 학생, 연구자, 학자, 임상전문가를 대상으로 보건 및 생명과학에서 평가된 질 높은 인터넷 자원을 제공해주는 사이트이다.
MedCERTAIN	2000년부터 유럽연합에서 지원하는 프로젝트인 불법 및 유해 컨텐츠 퇴치를 통한 인터넷의 안전한 활용 촉진을 위한 실행 계획의 하나이다. 저자와 민간단체가 정보에 메타언어를 이용하여 정보를 제공하도록 하는 사이트이다.

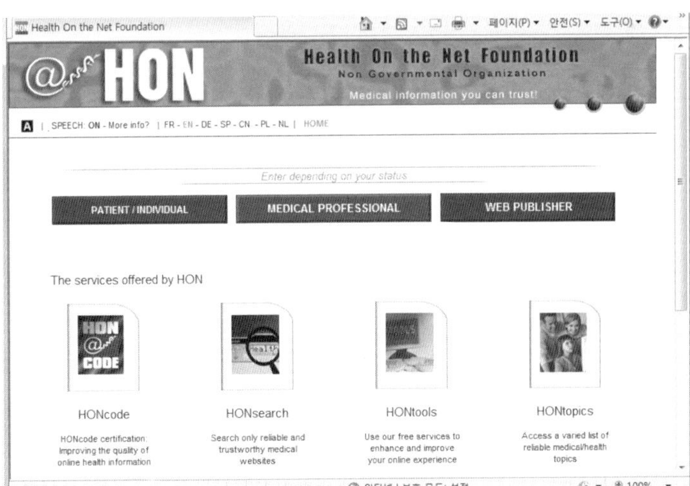

그림 1-24 HON CODE 사이트(http://www.hon.ch/)

미국의사협회(AMA : American Medical Association)에서는 1997년 웹 사이트 기준을 세웠고 그 후 많은 기준들을 포함, 각 사이트를 평가하고 표준화하기 위해 HON (Health on the Net, www.hon.ch) code를 만들었다.

HON은 비정부 기관으로 현재 사용하고 있는 HON code는 8개의 기준을 제시하여 이를 준수하는 사이트에 HON code를 주어 표시하고 있어 사이트 제작자에게는 제작 기준을 제공하며, 인터넷사용자에게는 올바른 사이트를 선택하도록 하고 있다.

도구를 이용한(Tool-based method) 사용자 평가에는 The Health Summit Working Group(HSWG)와 DISCERN instrument가 있다.

표 1-18 도구를 이용한 사용자 평가

도 구	의 미
HSWG	1998년부터 인터넷상에서 건강정보가 만연함에 따라 정보의 질을 평가하는데 객관적이고 재생가능하며 널리 수용될 수 있는 평가기준에 대한 요구가 커지게 되어 소비자로 하여금 인터넷에서의 건강정보의 질을 평가할 수 있도록 기준을 개발하고, 이 기준을 기본으로 하여 IQ Tool의 문항들을 만들어 내었다.
DISCERN instrument	1999년부터 영국 옥스퍼드대학에서 방송, 신문 같은 매체에서 의료정보를 평가하기 위해, 건강정보 이용자가 치료방법에 대한 정보의 질을 평가할 수 있도록 개발된 것이다. 근거의 과학적 질이나 정확도를 측정하는 것이 아니고, 정보의 신뢰도를 측정하는 것을 목적으로 한다.

3) 의료정보 검색 사이트

인터넷에서 정보검색을 위한 국내외 검색엔진정도는 다른 분야에서도 이미 접해보았던 분야이기 때문에 여기서는 검색엔진의 사용법과 확장 검색 방법을 논의하지는 않는다. 단지 야후(Yahoo)나 구글(Google), 알타비스타(Altavista) 등의 검색엔진이외에도 메타검색엔진(Metasearch Engine)이 있다.

MedCERTAIN에서는 정보제공자가 표준품질용어와 메타데이터 기술을 사용하여 자신의 컨텐츠를 설명한 사이트이다. 여기서 메타데이터란 데이터에 대한 데이터 즉, 데이터의 속성, 특성, 내용에 대한 자료라고 할 수 있다.

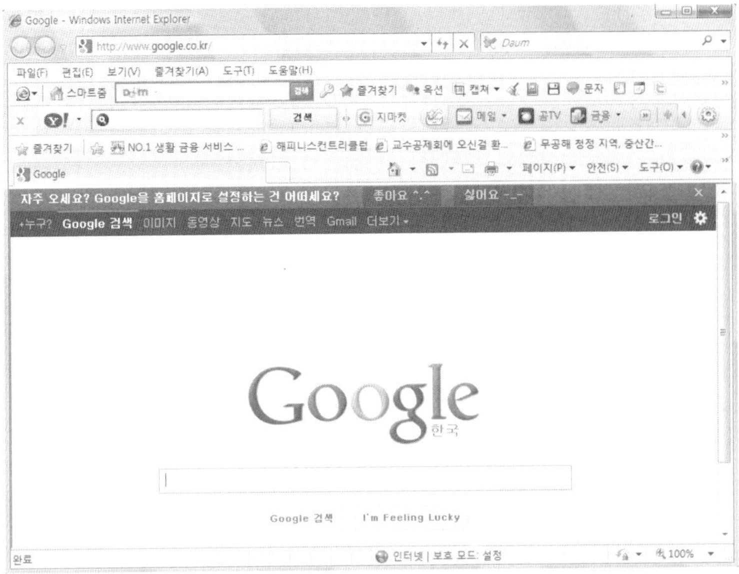

그림 1-25 인터넷정보검색엔진(http://www.google.co.kr/)

메타검색은 키워드 검색 질의를 전송하면 서버가 이를 받아 미리 지정한 포털 사이트들에 질의를 전송하여 각 포털 사이트의 검색결과를 받아 사용자에게 한 번에 보여주는 방식이다. 검색대상 콘텐츠에 따라 실시간으로 포털 사이트에 질의를 전송하기도 하며, 각 포털 사이트의 콘텐츠를 미리 수집하여 자체 데이터베이스화를 한 다음 사용자의 질의가 있을 경우 자체에서만 결과를 보여 주기도 한다.

메타검색엔진은 사용자가 보낸 질의를 다시 여러 개의 검색엔진으로 보내어 검색결과를 중요한 순서대로 정리해서 보여주기 때문에 대단히 효과적이므로 이에 대한 대표적인 메타검색 사이트는 다음과 같다.

대표적인 메타언어 검색사이트

- Metacrawler(www.metacrawler.com)
- Savvy Search(www.search.com)

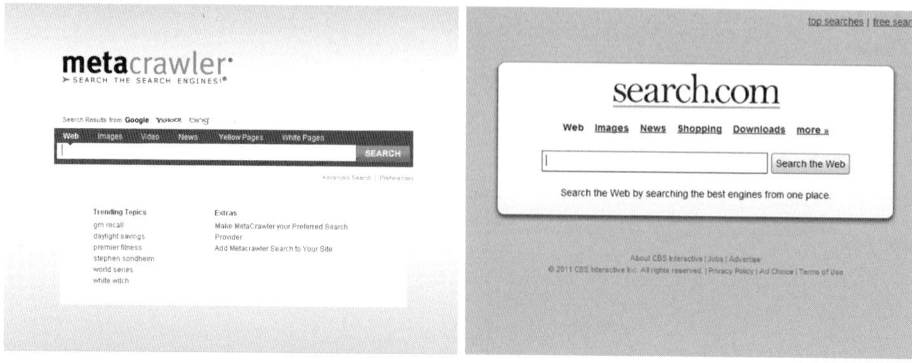

그림 1-26 인터넷 메타검색엔진

4) 의학문헌의 인터넷 검색

(1) 의학문헌 검색의 개요

의학정보의 근원은 각종 출판물이며 출판물의 주종을 이루고 있는 것이 논문이다. 매월 전 세계에서 적어도 5,000종 이상의 의학계통 잡지에 실리는 논문 수는 10만 편 이상이다. 이런 문헌의 홍수 속에서 우리는 각각 자신에게 필요한 정보를 빨리 정확하게 얻어야 할 뿐 아니라 자신의 정보를 의학계에 전달할 수 있는 수단을 고려하지 않을 수 없다.

얼마 전까지만 해도 문헌검색은 논문을 작성하는 경우에 간헐적으로 이루어졌고 또 대부분의 문헌검색은 훈련된 사서에 의해서 이루어졌다. 그러나 컴퓨터시스템의 발전과 CD-ROM이나 인터넷 등 정보전달 수단의 발전과 함께 대부분의 문헌검색은 사용자 스스로 하는 경우가 많아졌고 문헌검색의 목적도 논문 작성 이외에 새로운 의료정보를 얻는 중요한 수단으로 발전하고 있다. 오늘날에는 문헌검색이 환자 진료에 있어서도 가장 중요한 진단 기술이라는 말이 나올 정도로 그 중요성이 증가하고 있다.

그러나 문헌검색이 모든 것을 해결하지는 않는다. 현대에는 실력의 척도가 지식의 양(Know-how)이 아닌 검색능력(Know-where)이 중요한 요건이 되고 있다. 그러나 문헌검색에서 제공하는 논문들이 제공하는 정보의 편차가 크고 때로는 결과가 서로 상충되는 경우가 있다. 이러한 관점에서 각각의 논문의 가치를 정확하게 평가할 수 있는 안목을 길러야 하며, 각각의 논문이 제시하는 결과가 정확한지 여부를 선별해야 한다. 이러한 의료형태를 근거중심의학(EBM : Evidence Based Medicine)이라고 한다.

문헌자료의 종류는 자료의 형태에 따라 일차자료(Primary Source)와 이차자료(Secondary Source)로 구분할 수 있다. 일차자료는 새로운 연구개발의 결과나 발견 등 저자에 의해 발표되는 논문, 기사, 단행본 등을 의미하며, 이차자료는 일차자료를 보다 광범위하게 사용하기 위하여 다른 형식으로 출판된 초록, 개요, 색인 등을 의미한다.

표 1-19 일차자료와 이차자료 비교

구분	내 용
일차 자료	단행본(Books), 연속간행물(Serials), 참고도서(Reference Books), 연구보고서(Research Reports), 회의자료(Conference Proceedings), 정부간행물(Official Publications), 특허장(Patents), 학위논문(Theses, Dissertations), 표준치(Standards)
이차 자료	색인(Index), 초록(Abstract), 개요(Synopsis) 등

의학문헌의 종류에는 증례보고(Case Report), 원저(Original Report), 종설(Review Article), 기타 등으로 분류할 수 있으며, 그 의미는 다음 표 1-20과 같다.

표 1-20 의학문헌의 종류

종 류	의 미
증례보고	의학 연구의 시초가 되는 경우 자신의 경험을 논문 형식으로 정보를 제공
원저	독창적인 자신의 연구 자료나 실험 등으로 연구된 논문
종설	특정 과제에 관하여 문헌상의 정보를 기초로 하여 정리하는 의미를 갖는 논문
기타	짧은 증례보고(Brief Case Report), 짧은 노트(Brief Note), 기법노트(Technical Note), 연구단보(Brief Communication, Short Report), 편집인에게 편지(Letter to the Editor)

문헌정보의 검색키는 다음과 같다.

문헌정보의 검색키
① 저자명, 서명, 청구번호, 주제명, 등록번호, 출판사, 발행연도 등 ② 국제 표준 도서번호(ISBN), 국제 표준 연속간행물 번호(ISSN) ③ 최근 원문서비스와 함께 Full Text 검색도 가능

(2) 국제 의학문헌 검색

현재 수련과정에 있는 의사들이라면 의학문헌을 검색하는 인터넷 PubMed 정도는 대부분 알고 있고 실제 임상 생활을 하면서 사용하고 있으며, 매우 특이한 환자를 보거나 특수한 논문을 쓰지 않는 이상 PubMed 이외의 장소를 찾아 국제적인 의학문헌을 검색하는 의사는 그다지 많지 않다. 여기서는 메드라인(MEDLINE)과 이것을 인터넷으로 검색하는 PubMed에 관심이 필요하다.

표 1-21 국제 의학문헌 검색

구 분	의 미
MEDLINE	MEDLARS(Medical Literature Analysis and Retrieval System) on the Line 약자로, 전 세계적으로 가장 우수한 의학 관련 서지 데이터베이스이며 세계 70개국 3,800여종의 잡지의 논문을 분류, 인쇄본(Index Medicus), 온라인, CD-ROM의 형태로 서비스
PubMed	미국국립의학도서관(NLM)에서 개발된 MedLine의 무료검색을 위한 검색 도구(http://www.ncbi.nlm.nih.gov/entrez)
MEDLARS	미국의학도서관이 의학과 관계된 각종 전문 분야자료를 전산화하여 관련 이용자들이 필요한 문헌을 검색
Excerpta Medica	네덜란드의 Excerpta Medica에서 발행, 전 세계의 3,500종 이상의 잡지 서지사항 및 초록 수록
Biological Abstract	생명과학분야의 문헌에 유용한 이차자료
Dissertation Abstracts International	미국과 캐나다에서 발행된 박사학위논문의 서지사항 및 초록 수록
Chemical Abstracts	의학과 관계있는 보조자료 문헌 인용에 유용한 이차자료로 유기화학과 무기화학을 격 주간으로 매주 발간

메드라인은 서지 데이터베이스가 구축된 시스템이다. 이것의 장점은 편의에 맞게 구성된 검색 인터페이스 기능이 있으며, 다수의 데이터베이스 검색이 가능하다. 또한 뛰어난 어구와 인접 검색 옵션 기능이 있으며 저장된 검색을 자동으로 재실행할 수 있는 편리한 기능들이 있다.

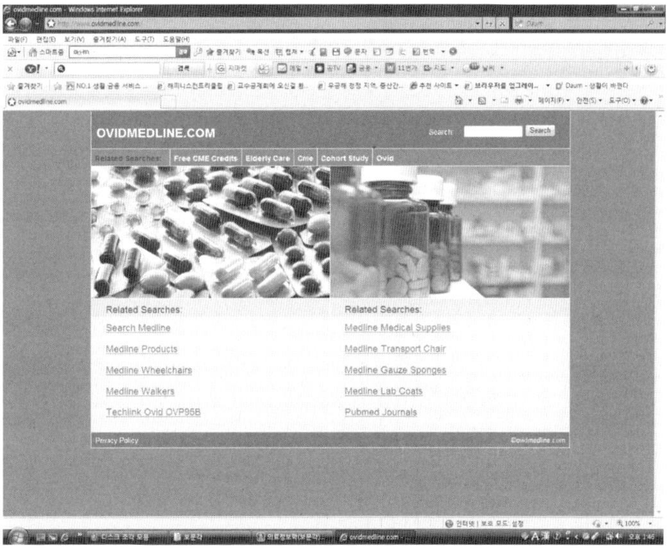

그림 1-27 Ovide MEDLINE 홈페이지

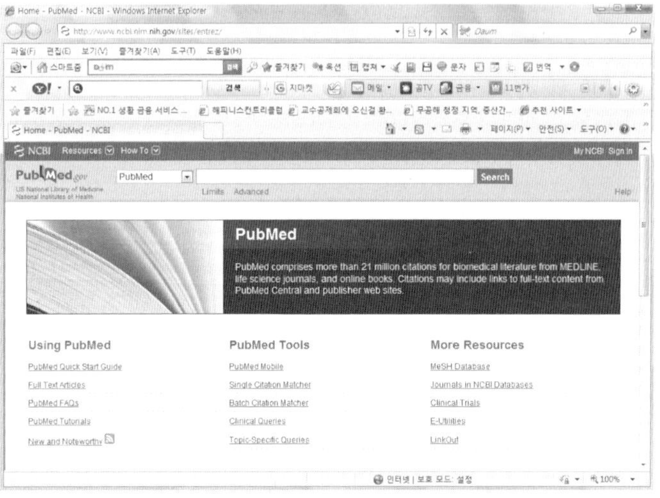

그림 1-28 PubMed 홈페이지

미국국립의학도서관의 의료문헌 사이트로서 광범위한 의료 관련 문헌을 검색하는 시스템이다. PubMed의 장점은 사용이 무료이며, 데이터베이스 검색 속도가 매우 빠른 특징이 있다. 또한 PubMed 인용 논문들이 온라인 정보원과 연결되고 있어서 다양한 정보를 쉽게 검색이 가능하고, 다중검색모드 기능이 있어 원하는 논문을 쉽게 검색할 수 있다.

(3) 국내 의학문헌 검색

의학문헌의 검색이 가능한 웹 사이트들은 의학도서관 홈페이지에 대부분 록(Lock)을 걸어 놓고 있기 때문에 이런 곳을 방문하면 쉽게 국내 의학회지를 홈페이지에 전산화시키고 있는 주소를 얻을 수 있다. 다음의 웹 주소들은 링크가 아닌 실제 자신의 홈페이지에 여러 종류의 의학·보건학 관련 학회지들의 제목과 초록 및 전문까지도 구축하고 있는 곳이다.

미국에서 제공하는 PubMed((http://www.ncbi.nlm.nih.gov/entrez)와 같은 기능을 구현하고 내용은 우리나라에서 출판하는 1997년 이후 논문부터 77개의 학회지의 영문 서지 사항과 영문 초록이 구축된 KoreaMed가 있다(http://www.koreamed.org).

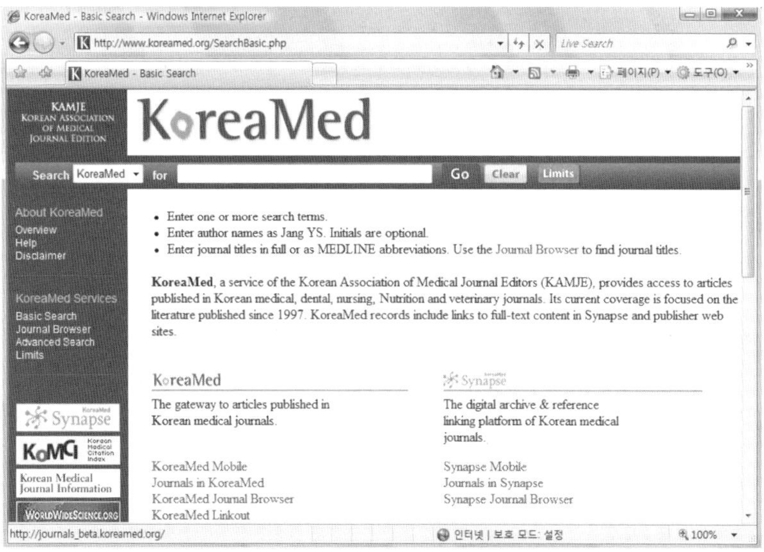
KoreaMed - Basic Search - Windows Internet Explorer
http://www.koreamed.org/SearchBasic.php
KAMJE
Korean Association of Medical Journal Edition
KoreaMed
Search KoreaMed for Go Clear Limits
About KoreaMed
Overview
Help
Disclaimer
KoreaMed Services
Basic Search
Journal Browser
Advanced Search
Limits
• Enter one or more search terms.
• Enter author names as Jang YS. Initials are optional.
• Enter journal titles in full or as MEDLINE abbreviations. Use the Journal Browser to find journal titles.
KoreaMed, a service of the Korean Association of Medical Journal Editors (KAMJE), provides access to articles published in Korean medical, dental, nursing, Nutrition and veterinary journals. Its current coverage is focused on the literature published since 1997. KoreaMed records include links to full-text content in Synapse and publisher web sites.
KoreaMed
The gateway to articles published in Korean medical journals.
Synapse
The digital archive & reference linking platform of Korean medical journals.
KoreaMed Mobile
Journals in KoreaMed
KoreaMed Journal Browser
KoreaMed Linkout
Synapse Mobile
Journals in Synapse
Synapse Journal Browser
Synapse
KoMCI
Korean Medical Journal Information
WorldWideScience.org
http://journals_beta.koreamed.org/
인터넷 | 보호 모드: 설정
100%

그림 1-29 KoreaMed 초기화면

표 1-22 국내 의학문헌 인터넷 검색

구분	의 미
의학연구정보센터 (http://www.medric.or.kr)	과학기술부 한국과학재단이 추진하고 있는 전문연구정보센터 사업의 일환으로 국내 유일의 의학 분야 전문 연구정보센터
KoreaMed (http://www.koreamed.org)	미국에서 제공하는 PubMed와 같은 기능을 구현하고 내용은 우리나라에서 출판하는 학회지의 영문 서지사항과 초록을 수록
보건연구정보센터 (http://www.richis.org)	보건의료 관련 학술지의 원문까지 PDF파일로 구축
한국학술데이터베이스검색 (http://search.koreanstudies.net)	한국학술정보(주)에서 850여개 기관의 학회지, 40여개 대학의 석 · 박사학위 논문 원문을 제공
국회도서관 (http://www.nanet.go.kr)	자료를 다양한 방법으로 수집하여 현재 약 154만권의 국내 · 외 자료를 소장하여 전산망을 통해 서비스 실시
국립중앙도서관 (http://www.nl.go.kr)	394만 여권의 방대한 자료를 소장하고 있는 국가 대표 도서관
학술연구정보서비스 ((http://www.kric.ac.kr)	학회학술지 120여종, 대학부설연구소 논문집 533종, 대학연구논문 총 80종의 학술 논문 및 한국학술재단 연구논문 13만 여 편의 목록 및 원문에 대한 검색
Journal of Korean Medical Science (http://jkms.kams.or.kr)	국내에서 발행되는 영문의학회지로 PubMed에 원문을 제공하고 있다.

1-4. e-Health와 u-Health

1. e-Health의 개요

1) e-Health의 배경 및 정의

인터넷은 기업의 경제활동은 물론 개인에게서도 필수적인 생활 도구가 되고 있어 인간의 삶과 경제에 커다란 변화를 가져왔다. 21세기 지식기반 디지털 경제에서 인터넷은 생산, 구매, 물류, 재고관리, 고객관리 등 모든 분야에 폭넓게 활용되는 등 경제활동 방식을 변화시키는 원동력으로 작용하고 있다. 이와 같은 급격한 외부환경의 변화로 인해 국내 보건의료분야 전반에서도 새로운 패러다임에 적응할 필요성이 강력히 제기되고 있으며, 인터넷을 이용한 보건의료가 주목을 받기 시작하면서 e- Health라는 포괄적인 용어가 등장하기 시작하였다. 이 시스템의 도입에 따라 환자는 휴대전화나 인터넷 등 무선장비를 이용해 의료기관에 건강정보를 전송한 후 치료 후에도 종합적이고 체계적인 관리를 받을 수 있다.

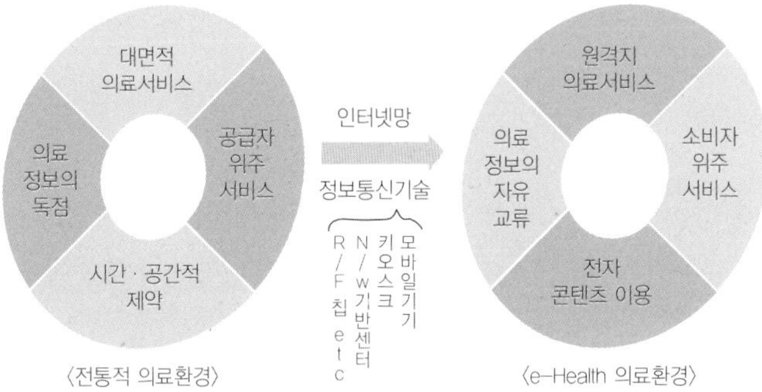

그림 1-30 **전통적 의료환경과 e-Health 의료환경**

1960년대 전자자료교환시스템(EDI : Electronic Data Interchange) 이후 CALS (Commerce At Light Speed)가 도입되면서 전자상거래(e-Commerce)가 활성화되었고, 급속한 인터넷의 확산으로 e-Business가 광의의 전자상거래 개념으로 일반화

e-Health의 정의

- 일반적 정의 : 인터넷, 모바일 등의 정보통신기술(ICT)을 응용한 의료시스템을 이용, 보건의료정보 및 지식, 제품 등을 소비자에게 제공하고 소비자의 건강 상태를 시간과 공간을 초월해 언제 어디서나 파악하게 할 수 있는 새로운 패러다임의 의료서비스 산업을 일컫는 말이다. 이런 서비스의 이용자들을 e-Patient 라고 한다.
- Joseph M. Deluca, Fache & Rebecca Enmark 등의 정의 : 보건의료조직 전반의 보건의료데이터와 정보를 전자적으로 교환하는 것으로 시민, 환자, 보건의료 제공자(의사, 간호사 포함) 및 제공기관(병원, 약국, 보험지불기관 포함), 연구소, 보건의료 정보기술 제공기관, 보건의료 벤더(Vendor) 등에서 전자적으로 보건의료정보를 교환하는 것으로 정의하고 있다.
- Eysenbach 정의 : 인터넷 및 정보통신기술을 수단으로 하여 보건의료 대상자(소비자, 공급자 등)에게 시공간을 가리지 않고 향상된 보건의료 정보 및 서비스를 제공하는 것뿐만 아니라, 좀 더 확장된 의미에서 이러한 의료지식 정보화에 대한 정신, 사고방식, 태도 등을 모두 포함하는 것이라고 포괄적이고 종합적으로 정의한다.

됨에 따라 기업 내, 기업 대 기업(B2B), 기업 대 소비자(B2C), 정부 대 기업(G2B), 정부 대 소비자(G2C), 소비자 대 소비자(C2C), 개인 대 개인(P2P) 등에서 상품과 서비스의 거래, 정보의 교환과 보급을 효율화하는 것은 물론 비즈니스 조직까지 변화시키는 활동이 활발히 진행되고 있다.

인터넷은 병원과 환자, 병원 대 병원, 병원과 의약 및 의료기기부문 내부 조직의 구조 수단으로 자리함에 따라 보건의료 환경에서도 e-Business의 바람이 불고 있다. 특히 21세기 보건의료분야의 e-Business는 의료시장의 개방, 의료보험제도의 변화, 의약분업, 환자들의 기대 수준 향상, 노령인구의 증가, 정보기술의 발전으로 상당히 많은 변화와 도전을 경험할 것으로 본다. 보건의료분야의 e-Health의 정의는 위와 같다.

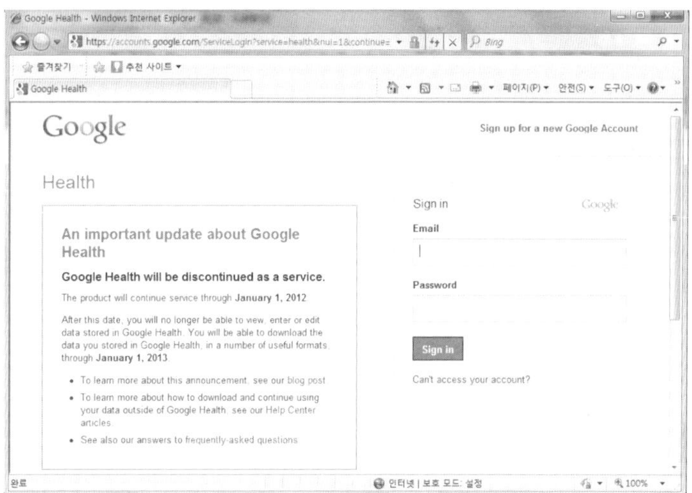

그림 1-31 e-Health 인터넷 사이트

이러한 e-Health는 보건의료 광고, 온라인 쇼핑(의료기기, 의료물품, 건강상품 등), 가상진료실(온라인 건강상담 및 원격진료), 전자의무기록 및 교환 등 새로운 보건의료 전달 체계를 창출함에 따라 공중보건과 보건의료서비스 제공 과정 그리고 보건의료비용 감소 및 보건의료의 질 향상에 지대한 영향을 미치게 될 것으로 보고 있다.

e-Health의 궁극적인 목표는 비용을 절감시키고 의료의 질을 향상시키기 위해 정보의 접근성을 용이하게 하는 것이다. 1차 의료기관으로부터 대형병원, 임상검사 기관 등 의료계 전반적인 의사소통이 원활하게 이루지는 것이 일차적인 목표라고

할 수 있다.

GE 社에서는 HIE(Health Information Exchange System)이라는 것을 만들어 의사소통을 용이하게 하기 위해서는 다음 그림 1-32와 같은 e-Health 모델을 제안했다. 이 모델은 여기 저기 분산되어 있는 환자의 정보들을 모든 기관에 연결시키는 방법으로 HIE(Health Information Exchange System)을 만들어 해결하고자 했다.

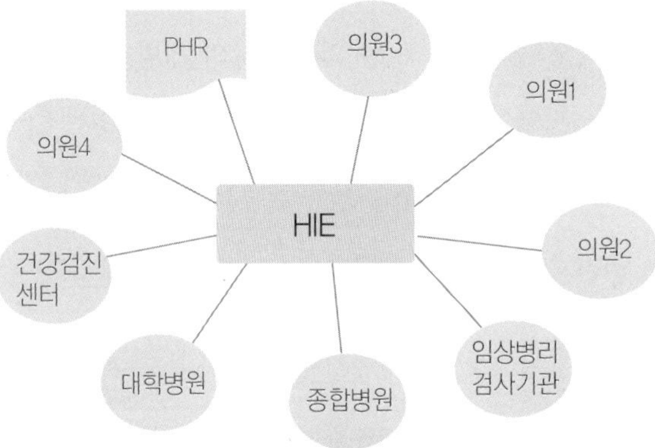

그림 1-32 GE社가 제안한 e-Health 모델

그림 1-32에서 각 기관의 환자 정보를 상호 호환 가능한 정보로 바꾸어 전달하는 것이다. 하지만 연결성을 증가시킨다고 해서 비용절감 등의 긍정적인 효과를 바로 가져오는 것은 아니다. 연결성은 그 이후 서비스의 시작점이다. HIE를 이용해 임상에 필요

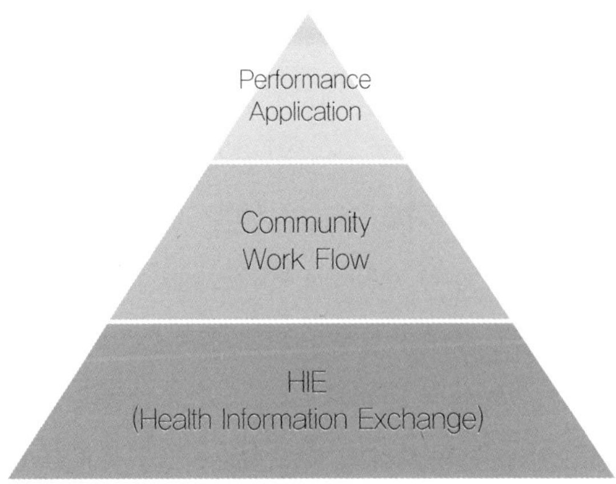

그림 1-33 e-Health 시스템 모델

한 서비스를 제공하면서 가치를 찾는 데 초점을 맞추고 있다.

HIE는 그림 1-33의 e-Health 시스템 모델에서 모든 서비스의 가장 밑에서 기본적인 인프라를 형성하고, 그 바탕 위에는 공동작업 공정(Community Work Flow)이 위치하고, 가장 상단에는 응용프로그램(Performance Application)이 위치하게 된다.

e-Health 시스템 모델(GE社가 구상)

- HIE(Health Information Exchange)는 기관과 지역, 병원이나 기타 Community 간에 진료정보를 이동 가능하도록 하는 전산시스템을 의미한다.
- Community Work Flow : 지역에 위치한 병의원이 e-Health를 활용해 진료정보를 공유하고 이를 활용해 환자들을 진료하는 것을 의미한다.
- Performance Application : e-Health 시스템에 연결된 말단 프로그램으로 특정분야에 필요해 개발된 제품들. 예를 들면 영상전송시스템이나 만성질환관리 프로그램이 여기에 해당한다.

2) e-Health의 소비자

일반적으로 e-Health의 소비자는 건강정보 획득, 보건의료와 관련된 경제활동 수행, 의사결정에 필요한 보건의료 전문가와 접촉을 위해 인터넷을 사용하는 사람들로 정의할 수 있다. e-Health소비자들이 원하는 것은 가격 절감보다는 서비스 향상, 더 유용한 정보, 유사한 생각을 가진 사람들끼리 자유로운 정보를 교환할 수 있는 공동체, 윤리적이고 안전한 온라인 환경에서의 지위 향상에 있다.

이러한 e-Health 소비자는 현재 보건의료계에 영향을 미치는 강력한 세력으로 급부상하여 점차 적극적이고 더 많은 권한을 가지게 되었으며 도서관, 보건의료 관련 잡지, 웹 사이트나 온라인 채팅 등으로부터 자신의 병의 증세를 연구하고 이전에는 특정 관련자에게만 제공되었던 임상결과나 기타 관련정보를 습득함으로써 보건의료 관련 의사결정에 참여하기를 원하고 있다.

e-Health의 소비자 출현은 인구통계학적 변화, 컴퓨터 사용능력 향상, 현 보건의료체계의 문제점 등에서 기인하며, 현재 e-Health 소비자 수나 활동 범위는 초보적인 단계에 있으나 점차적으로 더 많은 보건의료 관련 비용을 부담함에 따라 자신의 권한을 향상시키려고 할 것이다. 그리고 보건의료서비스 제공자와 함께 e-Health 소비자는 온라인 서비스의 창조 및 사용에 있어 정확한 판단과 온라인 보건의료정보와 제

품, 서비스에 대한 피드백을 제공함으로써 인터넷 보건의료의 가치와 완전성을 보장할 책임을 분담하고 있다.

이러한 시점에 e-Health 소비자들이 관련 사업에 변화를 몰고 올 것이라는 데에는 의심의 여지가 없으며 누가 그들을 가장 잘 이해하고, 가장 효과적으로 대처하는가 하는 것이 중요하다고 할 수 있다.

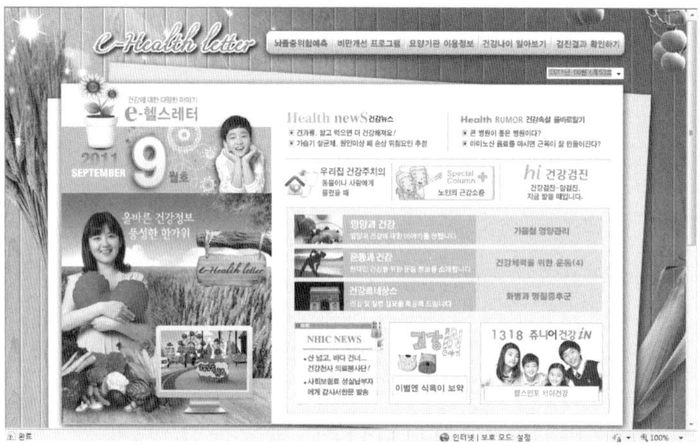

그림 1-34 e-Health 온라인서비스

3) e-Health 기능과 기술

e-Health의 많은 기술들은 EDI와 같은 과거의 기술들로부터 발전해 왔으며, 오늘날 인터넷과 인트라넷, 엑스트라넷, 컴퓨터와 전화의 통합, 대화식음성응답(IVR : Interactive Voice Response) 그리고 무선통신기술은 e-Health 산업 발전의 원동력을 제공하고 있다. e-Health의 대상별 기능 및 지원기술 형태는 표 1-23과 같다.

오늘날 e-Health 시스템의 기반구조는 핵심 데이터시스템, 인트라넷/엑스트라넷, 인터넷/웹이 서로 통합된 형태로 e-Health 응용(Application)을 지원하고 있다. 핵심 데이터시스템은 보건의료 정보기술의 전통적인 관점과 유사하며, 이 단계에서는 보건의료시스템의 일상적인 업무가 수행된다.

인트라넷 단계에서는 조직의 생산성을 향상시킬 수 있는 통신 인프라 구축에 초점을 두고 있으며 엑스트라넷 단계는 조직을 넘어서 핵심시스템과 인트라넷을 확장시키고 특수 개인과 단체에 대한 조직 외적인 통신 목표로 하는 새로운 응용을 추가한다.

표 1-23 e-Health 관련 기능 및 지원기술

구분	산 업	임 상	소비자
기능	• 전자청구서 제출/송금통지 • 전자적 자금 전달 • 원료 및 공급망 관리 • 전자적 의뢰 및 위임 절차 • 정기적 보고	• 질병관리 • 전자의무기록 • 약제 서비스 • 원격의료, 온라인 자문	• 보건의료정보 검색 • 환자교육자료 이용 • 공급자/환자메시지장치 이용 • 개인건강기록 관리 • Health Plan 등록 • 수당(Benefit)관리 • 의사목록 조회
지원 기술	• EDI • 인터넷/인트라넷/엑스트라넷	• 임상자료 저장 • 인터넷/인트라넷/엑스트라넷 • IVR/Fax back • 무선/pen-based 기술	• 인터넷 • 스마트 카드 • 데이터 저장소 • 전자메일 • 보안메시지 장치 • IVR/Fax back

인터넷/웹 단계는 보편적인 접근을 가능하게 하면서 제공자가 불명확한 수준의 데이터와 그 데이터의 기능을 규명하고 엑스트라넷으로 제공된 부가가치를 일반 대중에게 증가시킴으로써 조직의 범위를 확장시킨다.

4) e-Health의 현황

보건의료는 국가 경쟁력을 제고시키고 국민의 생명과 건강 등 삶의 질 향상에 기여하는 인간 중심의 산업으로 의료기기, 의료정보, 신약 등 첨단기술을 토대로 하는 대표적인 미래형 고부가가치의 지식기반산업이다.

e-Health의 가장 중요한 발전은 온라인 소비자들이 실제로 인터넷을 통해 건강정보를 검색하고, 건강관련 정보를 타인과 공유하며, 온라인상에서 약품 및 기타 건강 상품을 구매하며, 나아가 치료를 받는 데까지 사용하는 것이다.

e-Health는 인터넷 및 정보통신기술을 이용해 오프라인뿐만 아니라 온라인을 통해 의료서비스를 제공하고, 의료정보를 교환하는 것으로 최근 정부와 의료계, 산업계를 중심으로 실용화 움직임이 빨라지고 있다. 일반적으로 e-Health 분야에서 상용화가 가장 빨리 추진되고 있는 것이 원격진료다.

Harris Interactive의 연구에 의하면 1999년 9월 인터넷을 사용하는 9,700만 명의 성인 중 7천만 명이 건강정보를 검색하였고 이는 6개월 만에 1월 인터넷 사용자의

25% 이상이 건강관련 사이트를 방문한다고 보고하고 있다. 앞으로 우리나라도 의약분업 실시와 함께 보건의료분야에서 인터넷 활용이 급진전할 것으로 예상된다.

2000년 이후 현재 국내의 건강관련 웹 사이트 수는 3,000여개 이상으로 1999년 10월 747개에 비해 무려 4.5배가 증가한 것으로 나타나고 있으며, 초기의 e-Health는 병원이나 의사 개인의 홍보 및 의약품 광고가 많았으나 점차 의약상담, 원격진료, 의료품구매 등 적극적인 e-Business 형태로 발전하고 있다. 그리고 우리나라의 e-Health는 선진국과는 달리 B2C 위주로 발전하고 있으며, 최근 초기 단계이지만 대학병원들이 직접 개입하는 B2B 형태의 전자상거래(e-Commerce)를 구축하고 있다.

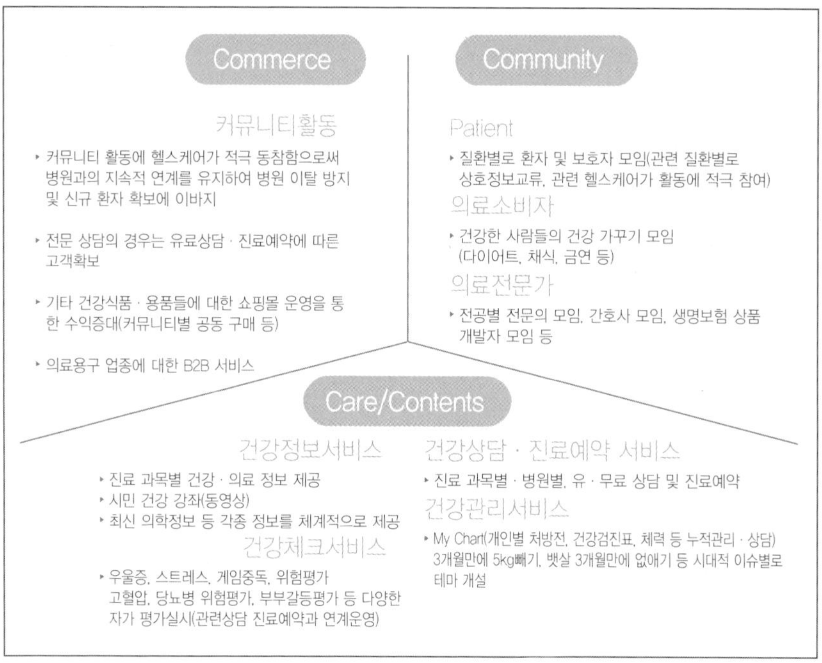

그림 1-35 e-Health 서비스 구성

e-Health 응용분야로는 인터넷 광고, 공급자 선택, 소비자 정보와 환자 의뢰, 온라인 쇼핑, 인터넷 약국, 건강보험 판매, 전자의무기록, 온라인 건강상담 및 원격진료, 기타 소비자 대상 서비스이다. e-Health의 서비스 구성은 Care/contents, Commerce, Community를 상호 연계시키는 e-Health가 적극 개입된 커뮤니티 활동을 활성화시켜 환자들이 병원과의 평생진료 체제를 구축되는 개념이 될 것이다.

5) e-Health의 문제점

인터넷상에서는 개인이나 기관이 수많은 개인들의 세세한 정보를 손쉽게 다룰 수 있는 기회를 가지게 됨으로써 개인의 정보가 타인에게 유출, 활용될 수 있는 위험성과 함께 보건의료정보에 대한 보안문제, 윤리성, 자료의 신뢰성 등의 많은 문제점을 안고 있다. 또한 인터넷상에서 제공되는 보건의료정보, 제품, 서비스들은 건강을 증진시키기도 하지만 해를 끼칠 개연성이 있으므로 인터넷에 정보를 제공하는 기관과 개인들은 보건의료에 있어서 온라인 사업과 전문적인 서비스를 위해 사람들이 신뢰할 수 있는 양질의 정보를 제공해야 하며, 사용자의 사생활을 보호하는 원칙을 준수해야 한다.

2000년 2월 세계 모든 사람들이 자신의 건강증진을 위해 인터넷을 안전하게 사용할 수 있도록 하고, 또한 인터넷의 보건의료정보 질 향상을 위한 국제 비영리단체인 인터넷보건의료연합(Internet Healthcare Coalition)은 e-Health Code of Ethics라는 윤리강령 8개의 원칙을 제시하고 있다.

윤리강령 8개 원칙에는 공정(Candor), 정직(Honesty), 질(Quality), 사전 동의(Informed Consent), 사생활(Privacy), 온라인 보건의료에 있어서 전문가 정신(Professionalism in Online Healthcare), 책임 있는 파트너(Responsible Partner), 책임(Accountability) 등이다. 한편 국내에서도 현재 한국보건사회연구원을 중심으로 인터넷 건강정보의 인증제도 도입에 관한 연구가 활발히 진행되고 있다.

2. u-Health의 개요

1) u-Health의 배경 및 정의

최근 정보통신기술 발달에 힘입어 우리는 세계 어느 나라 보다 훌륭한 초고속 통신망 인프라를 확보하고 있다. 이와 더불어 디지털 기기 간 융합과 무선 통신 기술 발전, 작고 휴대가 가능한 다양한 종류의 생체신호 측정 센서의 출현은, '언제 어디서나' 자신의 건강 상태를 모니터링하고 개인 맞춤 건강관리 서비스를 받을 수 있는 Ubiquitous Healthcare(u-헬스케어) 시대의 도래를 예고하고 있다.

u-헬스케어(u-Healthcare)의미는 어디서나 자유롭게 통신망에 접근할 수 있는 유비쿼터스(Ubiquitous)기술과 병원에 직접 가지 않고도 온라인으로 치료를 받을 수 있는 원격의료 기술을 활용해 시간과 공간의 제한 없이 의료서비스를 받을 수 있는 건강관리 서비스를 의미한다.

국내에서는 유비쿼터스 기술을 보건의료서비스에 접목시킨 기술을 u-헬스(u-Health)또는 유헬스케어(u-Healthcare) 등으로 부르고 있었으나, 2010년 7월 9일 한국정보통신기술협회에서 「유헬스」로 공식명칭을 명명하기로 하였으며, 유헬스의 정의는 다음과 같다.

u-Health의 정의

- 「정보통신기술(유비쿼터스 컴퓨팅기술) 환경을 이용하여 언제 어디서나 건강상태의 수집, 처리, 평가, 진단, 치료를 위한 모든 활동이나 제품 혹은 서비스를 통칭하는 보건의료와 정보기술(IT)의 연결서비스」라고 할 수 있다.

사람이 아프면 즉시 의료진과 연락할 수 있는 u-Health 제품들은 점차 다양화되며, 그 시장규모도 확대되고 있다고 한다. 이러한 u-Health의 가장 많은 혜택을 보게 될 계층인 노년층의 경우 u-Health에 필요한 장비 및 컴퓨터를 잘 활용하지 못하는 경우가 많다는 문제점을 가지고 있다.

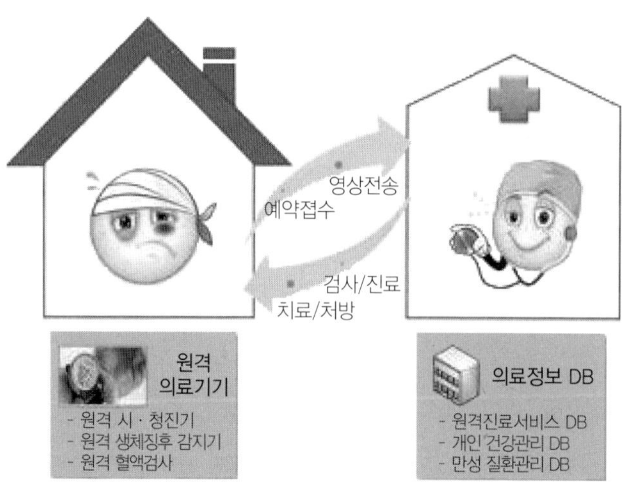

그림 1-36 u-헬스의 정의

예를 들면 젊은 층에 비해 시력이 약한 노인들이 모니터를 보며 적극적으로 참여하는 것에는 어려움이 있기에 사용에 앞서 부담감이 클 수 있다. 하지만 이런 문제점들은 시력이 약한 분들을 위한 터치스크린과 청력이 약한 분들을 위해 음성안내 시스템을 도입하여 보안을 하고 있기에 유헬스의 전망이 밝다고 한다.

현재 유헬스 분야의 특허 경향을 살펴보면, 스마트홈 기반 헬스케어(43%), 웨어러블(Wearable:신체부착형 31%), 헬스머신 연동 헬스케어(19%), 휴대폰을 이용한 헬스케어(7%)로 분석되었다. 가장 많이 보급되어 있는 스마트홈 기반 u-헬스 분야의 출원은 흔히 생활에서 접하는 다양한 도구인 욕조, 좌변기, 문고리, 문틀, 면도기 등에 부착된 센서를 통해 자연스럽게 생체신호를 측청/분석하여 건강을 관리하고 질병을 예방하는 출원들이 다수를 이루고 있다.

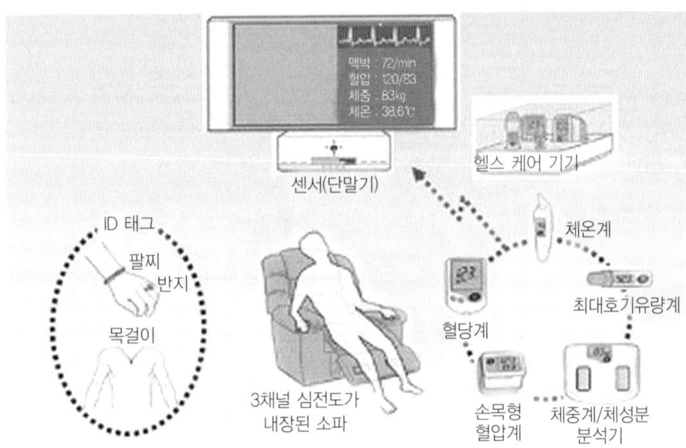

그림 1-37 다양한 휴대용 유-헬스 기기

이와 같은 제품들은 아직 대중화가 되어있지 않지만, 개발된 서비스를 사용할 경우 병원 출입이 많은 만성질환자나 건강관리를 필요로 하는 일반인 그리고 사회에서 소외된 노약자들의 건강상태를 언제 어디서나 실시간으로 체크하여 진단 및 처방을 할 수 있고 필요에 따라 응급상황시 119안전센터 등에 연락하여 응급조치의 효율성을 높일 수 있다. 이로 인해 진료에 따른 소요비용(진료비, 교통비 등)이 감소하고, 사회에서 소외된 노약자들을 관심 있게 관리할 수 있어 복지사회 실현에 중요한 방편이 될 것으로 예상하고 있다.

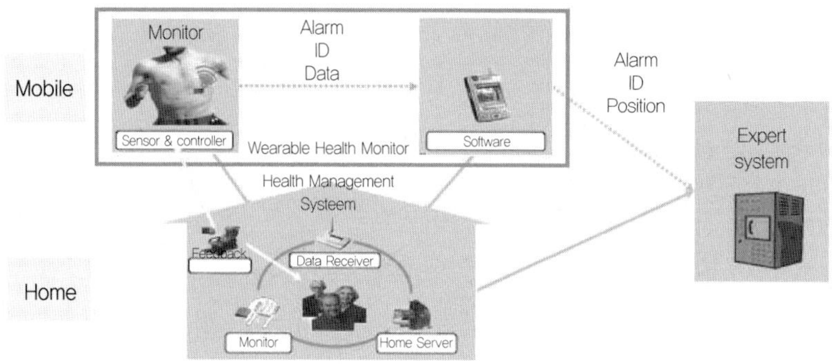

그림 1-38 u-Health 환경에서 원격진료서비스

2) u-Health 현황

(1) u-Health 연구개발 분야

국내 u-Health 연구 · 개발은 정부 각 부처에서 발주한 u-Health 관련 사업을 중심으로 활발하게 진행되고 있다. 서울대 생체계측신기술센터가 과기부 지원을 받아 수행하고 있는 프로젝트에서는 인체활동을 제한하지 않고 가능한 정상적인 생활을 유지하면서 실시간에 지속적으로 인체기능을 진단할 수 있는 생체신호계측 기술을 개발하고 있다.

연세대 이동형 응급의료용 정보시스템센터는 보건복지부 지원 하에 응급환자상태를 모니터링하기 위한 무선 심전계와 이동형 응급 환자 통합 계측 시스템을 개발하고 있다. 또한, 재택건강관리시스템연구센터는 보건복지부 지원 하에 재택진료를 위한 다차원 생체신호검출 시스템, 다차원 생체신호 정보처리 단말기, 재택 건강관리 증진 전문가시스템, 통신 · DB · 진단 서버, 그리고 의료전문가용 워크스테이션들 사이의 원활한 데이터 교환을 가능하게 하고 데이터 재사용, 분석, 검색, 통계정보 등을 보다 효율적으로 처리 및 관리하기 위한 표준화 방법과 인터페이스 규격도 연구하고 있다.

지식경제부가 초고속망 사용자 수의 증가에 따라 수년 전부터 추진하고 있는 유비쿼터스 응용(Appliance) 솔루션 개발 프로젝트에는 유비쿼터스 지원 무선네트워크 칩세트, 스마트 · 네트워크 부가 모듈, 유비쿼터스 지원 네트워킹 미들웨어 및 의료 · 건강 솔루션 기술을 포함한 유비쿼터스 응용 솔루션 기술개발이 포함되어 있다.

산업계에서도 u-Health 관련 기술을 개발하고 제품을 출시하고 있다. 한국정보통신대학교(ICU)에 설립된 삼성-ICU 산학공동연구센터의 u-Health 연구팀에서는 휴대폰을 매개체로 한 u-Health 서비스 플랫폼에 관한 연구와 심전계(ECG), 스트레스, 비만, 혈당 등의 u-Health 응용 프로그램 개발을 수행하고 있다. 최근 LG에서는 헬스피아와 공동으로 스트레스 및 혈당 센서를 휴대폰에 내장시켜 국내 시장에 출시하기도 하였다.

(2) 휴대형 생체신호 계측 분야

생체변화를 진단하는 심전계, 뇌파계, 환자 감시 장치, 근전계, 혈압계, 청력계, 분만감시장치기와 같은 일부 계측장비는 국내 벤처기업에서도 개발되고 있다. 하지만 정밀전자 분야의 첨단 기술 부족과 생체 현상계측기기의 원천 기술 부족으로 생체 현상계측기기의 첨단화가 부진한 상황이며, 단순기기 위주의 계측기기, 정보기기 및 분석기기의 생산에 주력하고 있다.

또한 병원에서는 다양한 의료기기가 필요한 데 반해 국내에서 개발하거나 생산되는 제품 종류가 한정되어 있고 여타 외국 제품에 비해 품질과 기술력에서 많이 뒤처져 있어 주로 수입에 의존하고 있는 실정이다. 최근에는 국가기관연구소와 학계 그리고 산업체연구소에서 다양한 형태의 고급 생체 신호 측정 장비를 개발하고 있지만 선진국에 비해서는 아직도 뒤처져 있는 실정이다.

(3) 의료정보 전송 표준화 부문

국내에서도 원격진료를 위해서는 각 원격단말기로부터 수신되는 데이터의 신뢰성 확보와 표준 인터페이스 구성이 중요하다는 것을 인식하고 있지만 병원을 포함한 국내 의료기관은 아직도 의무기록이 전산화되지 않은 곳이 많으며, 사용하는 코드나 용어 또한 표준화되어 있지 않다.

그 결과 타 기관으로 환자나 의료정보를 교환해야 할 필요가 있을 때, 일반적인 진료 차트나 혹은 단순한 파일의 형태로 전송, 전달하여 받는 쪽에서 재분석해야 하는 상황이다. 이러한 상황을 인식하고 그간 몇몇 연구팀에서 의료정보의 데이터 구조와, 전송 표준을 만들려는 소규모 프로젝트 시도는 있었으나, 프로젝트 수행기관의 국소적인 범위로 의료인과 과학 기술인들의 참여와 동의를 이끄는 단계에는 미치지 못하고 있다.

반면에 DICOM(Digital Imaging Communication in Medicine) 은 현재 의료영상의 표준이 되어 거의 모든 프로그램이나 시스템이 지원을 하고 있어 DICOM에 대한 구현은 대학 연구실이나 관련 업체를 중심으로 활발하게 되고 있다.

HL7(Health Level 7)에 대한 현황은 일부 국내 병원에서 도입 시도는 있었으나 아직은 초기 단계로 보인다. 향후에는 HL7에서 제정되는 표준은 국내에서도 널리 활용될 것으로 예상된다.

3) u-Health 기술

(1) 생체신호 측정센서기술

개개인의 건강관련 정보를 u-Health 환경에서 정확히 측정하는 것은 u-Health의 가장 기본적인 필요조건이면서 가장 민감한 영역이기도 하다. 의료관련 데이터에 대한 사용자의 민감도는 아주 크지만, 생체 측정 데이터의 획득은 사용자의 상태와 주변 환경에 의해 변화가 심하기 때문에 획득된 데이터에 대한 정확성, 신뢰도 여부가 시스템의 사용 여부를 결정하게 된다.

측정은 주로 웨어러블(Wearable) 센서와 환경 센서를 이용한다. 사용자가 착용한 옷이나 휴대품에 센서를 내장하여 생체정보를 측정하거나 사용자가 생활하고 있는 주거 공간 내에 센서를 내장하여 사용자의 의도적인 측정 없이 자연스럽게 데이터를 획득하는 방법이 있다.

웨어러블 센서는 손목시계, 목걸이, 반지, 가슴 띠, 의류 등에 생체신호측정을 위한 센서를 내장하며, 환경 센서는 사용자가 일반적으로 사용하는 거울, 침대, 변기, 의자, 욕조, 칫솔 등에 내장하여 생체신호측정과 활동량 등을 모니터링한다.

각각의 방법은 서로 기술적인 장 · 단점을 가지고 있기 때문에 사용자가 직면한 상황에 따라 적절히 상호 보완되어야 한다. 웨어러블 센서의 경우 어느 정도 정확한 데이터를 얻을 수 있는 반면, 착용에 따른 불편함을 감수해야 하며, 환경 센서를 사용자 주변 환경으로 분산시킬 경우 사용자가 자연스러운 상태에서 데이터를 얻을 수 있지만 사용자가 의식적으로 주의를 기울이지 않는 한 데이터가 부정확할 수도 있다.

(2) 생체신호 전송 모니터링 기술

센서가 내장된 장치가 외부 망과 직접 연결이 가능한 경우 측정된 데이터는 서비스 제공자에게로 바로 전달된다. 반면 근거리 통신망을 갖춘 측정기기라면 게이트웨이를 통해 측정된 정보가 외부 망으로 전송되어 서비스 제공자에게로 전달된다.

예를 들어 환경 센서를 이용한 모니터링의 경우 측정된 데이터는 개인무선통신망 영역인 지그비(ZigBee), 블루투스(Bluetooth)와 같은 근거리 통신을 이용하여 가정 내 게이트웨이로 전달되어 외부망으로 전송된다. 이때 게이트웨이는 단순히 데이터를 전송하는 기능 외에 전송해야 할 데이터양이 방대할 경우 불필요한 데이터를 필터링하고 해당 정보를 분석하는 1차 결정 기능을 가질 수도 있다. 또한 건강관련 데이터는 지극히 개인적인 정보이기 때문에 게이트웨이를 통해 외부 공중망으로 전송시 정보의 중요도에 따라 암호화와 복호화가 필요하다.

서비스 제공자는 수신한 정보에 기반하여 개인화된 건강관련 서비스 콘텐츠를 제공하거나 혹은 응급상황일 경우 직접적인 의료서비스를 제공할 수 있다. 사용자는 제공되는 서비스 내용에 따라 해당 서비스를 사용할 것인지 아닌지를 최종적으로 결정하게 된다. 따라서 단순히 측정된 데이터 수치를 보여주는데 있는 것이 아니라 사용자의 지속적이고 적극적인 서비스 사용을 유도하기 위해 다양한 서비스가 제공되어야 하며, 개인화된 서비스 제공은 필수적이다.

원격모니터링이 가능한 질병에는 당뇨, 혈압, 체지방, 외상관리, 수술 후 관리, 재활관리 등이 있다. 서비스 모델의 경우 지역적, 국가적인 차이가 심하며, 당뇨환자가 많은 우리나라의 경우 혈당 모니터링을 서비스 모델로 채택하고 있는데 사용자의 질환이나 건강상태에 따라 서비스 내용도 달라진다.

현재 국내의 경우 u-Health 시범 서비스는 사용자의 혈당 측정 데이터를 모니터링하는 수준이지만 의료진이 개입되는 유료 서비스인 경우에는 의료수가, 의료사고시 책임문제, 법 제도의 미비 등으로 적극적인 유료 서비스를 구현하기가 힘든 실정이다. 또한 u-Health 서비스가 보편화된 서비스로 자리 잡기 위해서는 기존의 의료정보 데이터가 표준화되어야 하나 아직 완료되지 않은 상태이며, u-Health에 대한 데이터

표준화도 논의가 되어야 한다.

(3) 생체신호 측정기기 기술

u-Health에 필요한 생체신호측정기기 기술에는 심전계(ECG, Electrocardiograph), 뇌파계(EEG, Electroencephalograph), 근전계(EMG, Electromyograph), 혈당계(Blood Sugar Device), 혈압계(Hemadynamometer) 등이 있으며 그 내용은 다음과 같다.

심전계는 심장이 박동하면 심근에 발생한 미소한 활동전위차를 생체표면에 부착한 전극으로 측정하여 시간에 따른 변동곡선을 기록하여 표시하는 기기를 말하며, 이 때 얻은 곡선을 심전도라 한다.

뇌파계는 뇌의 생리학적 활동에서 발생하는 미약한 뇌파신호의 전위차를 머리 표피에 장착한 전극으로 측정하여 뇌파신호의 주파수 성분을 분석하여 뇌종양, 뇌혈관장애, 두부 외상을 동반한 중추신경계의 기능 상태를 알아내는 검사기기이며, 이 때 얻은 뇌파신호를 뇌전도라 한다.

근전계는 근육의 생리학적 활동에서 발생하는 미약한 전위차를 근육표면에 부착한 전극으로 측정하여 발생한 전기신호의 주파수 성분을 분석하여 근육질환 및 근육을 지배하는 신경의 상태를 진단하는 장치이며, 이 때 얻은 전기신호를 시간에 따라 기록한 것을 근전도라 한다.

혈당계는 인체의 혈당을 측정하는 기기로서 혈당은 혈액 속에 함유되어 있는 포도당으로, 간에서의 포도당 공급량과 말초조직에서의 포도당 이용량과의 균형으로 조절되고 있는데, 이는 간의 작용을 중심으로 하여 각종 호르몬(인슐린 · 글루카곤 · 아드레날린 · 코르티손 · 갑상선호르몬 등)의 상호작용으로 유지되고 있다. 당뇨병의 경우에는 혈당이 높아지고, 반대로 췌장에 종양이 있을 때는 심한 저혈당이 된다.

혈압계는 인체의 혈압을 측정하는 기구이다. 수은기압계를 사용하는 리바로치형(Riva-Rocci) 혈압계와 아네로이드 기압계를 사용하는 타이코스형(Tycos) 혈압계가 대표적인 것인데, 모두 기압계, 압박대 및 송기구의 3부로 되어 있다. 이것을 팔의 위쪽 부위에 감고, 송기구로 충분히 공기를 보내면 상완동맥이 압박되는데, 이 때 혈류를 변화 또는 저지하는 압력을 기압계로 읽는다.

3. e-Commerce

전자상거래(e-Commerce)는 쇼핑, 금융 등 인터넷 가상공간(Cyberspace)을 통해 시간적, 공간적 한계를 뛰어 넘어 실현되기 때문에 실물 위주의 경제 체제에 혁명적 변화를 가져다주는 것이다. 일반적으로 자주 사용되는 쇼핑몰 용어는 다른 사람과 상호 작용할 수 있는 상점이라는 의미이다. 즉, 거리를 걸어 다니면서 가게의 상품을 보는 개념을 인터넷에 적용하고자 하는 것이다. 전자상거래는 일반적으로 인터넷 쇼핑몰에서의 다음과 같이 8단계를 거쳐 이루어진다.

인터넷상의 상거래로서 무엇보다도 관심의 대상이 되는 것이 바로 온라인 출판, 데이터베이스 서비스 그리고 소프트웨어 유통이다. 온라인 출판과 데이터베이스 서비스는 그 동안 가입자 중심의 폐쇄적 서비스였고, 특히 온라인 출판이라는 영역은 거의 시장이 없었다. 그러나 WWW의 출현으로 온라인 출판의 가능성을 발견하였으며, 데이터베이스 서비스와 함께 소액 전자 지불 제도만 해결되면 폭발적인 시장 확대가 예상된다.

소프트웨어 유통은 그 특성상 네트워크상에서 매우 잘 적응할 수 있기 때문에 지불만 해결된다면 네트워크상의 소프트웨어 유통은 매우 활성화 될 것이며, 오락 분야 역시 게임, 음악, 영화, 도박 등으로서 네트워크상에서 실제 거래가 다양하게 이루어지고

표 1-24 전자상거래 단계

구 분	의 미
1단계	소비자가 컴퓨터로 컴퓨터 통신망이나 인터넷 가상 상점에 들어가 원하는 상품을 고른다.
2단계	고른 상품을 소비자가 거래 신청서를 통해 가상 쇼핑몰 운영자에게 팔 것을 요청하면 운영자는 인증 절차를 거쳐 확인한다.
3단계	인증은 가상 쇼핑몰 운영자와 소비자의 정당성을 법적으로 보증하여 국가가 관리를 받는다.
4단계	인증하는 곳으로부터 소비자에 대한 신용 인증이 떨어진다.
5단계	쇼핑몰 운영자는 소비자의 거래 요청을 승낙한 후 대금을 지불할 것을 요구한다.
6단계	대금 지불은 대부분 신용 카드를 통해 이루어지고 있으며, 가상 은행에서 발생하는 전자 화폐를 이용하기도 한다.
7단계	소비자가 신용 카드 번호를 입력하는 방법으로 대금 지불을 완료한다.
8단계	상품이 소비자에게 배달된다.

있다. 기타 여러 가지 실세계에 존재하는 상업적인 활동이 이제는 네트워크상에 이루지는 활동이 전자상거래(e-Commerce)이다.

21세기 의료경영에 있어서도 인터넷을 통한 의료 전자상거래를 의료경영 전략에 적극적으로 활용할 것이다. 국내 제약 유통산업의 경쟁력 강화를 위해 의약품 유통 구조의 현대화 방안을 강구하고, 물류처리비 절감, 의료비 부담 경감을 위한 의약품 거래 전산화 방안을 위해 개발된 병의원, 약국과 공급업체 간의 다양한 비즈니스 모델을 수용하여 의약품 전자상거래가 이루어지고 있다.

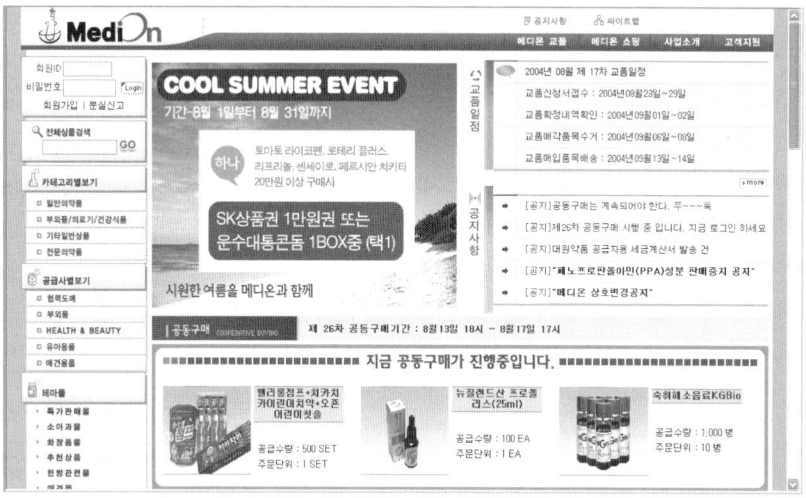

그림 1-39 사이버공간에서 의약품 전자상거래

한편, 대한병원협회에서는 의료부문의 전자상거래 활성화를 위한 기반조성사업단을 구성하여 「물품분류표준화」 사업을 추진하고 있다. 사업의 목적은 병 · 의원이 전자상거래 도입을 통해 병원경영을 보다 내실 있게 운영하려는데 있다. 따라서 앞으로 인터넷 사용을 통한 의료분야 전자상거래가 빠르게 확산될 것이며, 나아가 인터넷 상의 의료 전자상거래가 병원 거래의 엄청난 잠재적 시장이 형성될 것으로 예상된다.

1-5. 의료정보의 현황과 전망

1. 현재의 의료정보 현황

미래 사회학자들을 비롯한 많은 지식인들은 정보화라는 새로운 형태의 미래 충격이 기존의 계급과 조직 및 문화 · 사회적 질서를 파괴할 위협을 예견하여 철저히 대처할 것을 심각하게 경고하고 있다. 현재 의료분야에서도 급격한 외적 환경의 변화로 지속적인 조직의 개혁을 요구하고 있으며, 나아가 의료의 국제화 추세에 직면하고 있다. 이에 대응 방안으로는 의료의 정보화와 지식화를 강조하고 있으며, 이를 위하여 세계적으로 의료정보의 표준화가 활발히 진행되고 있다.

현재 선진국에서는 지식기반사회의 요구에 부응하여 차세대 병원정보시스템 구축 활용에 박차를 가하고 있다. 예를 들어 문서 없는 병원환경을 지향한 정보시스템, 환자중심의 영상, 생체신호 및 소리를 망라한 전자의무기록시스템 활용, 나아가 웹 기반 다중 매체를 통한 진료정보공유와 개인 평생기록유지시스템 구축 등을 활발히 추구하고 있는 실정이다. 이를 위하여 개인정보 비밀보장 및 보안, 전자결제, 원격진료 등을 위한 법제화와 표준화도 동시에 진행되고 있다.

현재 국가에서는 개인진료정보를 의료기관간에 공유하는 방안이 추진되고 있다. 개인 진료정보를 전산화해 다른 병원에 가더라도 전산자료를 토대로 치료를 받을 수 있게 하는 방안이다. 이렇게 되면 환자 상태를 처음부터 살펴보기 위한 불필요한 진료가 없어지고 환자들로서도 자기 몸 상태에 대해 일일이 설명할 필요가 없어지는 등 짧은 시간에 질 높은 진료를 받을 수 있게 된다. 미국에서는 전체 병원 중 14% 정도가 진료정보를 공동 활용하고 있는 것으로 알려졌다.

의료정보화는 환자행정위주의 시스템에서 임상위주의 시스템으로 변하고 있으며, 진료의사결정을 도와주는 경계와 경고 시스템을 중시하고 있다. 이는 진료 오류 감소에 필수적인 도구이다. 그리고 질 관리프로그램(Critical Path)과 표준 진료 일정관리(Clinical Path) 등도 강조되고 있다. 또한 지금 활성화되고 있는 생명정보와 의료정보의 공유도 시급히 연구되어야할 분야이며, 원활한 각종 의료정보와 생명정보의 공유를 위하여 국제표준제작이 활성화되고 있다.

ISO의 TC(Technical Committee) 215, Health Informatics를 통한 국제표준제작, 이기종간의 원활한 통신을 위한 표준인 HL7, 영상정보 표준인 DICOM, 용어표준인 SNOMED International(Systematized Nomenclature in Medicine)과 LOINC (Logical Object Identifier Nomenclature and Codes) 등이 발빠르게 활동하고 있으며, 이들의 결과는 향후 의료정보의 발전에 획기적인 공헌이 있으리라 생각한다.

표 1-25 의료정보의 환경 분석

특 징	내 용	
장점	• 인적자원 의존형 • 정보화 지원 예산의 확대편성	• 법적 · 제도적 뒷받침
단점	• 전문인력 부족 • 표준화 미비 • 의료기관의 정보화율 저조 • 정보화 전략의 부재	• 사회적 인식 부족 • 정보통신 인프라 미비 • 의료기관 시스템 간 호환성 결여
기회	• 정부의 정보화 의지가 강함 • 정보시스템의 보급 확산 • 업체구조조정에 따른 정보화 필요성 증대	• 인터넷 환경(초고속통신망 구축) • 정보통신기술의 발전

현재의 의료정보는 과거의 단순한 자료처리 단계에서 발전하여 텍스트, 그래픽, 이미지, 동영상 등 다양한 멀티미디어 정보를 제공하여 임상, 진료, 교육, 연구 등에 직접 이용될 수 있는 디지털정보를 지속적으로 제공하고 있으나, 충분히 이용되고 있지는 않다. 그러나 의료정보를 가장 효율적으로 활용할 수 있는 진료, 교육, 진단에 원격기술이 지속적으로 도입되어 활용이 증가하고 있는 것은 의료 환경의 새로운 시대의 변화를 예고하고 있다. 현재 의료정보 환경의 특징을 분석하면 위의 표 1-25와 같다.

2. 미래의 의료정보 전망

오늘날 대부분의 국가가 인터넷에 연결되어 있어서 인터넷의 의료정보는 1995년 이후부터 인터넷의 급속한 발전으로 인하여 모든 학문의 흐름까지도 변화시켜 책으로 정보를 얻던 세상에서 인터넷을 이용한 정보 이용으로 변화되어 의료에서도 소비자 입장에서 접근하기 어려웠던 정보를 보다 쉽게 찾을 수 있도록 하고 있다.

미국에서는 거의 모든 성인들이 건강정보를 찾기 위해 인터넷을 사용하고 있으며, 이러한 경향은 전통적인 의료 관련 회사들의 영업 방식을 바꾸어 인터넷 기반의 새로운 보건의료정보 산업의 발전을 촉진시킬 것으로 전망하고 있다. 나아가 앞으로 의료인은 여러 개의 전문화된 분야에서 컴퓨터를 적용하게 될 것이다. 특히 환자진료에 있어서 컴퓨터의 의사결정 프로그램의 도움을 많이 받게 될 것이다.

네트워크 발달은 새로운 내용과 의료정보를 이용할 수 있게 하였는데, 네트워크를 통해 일상생활에 필요한 실질적인 의료정보를 교환할 수 있다. 최근에는 의료의 각 분야의 정보화뿐만 아니라 의학연구, 의학교육 등에 의료정보학 기법들이 급속히 도입되고 있다. 단순한 환자 관리를 위한 정보화는 우리나라를 포함한 대부분의 선진 국가에서 성공적으로 정착되어 활용되고 있다.

의료행위 자체가 상당한 부분은 정보를 다루는 작업이며, 또한 의료행위 자체가 많은 정보를 발생시킨다. 이들 정보가 그 동안 의사가 대부분 독점하고 환자와 보험단체 및 국가가 일부를 공유할 정도로 폐쇄적으로 취급되었다. 아직도 의료정보의 상당수는 개인의 인권과 관계되기 때문에 폐쇄적으로 취급되었으나, 지금까지와는 달리 앞으로는 필요한 사람에게 상당 부분을 의료정보를 공유하는 것이 의료 발전에 필수적이다.

의료정보의 특징 중 하나가 시의성이 강하다는 것이며, 필요한 정보가 필요할 때 신속히 활용될 수 있어야 한다는 것이다. 이런 특징을 살려 의료정보가 의료 발전에 활용되려면 정보 전달체계의 혁명적 발전이 필요하고 이것이 초고속통신망이다. 즉, 의료에서 발생되는 정보는 어느 것이나 초고속망을 통해 필요한 사람에게 전달될 수 있다면 이는 의료의 혁명적 발전을 가져올 수 있다. 현재 정보통신 기술의 발전이 이를 가능하도록 하고 있으며, 특히 의료에서 중요한 데이터의 많은 부분이 영상데이터인데, 이 영상데이터까지 초고속정보망을 통해 어려움 없이 전달될 수 있다는 것이다.

최근에는 차별화된 진료서비스를 위하여 어디서나 환자정보에 접근하여 신속 정확하게 진료 받을 수 있도록 하는 모바일 환경의 진료지원 서비스를 수행하기도 한다. 기존의 병원정보시스템은 진료가 이루어지는 의료현장과 떨어진 별도의 데스크탑 PC에서 진료정보의 조회와 이를 출력한 자료를 이용하여 진료가 이루어졌으나, 모바일 진료지원시스템은 다양한 인프라와 PDA 단말기를 이용하여 진료현장의 환자 바로 곁에서 항상 최신의 자료로 정확한 진료를 수행할 수 있게 하는 최적의 진료환경을 제공하는 것이다.

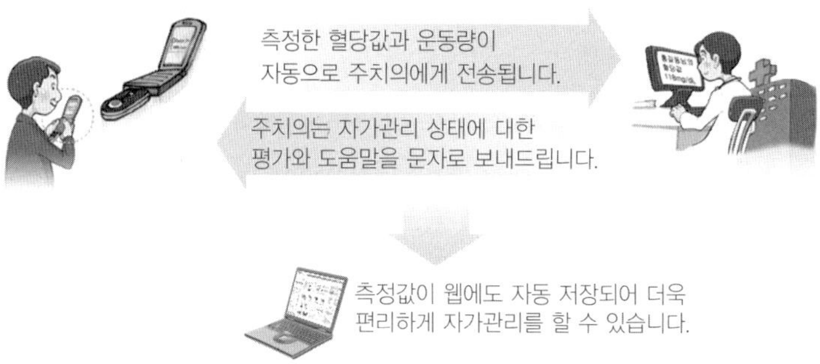

그림 1-40 원격의료 모바일 진료지원시스템

이제는 의료시장이 개방되어 의료서비스 산업이 무한경쟁에 놓이게 되면, 이러한 환경하에서 원격의료서비스는 환자의 원격의료 수요의 유형 및 규모 등에 따라 활용되어 그 경쟁이 치열할 것으로 전망된다. 그리고 국가 간 원격의료(Telemedicine)의 경쟁력은 의료의 특성상 의료지식 및 기술의 우월성이 우선적으로 작용할 것이며, 이를 지원하는 정보통신 기술 및 서비스 능력은 차 순위의 경쟁력 요소라 할 수 있다. 이러한 관점에서 볼 때 개방된 의료시장 하에서는 기존의 의료시장에서 경쟁력을 가진 의료기관들이 세계시장을 선점할 것이라는 전망이 나오고 있다.

원격의료 및 e-Health 기술은 통신 및 Web을 활용하여 원격지의 개인에게 실시간으로 의료정보나 의료서비스를 제공하는 기술로서 원격진료기술, 원격감지기술 및 원격의료정보서비스기술 등으로 세분화된다.

최근 IT, BT, NT 기술의 발전과 더불어 이들 기술을 통합한 퓨전기술의 발전으로 초소형 인체 장착형 바이오정보 단말 기술이 급속하게 발전되고 있다. 단순한 음성정보의 송수신에서 나아가 인체의 모든 물리, 화학적인 생체정보와 시각 화상정보의 송수신 기능을 포함하여 첨단 의료복지서비스가 가능한 차세대 단말기 기술의 발전으로 개인의 건강에 대한 욕구를 충족시켜줄 기술적 토대를 마련해 주고 있다.

미국을 비롯한 선진 국가들은 인터넷 등 웹 기술과 이동통신기술을 이용한 원격의료 및 e-Health 기술 분야가 미래 전략산업으로 급성장할 것으로 전망하고 세계시장을 선점하여 고부가가치의 국부를 창출하기 위한 뜨거운 경쟁을 벌이고 있다.

국내에서는 2008년 보건의료서비스 전달체계의 선진화 및 미래 신성장 동력산업의 일환으로 유헬스(u-Health)의 활성화와 필요성을 느끼고 이에 대한 단계적인 실천방안을 위한 연구조사가 착수되었다.

앞으로 의료소비자는 개인용컴퓨터, 전자우편, 원격화상회의 등의 방법을 통해서 언제나 의사를 만날 수 있어 자신의 건강을 효과적으로 관리하게 될 것이다. 예를 들면 차고 다니는 손목시계에 육체적 · 정신적 상태가 수시로 점검되어 기록, 저장됨으로써 필요할 때마다 어느 장소에서나 원하는 의료서비스를 제공 받을 수 있는 유비쿼터스(Ubiquitous) 헬스케어 시대를 맞이하게 될 것이다. 이와 같은 의료 환경 변화로 인한 유헬스는 유비쿼터스컴퓨팅(Ubiquitous Computing) 기술과 보건의료(Healthcare)의 결합에 의해 만들어진 기술의 복합적 연계를 통해 새롭게 만들어진 기술의 패러다임으로 바뀌게 될 것이다.

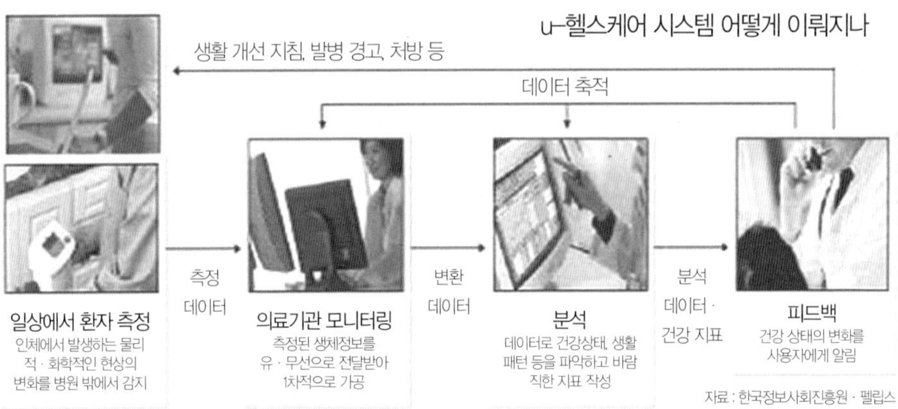

그림 1-41 u-헬스 시스템

또한, 인구의 노령화와 환자의 유형의 변화, 의료기술의 개발로 새로운 정보를 갖춘 의학지식의 등장, 의료인의 자율권은 점차 감소되어 표준 처방안과 같은 형태의 지침이 증가함에 따라서 개인 건강관리에 대한 중요성이 더욱 강조될 것이다.

표 1-26 헬스케어의 사라지는 분야와 등장하는 분야

사라지는(OUT) 분야		등장하는(IN) 분야
질병 치료 Curing Disease	→	건강 유지 Maintaining Health
질병 지향적 관리 Disease-Oriented Care	→	건강 지향적 관리 Population Health-Oriented Care
효율성 측면에서 제한적인 자료 Limited Data on Effectiveness	→	결과에 근거한 평가 Outcomes-based Evaluations
서비스 비용 Fee for Service	→	경영관점의 관리 Managed Care
비용의 산출 Measuring Expenses	→	비용의 경영 Managing Expenses
질 보증 Quality Assurance	→	지속적인 질 향상 Continuous Quality Improvement
병원 중심의 관리 Hospital-based Care	→	지역사회 중심의 관리 Community-based Care
개별 자동분석기 Discrete Autoanalyzer	→	로봇트화 Robotics
임상병리검사실 단위의 검사 Lab-based Testing	→	개별 검사/자가 검사 Point-of-care / Home Testing
여러 종류의 검사 분야들 Many kingdoms of "-ologies"	→	통합임상병리서비스 Integrated Lab Services
표현형 검사 Phenotypic Testing	→	유전형 검사 Genotypic Testing
소규모 산업 Cottage Industry	→	지역적/국가적/국제적 공급자 집단 Regional/National/International Provider Groups
개별적,자율적 기구들 Discrete, Autonomous Organizations	→	실질상의 다중적 산발 임상병리검사실 Virtual Multi-site Laboratory
단과적 중심 Departmental Focus	→	부문 간 중심/복합부문별 팀 Interdisciplinary Focus/Multi-Disciplinary Teams

연습문제

Exercises

주관식

1 데이터(data), 정보(information), 지식(knowledge)이 갖는 의미와 이들의 본질적인 차이점이 무엇인지를 설명하시오.

2 정보화의 의미와 의료정보화의 개념을 설명하시오.

3 정보화 사회의 다양한 정의와 정보의 가치 조건을 설명하시오.

4 의료정보학의 정의를 구체적으로 설명하시오.

5 미국의료정보협회(AMIA)에서 권고한 의료정보학의 목표를 설명하시오.

6 의료정보화의 대상 범위와 의료정보화를 위해 해결해야 할 점을 설명하시오.

7 세계의료정보협회(IMIA)에서 의료정보학에 적용되는 연구 분야를 요약 정리하시오.

8 국내 · 국외 의료정보화의 역사를 정리하시오.

9 의료정보의 환경 분석의 장 · 단점과 기회를 설명하시오.

10 DNS의 기능에 대해서 설명하시오.

11 URL의 기능에 대해서 설명하시오.

12 SLIP와 PPP의 차이점을 비교 설명하시오.

13 인터넷의 다양한 서비스 분야에 대해서 설명하시오.

14 인터넷의 의료정보 구축 배경에 대해서 설명하시오.

15 인터넷의 의료정보 활용에 대해서 어떤 것들이 있으며, 문제점은 무엇인가 설명하시오.

16 e-Health의 배경 및 정의에 대해서 설명하시오,

17 e-Health의 기능 및 기술에 대해서 설명하시오.

18 e-Health의 문제점에 대해서 설명하시오.

19 u-Health의 배경 및 정의에 대해서 설명하시오.

20 미래의 의료정보 환경 변화에 대해서 설명하시오.

연습문제

Exercises

객관식

1 다음 중 정보화 사회 정의가 잘못 설명된 것은?

① 컴퓨터와 정보통신망을 이용하여 정보 창출의 소형화가 이루어지는 사회
② 정보를 이용한 가치 생산이 사회를 움직이는 원동력이 되는 사회
③ 사회 모든 구성원들이 1인 1기능이 아닌 1인 다기능을 가지는 사회
④ 물질이나 에너지 중심인 공업화 사회로부터 정보의 생산과 유통이 중심이 되는 사회

2 다음 중 정보화 사회 특징을 잘못 설명한 것은?

① 정보의 양이 폭발적으로 증가하고, 그것이 엄청난 힘으로 사회에 파급된다.
② 정보과학, 정보기술이 급속하게 진보하여 사회 다방면에 영향을 끼치게 된다.
③ 사회활동에서 고도의 정보통신 기술이 활용되어 자동화가 제한된다.
④ 생산 및 관리의 특성들이 탈규격화, 다양화, 분권화 된다.

3 다음 중 정보화 사회 조직의 환경변화에 대한 조직변수를 바르게 나타낸 것은?

① 환경-안정적, 예측적
② 목표-가변적, 다양함
③ 기술-단순, 정태적
④ 의사결정-정형적, 반복적

4 다음 중 정보화 사회 조직의 조직변수에 따른 환경변화에 대해 적절하지 않은 것은?

	조직변수	정보사회 이전	정보사회
①	환 경	안정적, 예측적	가변적, 불확실성
②	기 술	단순, 정태적	복잡, 동태적
③	의사결정	정형적, 창의적	비정형적, 반복적
④	업 무	일상화, 생산성중시	비일상화, 창의성 중시

5 다음은 의료정보학에 대한 설명이다. 괄호 안에 가장 올바른 내용은?

> 의료정보학은 환자(㉮), 의학교육, 의료(㉯), 보건복지 등에 필요한 각종 정보를 효율적으로 체계화하여 관리하는 학문이라고 할 수 있다.

① ㉮ 기록, ㉯ 경영　　② ㉮ 정보, ㉯ 행정
③ ㉮ 진료, ㉯ 관리　　④ ㉮ 진료, ㉯ 경영

6 다음 중 의료정보학에 대한 설명으로 올바르지 않은 것은?

① 의료정보학은 환자진료, 의학교육, 의학연구, 의료경영에 필요한 정보를 효율적으로 체계화하여 관리하는 학문이다.
② 의료정보학의 응용은 병원에서 환자 진료에만 한정하여 적용된 학문 분야이다.
③ 정보과학, 컴퓨터공학, 의공학, 기초의학, 인지과학, 교육심리학 등이 복합적으로 이루어진 학문이다.
④ 의료정보학의 응용은 컴퓨터와 통신기술을 실제 임상에 어떻게 적용하느냐이다.

7 다음 중 의료정보학에 대한 설명으로 올바른 것은?

① 1960년대 미국에서 처음 의료정보학이라는 용어 등장, 유럽에서 본격적으로 의료 환경에 컴퓨터를 도입하여 사용하게 되었다.
② 의료정보학의 응용은 병원에서 환자 진료에만 한정하여 적용된 학문 분야이다.
③ 의료정보학은 환자진료, 의학교육, 의학연구, 의료경영에 필요한 정보를 효율적으로 체계화하여 관리하는 학문이다.
④ 의료정보학은 정보과학, 컴퓨터공학, 의공학, 기초의학, 인지과학, 교육심리 등과는 상이한 독립적 학문분야이다.

8 다음은 의료정보학에 대한 설명이다. 괄호 안에 가장 올바른 내용은?

> 의료정보학은 환자진료, 의학교육, 의료경영, 보건복지 등에 필요한 각종 (㉮)을(를) 효율적으로 (㉯)하여 관리하는 학문이라고 할 수 있다.

① ㉮ 지식, ㉯ 분류화　　② ㉮ 정보, ㉯ 단일화
③ ㉮ 정보, ㉯ 체계화　　④ ㉮ 정보, ㉯ 획일화

9 의료정보학에 대한 설명으로 올바른 것은?

① 의료정보학은 비교적 새로운 학문분야이나 다루어야 할 분야나 범위가 정해져있다.
② 의료정보학의 목표의 최소7개 분야는 IMIA권고사항이다.
③ 미국의료정보협회는 전략적 계획과정기법을 이용하여 의료정보학 목표를 설정하였다.
④ 의료정보학은 인지과학, 교육심리학, 정보과학과는 분리된 학문이다.

10 다음 중 의료정보학의 최소한 목표에 대한 설명이다. 가장 거리가 먼 것은?

① 소프트웨어 작성 능력 배양
② 정보의 검색과 관리 능력 배양
③ 병원정보시스템 대한 이해
④ 전자통신망의 이용방법 습득

11 다음 중 의료정보학의 최소한 목표에 대한 설명으로 올바른 것은?

① 전자통신망의 설계
② 소프트웨어 작성 능력 배양
③ 환자진료를 위한 의학지식 습득
④ 정보의 검색과 관리 능력 배양

12 다음 중 인터넷 특징이 아닌 것은?

① 인터넷은 관리기구가 없다.
② 인터넷은 급격하게 팽창하고 있다.
③ 인터넷은 다양한 주소체계를 이용하여 메시지를 교환한다.
④ 인터넷은 중앙 집중적인 컴퓨터 시스템이나 정보통신 센터가 없다.

해설 인터넷은 유일한 주소체계를 이용하여 메시지를 교환한다.

13 한 조직 내부의 네트워크로 많은 인터넷 기술을 이용해 기업 내부환경에 정보공유, 커뮤니케이션, 협업, 업무 프로세스를 지원하는 것을 무엇이라 하는가?

① 인터넷 ② 엑스트라넷 ③ 서브넷 ④ 인트라넷

해설 인트라넷은 한 조직 내부의 네트워크로 많은 인터넷 기술을 이용해 기업 재부환경에 정보공유, 커뮤니케이션, 협업, 업무 프로세스를 지원한다.

14 다음 중 텔레커뮤니케이션 네트워크에 해당되지 않는 것은?

① 브라우저 ② 인트라넷 ③ 엑스트라넷 ④ 인터넷

해설 텔레커뮤니케이션 네트워크에는 인터넷, 인트라넷, 엑스트라넷이 있다.

15 의료정보학의 역사에 대한 설명이다. 올바르지 않는 것은?

① 의료정보학이란 용어는 1960년대 말 유럽에서 사용되기 시작하였다.
② 의료정보학의 초기의 발전은 유럽에서 그 근원을 찾을 수 있다.
③ 의료정보 처리에 처음 사용한 기술은 인구통계조사의 펀치카드시스템이다.
④ 1970년대는 병원정보시스템의 성숙기이다.

16 다음 중 의료정보화의 대상 범위 중 가장 거리가 먼 것은?

① 진료평가 ② 원격의료 ③ 의학영상 ④ 병원정보

17 인터넷과 같은 공중망을 사용하여 사설망을 구축하게 해주는 기술 혹은 통신망은?

① ADSL ② TI ③ VPN ④ VR

해설 가상사설망(VPN)은 인터넷과 같은 공중망을 사용하여 사설망을 구축하게 해주는 기술 혹은 통신망이다.

18 우리나라 의료정보화의 현황에 대한 설명으로 올바르지 않은 것은?

① 병원정보시스템, 원격의료, 의료정보 공유 등이 의료정보화의 대상 업무가 된다.
② 병원정보 전산화는 원무, 보험청구, 외래 및 병실 OCS 등으로 세분화된다.
③ 우리나라의 의료분야 정보화율은 국내 타 분야보다 높다.
④ 병원정보시스템에서 보험청구 및 미수금 관리 전산화율이 비교적 높다.

19 우리나라 의료정보화의 현황에 대한 설명으로 옳은 것은?

① 원격의료에서 가장 역점을 두어 추진할 수 있는 것은 재택 진료이다.
② 2000년 병원정보시스템 전산화 정도는 원무, 의무기록, 외래 OCS 순이다.
③ PACS는 아직 국내에는 도입되지 못했다.
④ 국내 거의 모든 병원에서 전자의무기록을 시행하고 있다.

20 의료정보화를 위해 필요한 환경에 해당하지 않는 것은?

① 법적인 뒷받침 ② 사무관리 인력양성
③ 보안문제 해결 ④ 정보화 투자에 대한 동기부여

21 일상의 의료행위나 의료연구에서 정보를 관리하고 접하는데 있어서의 어려움에 해당하지 않는 것은?

① 임상정보의 수집 ② 정보교환
③ 돌발 상황에 대한 대처 방안 ④ 의학교육의 입문

22 다음 중 의학문헌 검색시 인터넷에서 사용되는 통신용 프로토콜은?

① IEEE 802 ② TCP/IP ③ CAT 5 ④ 10 Base T

23 다음 중 인터넷 정보 서비스가 아닌 것은?

① HTTP ② WWW ③ E-Mail ④ Archie

24 다음 중 인터넷에 존재하는 정보나 서비스에 대한 접근 방법, 존재하는 위치, 자료 파일의 이름 등의 요소를 표시하는 방식을 무엇이라고 하는가?

① DNS ② CGI ③ URL ④ DHCP

25 다음 중 인터넷의 기본 프로토콜이며 서로 다른 종류의 컴퓨터 상호간의 통신을 가능하게 하는 통신 프로토콜은?

① HTTP ② SLIP/PPP ③ TCP/IP ④ FTP

26 다음 중 TCP/IP의 5계층에 속하지 않는 것은?

① 지식 계층 ② 물리적 계층
③ 처리 계층 ④ 네트워크 인터페이스

해설 TCP/IP의 5계층:어플리케이션 또는 처리계층, 호스트 전송 계층, 인터넷 프로토콜, 네트워크 인터페이스, 물리적 계층이 있다.

27 다음의 국제 의학 문헌 검색에 대한 설명 중 올바르지 않는 것은?

① 메드라인은 인쇄본(Index Medicus), 온라인, CD-ROM의 형태로 서비스되고 있다.
② Excerpta Medica는 유기화학과 무기화학을 격주간으로 매주 발간하고 있다.
③ PubMed는 NLM에서 개발된 Medline의 무료검색을 위한 검색도구이다.
④ 메드라인은 MEDLARS(Medical Literature Analysis and Retrieval System) on the Line 약자이다.

28 다음 중 문헌검색에 있어서 1차 자료보다 효과적으로 검색할 수 있는 2차 자료 유형이 아닌 것은?

① 색인(index) ② 논문(theses)
③ 개요(synopsis) ④ 초록(abstract)

29 다음 중 국제 의학 문헌 검색에 해당되는 것은?

① 학술연구정보서비스 ② 의학연구정보센터
③ 메드라인 ④ KoreaMed

30 의학에서 다루는 자료(data)에 속하지 않는 것은?

① 환자의 주관적인 증상(symptom) ② 건강보험 증서
③ 혈액 소견 ④ 병리조직학적 소견

31 의학문헌검색에 대한 설명으로 틀린 것은?

① 오늘날 문헌검색은 환자의 진료에 있어 중요한 진단 기술이다.
② 개별 임상 경험과 연구에서 얻어진 임상의 근거 중에서 최선의 것을 통합하여 개개인의 환자에 적용하는데 활용되기도 한다.
③ 현대에는 실력의 척도가 지식의 양(know-how)이 아닌 검색능력(know-where)이다.
④ 이차자료는 일차자료를 보다 광범위하게 사용하기 위해 출판된 초록, 단행본, 색인을 의미한다.

32 의료정보 질 평가 기준에 대한 설명이다. 올바르게 짝지은 것은?

① HITI : 원래 방송, 신문 같은 매체에서 의료정보를 평가하기 위해 개발
② HON CODE : 1995년에 창립되어 스위스에 본부를 두고 있는 국제기구
③ DISCERN instrument : 유럽연합에서 지원하는 프로젝트
④ MedCERTAIN : 신뢰도, 내용, 목적, 링크, 디자인, 상호성, 경고로 평가

33 다음에서 e-Health의 정의를 잘못 설명한 것은?

① 정보통신기술을 응용한 의료시스템을 이용, 보건의료정보 및 지식, 제품 등을 소비자에게 제공하고 소비자의 건강상태를 시간과 공간을 초월한 언제 어디서나 파악하게 할 수 있는 새로운 패러다임의 의료서비스 산업을 일컫는 말이다.
② 보건의료조직 전반의 보건의료데이터와 정보를 전자적으로 교환하는 것으로 시

민, 환자, 보건의료 제공자(의사, 간호사 포함) 및 제공기관(병원, 약국, 보험지불기관 포함), 연구소, 보건의료 정보기술 제공기관, 보건의료 벤더 등에서 전자적으로 보건의료정보를 교환하는 것으로 정의하고 있다.

③ 인터넷 및 정보통신기술을 수단으로 하여 보건의료 대상자(소비자, 공급자 등)에게 시공간을 가리지 않고 향상된 보건의료 정보 및 서비스를 제공하는 것뿐만 아니라, 좀 더 확장된 의미에서 이러한 의료지식 정보화에 대한 정신, 사고방식, 태도 등을 모두 포함하는 것이라고 포괄적이고 종합적으로 정의한다.

④ 정보통신기술을 수단으로 의료, 쇼핑, 금융 등 인터넷 가상공간을 통해 시간적, 공간적 한계를 뛰어 넘어 실현되기 때문에 실물 위주의 경제 체제에 혁명적 변화를 가져다주는 기술이다. 일반적으로 다른 사람과 상호 작용할 수 있는 쇼핑몰이라는 의미로 정의한다.

정답 Answer!

01. ①	02. ③	03. ②	04. ③	05. ④	06. ②	07. ③	08. ③	09. ③	10. ①
11. ④	12. ③	13. ④	14. ①	15. ②	16. ①	17. ③	18. ③	19. ①	20. ②
21. ④	22. ②	23. ①	24. ③	25. ③	26. ①	27. ②	28. ②	29. ③	30. ②
31. ④	32. ②	33. ④							

제 2 장

의료정보와 정보이론

2-1. 의료정보의 진화과정

1. 의료자료/의료정보/의료지식

의료정보화 과정은 의료인이 환자를 다루는 의료과정에서 잘 정의된 하나의 정보화 과정이라 볼 수 있다. 여기서는 컴퓨터가 보건의료 부문에서 어떤 수준에서 어떻게 활용되고 있는지에 대한 것과 의료정보학에서 다루는 주요 범위에 대한 개념을 포함하여 사용하는 중요한 기본적인 용어들을 정보학적 관점에서 이해하여 의료서비스과정을 정보화의 시각으로 분석하고, 인식하여 개념을 정리하고자 한다.

정보학 관점에서 취급하는 자료, 정보, 지식의 기본 개념을 의료자료, 의료정보, 의료지식으로 대비하여 보건의료 분야에 어떤 현상으로 나타나는지 먼저 이해하고자 한다.

의료자료(Medical Data)는 환자가 병원을 방문하면 의사나 간호사가 다루는 환자의 주관적인 증상과 객관적인 증후, 의심되는 질병에 대한 검사를 위해 진단검사의학(임상병리과)에서 나오는 각종 검체(소변, 혈액, 체액 등) 검사결과, 해부병리과에서 보고하는 병리조직학적 소견, 진단영상의학과(방사선과)에 나오는 X-선 촬영, CT 및 MRI 영상 진단 소견, 초음파 영상진단 소견, 심전도나 뇌파와 같은 생체신호자료 등이 환자에 대한 의료자료라 할 수 있다.

의료정보(Medical Information)는 의료인이 의료서비스를 제공함으로써 모여진 이러한 데이터를 필요한 절차를 통해 상황에 맞게 판단(진단, 치료 등 포함)하거나 해석한 데이터이다. 또는 어떤 유용한 행동을 위해서 자료로부터 추출된 의미 있는 것을 말한다. 즉, 의료정보의 실체는 의사나 간호사 그리고 의료실무자 및 행정인이 하나의 절차로 각 분야에서 업무의 전문화를 수행해 가는 전체적인 그룹을 의료정보라 말할 수 있다. 따라서 의료자료가 의료정보가 되기 위해서는 일반적으로 두 가지 조건이 필요하다.

의료자료가 의료정보가 되기 위한 두 가지 조건

① 이용자, 즉 어떤 구체적인 목적을 갖고 자료를 해석하는 사람이 있어야 한다.
② 자료가 처리되는 과정이 있어야 한다는 것으로 자료를 일정한 규칙에 따라 구조화, 재배열 또는 요약 등의 방법으로 해석하는 것을 말한다.

의료지식(Medical Knowledge)은 단편적으로 분산되어 있는 개개의 정보가 아니라 어떤 의도나 목적과 관련성을 가지고 있으면서 체계화되고, 일반화되어 안정된 정보를 의미한다. 이러한 관점에서 지식은 정보보다 다소 높은 상위 개념을 갖게 된다. 따라서 의료지식은 동종의 정보가 집적되어 일반화된 형태로 정리된 것으로 어떤 특정 목적 달성에 유용하고, 추상화되어 일반화된 정보로 정의한다.

지식은 각종 정보가 수집되고 분석되어 새롭게 정립된 것으로 인간의 사고 판단을 근거로 작용할 뿐만 아니라 정보를 통합하고 분석하여 재구조화된 것으로 보다 일반화되고 보편화된 정보를 의미한다. 이와 같은 자료(데이터), 정보, 지식으로의 진화과정을 정보화 과정, 지식화 과정이라 할 수 있으며, 이는 다음 그림 2-1과 같다.

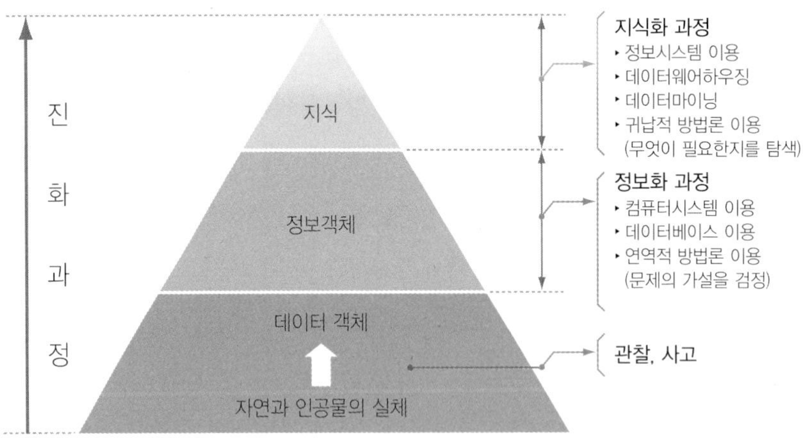

그림 2-1 데이터/정보/지식의 진화과정

의료정보화는 의학자료를 유용한 목적으로 해석하는 과정으로 정보처리시스템 사용이 중요시되며, 데이터베이스를 이용한 연역적 방법론을 사용한다. 연역적 방법이란 이미 알려져 있거나 생각할 수 있는 문제에 대한 가설을 검정하는 방법론을 말한다.

예를 들면 '병원에서 병상회전율이 질병별로 차이가 있는가'라는 추상적 질문에 병상회전율이 왜 낮으며, 이를 높이기 위해서는 무엇을 해야 하는가와 같은 답을 하는 과정이라 볼 수 있다. 여기서 데이터마이닝(Data Mining)같은 방법론이 사용되며, 이는 우리가 사전에 생각하지 못한 연관성이나 관련 규칙을 발견하여 의사결정에 사용되는 중요한 지식을 발굴해 내는 과정으로 정리하고 있다.

2. 의학의 연구방법

의료자료 · 의료정보 · 의료지식 진화과정을 바탕으로 의학을 연구하는 방법에는 1차 연구와 2차 연구로 구분할 수 있는데 1차 연구는 원(Source)자료를 이용하여 직접적으로 연구결과를 보고하는 것이고, 2차 연구(통합연구)는 여러 1차 연구들을 요약하여 이를 바탕으로 결론을 이끌어내는 것을 목적으로 한다.

1차 연구방법에는 무작위 비교시험, 코호트연구, 환자-대조군 연구, 단면조사연구, 증례보고 등이 있다. 2차 연구방법에는 1차 연구를 요약한 체계적 분석(Systemic Review)과 비체계적 분석(Non-systematic Review), 메타분석(Meta-analysis)이 있으며, 1차 연구를 바탕으로 하여 어떻게 의료를 행하여야 하는지에 대한 결론을 얻기 위한 연구로는 임상진료지침(Guidelines)이 있다. 또한 1차 연구 결과를 이용하여 특정 의료행위가 자원의 사용면에서 적절한지를 살펴보는 경제학적 분석연구 등이 있다. 여기서는 1차 연구방법에 대해 간략한 설명과 2차 연구방법으로는 1차 연구 결과를 이용하여 의사나 환자들이 임상적인 결정을 내리는데 이용할 수 있는 확률에 기초한 의사결정 분석(Decision Analysis)과정의 개념을 다음 절에서 설명하고자 한다.

1) 무작위 비교시험

무작위 비교시험(Randomized Controlled Trials)은 참여자들은 동전 던지기 과정과 마찬가지인 무작위법을 통해 특정 처치군(약물치료군) 또는 다른 군(위약투여군) 중 하나에 배정한다. 두 군을 미리 정한 시간 동안 추적하고 연구 착수시에 미리 정의한 특정 결과(예 : 사망, 심근경색, 암 등)에 근거해 검정한다.

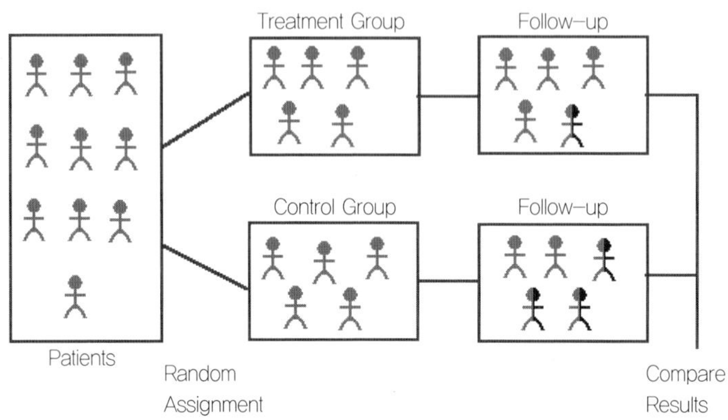

그림 2-2 무작위비교시험

각 군은 어떤 처방을 받았는지에 대해서만 차이가 있을 뿐 나머지 부분은 평균하면 동질적이라고 말할 수 있기 때문에 이론적으로 결과에서 나타난 두 군 간의 차이는 처방에 기인한 것이라고 볼 수 있다.

담배와 폐암과의 상관성에 대한 연구를 예로 들면 신체적 조건이 비슷한 20대 남자 중 비흡연자 100명을 모아서 무작위로 50명씩 A군과 B군으로 나눈 후, A군은 담배를 피게 하고 B군은 담배를 피우지 않게 한 다음 몇 년 뒤에 두 군의 폐암발생률의 차이를 구한다.

2) 코호트 연구

코호트 연구(Cohort Study)는 인구학에서 특정 사건에 대한 노출경험(예 : 백신접종, 약물투여 등)의 차이에 근거하여 둘 이상의 대조군을 구성한 후 추적하여 각각의 군에서 특정 질병 또는 특정 결과가 얼마나 많이 발생하는가를 알아보는 것이다.

담배와 폐암의 상관관계에 대한 연구를 예로 들면 흡연자 50명과 비흡연자 50명을 모은 다음 일정 기간 후 두 군의 폐암발생률을 조사한다.

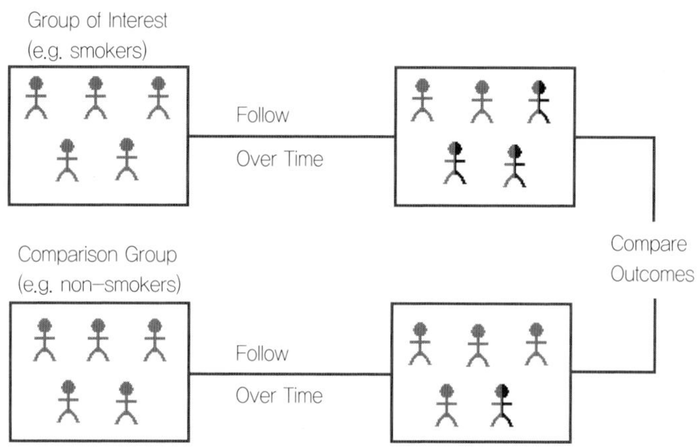

그림 2-3 코호트 연구

3) 환자-대조군 연구

환자-대조군 연구(Case-control Study)는 특정 질병 또는 특정 상황에 있는 환자 군들은 먼저 대조군과 짝을 이룬다. 대조군은 환자군의 질병과 다른 질병을 앓고 있을 수도 있고, 일반 인구집단일 수도 있다. 이들을 대상으로 과거 의무기록을 열람하거나 본인에게 물어 확인하는 등의 방법을 통해 현 질병상태의 원인으로 추정되는 과거의 사건에 대한 노출 관련 자료를 수집한다. 담배와 폐암과의 상관관계에 대한 연구를 예로 들면 폐암에 걸린 환자 군과, 다른 요소들은 환자 군과 유사하지만 폐암에 걸리지

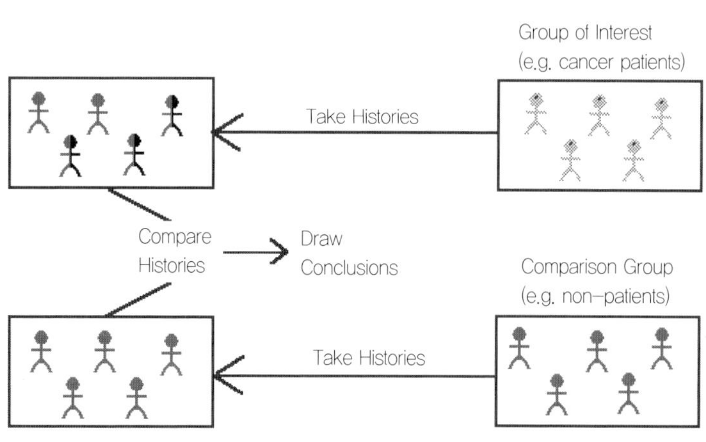

그림 2-4 환자-대조군 연구

않은 대조군을 구성한 후 과거에 담배를 피운 경력에 대하여 조사한다.

4) 단면조사연구

단면조사연구(Cross Sectional Study)는 현시점에서 역학자들이 실시하는 조사에는 본질적으로 대표성 있는 사람들의 표본을 추출하여 면접이나 조사를 벌이고 또한 특정 임상적 질문에 대한 답을 찾기 위해 연구한다는 공통점이 있다. 담배와 폐암과의 상관관계에 대한 연구를 예로 들면 일정 지역에서 표본을 추출한 다음 담배 피우는 사람과 폐암에 걸린 사람을 조사한 후 둘의 상관관계를 검토한다.

5) 증례연구

증례연구(Case Study)는 조사 · 통계연구가 공통적인 요인을 연구하는 것에 대해서 개별적 · 특이적 · 다목적 요인을 규명하는 것이고, 양자는 상호보완적 관계에 있다. 사례 · 기록을 중심으로 해서 모든 상황의 자료와 정보를 수집하고 체계화해 문제해결의 방법을 발견하는 연구이다. 통상, 사례연구법에는 병력연구와 상황연구의 2종류를 볼 수 있는데, 목적이나 상황에 따라서 선택하면 좋다.

증례보고(Case Report)는 어떤 특정 환자의 치료나 간호에 관한 식견을 학회, 잡지 등에 발표하는 것이다. 일반적으로 증례보고의 대상이 되는 사례는 드문 질환의 경우, 새로운 검사법이나 치료법을 사용한 경우 등이 많다. 증례보고에서는 사례를 소개하

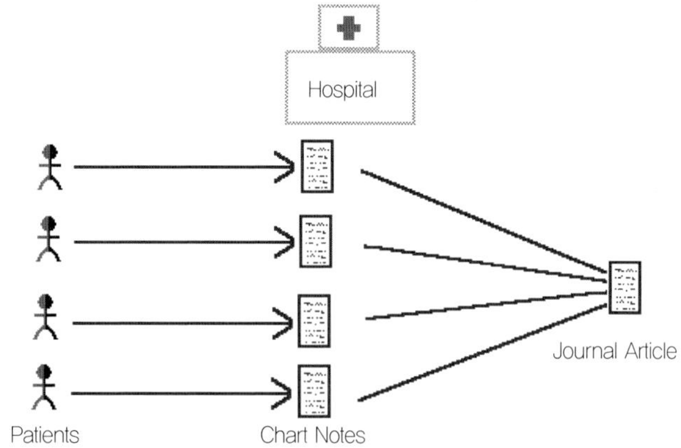

그림 2-5 증례연구

고 시행한 치료 · 검사나 간호를 요약해 고찰을 한 후에 보고한다. 이 때문에 보고자에게는 객관성, 정리분석력, 추상력, 비판력, 종합력 등이 요구된다.

2-2. 의사결정의 분석과정

1. 의사결정과정의 개념

의사결정(Decision Analysis) 분석과정은 일반영역으로 자료의 수집에서 의사결정과 행위까지는 관찰(Observation) → 추론(Reasoning) → 행동(Action)의 기본적인 3단계로 구분해서 생각해 볼 수 있는데, 이를 의사결정과 관련된 정보순환이라고 볼 수 있다. 이와 같은 단계는 의료뿐만 아니라 다른 영역에서도 관찰할 수 있는데 이를 과학적 연구, 컴퓨터처리, 공중보건사업 등에서도 다음 그림 2-6과 같이 Bemmel & Musen(1977)의 의사결정과 관련된 행위의 정보 순환(Feedback) 3단계 과정을 볼 수 있다.

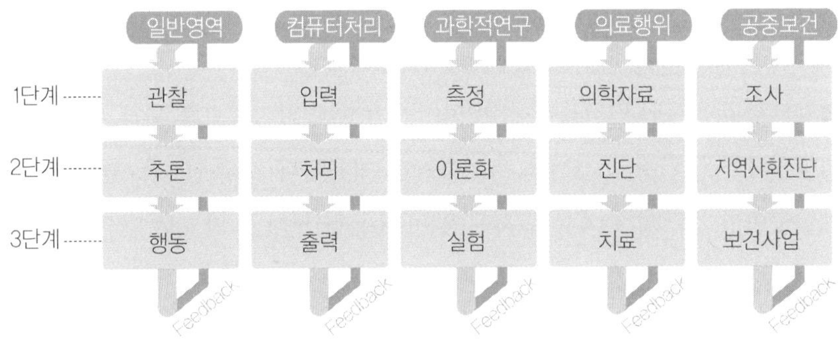

그림 2-6 의사결정의 정보순환 3단계 과정

컴퓨터를 이용하여 자료를 처리하는 과정에서는 입력(Input) → 처리(Processing) → 결과(Output)의 3단계 순환과정을 통하여 얻을 수 있고, 일반적인 과학영역에서의 연구 분야도 측정(Measurement) → 이론화(Theory) → 실험(Experiment)의 3단계의 순환과정을 통하여 일반화시킬 수 있다.

의료에서는 의료자료(Patient Data) → 진단(Diagnosis) → 치료(Therapy)의 3단계 순환과정을 거쳐 행위가 이루어진다. 즉, 환자에게 수집한 여러 가지 의료자료를 관찰하고 이를 바탕으로 추론하여 진단, 치료하는 의사결정의 3단계 순환과정을 거쳐 행위가 이루어진다.

공중보건 분야에서도 지역사회보건 사업을 수행하는 과정은 지역사회 조사가 관찰단계에 해당하며, 여기서 나온 자료를 분석하여 지역사회진단을 내리는 것이 추론단계이며, 구체적인 보건사업을 실시하는 것이 행동단계에 해당된다는 것을 알 수 있다. 이러한 모든 과정은 재차 정보순환과정을 거쳐서 1단계로 환원(Feedback)되는 과정을 반복하여 이루어진다. 이는 통상적으로 한 번의 관찰과 추론만으로 구체적인 행동을 내리기 어려우며, 특히 의학의 경우는 환자에 대한 치료과정 후 몇 번의 관찰과 추론 과정을 더 거치는 것이 일반적이다.

2. 의사결정과정의 단계

1) 관찰단계

관찰(Observation)단계는 환자와 관련된 다양한 자료이다. 환자가 병원을 내원하여 담당의사와 직접적인 면담을 통하여 얻어진 내용과 환자치료를 위해 환자로부터 얻어진 임상자료들은 환자의 질병을 추정하는데 이용된다. 이러한 자료들은 판단의 불확실성을 줄이고 진단이나 치료 목적에 맞는 유용한 정보로 만드는 것은 의료인이다. 구체적으로 이러한 자료에는 환자의 병력, 신체검사소견, 혈액이나 소변에서 측정한 각종 진단검사의학자료, 심전도나 뇌파검사와 같은 생체신호 자료, 컴퓨터단층촬영(CT) 같은 진단영상 자료, 운동기능 특정자료 등이 있다.

2) 진단단계

진단(Diagnosis)단계는 의사가 환자를 진단하는 사고 과정으로서 매우 복잡하여 한마디로 정의하기 어렵다. 그러나 의료인이 환자의 질병을 판정하기 위하여 지금까지 진단검사한 모든 자료와 관련 의료지식 및 의료정보를 바탕으로 환자의 질병에 대해 최종적인 의사결정을 내리는 단계이다. 이때, 의사는 환자로부터 얻은 자료로부터 불확실성을 줄이는 정보를 이끌어 내고, 이를 기존의 지식과 함께 활용하여 귀납적인 과정을 통하여 환자를 진단한다. 이와 같은 과정은 자료가 정보가 되는 정보과정을 의미하며, 컴퓨터가 이 과정에 깊게 관여할 수 있다는 의미이다. 진단검사를 시행하는 목적은 다음과 같으며, 신경계 질환의 진단 과정의 예는 다음 그림 2-7과 같다.

진단검사를 시행하는 목적

- 확실한 진단을 얻기 위하여
- 임상적으로 의심되는 진단을 확인하기 위하여
- 감별진단을 위하여
- 건강 진단과 숨은 질병을 찾아내기 위하여
- 의료상의 법적 뒷받침을 위하여
- 질병의 경중(Severity)을 판단하기 위하여
- 질병의 시기(Stage)를 정하기 위하여
- 치료 방침 수립, 치료 효과 판정, 치료 약제 선택 및 혈중 약물농도 판정을 위하여
- 환자의 의사결정에 도움을 주는 객관적인 자료를 제공하기 위하여
- 입원 또는 수술을 위한 사전 준비를 위하여
- 유전 상담을 위하여
- 환자의 추적관찰 등

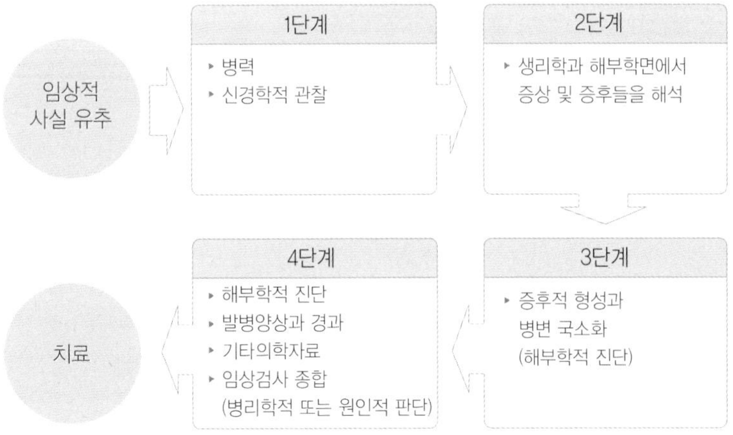

그림 2-7 신경계 질환의 진단과정 예

3) 치료단계

치료(Therapy)단계는 일반적으로 한 가지 질병에 대해서도 많은 치료 방법이 있고, 치료 방법마다 장 · 단점이 모두 다르다. 또한 의학의 대상인 인간은 같은 질병에 대해서도 증상이나 치료에 대한 반응이 모두 다르다. 따라서 어떤 치료가 최선의 치료가 될 것인가를 결정하는 과정은 의사들로서는 매우 어려운 결정과정이 된다.

과거에는 전적으로 경험이 많은 의사의 소견에 따라서 치료방법이 결정되었다. 최근에는 의료정보학의 발달로 컴퓨터를 이용한 의사결정 분석 과정을 통하여 각각의 치료 방법에 따른 환자의 예후를 객관적으로 비교 가능하게 해준다. 이와 같이 의학적 의사결정을 통하여 진단 · 치료적 순환의 주기(Cycle)는 다음 그림 2-8과 같다. 의학적 의사결정의 진단 · 치료의 순환 주기에서 정보는 관찰 자료로부터 해석된 자료를 거쳐 치료에 사용되는 자료로 순환된다. 이 주기가, 환자상담과 같은 상황에서는 단 한 번의 순환과정이 이루어지지만, 중환자실에서의 환자 모니터링 시는 여러 번의 순환과정이 반복된다.

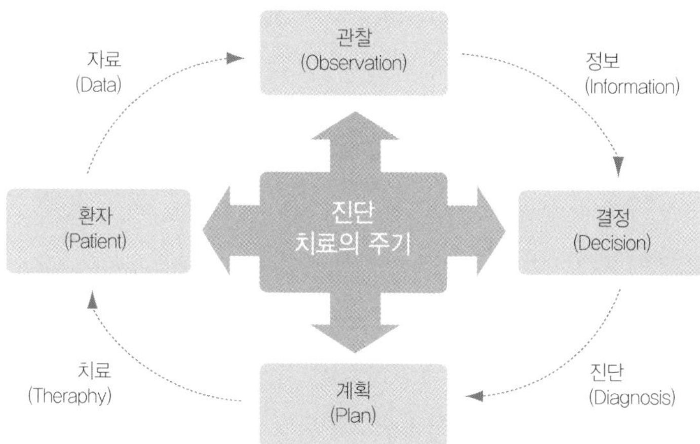

그림 2-8 의학적 의사결정의 진단 · 치료 순환 주기

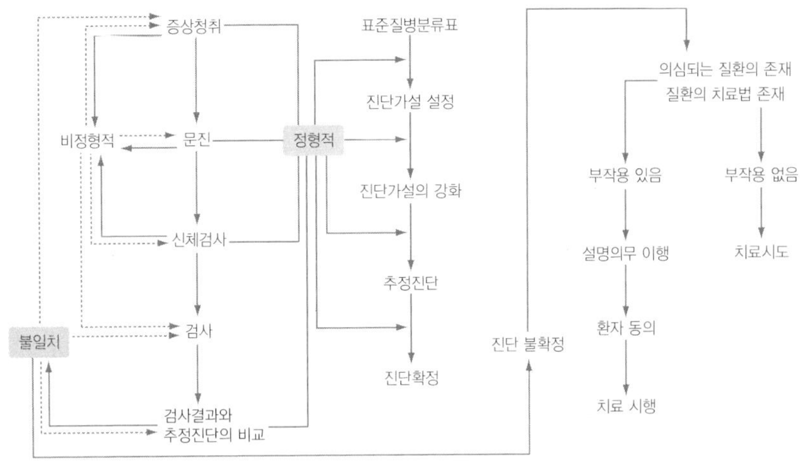

그림 2-9 진단과 치료의 의학적 의사결정 과정 개요도

3. 진료의 의사결정 해석과정

의사가 환자를 진료하는 것에 대해 객관성을 가지려면 의사의 경험에 의한 치료보다는 컴퓨터를 이용한 의사결정 해석과정을 환자를 치료하는데 이용해야 한다. 그림 2-10의 의료정보화 과정의 해석모델에서 환자 또는 생물학적 과정에서 데이터를 생성하며, 이는 임상의사에 의해 관찰되어진다.

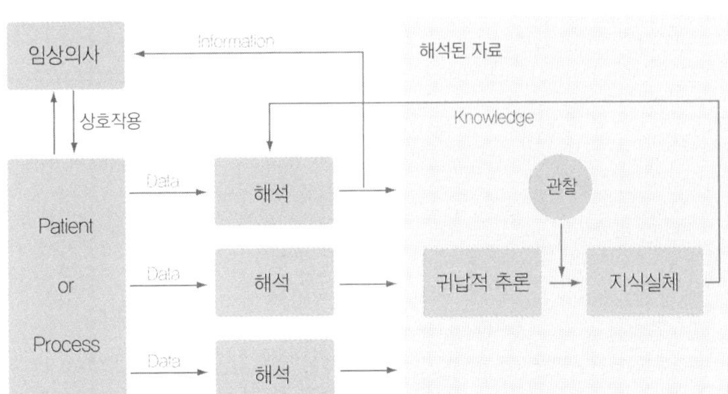

그림 2-10 진료의 의사결정 해석과정

의료정보는 데이터로부터 해석에 의해 유래되며, 임상의사에게 피드백(Feedback) 된다. 이와 같은 정보화 과정으로부터 수집된, 해석된 데이터와 함께 귀납적 추론에 의해 새로운 지식이 산출되며, 의료지식에 추가된다. 또한 이러한 지식은 또 다른 자료를 해석하는데 이용된다.

그림 2-10의 진료의 의사결정 과정에서 의사는 환자와의 상호작용(Interaction)을 통하여 의학 자료를 생성하고 수집한다. 이러한 자료는 한 환자(Patient)에서만 오는 것이 아니라 환자들에게서 또는 의사들로부터 수집되어 의학을 구성하는 하나의 자료(Data)가 된다. 이러한 의학 자료들은 해석과정(Interpretation)을 거쳐서 의료정보가 되고 이것은 의사에게 피드백(Feedback) 되어 환자를 진단하고 치료하는 과정에 다시 사용한다.

전통적으로 임상의학의 새로운 사실은 항상 환자를 관찰한 의료 데이터로부터 나온다. 의사들은 새로운 의학 지식을 알아내기 위해서는 유사한 증후군을 나타내는 환자나 또는 동일한 질병을 환자들의 의무기록들을 종합하고 체계화하여야 했다. 이것은 정보화 과정에서 할 수 있으며, 여기서 자신들이 관찰한 사실이 정보로부터 새로운 일반적인 지식을 만들어야 하므로 연역적 방법론 보다는 귀납적 방법론이 이용된다.

표 2-1 귀납적 방법과 연역적 방법의 의미

구 분	의 미	예
귀납적 방법	여러 특수한 상황들로부터 공통적으로 적용할 수 있는 일반 법칙을 만드는 일반화의 과정을 거친다. 역사적으로 모든 사람이 죽는 것을 관찰하여 "인간은 죽는다."고 일반화된 명제를 만드는 것이다. 이것은 사전에 연역적으로 추론한 가설을 검정하는 것이 아니라 새로운 사실을 자료로부터 즉시 찾아내는 것이다.	• 소크라테스는 죽었다. 공자도 죽었다. 석가도 죽었다. 이들은 인간이다. 그러므로 모든 인간은 죽는다.
연역적 방법	일반적인 전제와 법칙으로부터 특수 상황에 적용하는 방법이다. "인간은 누구나 죽는다."는 법칙이 참이라면, 이 법칙을 특정 개인에게 논리적으로 적용시킬 수 있다. 연역적 사고는 명제와 명제의 관계를 설정해 주는 논리 법칙이나 절대 지식을 기반으로 하는 사고방식이다. 이 방법은 사전에 알고 있는 가설에 대하여 통계적 방법을 통해 검정할 수 있다.	• 모든 인간은 죽는다. – 대전제 소크라테스는 사람이다. – 소전제 그러므로 소크라테스는 죽는다. – 결론

의료는 우선 귀납적 성격을 갖는다. 이유는 환자로부터 얻어진 데이터로부터 그 공통의 특성을 파악하여 일반화되고 구조적으로 정의된 질병을 진단하는 과정이기 때문이다. 귀납적 방법(The Inductive Method)과 연역적 방법(The Deductive Method)에 대한 의미는 표 2-1과 같다.

귀납적 방법은 그리스 철학자 아리스토텔레스가 처음 발견하여 영국의 철학자 베이컨에 의해 완성하였다. 이 방법은 많은 사실들을 관찰하여 보편적인 결론을 도출해 내는 방법이며, 또한 사례나 근거들을 제시하고, 정의를 나중에 내리는 미괄식(尾括式)이다. 한편, 이 방법은 경험적이며, 구체적 자료와 경험적 통계를 바탕으로 현실에 근거한 결론을 도출한다.

귀납적 방법은 진리일 가능성이 높을 뿐이지 확실한 진리가 되지는 못한다. 그러나 필연적인 지식이 아니라고 해서 귀납법의 가치가 떨어지는 것은 아니다. 다양한 경험을 통하여 얻어진 과학적 지식들은 귀납적 방법에 의해 얻어진 지식으로, 진리일 가능성이 높은 경험적 지식이다. 하지만 부분적인 관찰 사실로부터 얻은 결론을 일반적인 진리로 여기는 것은 논리적으로 오류가 있을 수 있다. 왜냐하면 모든 사례를 완전히 조사, 관찰한 것이 아닐 수 있기 때문이다.

연역적 방법은 과학보다는 철학에서 어떤 추상적 진리를 발견할 때 많이 사용한다. 이 방법은 대전제로부터 소전제를 매개로 하여 대전제의 개념 속에 포함되어 있는 결론을 논리적으로 이끌어내는 방법이다. 연역적 방법에 의해서 얻어진 결론은 대전제의 일부이기 때문에 새로운 지식이라고 할 수 없으며, 연역적 방법은 하고 싶은 말을 먼저 하는 두괄식(頭括式)이다. 또한 사례나 근거는 나중에 제시하고, 보통 이론 중심적이며, 먼저 가설을 세우고 그것을 순전히 말의 논리로 증명한다.

연역법은 새로운 진리를 찾는 모험적인 사고방식 보다는 이미 발견한 흔한 사실로부터 좀 더 발전된 진리를 발견하는데 유용하고, 좀 더 포괄적이고 추상적이다. 논리의 유추와 사실 유무에 따라 퍼즐처럼 논리적으로 진행해 나가며 진리를 발견해 나가는 방법이다.

이상에서 살펴본 바와 같이 자료, 정보, 의사결정과 지식으로 이어지는 정보화 과정은 의료과정의 핵심이다. 의료과정은 여러 가지 의미를 갖고 있지만 정보학의 발달이 이루어지기 전에는 의료과정을 정보과정으로 인식하지 못하였다. 그러나 정보학이 발달하면서 의료과정 자체가 정보의 흐름이라는 것을 인식하게 되었고 사실 어느 분야보다도 의료는 정보학 발달의 이론적 기틀이 잘 갖추어진 분야라 할 수 있다.

4. 근거중심의학(EBM)

1) 근거중심의학의 발전

최근에는 치료방법을 선택할 때 근거중심의학(EBM : Evidence-Based Medicine)이 이용되고 있다. 의료행위에 있어서 효용성을 판별하는 것은 11세기 중세 유럽의 철학 및 의학에 많은 영향을 준 이슬람의 의사 · 철학자인 아비센나(Avicenna:980~1037)의 의학규범이 존재하던 때부터 있어왔다. 그러나 20세기 들어서야 그 노력이 의학의 모든 분야에 영향을 주기 시작했다. 스코틀랜드 역학자 코크란(Archie Cochrane)은 1972년 그의 저서인 "효율과 효용"을 통해 의료서비스에 있어서 무작위 영향을 통해서 근거중심의학에 깔린 기본 개념들을 확산시켰다.

코크란의 업적을 기리기 위해 근거중심의학연구소 명칭을 「코크란센터」라 하고, 국제적인 조직을 「Cochrance Collaboration」이라고 하였다. 근거중심의학의 방법론이 "최고의 근거"로서 결정된 것은 David L. Sackett & Gordon Guyatt이 지휘하는 맥마스터(McMaster)대학의 연구팀에 의해서였다. "근거중심"이라는 용어는 1990년 David Eddy에 의해 최초로 사용되었으며, "근거중심의학"이란 용어는 1991년 Gordon Guyatt의 논문(Guyatt GH. Evidence-based Medicine. Annuals of Internal Medicine)에 최초로 사용되었다.

그는 빈혈이 의심되는 환자에게 사용하는 기존의 진단방법과 정량적인 데이터를 감안하여 검사를 진행하는 객관적인 진단과정을 비교하며, 과학적 근거에 기반을 둔 객관적이고 효율적인 진료의 중요성을 강조하면서 EBM이라는 용어를 사용하였다. 이후 1992년 Guyatt 등이 'Evidence Based Medicine Group'이라는 연구 집단을 만들면서 EBM이라는 용어가 정착되었고, 이후 전 세계로 급속히 퍼져 짧은 기간 동안 매우 빠른 발전을 하게 된다.

2) 근거중심의학의 정의

근거중심의학은 의사가 최고의 연구근거를 바탕으로 의사의 숙련도와 환자의 가치관을 반영하고 접목시켜 사용하는 방법을 의미한다. 여기서 최고의 연구근거는 임상관련 연구에서 얻어지는 새로운 결과를 의미한다.

의사의 숙련도는 환자의 건강상태를 평가하여 진단을 내리고, 환자에게 적용하게 될 치료로 인한 환자의 편익과 위험을 예측하며, 환자의 선호도와 기대를 파악하고, 여기에 임상경험과 기술을 적절하게 조화시킬 수 있는 능력을 의미한다. 즉, 근거중심의학은 다음과 같이 정의할 수 있다.

근거중심의학(EBM)의 정의

환자의 문제에 대해 결정을 내릴 때 세심하고 주의 깊게 최신의 의료지식을 적용하는 것이며, 개인의 임상경험과 체계화된 연구에서 얻어진 임상적인 근거들 중에서 최선의 것을 통합하여 개개인의 환자에 적용하는 것이라고 정의한다.

이와 같은 정의 중 '최신'은 의학의 지속적인 발전으로 기존의 의료정보나 치료방법은 곧 새로운 것의 등장으로 쇠퇴하기 때문에 의료인은 이에 대처할 수 있어야 한다는 것이고, '개인의 임상 경험'이란 각 임상의가 임상경험과 임상진료를 통해 얻은 기술과 판단능력을 말하며, 효과적인 진단, 환자의 상태, 권리, 선호에 대해 고려하고 결정하는 능력을 포함한다. 또한 '최선의 근거' 란 환자중심연구, 진단검사, 예후연구, 치료 · 예방요법들의 안정성과 효과가 입증된 것을 말하며, '개개의 환자'란 의료인 자신이 진료하는 각 환자의 문제 해결에 필요한 특정한 정보를 수집하여 평가하고 실제 의료서비스에 적용할 수 있어야 한다는 의미이다.

환자의 가치는 치료과정에서 환자가 갖게 되는 선호도, 관심, 기대치를 의미한다. 이 세 가지 요소가 결합될 때 의사와 환자는 치료결과와 삶의 질을 최적화하기 위하여 진료과정에서 협력관계를 형성할 수 있다.

근거중심의학은 의료지식베이스와 네트워크 분야의 의료정보학이 발달하면서 중요하게 대두된 의학 방법론이다. 전통적인 EBM은 질문, 검색, 평가, 적용, 평가의 5단계로 이루어지며 검색과 평가에 주안점을 두고 있다. 근거중심의학의 창시자로 알려진

David L. Sackett은 근거중심의학을 위해서는 5가지 단계가 필요하다고 하였다. 문제의 형태화, 정보수집, 비평적 분석(Critical Appraisal), 환자에 적용, 최종평가 단계로 다음 그림 2-11과 같이 이루어진다.

1단계 임상진료에서 어떤 것이 의문점인가를 명확히 한다(문제의 형태화).

2단계 의문점에 답이 될 수 있는 문헌 및 자료를 찾는다(정보수집).

3단계 수집한 문헌이나 자료의 내용에 대한 신뢰성을 평가한다(비평적 분석).

4단계 비평적 분석(Critical appraisal)결과를 임상에 적용한다(환자에 적용).

5단계 진료행위 과정의 효과와 효율을 평가한다(최종평가).

그림 2-11 근거중심의학 적용 5단계

3) 근거중심의학의 배경

EBM이 등장하게 된 첫 번째 배경은 아이러니하게도 의료정보가 너무 많다는 것이다. 현재 발간되고 있는 의학 연구의 양은 방대한 수준이다. 세계적으로 연간 20,000 종 이상의 의학 학술지가 발간되고 있고 메드라인에 등재된 논문도 2004년 현재 52만편이 넘는다. 이중 상당수는 대단히 중요한 내용이지만 한 개인의 노력으로는 이러한 의료지식의 발전 속도를 따라 잡기가 매우 어렵다. 대부분의 교과서는 발간과 더불어 지나간 지식이 되며, 생의학적 지식들은 19년마다 2배로 증가하여 평균 한 사람의 의사는 평생을 통해 4배의 정보 증가를 경험하게 된다. 또한 의사들에게는 시간이 너무 부족하다.

영국 옥스퍼드대학에서 자체 조사한 바에 따르면 환자를 보는 임상의들 절반 이상은 환자에 대한 문제로 책을 보는 시간이 1주일에 1시간을 넘지 않았다. 따라서 임상 상황에서 문제가 생길 때 실제로 문헌을 찾아보기 보다는 주변 의사들에게 물어서 결정하는 경우가 많아질 수밖에 없다. 실제 관찰 연구에 의하면 의문이 생길 때 절반 이상은 주변 의사들에게 물어서 해결하고 있었다. 그러나 전문가들의 판단에만 의지할 수는 없다. 어떤 임상정보는 경험이 많은 전문의사들의 의견이 서로 달라서 많은 의사들을 혼란스럽게 한다. 이런 경우에는 근거중심의 검색이 필요하다.

EBM이 발생된 두 번째 배경은 실제 의사들의 진료행위에 근거가 뚜렷하지 않은 경우가 많다는 것이다. 일부 분석에 의하면 현재 의사들의 진료행위 중에 15%만이 객관적인 근거가 있었다고 한다. 또, 의사들의 의료지식은 시간이 지나면서 감소하고, 반감기도 점점 더 짧아지고 있다. 이러한 의사들의 의료지식 쇠퇴에 대처할 수 있는 중요한 방법으로 연수강좌나 보수교육이 있다. 그러나 이 같은 프로그램도 너무나 많은 한계를 가지고 있다.

또한 의료비 지출이 계속 늘면서 비용 억제라는 측면이 의료 정책 결정의 중요한 요소가 되고 있어 이 점도 중요한 배경 중의 하나이다. 의료비 지출 체계의 대안이나 적정진료, 환자 개개인에 대한 의료서비스와 대중을 대상으로 한 서비스의 효과 비교 등에 대한 논의가 많아지면서 EBM적 접근이 보다 많이 요청되게 되었다.

진료행위에 있어서의 의학적 근거(Evidence)는 매우 민감한 문제이다. 예를 들면 맞벌이 부부, 부모의 무관심, 가정환경 등이 자폐증의 원인과 상관관계가 있을 거라는 추정은 자폐증의 진단 기준을 1934년에 Kanner 연구했던 이후로 오래 전부터 제기되어 왔던 가설이다. 그러나 자폐증 아동을 대상으로 이루어진 많은 연구와 대규모 역학조사에서 그 가설은 부정되었다.

의사들은 흔히 자신이 겪은 '경험적 사실'과 '객관적 진실'을 혼동하기 쉽다. 자폐증 아동을 몇 명 치료하면서 발견한 것은 의사의 '경험적 사실'이며, 이것이 실제로 존재하는 '객관적 진실'과 반드시 일치하지는 않는다. '객관적 진실'은 과학적 근거에 기반을 둔 객관적인 자료에 의해서 뒷받침될 때 비로소 받아들여지고 일반화되게 된다. 서양의학에서도 이처럼 철저한 '과학적인 근거'를 강조하는 것이 최근에 흐름이다.

의료행위에 있어서 미국은 "허가되지 않은 모든 행위를 금지" 하고, 유럽은 "금지하지 않는 모든 행위를 허가" 한다는 말이 있다. 이 말은 미국에서는 규정된 의료행위 이외의 행위를 허용하지 않고, 유럽에서는 금지된 특정한 행위 이외의 의료행위에 대해서는 대체로 규제하지 않는다는 의미이다.

2-3. 의료분야의 컴퓨터 활용

보건의료분야에 컴퓨터가 활용되는 부분은 매우 다양하다. 자료수집에서 새로운 의료지식의 창출까지 거의 모든 분야에서 컴퓨터의 역할은 점점 더 중요해지고 있다. 이러한 컴퓨터의 활용을 체계적으로 정리하는 것은 쉽지 않으나, 의료분야에서 체계화 작업은 중요하다.

보건의료영역에서 체계적으로 컴퓨터의 활용을 이해하는데 있어서 실질적으로 의료정보학에서 다루는 거의 모든 부분을 포괄하고 있는 Bemmel & Musen의 6단계 수준의 모델을 정리하면 다음 그림 2-12와 같다.

J. H. van Bemmel & M. A. Musen의 이러한 분류기준은 업무의 복잡성이다. 즉, 단계 1(의사소통과 원격통신)에서 단계 6(연구와 개발)으로 갈수록 점차적으로 업무의 복잡성이 증가하여 컴퓨터로 업무를 처리할 수 있는 부분은 점차 줄어들고, 인간의 고유한 활동에 의존하는 부분이 증가하게 됨을 알 수 있다.

1단계 — 의사소통과 원격통신 : 자료의 획득 및 전송에 컴퓨터가 이용되는 단계

2단계 — 자료의 저장과 검색 : 병원에서 생성되는 자료를 DB와 DBMS를 이용하여 저장과 검색 단계

3단계 — 자료처리의 자동화 : 일정부분 지능 및 정보학적 지식을 요구하는 단계

4단계 — 진단과 의사결정 : 환자의 증상이나 증후들을 입력하면 가능한 진단명을 예측해 주는 단계

5단계 — 치료와 관리 : 구조적으로 일반화가 한정되기 때문에 컴퓨터보다는 사람의 고유영역이 증대

6단계 — 연구와 개발 : 시뮬레이션 모델링의 역할과 새로운 의학지식의 창조적인 역할

그림 2-12 **의료분야의 컴퓨터 활용 단계**

특히, 하위수준 단계에서 적용되는 응용분야를 일반화 할 수 있으면 정보처리과정에서 인간의 관여가 더 줄어들 것이다. 그러나 직접적인 환자진료에서는 일반화된 문

제를 거의 취급하지 않고, 오히려 개별 환자를 다루는 경우가 일상적이다. 따라서 문제를 모형형태로 체계화하고 구조화할 수 있으면 컴퓨터에서 도움을 얻는 편이 더 적합하므로 의료분야에서도 체계화하고 일반화하는데 더 적합한 컴퓨터 응용프로그램 개발이 필요하다.

2-4. 정보이론과 가치이론

1. 정보이론의 개념

정보의 전송(傳送), 송신(送信), 수신(受信), 개발 등에 관한 수리적, 공학적인 이론을 총칭하여 정보이론이라고 한다. 정보이론에 포함된 대표적인 이론분야로서 통신이론,

표 2-2 정보이론의 관점

구 분	의 미
구문론적 관점	• 의사전달의 표현, 저장, 전송을 위한 문법 또는 구문론적 성격을 강조한 것이다. • 의사전달에 사용되는 기호의 속성, 기호가 정보전달을 위해 지켜야할 법칙에 중점을 둔다. • 샤논이 정의한 정보는 발생확률의 대수 값에 음의 부호를 붙인 정량적 정의가 이에 해당한다. • 정보의 전달에서 수학적인 측면(언어의 관점에서는 문법에 해당)
의미론적 관점	• 문법보다는 의미를 제대로 전달했는지에 대하여 관심을 가진다. • 정보를 받는 방법이나 구문론 자체에는 관심이 없고 이에 대한 해석과 의사결정의 중요성에 관심이 있다. • 루이-마르셍 브릴롱(Louis-Marcel Brillouin)은 정보를 받기 전과 받은 후의 문제에 대한 가능한 답이 서로 다르다면 이들 두 답을 연관시키는 함수를 정보로 정의한 것이 이에 해당한다. • 만약 환자에 대한 어떤 정보가 있을 때와 없을 때 진단이 서로 다르게 나타난다면 이때 두 진단사이의 함수관계가 정보가 된다는 것이다.
실용적 관점	• 정보를 활용하여 궁극적으로 무엇을 이루었는가에 대한 것이다. • 불확실성의 감소라는 효과가 얼마나 있었는지 정보를 보는 시각이다. • 위너가 정보를 외부세계와 교환된 내용으로 정의한 것이 이에 해당한다. • 정보가 있기 전후의 진단명의 차이로 정보를 정의하는 것이 아니라, 정보의 차이로 진단의 불확실성이 얼마나 감소했는지 또는 새로운 진단으로 치료의 효과가 얼마나 있었는가에 관심을 가진다.

부호이론, 암호 이론 등이 있으며 네트워크 사회의 기반을 이루는 정보통신 네트워크의 설계나 운용에 관한 중요한 논리적 기초를 제공하고 있다.

오늘날 정보시대를 가능하게 한 이론적 배경은 약 50여 전에 정보이론(Information Theory)의 아버지라 불리는 미국 전기공학자이며, 수학자인 클라우드 샤논(C. E. Shannon : 1916~2001)과 미국의 수학자 위너(Wiener : 1894~1964)가 개척한 정보이론과 사이버네틱스(Cybernetics : 생물 및 기계를 포함하는 계(系)에서의 제어와 통신 문제를 종합적으로 연구하는 학문) 이론에서 유래한다고 할 수 있다. 정보는 현실적으로 서로 교환이 되지 않으면 성립하지 않는다. 즉, 무엇인가가 정보를 운반해야 성립이 되는 것이다. 이와 같은 정보의 속성에서 정보를 보는 관점에는 구문론적(Syntactic), 의미론적(Semantic), 실용적(Programatic) 관점 등 3가지로 구분이 가능한데, 이에 대한 의미는 표 2-2와 같다.

2. 샤논의 정보이론

수학적 정보이론은 사이버네틱스 이론을 주장한 위너에 의하여 최초로 개발되었으며, 위너는 정보통신 모델을 생물체가 각 기관들이 정보를 획득하고 이용하고, 저장하고, 송신하는 수단을 가짐으로써 서로 하나로 통합된다고 하였다.

1948년 샤논은 「통신의 수학적 이론 : A Mathematical Theory of Communication」이라는 제목의 논문을 발표하였다. 이 논문은 정보를 수량적으로 다루는 방법을 고찰하여 「정보량 : Information Content」의 정의를 세우고, 이 개념을 사용

샤논(Shannon)의 이론 정리

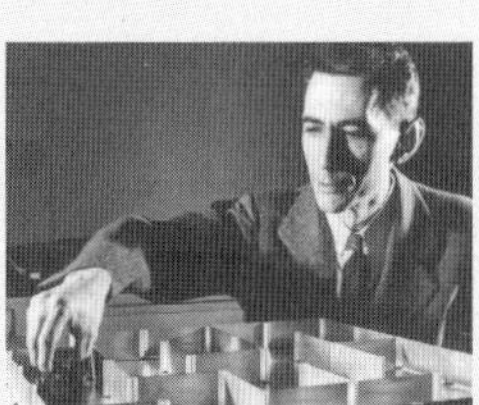

- 정보의 측정(정보량) 및 전송제약사항(채널용량)에 대한 이론 제시
- 정보이론이라는 학문분야의 시초가 됨
- Shannon(샤논)은 채널용량을, 다음의 공식으로 표현

※ $C = W \log_2(1 + S/N)$

(여기서, C : 채널용량, W : 대역폭, S : 신호전력, N : 잡음전력)

하여 통신의 기본문제를 논한 것으로서 통신의 효율화를 비롯하여 정보 전달의 여러 가지 문제가 어떻게 이론적으로 취급되는지를 명확히 하였다. 샤논의 이론(Shannon's Theorem) 정리는 위와 같다.

샤논 자신은 전기통신공학이 전문이어서 전기통신을 추상화하여 정보이론으로 체계화하였지만 그 모델은 인간과 인간, 인간과 기계, 기계와 기계 등 모든 커뮤니케이션 과정에 적용될 수 있는 것이다. 따라서 실제로 전기통신공학뿐 아니라 언어학 · 사회학 · 생물학 · 의학 · 경제학 등 모든 학문 영역에 커다란 영향을 미치고 있다

수학적 통신이론의 발달에 관여한 사람은 많이 있으나, 이를 순수한 공학적 측면에서 정보형식, 즉 부호화된 정보의 전달을 중심으로 체계적으로 확립하여 발달시킨 사람은 샤논이다. 샤논은 정보를 확률과정으로 파악하여 정보내용으로서의 엔트로피(Entropy)를 바탕으로 채널의 통신용량의 개념을 도입하는 등 정보의 새로운 개념을 수학적으로 정립하였다.

정보 엔트로피(Information Entropy)는 샤논이 제안한 개념으로 신호나 사건에 있는 정보의 양을 엔트로피의 개념을 빌려 설명한 것이다. 정보이론에서 엔트로피는 어떤 확률변수의 불확실성(Uncertainty)을 측정하는 것이다. 샤논 엔트로피라고도 불리는 엔트로피는, 어떤 메시지가 포함하고 있는 정보 양의 기대 값을 나타내며, 주로 비트(bit) 단위로 표시한다.

정보이론의 핵심 개념인 '엔트로피(Entropy)'는 무질서라고도 번역되는데, 어떤 앎의 불확실성을 측정하는 개념이다. 여기서는 '내일의 날씨'라는 정보를 예로 들어보면, 내일 날씨가 어떤지 전혀 감을 잡을 수 없을 경우(맑음 50%/흐림 50%) 엔트로피가 높고, 내일 흐릴 것이라고 거의 확실히 예측되는 경우(맑음 10%/흐림 90%) 엔트로피가 낮아진다.

예를 들어 동전을 던졌을 경우 동전의 앞면과 뒷면이 나올 확률, 즉 엔트로피를 생각해 보면, 이는 두 가지의 경우만을 나타내므로 엔트로피는 1이다. 즉, 우리에게 1비트만 주어진다면 동전 던지기 시행의 결과 값을 나타낼 수 있다는 것이다. 한편 공정하지 않는 동전의 경우에는 특정면이 나올 확률이 상대적으로 더 높기 때문에 엔트로피는 1보다 작아진다. 우리가 예측해서 맞출 수 있는 확률이 더 높아졌기 때문에 정보의 양, 즉 엔트로피는 더 작아진 것이다(동전 던지기의 경우에는 앞, 뒷면이 나올 확률이 1/2

로 같은 동전이 엔트로피가 가장 크다). 그러면 여기서 정보 엔트로피를 불확실성과 같은 개념이라고 인식할 수 있다. 불확실성이 높아질수록 정보의 양은 더 많아지고 엔트로피는 더 커진다. 여기서 어떤 결과 값의 발생 가능도가 작아질수록 그 정보량을 커지고, 더 자주 발생할수록 그 정보량은 작아진다.

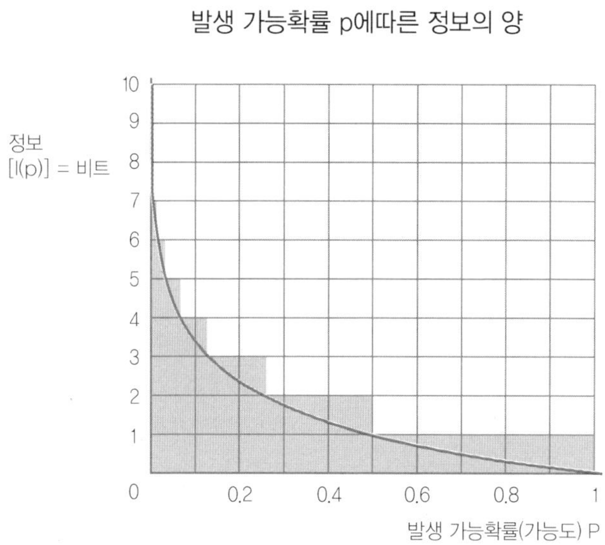

그림 2-13 정보의 엔트로피

또한 샤논은 정보를 양적으로 나타내었는데, 이것은 바로 컴퓨터통신시스템에 적용되는 경우이다. 정보 전달시스템에서 잡음(Noise)의 영향을 고려하였는데, 가장 간단한 샤논의 정보통신 모델은 다음 그림 2-14와 같다.

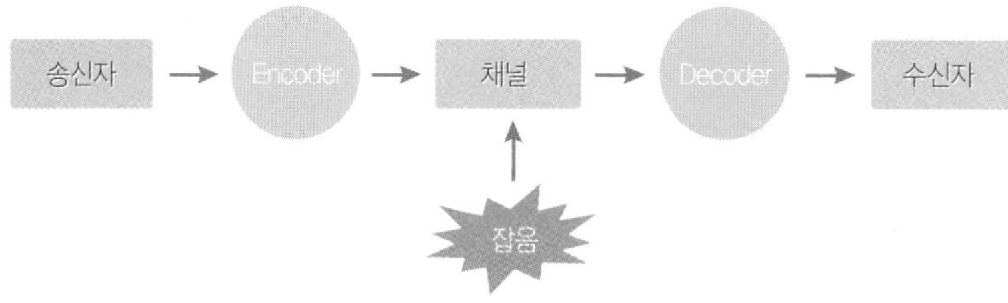

그림 2-14 샤논의 정보통신 모델

샤논의 정보통신 모델에서 정보가 송신자로부터 수신자까지 전달될 때, 송신자는 채널(Channel)에 알맞은 기호로 변환시켜야 하는데, 이를 부호화(Encoder)라 한다. 반대로 다시 수신자가 알아들을 수 있는 형태로 변환되어야 하는데, 이를 복호화(Decoder)라 한다. 잡음(Noise)은 신호가 채널을 통과할 때 발생할 수 있으며, 채널 대신에 기억매체를 고려하면 기억체계가 될 수 있다.

통신이론에 의하면 정보원(통신자)으로부터의 메시지 정보가 부호화되어 통신로를 통하여 복호화되면 메시지로 복원되어 수신자에게 도달한다고 생각한다. 부호화와 복호화는 특히 디지털 정보통신의 중요한 기술이 되었으며 전송시의 오류정정, 불필요하게 큰 정보의 압축 등 기술의 기초가 되는 부호이론이 큰 발전을 이룩하였다. 이러한 부호이론은 멀티미디어 정보통신기술에서 유효하게 사용되고 있다.

샤논의 정보통신 모델을 인간과의 커뮤니케이션 과정으로 연결할 수 있으며, 커뮤니케이션 과정에서 인간과 인간 사이에 커뮤니케이션은 정보원에서 시작된다. 정보원은 모든 가능한 메시지들 중에서 송신할 메시지를 선택한다. 인간 커뮤니케이션은 서로 연결된 많은 시스템을 포함하고 있다. 메시지는 문자언어, 음성언어, 악보, 음악, 회화, 수학기호, 상징논리, 신체의 움직임, 얼굴표정 등이 될 수 있다.

보건의료분야에서 송신자 예를 들면 환자, 또는 보건사업에서는 지역 주민이다. 수신자는 의료인, 보건사업주체인데, 정보가 전달되는 형태로 나타나거나 또는 반대 방향으로 나타난다. 보건의료 상황에서 가능한 송신자 · 수신자의 관계의 예는 다음 표 2-3과 같다.

표 2-3 보건의료 상황에서 송 · 수신자 관계

관 계	의 미
송신자 → 수신자	의사가 환자를 청진할 때는 환자의 정보를 수신자인 의사가 단방향으로 듣게 된다.
송신자 ↔ 수신자	의사가 환자를 문진할 때, 문진시에는 서로 대화를 주고받아서 필요한 정보를 양방향으로 교환하게 된다.
송신자 = 수신자	초음파 검사기를 이용하여 환자를 검사할 때, 초음파검사기에서 초음파를 발사하는 부위에서 다시 초음파를 받는다.
송신자 → ?	수신자가 없거나 주의를 기울이지 않거나, 제대로 전달되지 못할 때를 의미한다. 환자의 징후를 부주의한 검사로 놓치는 경우가 속한다.
? → 수신자	송신자가 없는 경우로, 의학에서 보는 전형적인 예로서 환자는 아무런 증상도 없는 상태에서 우연히 혈액검사에서 이상을 발견했을 때 환자와 의사의 관계가 이에 속한다.

3. 정보의 가치이론

일반적인 의미로 정보라는 용어는 이미 표현된 내용에 무엇인가를 더해주거나 이전의 내용을 수정 · 확인 시켜 준다거나 또는 예전에 몰랐거나 예측할 수 없었던 일을 알게 해준다는 의미가 포함되어 있다.

Davis and Olson이 말한 경영정보학에서 사용되고 있는 정보는 수신자에게 의미 있는 형태로 처리된 자료로서 현재 또는 미래의 행동이나 의사결정에 실체적 혹은 지각된 가치를 의미한다. Kroenko가 정보는 인간이 결정을 내리거나 행위가 가능하도록 해주는 실체의 구조에 관한 진술이라고 말했다.

정보는 현재 문제가 되고 있는 사건의 해결과 필요한 행동에 관련이 있는 현실적인 것이어야 한다. 정보는 사용자로 하여금 자신의 문제를 처리하는데 어떤 방법으로든 도움을 줄 수 있어야 한다.

정보의 가치는 일반적으로 불확실한 상황에서 최상의 가치를 갖는다고 한다. 정보는 불확실성의 감소라는 효과를 주며, 정보가 가치를 갖는다는 것은 정보가 불확실한 상황에서 판단에 필요한 지식을 주었다는 뜻으로 풀이된다.

예를 들어 앞에서 언급한 동전 던지기 사례를 다시 생각해 보면, 만약 우리가 동전의 특정 면이 나올 확률을 알고 있다고 가정해 보자(반드시 앞, 뒷면이 나올 확률이 같을 필요는 없다). 동전 던지기를 시행했을 때 결과 값의 엔트로피는 공정한 동전일 때 가장 높게 나온다(앞, 뒷면이 나올 확률이 각각 1/2로 같을 경우이다). 이러한 경우가 불확실성을 가장 극대화 시키고 결과 값을 예상하기가 가장 어렵다는 것을 의미한다. 이때의 동전 던지기 결과 값은 1비트에 해당하는 정보를 가지게 된다. 그러나 만약 우리가 이 동전이 공정하지 않다면, 즉 앞면이 나올 확률이 p, 뒷면이 나올 확률을 q로 이미 알고 있다면 불확실성은 더 떨어질 것이다. 이는 동전을 던질 때마다 특정한 면이 나올 확률이 더 높기 때문이다. 이때의 불확실성의 감소는 엔트로피의 감소로 정량화될 수 있다. 공정하지 않은 동전 던지기 결과 값의 엔트로피는 1비트의 정보 보다 적다고 해석할 수 있다.

이와 같은 경우 중 가장 극도의 사례는 '양면을 가지고 있으나 절대로 뒷면이 나오지 않는 동전' 을 사용할 경우이다. 이때는 불확실성이 전혀 없으므로(항상 앞면이 나오므로) 엔트로피는 0이 된다. 즉, 이러한 동전 던지기의 시행결과는 아무런 정보도 전달하지 않는 것이다. 이와 같은 정보가치의 발생 확률은 다음 그림 2-15와 같다. 여기서 불확실한 상황에서 정보발생확률(X축)이 0.5일 때, 정보의 가치(Y축)가 최상의 가치인 1이 되는 형태를 보여주고 있다.

그림 2-15는 동전 던지기에서 결과 값의 엔트로피 H(X)를 나타낸 그래프이다. X축이 동전의 공정한 정도 정보발생 확률(Pr(X=1))을 나타내고, Y축이 대응되는 엔트로피의 크기(정보가치)를 나타낸다. 여기서는 공정한 동전(Pr(X=1)=0.5)을 사용한 동전 던지기 결과 값을 전송할 때 가장 큰 엔트로피인 1비트가 필요함을 확인할 수 있다.

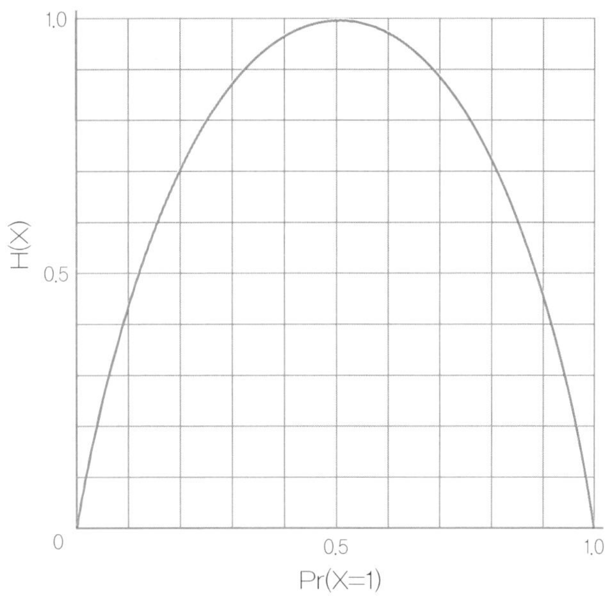

그림 2-15 정보가치의 발생 확률

통계적 정보가치 이론은 의사결정이론의 한 영역에 정보를 수신한 사람이 가치를 갖는다는 것이다. 그런데 정보를 획득하는 과정은 일반적으로 비용을 발생시키는 과정이다. 여기서 정보가치에 대한 비용/편익의 개념이 발생한다.

의사결정이론에서 정보의 가치는 획득된 정보로 인하여 바뀐 행위가 의사결정자에게 주는 가치의 변화로 나타나는 정보의 가치로부터 그 정보를 획득하는데 들어간 비용을 뺀 것이다. 정보화 사회에서 정보의 가치 조건은 정보 이용자가 필요로 할 때에 필요한 장소에 원하는 형태로 존재해야 가치가 있다고 할 수 있다.

Roman R. Andrus는 정보가 가치를 갖는 조건을 형식조건(Form Utility), 시간조건(Time Utility), 장소조건(Place Utility), 소유조건(Possession Utility) 조건 등으로 다음 표 2-4와 같이 4가지로 정리하였다.

표 2-4 정보의 가치조건

조 건	의 미
형식조건	정보의 형식이 이용자가 원하는 가치를 갖는 조건이다.
시간조건	정보의 이용자가 원하는 시간에 존재해야 가치를 갖는 조건이다.
장소조건	정보는 쉽게 접근할 수 있는 곳에서 전달되어야 가치를 갖는다.
소유조건	정보 소유자는 그 정보를 다른 사람에게 전파하는 것을 통제해야 정보가치에 영향을 미칠 수 있다.

여기까지 살펴본 정보는 정보이론에 따른 관점에서 정보를 형식적 · 양적인 측면에서 정의하여 정보 및 통신공학의 발달에 이론적 기틀을 제공하였다. 또한 의미론적으로는 사상의 불확실성을 감소시켜주는 요인으로 정의함으로써 정보의 팽창에 대하여 낙관적이고 긍정적인 의미를 부여했다고 할 수 있다. 그러나 정보는 누가 어떤 정보를 소유하고 이용하는가도 중요한 문제로 대두된다. 자원으로서의 정보의 개념은 그 가치의 사회적 배분 과정에도 보다 큰 관심을 가져야 한다.

연습문제

Exercises

주관식

1 의료자료, 의료정보, 의료지식의 의미를 설명하시오.

2 의학의 1차적인 연구 방법에 대해서 설명하시오.

3 보건의료분야의 의사결정의 3단계 과정을 설명하시오.

4 진료에 있어서 진단검사를 시행하는 목적을 설명하시오.

5 의료정보화의 의사결정 해석과정에 대해 구체적으로 설명하시오.

6 의료정보화 과정의 해석적 모델에 대해서 설명하시오.

7 귀납적 방법과 연역적 방법을 비교 설명하시오.

8 근거중심의학의 정의를 설명하시오.

9 근거중심의학의 적용 단계를 설명하시오.

10 근거중심의학의 배경에서 「경험적 사실」과 「객관적 사실」에 대해 설명하시오.

11 의료정보 분야의 컴퓨터 활용 6단계를 설명하시오.

12 샤논의 정보이론에 대해서 구체적으로 설명하시오.

13 정보이론의 3가지 관점에 대해서 설명하시오.

14 정보의 가치이론에 대한 정의와 조건에 대해서 설명하시오.

연습문제

Exercises

객관식

1 다음 중 분야별 의사결정과정의 단계가 틀린 것은?

① [의료행위] 관찰→진단→치료
② [공중보건] 조사→지역사회 진단→보건사업
③ [과학적 연구] 측정→이론화→실험
④ [일반영역] 관찰→행동→추론

2 다음 중 정보의 속성에서 정보를 보는 관점이 아닌 것은?

① 구문론적(Syntactic) 관점
② 의미론적(Semantic) 관점
③ 다양론적(diversify) 관점
④ 실용적(Programatic) 관점

3 의사의 최고의 연구근거를 바탕으로 의사의 숙련도와 환자의 가치관을 반영하여 진료에 접목시켜 사용하는 방법은?

① 귀납적 방법론
② 근거중심의학(EBM)
③ 연역적 방법론
④ 데이터마이닝(DM)

4 환자로부터 얻어진 데이터로부터 그 공통의 특성을 파악하여 일반화되고 구조적으로 정의된 질병을 진단하는 과정에 사용하는 방법은?

① 귀납적 방법론
② 근거중심의학(EBM)
③ 연역적 방법론
④ 데이터마이닝(DM)

5 근거중심의학을 적용하기 위한 5가지 단계의 순서가 올바른 것은?

① 문제의 형태화→정보수집→비평적 분석→환자에 적용→최종평가 단계
② 정보수집→문제의 형태화→비평적 분석→환자에 적용→최종평가 단계
③ 문제의 형태화→정보수집→환자에 적용→비평적 분석→최종평가 단계
④ 정보수집→문제의 형태화→환자에 적용→비평적 분석→최종평가 단계

6 일반적인 전제와 법칙으로부터 특수 상황에 적용하는 방법은?

① 귀납적 방법론 ② 근거중심의학(EBM)
③ 연역적 방법론 ④ 데이터마이닝(DM)

7 샤논이 정의한 정보는 발생확률의 대수 값에 음의 부호를 붙인 정량적 정의의 정보이론의 관점은?

① 실용적(Programatic) 관점 ② 의미론적(Semantic) 관점
③ 다양론적(diversify) 관점 ④ 구문론적(Syntactic) 관점

8 위너가 정보를 외부세계와 교환된 내용으로 정의한 정보이론의 관점은?

① 다양론적(diversify) 관점 ② 의미론적(Semantic) 관점
③ 실용적(Programatic) 관점 ④ 구문론적(Syntactic) 관점

9 다음에서 정보의 가치이론을 잘못 설명한 것은?

① 경영정보학에서 정보는 수신자에게 의미 있는 형태로 처리된 자료로서 현재 또는 미래의 행동이나 의사결정에 실체적 혹은 지각된 가치를 갖는다고 하였다.
② 샤논이 주장한 정보는 인간이 결정을 내리거나 행위가 가능하도록 해주는 실체의 구조에 관한 진술이다.
③ 통계적 정보가치 이론은 의사결정이론의 한 영역에 정보를 수신한 사람이 가치를 갖는다는 것이다.
④ 의사결정이론에서 정보의 가치는 획득된 정보로 인하여 바뀐 행위가 의사결정자에게 주는 가치의 변화로 나타나는 정보의 가치로부터 그 정보를 획득하는데 들어간 비용을 뺀 것이다.

10 다음에서 정보의 가치는 어떤 상황에서 최상의 가치가 있는가?

① 일반적으로 정보의 가치는 확실한 상황에서 최상의 가치를 갖는다.
② 일반적으로 정보의 가치는 그 의미가 명료한 상황에서 최상의 가치를 갖는다.
③ 일반적으로 정보의 가치는 불확실한 상황에서 최상의 가치를 갖는다.
④ 일반적으로 정보의 가치는 획득한 비용이 많은 상황에서 최상의 가치를 갖는다.

11 정보의 가치조건에 대한 설명 중 틀린 것은?

① 소유조건 : 정보소유자는 정보를 전파하는 것을 통제하여 정보가치에 영향을 준다.
② 형식조건 : 정보는 이용자가 원하는 형식일수록 가치를 갖는다.

③ 장소조건 : 정보는 접근하기 어려울수록 가치를 갖는다.
④ 시간조건 : 이용자가 원하는 시간에 존재해야 가치를 갖는다.

12 벰멜과 무젠이 분류한 보건의료에서의 컴퓨터 활용단계에 대한 설명 중 옳은 것은?

① 업무의 명료성을 기준으로 분류하였다.
② 단계1에서 6으로 갈수록 컴퓨터로 업무를 처리할 수 있는 부분이 늘어간다.
③ 단계1에서 6으로 갈수록 인간의 고유한 활동에 의존하는 부분이 감소한다.
④ 단계1은 자료획득 및 전송에 컴퓨터가 이용되는 단계이다.

13 다음에서 수학적 정보이론을 최초로 개발한 사람은?

① 클라우드 샤논(C. E. Shannon) ② 위너(Wiener)
③ 벰멜과 무젠(Bemmel & Musen) ④ 코크란(Archie Cochrane)

14 다음에서 근거중심의학을 최초로 사용한 사람은?

① 고돈과 가야트(Gordon & Guyatt) ② 위너(Wiener)
③ 벰멜과 무젠(Bemmel & Musen) ④ 코크란(Archie Cochrane)

15 다음에서 의료지식의 진화 과정에서 사용하는 방법이 아닌 것은?

① 정보의 체계화 이용 ② 귀납적 방법론
③ 데이터마이닝/데이터웨어하우징 ④ 연역적 방법론

정답 Answer!

01. ④ 02. ③ 03. ② 04. ① 05. ① 06. ③ 07. ④ 08. ③ 09. ② 10. ③
11. ③ 12. ④ 13. ② 14. ① 15. ④

제3장

의학용어와 질병분류

3-1. 용어 및 분류의 개요

1. 용어 및 분류의 의미

의학에 관련되는 용어는 상당히 다양하고 복잡하여 과거에는 한 가지 용어가 두 가지 이상의 질병을 의미하거나, 동일한 질병을 나타내는 용어가 두 가지 이상 사용되는 예가 많았다. 의학용어는 의료정보의 표현으로 가장 기본적인 요소이다. 따라서 공통되는 이해와 올바른 질병분류를 위해서는 이러한 혼란이 없도록 의학용어가 체계적으로 정리되어야 한다.

일반적으로 환자기록은 진료목적으로만 사용되기 때문에 몇몇 수치 데이터를 제외하면 대부분 프리 텍스트(Free Text)형태이다. 환자기록은 일차적으로 환자관리 그 자체이며, 즉 진단 · 치료 · 예후에 활용된다. 이때 환자기록을 직접 작성하지 않은 의사가 다른 의사가 작성한 환자기록에서 환자의 병력을 재구성하려면 많은 의학용어가 잘못 정의되고, 애매하고 부정확하여 각기 다른 의사의 손으로 작성된 환자기록으로 부터 정보를 추출하는 것은 매우 어려움이 있다는 것이다.

코딩(Coding)은 질병 분류체계에 따른 질병명의 대표값을 부여하는 것이다. 코드는 넓은 범위에서 통용되는 경우 특히, 국제적인 공통 코드는 컴퓨터 처리를 전제로 하지 않더라도 이용가치가 있다. 언어나 민족, 종교를 초월해서 보편적인 개념을 정의하지 않으면 안 될 때는 그 자신의 의미를 지니지 않은 코드가 편리하다. '위암'과 영어의 "Stomach cancer", 독일어의 "Magen Krebs"는 같은 개념이지만, 이것을 모두

'C16' 라고 표시해두면 어떤 나라에서도 통용될 수 있다.

분류(Classifications)는 논리학에서 유래되었으며, 생물학에서는 식물분류학, 동물분류학으로 활용된다. 의학에서는 질병분류학으로 활용되며, 수학에서는 집합론, 문헌정보학에서는 도서분류학이 사용되고 있다. 따라서 분류의 정의는 전문용어를 일정한 원칙에 의거해서 비슷한 유형의 자료별로 모아 체계적으로 정리해 놓은 것을 의미한다.

코드나 분류체계가 인위적으로 설정된 것이라면 용어는 자연적인 것이라 할 수 있다. 같은 언어의 사회라 하더라도 같은 용어를 집단이나 개인에 의해서 의미를 다르게 해석하는 경우에는 공통의 코드가 필요하다. 이와 같은 사실에서 알 수 있듯이 코드에는 그 의미를 정의하는 용어가 주어질 필요가 있다.

의학에서 정보를 송신자와 수신자가 전달체계를 명확히 인식함으로써 정확한 정보전달을 하기 위함이고 또한 역학, 공중보건, 임상연구, 문헌정리, 의학적 의사결정 등에 필요한 정보를 모으기 위해서는 어휘를 표준화하고 분류 및 코딩시스템의 도입은 불가피하다.

2. 용어분류체계의 필요성

체계화된 의학용어는 질병, 상태 및 수술 등에 대한 정확한 이해와 원활한 의사소통을 위하여 반드시 필요한 것이며, 또한 질병, 상태 및 수술에 관한 분류법을 확립하는 데에도 우선 체계적인 용어의 정립이 필요했던 것이다.

의학자료를 코딩함으로써 얻는 장점은 데이터의 양적인 감소, 어휘의 표준화, 의학통계 및 연구가 용이하고 의사결정지원시스템과의 연계가 용이하다는 것이다. 또한 의학 자료를 컴퓨터에 저장해야 하는 필요성 때문이다.

그 이유는 효율적인 환자 관리, 의료의 질적 관리 즉, 동일한 치료결과 기대, 타 병원과의 자료 비교분석, 의사소통 관리, 통찰력 증대 등 역학조사를 포함한 의학 연구, 병원 경영수립 및 경영자료 제공 등이다. 용어분류체계(Terminology & Classifications)의 도입의 필요성은 다음과 같다.

용어분류체계 도입의 필요성

- 정확한 이해와 원활한 의사소통
- 환자의 병력 재구성의 어려움을 해소
- 병력 재구성이 어려운 원인
  - 의학용어를 사용하는 사람의 주관에 따라 부정확하게 사용
  - 개념을 모호하게 표현
- 진료와 의학연구에 컴퓨터를 도입

분류에서 용어의 사용이 애매모호할 경우 학문간 분류에 대한 지식의 전달이 어렵게 되고 이로 인해 기존 지식이 충분히 활용되지 못하게 된다. 따라서 분류와 관련된 각종 용어를 사용할 때는 혼돈을 막기 위해 각종 용어를 정의하고 제시함이 바람직하다.

한 환자의 치료에 관여하는 여러 치료자들 사이에 공통되는 이해와 의사소통이 필수적임은 물론, 동일 개념 하에 분류된 정보만이 의료기관간에, 지역 간에, 나아가 국가 간에 비교가 가능하며 이러한 자료의 비교 연구는 의료계에서 그 중요성이 점차 더 강조되고 있는 추세이다.

3-2. 분류법 및 코드화

1. 분류법

분류(Classifications)는 비슷한 항목끼리 서로 묶는 과정을 의미이며, 질병분류란 각각의 질병들을 어떤 체계 하에 무리 지어진 일정한 수의 어느 하나로 배정하는 것을 말한다.

분류에는 분류법을 디자인하는 프로세스 의미와 분류되어 있는 개념의 용어들의 표기를 이용하여 대상을 코딩하거나 표현하는 두 가지의 의미를 갖는데, 여기서는 분류의 의미를 분류법을 디자인하는 프로세스 의미로 사용한다. 효과적인 분류체계의 규칙은 다음과 같다.

효과적인 분류체계의 규칙

① 분류군은 해부학적 부위, 원인 또는 의료의 전문성 등과 같은 단일분류 원칙에 따라 구분된다.
② 분류군에 속하는 분류체계의 한 분류 내에서 사용 가능한 진단 또는 수술 용어가 모두 포함되어야 한다.
③ 주어진 진단용어가 분류체계의 한 그룹 이상에서 사용되어서는 안 된다.

분류의 개념은 순차적인 체계로서 함축적이고, 분류방법의 설계를 명백하게 하는 것이다. 또한 사전의 지식에 근거를 하고 있으며, 지식의 확장에 중요한 역할을 수행한다. 분류의 성질은 동일한 내용을 다른 용어로 표현하는 유의성(類義性)과 동일한 용어가 분야에 따라 다르게 해석하는 다의성(多義性)의 특성을 갖는다. 질병, 상태 및 수술을 분류하는 질병분류의 목적은 다음과 같다.

질병분류의 목적

① 각각의 질병, 상태 및 수술에 대한 통계자료를 작성
② 국가 보건정책 및 의료기관 행정에 필요한 자료로 이용
③ 각 의료기관의 질병, 상태 및 수술의 양상이나 구조를 파악
④ 병원 간에 또는 국가 간의 자료를 비교 연구
⑤ 분류된 자료를 색인하여 의학 연구, 교육 자료로 이용
⑥ 의료의 질 평가 자료로 사용

질병분류의 의의는 질병, 상해, 사인통계는 각국의 보건 및 복지행정에 관한 정책수립과 인구 문제 및 의학연구에 중요한 자료로 이용된다. 이러한 사인통계 또는 질병상해통계를 정확하게 작성하기 위하여 적절히 분류되어야 한다. 따라서 통일된 분류 원칙에 따라 각 분류 항목의 내용을 명확히 정한 표준분류를 제정하여 모든 통계의 작성이 표준분류에 따르도록 권고하고 있다.

세계보건기구(WHO)에서는 세계보건기관헌장에 기초해서 국제적으로 통일된 질병, 상해 및 사인분류(ICD)를 정하여 각 회원국들로 하여금 이에 의거하여 사망 및 질병통계를 작성 공표하도록 권고하고 있다. 이것이 질병관련보건문제의 국제통계분류(ICD : International Statistical Classification of Diseases and Related Health Problems)로 불리고 있다.

우리나라에서도 의료법 12조 3항에서 의사, 치과의사, 한의사가 교부하는 진단서에 기재하는 질병명은 WHO에서 정한 분류법을 따르도록 권고하고 있다. 어떤 분류에서 처음부터 끝까지 순서 매김 원칙이 사용되면 이를 축(Axis)이라 한다. 보건의료에서 일차 및 이차 분류체계의 예는 다음 표 3-1과 같다.

표 3-1 일차 및 이차 분류체계의 예

일차 분류(First Axis)		이차 분류(Second Axis)	
코드	기관시스템	코드	구성요소
A	전신성 및 상세불명 (General and Unspecified)	1~29	증상 및 호소 (Symptoms and Complaints)
B	혈액(Blood)	30~49	진단과 예방 (Diagnostic Screening and Prevention)
C	소화기(Digestive)	50~59	치료와 투약(Treatment and Medication)
D	눈(Eye)	60~70	검사결과(Test Results)
E	귀(Ear)	71~79	기 타(Other)
F	순환기(Circulatory)		
G	근골격(Musculoskeletal)		
H	신경(Neurological)		
I	정신(Psychological)		
J	호흡기(Respiratory)		
K	피부(Skin)		
L	내분비(Endocrine and Metabolic)		
M	비뇨기(Urology)		
N	여성기(Female Genital System)		
O	남성기(Male Genital System)		

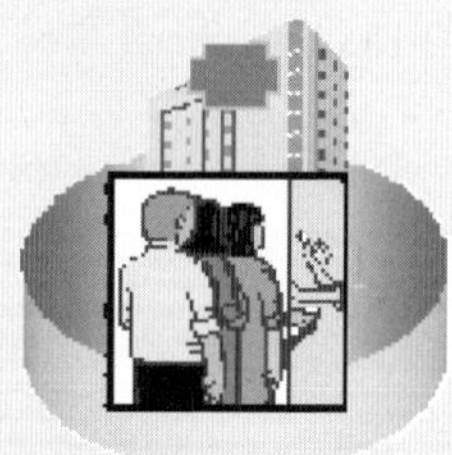

2. 코드화

1) 코드의 개념

코드의 정의는 데이터를 사용 목적에 따라 식별, 분류, 배열하기 위해 사용하는 숫자, 문자, 기호 등을 의미한다. 즉, 코드는 크게 분류하면 두 가지 유형이 있다. 하나는 환자번호나 진료과 번호 등과 같이 코드 표현 자신에 의미를 갖지 않은 유형이고, 또

하나는 코드의 표현이 분류의 개념을 나타내는 유형이다. 이와 같이 코드화(Coding)는 부호화를 의미하며, 개별적인 대상(Object)에게 항목별로 숫자나 문자 또는 이들의 조합을 부여하는 것이다.

의료에 있어서 질병, 상해 및 처치과정의 숫자화와 코딩 업무는 의무기록 실무자가 담당하고 있는 중요한 의료정보 처리 업무이다. 모든 질병, 상해 및 처치과정 등이 코딩 되어야 색인할 수 있다.

현재 우리나라에서는 보험환자 요양급여신청서와 각종 진단서에 반드시 상병명 코드번호를 기재하도록 요구하고 있다. 미국에서 1983년 10월부터 실시하기 시작하였고 우리나라에서도 실시하고 있는 진료비 지불제도(DRG : Diagnosis Related Groups) 시스템이 진단명 코드와 깊은 관련이 있다.

코드의 필요성은 대량의 자료를 구별, 동질의 그룹으로 분류하고 순번으로 나열하며, 특정 자료를 선별, 추출을 용이하게 하는데 필요하다. 즉, 의료에 있어서 코드화의 정의는 질병분류 체계에 따른 질병명의 대표값을 부여하는 것이다. 분류에서는 일반적으로 코드에 따라 의미상의 계층구조가 지정되나, 코드화는 대상의 양상(Aspect)을 해석하는 것이다. 코드의 설계시 특성 및 유의사항은 다음 표 3-2와 같다.

표 3-2 코드의 설계 목적 및 유의 사항

특 성	유의 사항
• 고유성 : 의미가 1 : 1 대응 • 편리성 : 분류 기준 및 갱신이 용이 • 표의성 : 알아보기가 용이 • 용이성 : 기계 처리시 집계 등이 용이 • 확장성 : 코드의 추가로 확장이 용이 • 함축성 : 적은 자리수로 많은 항목 표시 • 독립성 : 코드 체계의 중복성 배제	• 처리의 적합성 • 사용의 편리성 • 코드의 공통성 • 코드의 체계성 • 코드의 유연성(확장성)

2) 코드의 기능

코드화의 근본적 이유는 대량의 정보를 일전 순서로 배열하고, 특정한 기준에 의해 식별 및 분류하는데 다음 표 3-3과 같은 코드의 기능적 분류가 있다.

표 3-3 코드의 기능 분류

기본적 기능	3대 기능	부가적 기능
• 표준화 기능 • 간소화 기능	• 분류 기능 • 식별 기능 • 배열 기능	• 연상 기능 • 암호화 기능 • 오류 검출 기능

예를 들면 ICD-10에서는 C16(위암)의 하위에 C16.4(유문부위암)의 위치한다. 이와 같이 코드의 표기 자체가 의미를 지니면 그 분류를 공통으로 하는 범위에서는 대단히 편리하고 간소화 하게 사용할 수 있다.

진단 및 의료행위에 관한 대규모 분류를 살펴보기 위해서는 의료 경제적 목적에 따라 환자의 상태를 코드화해야 할 필요가 있으며, 코드화의 목적은 다음과 같다.

코드화의 목적
• 진단명 또는 수술명 별 정보의 인덱스 및 검색 • 질병 및 수술에 관한 보건통계자료의 산출 및 이용 • 현재 치료비 지불제도에서 DRG 시스템 적용

그런데 기본적인 문제점은 분류에서 사용하는 언어가 환자기록에서 발견되는 임상언어와 다르다는 점이다. 누가 환자 기록을 코드화 하든지 분류용어와 환자의 상태를 전반적으로 표현하는 용어가 일치되어야 하는데, 그렇지 않아 어려움이 많다. 이를 극복하기 위해서 코딩을 도와주는 컴퓨터프로그램(Encoding System)들을 이용할 수 있다.

프로그램은 여러 가지 형태가 있는데 진단명 또는 의료행위명을 입력하면 코드번호를 배정할 수 있는 것과 중심단어(Keyword)를 입력하면 그 중심단어가 들어있는 진단명들이 나오는 것, 그리고 분류 책과 같은 알파벳 순서별 색인과 특수 분류표를 화면에 보여주는 것 등이 있다.

3) 코드의 분류

코드는 사용하는 숫자, 문자, 기호 등과 설계 방법에 따라 목적에 의한 분류와 기능에 의한 분류로 나누어 볼 수 있다. 코드의 선택은 업무의 특성에 따라서 최적의 코드를 선택한다.

목적에 의한 분류에서 식별 코드는 식별을 주목적으로 하는 코드로 불변 속성을 가지며, 하나의 코드가 반드시 1:1 대응 관계를 유지한다. 분류코드는 분류 기준에 의해 체계적인 분류가 가능한 코드이며, 분류가 지나치면 오히려 실용성을 상실할 경우가 있다.

기능에 의한 분류 코드는 의료분야에서 숫자나 알파벳 문자 또는 이 두 가지 조합으로 이루어진다. 이와 같은 코드의 대표적인 유형에는 숫자코드(Number Code), 연상기호코드(Mnemonic Code), 계층구조코드(Hierarchical Code), 조합코드(Combination Code) 등이 있으며, 그 의미는 다음 표 3-4와 같다.

표 3-4 코드의 분류와 의미

코드	의미
숫자코드	새로운 항목에 숫자로 구성된 연속적인 값이 순차적으로 부여된 코드이다. 이 코드는 새로운 코드의 생성이 용이하며, 난수를 이용하여 환자의 특정한 정보를 숨기는 데 사용할 수 있다.
연상기호 코드	하나 이상의 문자를 통하여 그 항목이 연상되기 용이하도록 만들어진다. 이 코드는 사용자가 코드를 기억하기 쉬우나, 대량의 분류에서는 항목의 의미와는 동떨어진 코드가 생성될 수 있다.
계층구조 코드	이 코드는 이미 나와 있는 간단한 코드를 하나 이상의 문자를 더하여 새로운 코드를 만드는 것이다. 이 코드는 본질적으로 그 항목의 상위 코드나 그 항목과 관련이 있는 코드에 대한 정보를 내포할 수 있다.
조합코드	치료과정의 행위, 기구, 목적, 그리고 해부학적 위치를 순서로 배열하여 이용하는 법이다(해부학적 부위 100가지, 행위 20가지, 도구 10가지, 목적 5가지와 결합하면 10만개 분류체계가 가능).

양질의 코드화를 위해서는 정기적으로 코딩 검사를 시행하는 것이 바람직하며, 어느 한 코드번호에 해당하는 챠트를 30~50권정도 검토하여 신뢰성과 타당성이 있는지 모니터링하고 오류가 발견될 때에는 그 원인을 확인하여 수정한다. 추후에 교육을 통하여 다시 오류가 발생하지 않도록 피드백(Feedback)하는 과정이 필요하다. 또한 의사들에게 진단명과 수술명 분류체계에 맞는 기술을 하도록 지침을 주고 필요시 교육도 실시한다면 좀 더 세분화되고 정확한 코딩을 할 수 있을 것이다.

표 3-5 코드의 사용 예

코 드	사용 예	
숫자코드	100 : 심장침습이 없는 류마티즘열	
	101 : 심장침습이 있는 류마티즘열	
	102 : 류마티즘 무도병	
	103 : 류마티즘 승모판 질환	
연상기호코드	E.N.T : 이비인후과(The Ear, Noise & Throat Department, Otorhinolaryngology)	
	OB-GYN : 산부인과(OBstetrics & GYNecology)	
	CAR : 심장내과	
	GP : 내과/외과 일반(General Practitioner)	
계층구조코드	003	기타 살모넬라 감염
	- 003.0	살모넬라 위장염
	- 003.1	살모넬라 패혈증
	- 003.2	국소성 살모넬라 감염
	- 003.20	비특정 국소적 살모넬라 감염
	- 003.21	살모넬라 뇌막염
조합코드	Q2950 : 치열수술	
	S5116 : 인공수정체 교환술	
	S5118 : 인공수정체 삽입술	

3-3. 어휘록 및 명명법

1. 어휘록의 정의

어휘록(Thesaurus)은 의학이나 음악 등 특정한 분야(도메인)에서 쓰이는 특수용어 및 개념을 모은 것으로 진단용어나 검사실의 검사용어가 바로 그 예이다. 어휘록은 전 분야를 포함하는 것을 원칙으로 하며, 실용적 측면에서 어휘록은 그 분야에서 이미 사용하고 있는 동의어를 포함하기도 한다.

2. 명명법의 정의

명명법(Nomenclature)은 라틴어의 "nomen"과 "clature"에서 유래하였으며, 영어의 "name"과 "to call"의 뜻으로 예술이나 과학에서 사용되는 이름의 체계를 의미한다. 의학 명명법(Medical Nomenclature)은 질병 및 상태와 수술 · 처치 등을 나타내는 체계적인 의학용어이며, 의료정보의 관리와 질병 및 수술분류에 필수적인 도구이다.

의학에서 관련되는 용어는 상당히 다양하고 복잡하여 한 질병이 몇 개의 용어로 명명될 수 있고 한 용어가 두 개 이상의 다른 질병이 사용되기도 한다. 따라서 의학에서 명명법은 의학 개념에 따라 코드가 할당되어 있다. 의학 개념은 특정한 규칙에 의하여 좀 더 복잡한 개념으로 만들어지며, 이것은 여러 가지 가능한 숫자의 코드 조합으로 나타낸다.

명명법의 발달사는 1869년 영국런던 왕립의사회(Royal College of Physicians of London)에서 1,053개의 질병용어와 다수의 수술용어를 해부학적 기준으로 정리하여 "Nomenclature of Disease"를 출판하였다. 이것은 1947년까지 정기적으로 개정되어 영국과 그 통치 국가에서 사용되었다.

1874년 미국의학협회에서는 영국의 명명법 이론을 기초로 영어와 라틴어로 1,147개의 질병명과 수술목록을 정리하여 출판하였으며, 1889년에는 해부학협회가 명명법에 관한 국제위원회를 결성하여 해부학용어 정립에 대한 보고서(BNA : The Basle Nomina Antomica)를 출간하였다. 1903년에는 의학용어의 정립과 통일성을 기하기 위하여 "Belleuve Hospital Nomenclature of Disease"를 출판하였으며, 이는 질병명 앞에 번호를 부여하여 병원에서 번호로 질병분류를 시작하게 되었다.

분류법과 명명법의 차이점은 분류체계에서 가능한 모든 코드들의 정의가 먼저 쓰이고, 명명법에서는 사용자가 자유롭게 코드들을 조합하여 새로운 형태를 표현할 수 있다는 것이다. 따라서 분류에서는 대용량의 데이터베이스에서 분류 코드에 맞는 환자의 자료를 추출하는 것이 용이하나, 명명법에 의존하여 자료를 추출하는 것은 여러 가지 코딩 방법의 가능성 때문에 어려움이 있다.

표 3-6 분류법과 명명법의 차이점

분류법(Classifications)	명명법(Nomenclature)
• 전문용어를 일정한 체계 하에 사용 • 사용 가능한 코드가 미리 정해져 있어 새로운 양상 표현이 어려움 • DB에서 분류코드에 맞는 자료추출이 용이함 • 지식 확장에 중요한 역할	• 과학이나 예술 분야에서 사용 • 사용자가 자유롭게 코드를 조합하여 새로운 양상 표현 가능 • DB에서 명명법에 의존한 자료추출이 어려움 • 의학개념에 따라 코드가 할당

3-4. 질병분류의 발전

질병분류의 발전과정은 Hippocrates시대에 질병을 혈액(Blood), 흑담즙(Black Bile), 황담즙(Yellow Bile), 점액질(Phlegm)의 4가지 체액에 관련시켜 분류하였고, 이것이 의학사상 최초의 질병분류였다.

표 3-7 국제 질병분류의 역사

구 분	의 미
1629년	• 런던의 사망률 조사에서 사인분류 시도(통계적 관점의 최초 시도)
1755년	• William Cullen 가장 일반적인 방법으로 질병을 분류한 사람 • Synopsis Nosologiae Methodicae 출판
1837년	• William Farr가 해부학적 부위에 의거하여 질병분류체계를 발표
1893년	• 미국에서 Jacques Bertillon이 International List of Death Causes 출판
1900년	• ICD(International Classification of Diseases) 초판 발행 • 질병분류통계 시작
1919년	• SND(Standard Nomenclature of Diseases) 출판 • 명명법 이론 통합
1933년	• 미국에서 SNDO(Standard Classified Nomenclature of Diseases) 출판
1946년	• International List of Causes of Morbidity(WHO 주관)
1948년	• International List of Diseases and Causes of Death
1965년	• SNOP(Systematic Nomenclature of Pathology) 출간
1975년	• WHO 주관으로 46개 회원국이 현대임상개념으로 ICD-9-CM 출간
1992년	• 알파벳이 숫자 앞에 붙는 Alphanumeric Code로 ICD-10 출간

보건의료에서 가장 널리 사용된 분류체계는 ICD(International Classification of Diseases)와 ICD에서 파생된 분류이다. 등록 분야에서 통계적 개념을 적용하여 최초로 분류를 시도한 것은 1629년 런던의 존 그라운트(Captain John Graunt)가 사망증명서(London Bills of Mortality)를 발표하여 등록할 때부터였다. 1837년에는 영국의 윌리엄 파(William Farr)가 해부학적 부위에 따라 질병의 분류체계를 발표하였다.

1893년에 미국에서 Jacques Bertillon의 사인분류 첫 번째 개정판이 출판된 후 거의 10년에 한 번씩 개정판이 출판되었다. 1900년에는 ICD(International Classification of Diseases) 초판 발행이 이루어졌으며, 이것이 질병분류통계의 시작이라고 할 수 있다. 우리나라는 현재 ICD-10개정판을 골격으로 하여 만든 한국표준질병사인분류 3차 개정판을 사용하고 있다. 질병분류의 국제 분류 역사는 다음 표 3-7과 같고, 국내 분류의 역사는 다음 표 3-8과 같다.

표 3-8 국내 질병분류의 역사

구 분	의 미
1938년	• 인구동태 조사사무에 착수하면서 제4차 국제 사인표(1929년 발행)를 채택
1945년	• 8.15이후 제5차 개정 국제 사인표(1938년 발행)를 사용
1952년	• WHO권고안과 국내 실정을 감안하여 한국사인 상해 및 질병 분류를 제정
1968년	• 경제기획원 제8차 개정 국제 질병 분류에 의거하여 한국 질병사인 분류를 개정. 제1차 개정판 출판(1973. 1. 1부터 사용)
1979년	• 한국표준질병사인분류 제2차 개정판을 사용(1995년 6월까지 사용)
1993년	• 한국표준질병인사분류 제3차 개정판 출판
1995년	• ICD-10차 개정판 출판에 따라 제3차 개정판 사용(1995년 7월부터 사용)
2004년	• 한국표준질병인사분류 제4차 개정판 출판(2004년 1월부터 사용)
2007년	• 한국표준질병인사분류 제5차 개정판 출판(2008년~2010년까지 사용)
2010년	• 한국표준질병인사분류 제6차 개정판 출판(2011년 1월부터 사용)

3-5. 질병분류 및 의료행위 분류체계

분류체계(Classification Systems)는 진단코딩에 대한 분류법뿐만 아니라 의료 사건에 대한 분류법도 중복된 사례가 많다. 질병분류가 필요한 질병이나 부상은 증상이나 검사소견, 병변의 부위, 치료방법, 경과 등 다양하다.

질병분류는 의무기록 자료를 근거로 하고, 그리고 사망원인 분류는 사망진단서에 근거하여 질병이환 및 사망원인을 그 성질의 유사성에 따라 체계적으로 그룹화 한 것이라고 할 수 있다.

질병분류는 증상경과 등의 유사성에 따라 질병이나 부상을 분류해서 예방이나 치료에 대해서 검토할 수 있어야 한다. 여러 가지 분류방법이 있는데 국제적 통계나 국가의 통계에서 자주 사용되고 있는 것은 WHO의 국제질병분류 ICD(International Classification of Diseases) 질병분류체계이다.

WHO의 분류를 바탕으로 제작기 사정에 맞춘 분류를 편집하고 있다(미국판의 ICD-9-CM). ICD의 기본분류를 더욱 상세하게 분류하기 위해 종양학 ICD-O, 치과구강학 ICD-DA, 안과학 ICD-Oph의 전문가용 보조분류나 의료행위 분류 ICPM, 국제장애분류시안, 프라이머리 케어분류 ICPC 등이 있다.

현재는 세계보건기구(WHO)에서 관리하고 있는데 초판이 발표된 이래 거의 10년마다 개정판이 발표되었다. 질병분류체계는 의료행위 분류의 진단코딩 체계에 따라 대부분 ICD계열과 호환을 이루려고 하지만, ICD자체는 제한된 관점만을 나타내므로 사용자의 요구를 모두 충족시킬 수는 없는 실정이다.

현재의 등록체계는 대부분 ICD-9, 또는 ICD-9-CM(Clinically Modified) 에 기반을 두고 있다. ICD-9 & ICD-9-CM의 질병코드는 장(Chapter)으로 그룹화 된다. 예를 들어 ICD-9에서는 감염성 및 기생충성 질환이 3자리 수 코드 001~139로 분류되고, ICD-10 개정판에서는 문자 A 또는 B로 시작되는 코드로 확장되어 숫자가 다시 부여된다. 결핵에 대해서 ICD-9에서는 3자리 수 코드 010~018을 사용했지만, ICD-10에서는 A16~A19를 사용한다.

WHO에서 ICD-10 개정판을 내면서 수술, 처치, 분류책자는 출판하지 않아 우리나라 의료기관에서는 미국에서 현재 사용하고 있는 ICD-9-CM Vol.Ⅲ(Procedures)를 번역하여 사용하고 있다.

국제질병분류(ICD-9)의 4단위 코드수준과 ICD-9-CM에서 확대된 5단위 코드수준 분류의 체계를 다음 표 2-6에서 보여주고 있다. 미국국립보건통계국은 ICD-9 임상수정판인 ICD-9-CM을 출판하였다. ICD-9-CM은 ICD-9와 완전 호환되지만 필요한 곳마다 세부수준이 더 추가되어 있다.

표 3-9 ICD-9 & ICD-9-CM 체계

코 드(Code)	질 환(Disease)
001 – 139	감염과 기생충 질환
001 – 009	소화기계 감염성 질환
003	기타 살모넬라 감염
– 003.0	살모넬라 위장염
– 003.1	살모넬라 패혈증
– 003.2	국소성 살모넬라 감염
– 003.20	비특정 국소적 살모넬라 감염
– 003.21	살모넬라 뇌막염
– 003.22	살모넬라 폐렴
– 003.23	살모넬라 관절염
– 003.24	살모넬라 골수염
– 003.29	기타 국소적 살모넬라 감염
– 003.8	기타 특정 살모넬라 감염
– 003.9	비특정 살모넬라 감염

또한 어느 코딩체계나 제대로 정의된 기준이 필요하지만 아직은 표준화된 의학용어가 없다는 점이 분류체계의 현실이다. 분류체계의 채택에서 있어서 신중한 선택은 가장 널리 사용하고, 보편적이며, 신뢰할 만한 국제적 기관에 의해 정기적으로 정보가 갱신되는 시스템을 선택하는 것이 가장 좋은 전략이다. 그 동안 개발된 분류체계를 살펴보면 다음 표 3-10과 같다.

표 3-10 의료행위 분류의 체계

분류체계	의 미
ICD (International Classification of Diseases)	• 질병의 특별한 징후보다는 병인에 근거 둔 질병의 분류에 초점을 둠 • 환자기록을 추출하기 위한 전형적인 코딩체계 • 진단용어의 코드화를 목적으로 WHO에서 관리 • (3자리 기본 코드) + (4자리 상세코드)로 구성 • ICD-CM(임상 개정판), ICD-A(미국판) 등의 변형 코드 • ICD-10 : 1989년 Geneva에서 결정된 10번째 개정안(최신판)
SNDO (Standard Classified Nomenclature of Disease)	• 1933년 미국에서 표준질병분류명명법 초판 출판 • 부위와 병인에 의해 정렬된 진단용어시스템 • 5판과 마지막 판은 1961년 미국의학협회에서 출판되었으며, 수술처리 분류용으로 3번째 축이 마련 • 미국 병원들은 ICD의 미국수정판 ICD-A가 나오기 전까지 이 시스템을 사용
SNOP (Systematic Nomenclature of Pathology)	• 1965년 미국병리학회는 병리학의 체계적 명명법 출간 • 국소학(Topography), 형태학(Morphology), 병인(Etiology), 기능(Function)의 4가지 축 • SNOMED의 기초
SNOMED (Systematic Nomenclature of Human and Veterinary Medicine)	• 1975년부터 1979년까지 개정 • 11개의 축(T, M, F, L, C, A, J, S, D, P, G)으로 구성 • 자유로운 조합으로 표현이 다양하지만 컴퓨터를 이용하여 불필요한 코드 확인은 불가능
CPT (Current Procedural Terminology)	• 치료비에 의거한 진단과 치료 과정을 정의(미국 의료보험과 관련하여 많이 사용)
ICPM (International Classification of Procedures in Medicine)	• 1976년 WHO가 발간 • 진단, 검사, 예방, 수술, 기타 치료과정에 대한 내용 • ICD-9-CM의 과정(P-codes)부분은 모두 이것을 근간으로 만들어짐 • 독일, 네덜란드에서는 의료보험 청구나 관리에 필수적인 요소
RCC (Read Clinical Classification)	• 1980년 영국 의사 James Read에 의해 만들어짐 • 전자의무기록(EMR)을 위하여 만들어짐 • 환자기록을 표현하기 위한 거의 모든 용어를 포함 • 거의 모든 표준 분류와 교차확인 가능
ATC (Anatomic Therapeutic Chemical Code)	• 약제를 확인하는 데 제조물질, 투여방법, 용량 등을 포함 • 치료학적 특성은 물론 다른 체계에서 찾아볼 수 없는 화학적 특성을 제시 • 약제의 체계적이고 계층 구조적 분류 • 약제이용연구의 WHO 표준 • 복합 제제나 피부 연고는 포함할 수 없음 • 대체 약제를 선택할 수 있고, DSS를 통해 약제 반응과 이중처방, 용량 조절 등에 활용

표 3-10 의료행위 분류의 체계(계속)

분류체계	의 미
MeSH (Medical Subject Headings)	• 국제적인 의학 문헌 색인 • 미국 NLM(National Library of Medicine)에서 발간된 의학 서적 색인 분류 • Unified Medical Language System(UMLS) 발전의 근본 • 계층구조 형태로 개념을 표시
UMLS (Unified Medical Language System)	• 미국국립의학도서관의 장기 프로젝트로 개발됨 • 문헌정보, 의무기록, 지식기반 등 서로 다른 원천의 정보를 개념적으로 연관시키려는 시도 • 보건의료분야 문헌자료, 임상기록, 데이터은행, 지식기반시스템, 인명부, 기관명부가 포함됨
ICPC (International Classification of Primary Care)	• 외래, 입원, 수술 등 임상적인 상황을 코드화하여 사용 • 구조화된 방문상담결과를 코딩하는데 사용 • 발병에서 해결까지 질병부위 등록 관리에 사용 가능 • 세부사항이 ICD-9 보다 떨어지나, 진단, 검사, 치료의 코드화에 이용

3-6. 질병분류의 표준화

표준분류의 목적은 다른 나라의 다른 지역 또는 다른 시기에 수집된 사망과 질병에 대한 자료를 체계적으로 기록, 분석 비교할 수 있도록 하는 데 있다. 따라서 쉽게 자료를 저장하고 찾아보며, 분석할 수 있도록 질병의 용어, 즉 진단명과 보건 · 의료문제에 관한 용어를 알파벳과 숫자를 결합한 부호로 변환하여 사용한다.

병명과 동일하게 수술이나 처치와 같은 의료행위도 코드화해서 통계 처리할 수 있도록 하는 일이 매우 중요하다. 의료정보화에서 응용 분야의 개발자들은 표준 용어집의 유용성에도 불구하고 사용할 때에 신중을 기해야 한다.

의료정보화에서 많이 응용되는 분야는 병원이나 개원가의 청구시스템을 지원하는 분야이며 현재 이와 같은 시스템에서 임상 정보를 위한 수술이나 처치를 분류하기 위한 코드로 ICD-9-CM이 거의 유일하게 사용되고 있고, 병원정보시스템에서는 포괄의료제도인 DRGs(Diagnosis Related Groups)를 사용한다. 그러나 이 표준용어집들은 환자진료의 기능을 지원하는 포괄적인 전자의무기록으로 발전하고 있어서 ICD-9-CM은 환자진료의 목적에는 적당하지 않다.

임상시스템을 위한 표준용어를 채택한 국가는 미국을 비롯한 영국, 네덜란드 등 유럽의 몇 나라에서 사용하고 있는데, 그 의미는 표 3-11과 같다.

SNOMED International은 광범위한 내용으로 이러한 문제점을 해결해 왔기 때문에 많은 시스템 개발자들이 현재 사용을 고려중에 있다. 문제점은 기존의 시스템과 새로운 시스템 사이의 연속성에 관한 것이다. 현재 임상시스템의 경향은 검사실, 약국, 방사선과 등의 보조시스템에서 모아진 환자 진료를 중앙에 집중하는 방향으로 처리한다. 이 보조 시스템들은 각자의 독특한 용어집으로 코드화 된 정보를 제공하고 있으며, 중앙시스템 개발자는 SNOMED 같은 표준 채택을 원하지만 보조시스템의 자료를 표준화된 양식으로 변환하는 적절한 방법이 없다.

의료용어의 사용은 목적과 구조 특성에 따라 100여개의 의료용어체계 표준이 통용되고 있으며, 또한 각 분야별로 분류체계를 활용하고 있다. 간호 분야에서는 NANDA(Acronym for North American Nursing Diagnosis Association), 치의학에서는 CDT(Current Dental Terminology), 종양학에서는 PDQ(Physicians Data Query)가 통용된다.

표 3-11 임상시스템을 위한 표준용어 채택 국가

구 분	의 미
영국	• 전자의무기록에 Read Codes 사용 • 사용자들이 잘 이용하고 있다는 것을 반영해 주는 일상 보고서에서 이용
네덜란드	• 의사의 진료시스템을 국가적으로 표준화 • 진단과 외래 방문의 사유를 기록하는데 ICPC를 사용
미국	• 대부분 임상정보시스템의 표준용어집을 꺼려하고, 자체 개발한 용어를 사용 • 표준을 채택하는데 실패한 이유 – 사용가능한 표준이 여러 분야를 취급하지 못함 – 환자진료를 지원하기 위한 임상정보를 자세히 표현하지 못함
일본	• 보험청구용의 수술명 코드를 할당한 K-코드(일본 독자코드) 사용 • 어떤 분류체계에 기초해서 코드가 작성되는 것이 아니라 단순히 보험청구용의 수술명에 번호를 즉흥적으로 붙인 코드

1986년에 국립의학도서관에서는 의학 및 의료분야에서 사용되는 각종 용어체계를 공통 개념으로 통합하기 위하여 UMLS(Unified Medical Language System) 프로젝트를 시작했고 전 세계적으로 이러한 용어 및 분류를 표준화하기 위해 많은 노력을 하고 있다.

연습문제

Exercises

주관식

1 용어분류의 도입에 필요성에 대해서 설명하시오.

2 의학데이터를 컴퓨터에 저장해야 하는 이유에 대해서 설명하시오.

3 분류체계의 개념과 규칙에 대해서 설명하시오.

4 분류의 의미와 질병분류 목적에 대해서 설명하시오.

5 코드화의 의미와 목적을 설명하시오.

6 어휘록과 명명법 정의에 대해서 설명하시오.

7 분류법과 명명법의 차이점을 비교 설명하시오.

8 의료행위에 있어서 분류의 체계를 설명하시오.

9 분류에 있어서 표준화를 사용해야 하는 이유를 설명하시오.

10 ICD-9와 ICD-9-CM의 분류의 차이점을 설명하시오.

연습문제 Exercises

객관식

1 용어분류체계 도입의 필요성에 대한 설명으로 적절하지 않은 것은?

① 수작업으로 작성된 환자진료기록으로부터 환자 병력 재구성의 어려움 해소를 위해 필요하다.

② 진료와 의학연구에 컴퓨터 도입을 위해 필요하다.

③ 의학용어를 쓰는 사람의 주관에 따라 자유롭게 사용하기 위해 필요하다.

④ 의료인 사이의 원활한 의사소통에 도움이 된다.

2 용어분류체계 도입의 기대효과가 아닌 것은?

① 데이터의 양적 증가가 이루어진다.

② 용어를 표준화하는 데 용이하다.

③ 의학통계 및 연구에 용이하다.

④ 의사결정지원시스템과의 연계가 용이하다.

3 환자기록의 전산화 목적에 관하여 잘못 설명한 것은?

① 질병의 예방, 진단, 치료, 재활 등의 환자관리에 있어서 효율성 증대

② 역학조사를 포함한 의학 연구에 기초 자료로 활용 증대

③ 동일한 치료에 대한 다양한 결과 기대

④ 병원 계획수립 및 자료에 근거한 경영에 기초 자료로 활용 증대

4 코드에 대한 다음 설명 중 틀린 것은?

① 숫자코드는 새로운 코드의 생성이 용이하다.

② 연상기호코드는 문자를 사용해서 기억하 […] 든 코드이다.

③ 계층구조코드는 기존 코드에 하나이 […] 붙여 좀 더 자세한 코드를 만든다.

④ 조합코드는 성격이 비슷한 코드를 조합하여 사용함으로써 경우의 수를 줄일 수 있다.

5 다음의 설명은 어떤 유형의 코드 특성을 나타내는가?

> "성격이 다른 코드들을 조합하여 사용함으로써 많은 경우의 수를 만들어 낼 수 있다."

① 숫자코드(Number codes)
② 연상기호코드(Mnemonic codes)
③ 계층구조코드(Hierarchical codes)
④ 조합코드(Combination codes)

6 분류에 대한 설명으로 적절하지 않은 것은?

① 사용자가 코드들을 조합하여 새로운 양상을 표현할 수 있다.
② 복잡한 집합적 대상을 구분하는 방법이다.
③ 개념의 순차적인 체계로 함축적이고 명백한 원리를 적용한다.
④ 지식의 확장에 중요한 역할을 수행한다.

7 어휘록에 대한 설명 중 틀린 것은?

① 특정 분야에서 사용되는 특수용어 및 개념을 모은 목록이다.
② 표준화된 용어의 사용 활성화에 방해가 된다.
③ 진단용어 목록이나 임상병리검사용어 목록 등을 예로 들 수 있다.
④ 실용적 목적으로 이미 사용하고 있는 동의어를 포함하기도 한다.

8 명명법에 대한 설명으로 맞는 것은?

① 의학 개념에 따라 코드가 할당된다.
② 사용 가능한 코드가 미리 정해진다.
③ 사용자에 의한 코드 결합을 허용하지 않는다.
④ DB에서 명명법에 의존한 자료 추출이 매우 용이하다.

9 환자의 자료를 데이터베이스로 구축해야 하는 이유로 알맞지 않은 것은?

① 효율적 환자관리를 위해서
② 동일한 치료효과 기대 등의 의료의 질적 관리를 위해서
③ 역학조사를 포함한 의학연구에 활용을 용이하도록 하기 위해서
④ 환자정보를 누구나 열람할 수 있도록 하기 위해서

10 ICD에 대한 설명으로 적합하지 않은 것은?

① 병인(etiology)에 근거 둔 질병 분류체계이다.
② 환자기록의 개념을 위한 원형적 코드체계이다.
③ 1900년에 초판을 발행하여 현재까지 수정 없이 사용되고 있다.
④ WHO에서 관리하고 있다.

11 다음 분류체계에 대한 설명 중 틀린 것은?

① SNDO는 신체부위와 원인에 의해 분류된 진단용어 체계이다.
② ICD-9-CM은 ICD-9의 임상용 수정판을 의미한다.
③ SNOP는 국소학, 형태학, 병인, 기능의 4축으로 된 병리학의 명명법이다.
④ SNOMED는 병의 여러 가지 특성에 대한 코딩은 불가능하다.

12 SNOMED에 대한 설명 중 틀린 것은?

① SNOP를 기초로 만들었다.
② SNOMED Ⅱ는 7개의 축을 가진 코드체계이다.
③ 조합코드 등을 사용한 좀 더 복잡한 의학개념의 형성이 불가능하다.
④ ICD-9-CM 진단용어들의 대부분이 SNOMED International의 질병/진단 모듈에 나타나 있다.

13 다음 분류체계에 대한 설명 중 틀린 것은?

① CPT는 치료비에 의거한 진단과 치료과정을 정의하는 코드이다.
② SNOP는 미국 병리학회에서 출간한 병리학의 체계적 명명법이다.
③ ICD의 미국 수정판 ICD-A가 출간되기 전까지 미국 병원들은 SNDO를 사용하였다.
④ SNOMED International은 7가지 축을 가지고 있다.

14 다음 분류체계에 대한 설명 중 틀린 것은?

① ICPM은 진단, 검사, 예방, 수술 기타 치료 및 보조과정을 내용으로 한다.
② RCC는 전자의무기록을 위해 개발되었다.
③ ATC는 약제를 체계적이고 계층 구조적으로 분류하기 위해 만든 것이다.
④ MeSH는 SNOMED의 근간이 되었다.

15 RCC에 대한 설명 중 틀린 것은?

① 각 코드는 임상개념 및 관련된 표준용어를 나타낸다.
② 환자기록에서 사용되는 모든 용어들을 포함하려고 한다.
③ 자연어 사용은 허용되지 않는다.
④ 거의 모든 표준 분류(ICD-9, ICD-9-CM, CPT-4, DRGs)와 교차확인이 가능하다.

16 ATC에 대한 설명 중 틀린 것은?

① 약제를 체계적으로 분류하기 위해 만들어진 분류체계이다.
② 약제를 확인하는 데 복합 제제나 피부 연고를 포함한다.
③ 약제의 제조물질, 투여방법, 용량 등을 포함한다.
④ 약제 이용 연구에 국제적인 WHO 표준이다.

17 다음 분류체계에 대한 설명 중 틀린 것은?

① UMLS는 문헌DB, 의무기록관리시스템, 지식기반 등 다양한 정보원천에서 얻은 정보를 사용자의 편의를 위해 개념적으로 연관지으려는 시도로 만들어졌다.
② MeSH는 주로 국제적인 의학문헌을 색인하는 데 쓰인다.
③ UMLS는 MeSH의 기반이 되었다.
④ UMLS와 MeSH는 미국 National Library of Medicine(NLM)에서 제안한 것이다.

18 ICPC에 대한 설명 중 틀린 것은?

① 외래방문, 입원, 수술 등의 임상적 상황을 코드화하기 위한 목적으로 개발되었다.
② 세부 사항은 ICD-9보다 우수하다.
③ 문자로 표현하는 기관계축과 2자리 숫자로 표현하는 구성요소 축으로 형성된 2축 시스템이다.
④ SOAP 원리를 코드화하였다.

19 의학 분류 체계 중 ICD와 관련이 있는 것은?

① 치료비에 의거한 진단과 치료과정을 정의하는 코드이다.
② 약제를 체계적이고 계층구조적으로 분류하였다.
③ 질병의 특별한 징후보다는 병인에 근거를 둔 질병 분류에 초점을 두었다.
④ 국제적인 의학문헌 색인을 위해 사용된다.

20 분류에 대한 설명으로 적절하지 않은 것은?

① 사용 가능한 코드가 미리 정해져 있어 새로운 양상 표현이 어렵다.
② DB에서 분류코드에 맞는 자료추출이 어렵다.
③ 분류는 사전 지식에 근거하고 있다.
④ 분류는 논리학에서 유래되어 의학에서는 질병분류학 등으로 활용된다.

21 ICD-9-CM의 과정(P-codes)부분을 개발하는 데 근간이 된 분류체계는?

① SNDO ② MeSH
③ SNOMED ④ ICPM

22 UMLS(Unified Medical Language System)를 발전시키는 데 근간이 된 분류체계는?

① SNDO ② MeSH
③ SNOMED ④ ICNP

23 ICPC(International Classification of Primary Care)에 관한 설명으로 틀린 것은?

① 국제 일차진료의협의회(WONCA)에서 발표한 분류체계이다.
② 진단, 검사, 치료의 코드화에 이용된다.
③ 발병에서 해결까지의 질병 episode 등록 관리에 이용된다.
④ 생의학적 데이터베이스의 범위, 위치, 어휘, 구문규칙 및 접근조건에 대한 정보를 포함한다.

24 임상시스템을 위한 표준용어의 채택에 관한 설명으로 틀린 것은?

① 고차원의 개념과 실제 환자의 자료를 표현하는 데 이용하는 정밀한 용어들 사이를 연결하기 위해서는 표준용어집을 사용하여야 한다.
② 분류체계의 채택에서 있어서 신중한 선택이 필요하다.

③ 보편적이고 신뢰할 만한 국제적 기관에 의해 정기적으로 정보가 갱신되는 시스템을 선택하는 것이 가장 좋은 전략이다.
④ 많은 시스템 개발자들은 SNOMED International 채택을 고려하고 있는 추세이다.

25 임상시스템을 위한 표준용어의 채택에 관한 설명으로 틀린 것은?

① 영국은 전자의무기록에 Read Codes를 채택하였다.
② 네덜란드는 의사의 진료시스템을 국가적으로 표준화하였다.
③ 미국의 대부분 임상정보시스템은 표준용어집을 사용하고 있다.
④ SNOMED는 ICD-9-CM보다는 풍부한 표현력을 제공한다.

정답 Answer!

01. ③	02. ①	03. ③	04. ④	05. ④	06. ①	07. ②	08. ①	09. ④	10. ③
11. ④	12. ③	13. ④	14. ④	15. ③	16. ②	17. ③	18. ②	19. ③	20. ②
21. ④	22. ②	23. ④	24. ①	25. ③					

제 4 장

진료의 의사결정

4-1. 진료의 의사결정 개요

보건의료에 있어서 진료에 대한 큰 부분은 수행해야 할 검진(Examination)과 검서(Test), 또는 초기 검사에 근거하여 더 이상의 검사가 처방에 필요가 있는가에 대한 의사결정을 다룬다.

보건의료에서는 초기검사에 근거하여 현재 어떤 검사가 필요하며, 향후 어떤 검사가 필요할 지에 대한 의사결정이 중요하다. 환자가 처음 방문하는 동안 호소(Complaint)와 환자병력(Patient History)자료가 수집되고 혈압과 같은 단순측정을 포함한 신체검사가 이루어진다. 만일 필요하다고 판단되면 임상병리검사를 실시하며, 이러한 검사를 기반으로 처방하여 치료가 이루어진다.

의학적의사결정을 하는 데는 환자의 첫 내원과 함께 의사들은 검사에서 치료 완료까지 의사의 의학적 지식을 기반으로 하여 의사결정을 하게 된다. 이때 두 단계의 중요한 과정이 이루어진다. 첫째는 질환에 대한 의학적 지식을 기초로 하여 진단을 위한 의사결정을 하는 것과 둘째는 질환의 예후와 다양한 치료 방법의 효과에 대한 의학적 지식을 기반으로 하여 치료 방법에 대한 의사결정을 하는 것이다.

임상에서 검사는 정확한 진단을 위한 확률의 개선 방안이다. 확률적 진료판단이란 검사로 획득된 추가정보를 이용하여 합리적이고 최선의 진료에 대한 의사결정을 위하여 확률적인 방법을 사용하는 것이다.

의사는 환자의 이상소견을 통하여 병을 진단하고, 이상소견에는 환자 자신이 느끼는 이상증상, 혈액이나 소변검사 등의 진단검사의 이상, 방사선 사진 등의 영상검사의 이상 등이 있다. 보편적인 의학지식으로 이상소견을 통하여 질환을 예측할 수 있었음에도 불구하고 의사가 예측하지 못했다면 의료과오에 해당한다. 다음 그림 4-1은 의사의 진단과정에서 개념도를 보여주고 있다.

진료에 있어서 의학적의사결정은 임상자료의 불완전성(Imperfection)과 치료결과에 대한 불확실성(Uncertainty)으로 인하여 의사들은 진료에 관련된 선택과 결정에 많은 어려움을 겪어왔다. 따라서 질병을 진단하는 의사는 가능한 한 모든 검사를 시행하기 보다는 본인의 의학적 지식과 경험에 의존하여 검사시행 유무 및 검사방법을 결정한다. 여기서 의사의 경험적 지식과 의사결정에 도움을 주는 또 다른 기술적 원리를 적용하여 조직적이고 합리적으로 해결할 수 있는 의사결정을 선택할 수 있도록 다양한 기법들을 이용하게 된다.

특히, 응급환자의 경우 최소의 검사결과 조차 없이 진료를 수행하여야 하는 경우가 있다. 이와 같이 즉시성이 요구되는 임상진료에서 불충분한 시간으로 유발되는 의료정보의 불확실성이 필연적으로 발생하게 되어 진료의 의사결정에 많은 어려움이 있어왔다. 최근 이러한 불확실성에 대한 신뢰도를 높이는 의사결정에 대한 새로운 기법들이 연구 · 개발되고 있다.

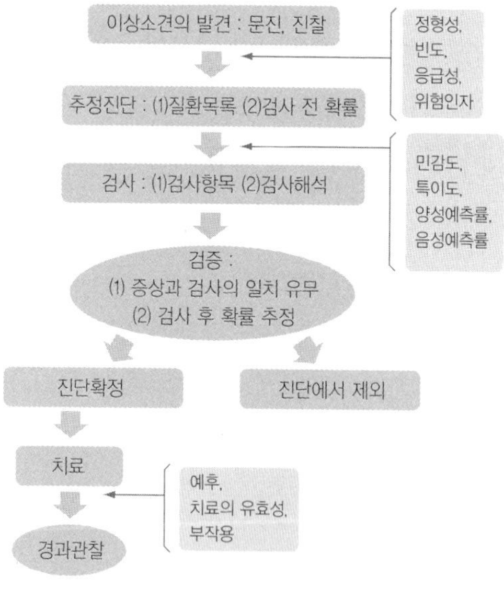

출처 : http://clinicclinic2.cafe.com/prblm/prblm.htm

그림 4-1 의사의 진단과정 개념도

4-2. 진료의 의학적의사결정

1. 불확정성의 원리

1) 불확정성의 개념

불확정성 원리(Uncertainty Principle, 不確定性原理)는 1927년 독일의 물리학자 베르너 하이젠베르크(Werner Heisenberg)가 어떤 물체의 위치와 속도를 동시에 정확하게 측정하는 것은 이론적으로 불가능하다고 주장한 법칙이다. 물리학에서 실제로 정확한 위치, 정확한 속도라는 개념 자체가 본질적으로 아무 의미가 없다는 것이다. 예를 들어 자동차와 같은 물체의 속도와 위치를 모두 측정하는 것은 쉬운 일인데, 이는 불확정성 원리가 의미하는 불확실 정도가 일상적인 물체에 대해 관측하기에는 너무나 작은 값이기 때문이다. 이 원리의 기본 골격은 입자성을 특징짓는 위치의 확정성과 파동성을 특징짓는 파장의 확정성은 서로 제약을 받고 입자성과 파동성이 서로 공존한다는 것이다. 결론적으로 물질의 특성을 파악하기 위해서는 위치와 운동을 동시에 측정하지 못하기 때문에 두 가지 즉, 파동과 입자의 두 측면을 모두 확인해야 한다는 것이다.

앞날의 일어날 확률적인 사건과 내기처럼 불확정하니까 아무것도 포착할 수 없다는 것이 소위 불확정성 원리이다. 우리의 실생활의 많은 문제들은 다양한 불확실성을 많이 내포하고 있다. 우리가 경험하는 많은 경우에 있어서 양자선택을 강요하게 되는데, 임상진료의 불확실성은 "내일 비가 올 확률이 80%"라는 것보다 훨씬 복잡하며, 이런 불확실성내에서 합리적인 의사결정을 하기 위하여 여러 가지 방법이 제시되어 왔다. 그 중 확률적 유추(Probabilistic Reasoning) 방법에 있어 가장 보편적으로 사용되는 방법이 베이즈 이론이다.

불확정성의 원리 이야기

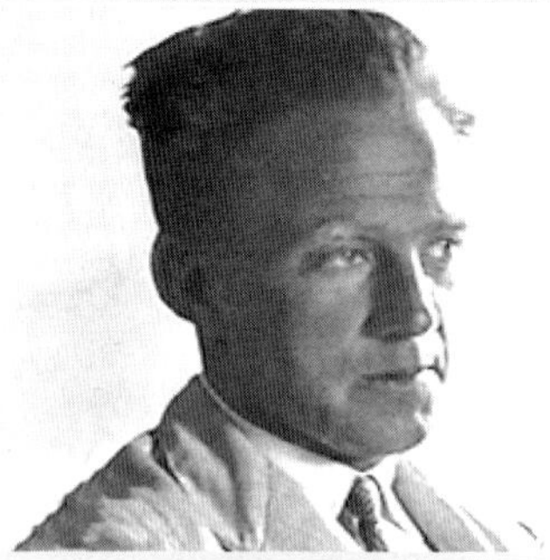

베르너 하이젠베르크
(Werner Heisenberg, 1901~1976)

베르너 하이젠베르크는 1927년 불확정성의 원리를 발표하여 코펜하겐 해석의 발전에 큰 기여를 한 업적으로 1932년 노벨 물리학상을 받았다. 독일의 물리학자 베르너 하이젠베르크가 제안한 불확정성의 원리는 코펜하겐 해석의 핵심 내용 중의 하나이다. 많은 물리학 해설서나 현대 물리학 입문서에서 불확정성의 원리를 다루고 있어 양자 물리학의 내용 중 가장 많은 사람에게 알려진 내용이기도 하다. 하지만 수학을 떠나서 불확정성 원리를 정확하게 설명하는 것은 쉬운 일이 아니다. 따라서 불확정성 원리에 대해 많은 것을 들어서 알고 있는 사람들도 조금씩 잘못 알고 있는 경우가 많다. 불확정성의 원리는 말 그대로 확실하지 않다는 원리이다. 확실한 것만을 다루는 것으로 알려진 물리학에 왜 이런 원리가 등장하게 되었을까? 무엇이 왜 불확실하다는 것일까?

수많은 사인과 코사인 파동의 합으로 입자를 표현하는 웨이브 패킷에서 전자와 같은 입자도 파동의 성질을 가지고 있다는 것은 실험을 통해 확인되었다. 양자 물리학은 불연속적인 물리량을 가지는 입자를 파동함수로 다루고, 그 결과를 확률로 해석하는 물리학이다. 입자를 파동방정식으로 다루기 위해서는 입자도 파동함수로 나타낼 수 있어야 할 것이다. 그렇다면 입자를 어떻게 파동함수로 나타낼 수 있을까?

고등학교에서 물리학을 배운 사람들은 사인(Sine) 또는 코사인(Cosine)과 같은 삼각함수로 파동을 표현하는 법에 대해서 들어본 적이 있을 것이다. 그러나 이런 파동으로 입자를 나타내기는 어렵다. 파동이 넓은 공간에 퍼져 있는 것과는 달리 입자는 아주 좁은 공간에 집중되어 있기 때문이다. 그러나 수학을 이용하면 이 문제를 쉽게 해결할 수 있다. 진동수와 진폭이 다른 많은 파동을 합치면 한 곳에 집중된 파동을 만들어 낼 수 있다. 만약 더 좁은 구역에 집중된 파동을 만들고 싶으면 파장이 다양한 더 많은 사인파와 코사인파를 더하면 된다. 이렇게 여러 개의 파동을 합성하여 만들어진 파동을 양자 물리학에서는 웨이브 패킷이라고 부른다. 양자 물리학에서 입자는 웨이브 패킷을 이용하여 나타내지며, 분산되지 않는 웨이브 패킷을 통해 입자를 표현할 수 있다. 〈출처 : 노벨상 위원회〉

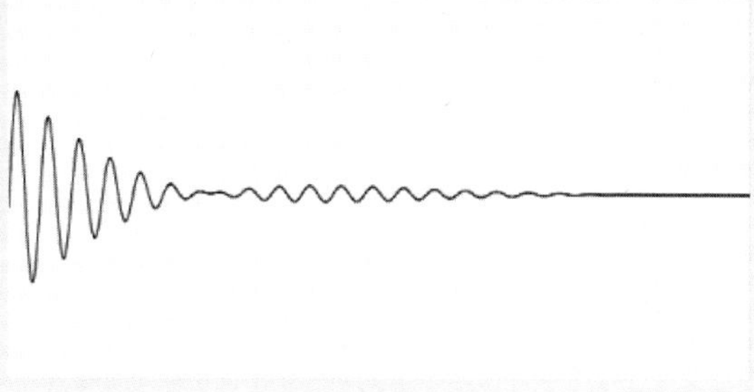

〈출처 : Jmtrivial at en.wikipedia.com〉

2) 불확정성 원리의 사례

탐사대원 20명이 정글 탐험 중 식인종의 추격을 피해 달아나다 국경근처의 강이 흐르고 있는 깊은 계곡에 도착하였다. 국경경비대가 있으므로 강을 건너기만 하면 되는데, 계곡에 걸려있는 낡은 다리가 문제였다. 교량전문가가 낡은 다리의 상태를 파악한 후 다음과 같은 선택을 제시하였다.

선택-1	한 번에 모두 건널 경우 희박하긴 하지만 성공할 가능성이 있다. 그러나 다리가 무너져 20명 모두 추락하여 악어에게 희생될 수 있다.
선택-2	한 번에 한 명씩 건널 경우 적어도 3명은 안전하게 건널 수 있다. 그러나 최대 15명까지만 버틸 수 있으며, 그 확률은 희박하다. 따라서 다리의 붕괴로 건너지 못한 나머지 대원은 식인종의 저녁만찬이 될 것이다.

불확실성의 원리(Uncertainty Principle)에 있어서 의사결정을 위한 선택-1과 선택-2에 대한 해결방법의 원칙은 최소이익 극대화 방법(Maximize the Minimum Profit), 최대이익 극대화 방법(Maximize the Maximum Profit), 최대후회 극소화 방법(Minimize the Maximum Regret), 통계적 추론 방법(Probabilistic Reasoning) 등 4가지 방법을 제시할 수 있으며, 그 의미는 다음과 같다.

① 방법-1 : 최소이익 극대화 방법

최악의 경우에도 대원의 생존이 보장되는 결정이 필요하다. 선택-1은 실패할 경우 생존자가 전혀 없지만, 선택-2는 생존자를 보장함으로써 목적에 합당하나 가장 소극적인 의사결정이라고 할 수 있다.

② 방법-2 : 최대이익 극대화 방법

실패할 경우는 전혀 고려하지 않는 반면에 성공할 경우에는 최대이익이 가능한 의사결정 방법이다. 선택-2의 경우 성공하더라도 5명의 희생자가 발생하지만 선택-1은 성공하면 전원이 생존한다. 이는 낙관론자 또는 도박군의 심리와 비슷한 과격한 의사결정 방법이다.

③ 방법-3 : 최대후회 극소화 방법

실패할 경우에 발생하는 후회도를 의사결정에 반영한 방법으로 방법-1보다 발전된 의사결정 방법이다. 후회를 계량화한 방법으로 선택-2가 실패했을 경우 후회도는 0이므로 후회도가 가장 작은 선택-2로 결정한다.

표 4-1 후회도를 표현한 후회표

행동 \ 상황	성 공	실 패
선택-1	20 − 20 = 0	3 − 0 = 3
선택-2	20 − 15 = 5	3 − 3 = 0

④ 방법-4 : 통계적 추론 방법(확률적 추론 방법)

통계적인 추론 방법은 이전에 일어난 사건 발생 빈도의 자료가 있을 경우 신뢰성이 높은 의사결정 방법론이다. 각각의 선택에서 성공 또는 실패할 확률을 유추하고, 생존의 기대값을 비교하여 결정하는 방법이다.

예를 들어, 선택-1과 선택-2의 성공 확률을 각각 30%, 20%라고 할 때, 생존의 기대값은 다음과 같다.

- 선택 1 : 0.3 × 20 + 0.7 × 0 = 6.0(명)
- 선택 2 : 0.2 × 15 + 0.8 × 3 = 5.4(명)

※ 선택-1이 선택-2보다 기대값이 커서 선택-1을 결정

의사결정은 성공확률에 따라 다르게 되는데, 만약 선택-2의 성공확률이 30%라면, 선택-2의 생존의 기대값은 0.3×15+0.7×3=6.6(명)이 되어 선택-1보다 높으므로 선택-2를 결정하게 된다.

2. 베이즈의 이론

1) 베이즈 이론의 개념

18세기 영국의 성공회 목사 토머스 베이즈(Reverend Thomas Bayes, 1702~1761)는 조건부확률을 이용하여 신의 존재를 증명하려 했다. 마침내 신이 존재할 확률을 구한 뒤 그는 그 결과에 놀라 자신의 논문을 서랍 속에 넣어두었다고 한다. 베이즈가 죽은 후 그 논문이 발견되었고 베이즈 통계학이 탄생했다. 이는 어떤 사건의 확률을 표현함에 있어 관련된 하나의 사건은 독립적인 두 사건이 나타내는 개별 확률들과 두 사건을 합쳤을 때 나타나는 한 가지 확률의 함수로 발생한다는 것을 처음으로 가정했다.

베이즈 목사는 관찰된 표본자료로부터 자료가 속한 모집단을 어떻게 추론할 것인가를 연구하였는데, 그 연구의 목적은 관찰결과로부터 가설에 대한 결론을 내리는 방법을 찾는 것이다. 관찰된 효과에 의거한 원인을 확률을 역순으로 계산해 내는 방법을 발견하였고, 의사결정의 기본개념으로 널리 활용되고 있다.

베이즈 이론의 요지는 '과거 데이터를 기반으로 미래를 예측한다' 는 점과 데이터가 많을수록 확률도 정확해진다는 것이다. 베이즈 이론은 검색엔진은 물론 경기의 승부와 기상 예측, 의료 분야로도 확장되고 있다. 실종된 잠수함의 위치를 찾아내고 개구리 소년들의 유전자감식과 판단에도 제공되었다. '걸음걸이가 변하면 뇌졸중 발병 가능성이 높아진다' 는 발견도 의학과 베이즈 이론을 접목한 결과다.

베이즈(Thomas Bayesn) 이론의 정리

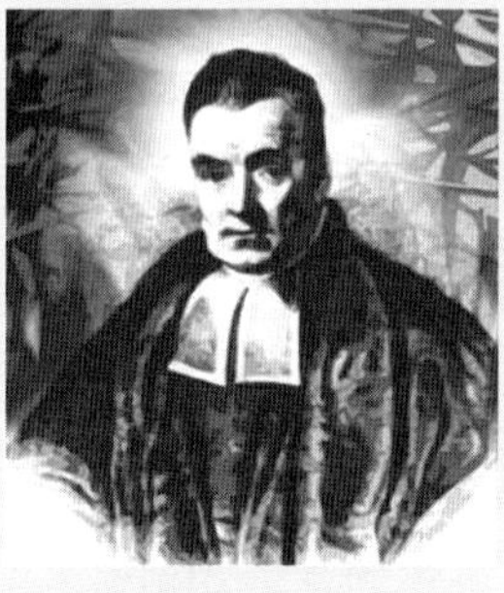

베이즈 이론은 조건부확률의 개념을 기초로 하며, 사전정보(Prior Information)와 추가정보를 토대로 하여, 알려져 있지 않은 사후확률(Posterior Probability)을 구하려는 방법을 제공하는 이론이다. 즉, A사건이 먼저 발생하고 그 후에 B사건이 발생하는 경우 A와 B가 서로 종속적이면 A사건에 의해 B사건의 확률이 달라진다는 것이다. 예를 들면, 오늘 날씨가 흐린지 아니면 맑은지에 따라 내일 날씨를 확률로 판단할 수 있다는 것이다.

베이즈 이론의 발전과정은 다음 표 4-2와 같다.

표 4-2 베이즈 이론의 발전과정

구분	의 미
1959년	• Ledley & Lusted : "Reasoning Foundations of Medical Diagnosis" 발표 - 베이즈 이론을 진료의사결정에 적용할 수 있도록 이론을 제공한 최초의 논문 - 증상, 검사결과 등의 자료는 조건부확률의 독립성을 보장할 수 없어 진단결과가 상호배타적 일 수 없다는 이유로 의학계의 상당한 비판
1961년	• Warner : 최초의 베이즈 이론과 선천성 심장질환의 임상자료를 사용하여 전산화된 진료의사 결정시스템을 개발하여 효율성을 증명
1962년	• Lodwick : 진단방사선에서 골수암진단에 베이즈 이론을 적용하여 77.9%의 진단의 정확도를 발표
1972년	• Dombal : 복부통에 관한 진단에 베이즈 이론을 적용하여 임상 내과 의사보다 더 정확한 진단을 보고

베이즈 이론의 기본 가정은 사전확률의 독립성이나 현실적으로 불가능한 가설이라고 비판을 받기도 하였지만, 그럼에도 불구하고 통계적 강건성(Statistical Robustness)으로 인해 상당한 지지를 받았다. 이유는 기본 가정인 사건의 독립성을 위반했다 하더라도 실제 적용에 크게 위배되지 않는 정리의 유연성 때문으로 풀이된다. 나아가 베이즈 이론은 전산화된 진단지원(Computer-aided Medical Diagnosis) 및 민감도 분석(Sensi-tivity Analysis) 등 의료 판단학의 중요한 기법으로 계속 확산되고 있는 추세이다.

2) 베이즈 이론의 의학적 판단

병원 응급실에 급성흉부통증(Angina)을 호소하는 환자가 도착하였다면, 응급실의 일반적인 경우로 보아 70%의 흉통환자는 심근경색(MI : Myocardial Infarction)임이 밝혀져 있으며, 산소결핍(Hypoxia)으로 인한 흉통이 계속될 경우 심근괴사(Necrosis)를 유발하여 심장마비 또는 사망까지 이르므로 적절한 응급조치는 매우 중요하다.

80%의 정확도를 가진 테스트(SGOT : Serum level of Glutamic Osaloacetic Transaminase)의 결과가 양성으로 나왔을 때 과연 얼마만큼의 확신을 가지고 심근경색임을 진단하여 처치할 수 있을 것인가? 만약 음성으로 나왔을 경우는 어떠한지에 대한 베이즈 이론의 활용 분석은 다음과 같다.

베이즈 이론의 활용 분석

흉통환자가 심근경색일 사건을 B, SGOT 테스트 결과가 양성인 사건을 T라 할 때, 문제에서 주어진 값은 $P(B) = 0.7, P(T/B) = 0.8$이다. 확신의 정도는 결과가 양성일 때 진짜 심근경색일 확률 $P(B/T)$에 의해 구할 수 있다.

$$P(B/T) = \frac{P(B \cap T)}{P(T)}$$

여기서 테스트 결과가 양성일 확률 $P(T)$는 심근경색을 정확히 양성으로 진단한 경우와 심근경색이 아닌 것을 양성으로 오판한 경우 확률의 합은 다음과 같다.

$$P(T)=P(T \cap B)+P(T \cap B') = P(T)P(B|T)+P(T)P(B'|T)$$

그러므로 테스트 결과가 양성일 때 진짜 심근경색일 확률은 다음과 같다.

$$\begin{aligned} P(B/T) &= \frac{P(B \cap T)}{(P(B \cap T) + P(B' \cap T))} \\ &= \frac{P(T/B)P(B)}{(P(T/B)P(B) + P(T/B')P(B'))} \\ &= \frac{0.8 \times 0.7}{(0.8 \times 0.7 + 0.2 \times 0.3)} \\ &= 0.903 \end{aligned}$$

즉, 확신의 정도가 90.3%이므로 심근경색에 적절한 응급처치를 하는 것이 합리적이다.
여기서

$P(B)$: 흉통환자가 심근경색일 확률
$P(T/B)$: 심근경색 환자를 SGOT 테스트로 정확히 심근경색으로 진단할 확률

$$P(T/B) = \frac{P(T \mathrm{and} B)}{P(B)}$$

이상의 해법은 베이즈 이론의 증명을 직접 적용한 것이다.

3. 확률을 이용한 방법

1) 수학적 확률

확률이란 우리 일상생활에서 가능성이나 확실성과 동일한 개념으로 사용하고 있다. “오늘 비가 올 확률은 80% ” 등 생활주변에서 사용하고 있는 확률적인 표현은 불확실

성을 내포하고 있다. 따라서 확률은 어떤 사건이 발생할 확실성의 계량단위를 의미한다고 할 수 있다.

예를 들어 확률이 0.9(90%)이면 발생할 확률이 높고, 확률이 0.3(30%)이면 발생 가능성이 낮다. 확률이 0인 사건은 절대로 일어나지 않으며, 확률이 1.0(100%)이면 반드시 일어난다. A라는 사건이 발생할 경우가 m개이고, A가 일어나지 않을 경우가 n개일 때, A가 일어날 확률 $P(A)$는 다음과 같이 정의할 수 있다.

$$P(A) = (A\text{가 일어날 경우의 수})/(\text{모든 경우의 수}) = \frac{m}{m+n}$$

일반적인 사건의 집합인 표본공간에서 A가 일어날 확률 $P(A)$는 $0 \langle P(A) \langle 1$이며, A가 일어나지 않을 확률 $P(-A) = 1 - P(A)$이다. A가 일어날 확률을 $P(A)$, B가 일어날 확률을 $P(B)$라 할 때 $P(A\,or\,B)$는 사건 A나 B가 적어도 하나가 일어날 확률을 나타내며, 여기서 덧셈법칙이 성립한다.

$$P(A\,or\,B) = P(A) + P(B) - P(A\,\text{and}\,B)$$

위에서 $P(A\,\text{and}\,B)$는 사건 A와 B가 동시에 일어날 결합확률(Joint Probability)이다.

(1) 상호배타적 사건

두 가지 사건이 동시에 일어날 수 없는 경우가 있는데, 예를 들면 동전을 던졌을 때 앞면과 뒷면이 동시에 나올 수 없다. 이런 경우 두 사건을 상호배타적(Mutually Exclusive)이라고 한다. 이 경우 $P(A\,\text{and}\,B) = 0$이므로 다음과 같이 정의할 수 있다.

$$P(A\,or\,B) = P(A) + P(B)$$

(2) 조건부 확률

사건의 발생확률이 먼저 일어난 사건에 관련되어 있을 때 이를 조건부확률(Conditional Probability)이라 한다. 조건부확률 $P(A|B)$는 사건 B가 발생한 조건하에서 사건 A가 일어나는 것을 의미하므로 다음과 같이 정의할 수 있다.

$$P(A/B) = P(A \text{ and } B)/P(B)$$
$$OR$$
$$P(A \text{ and } B) = P(A/B)\,P(B)$$

분모의 확률 $P(B)$는 항상 1보다 작은 값이므로 조건부확률은 결합확률보다 항상 큰 값을 가지게 된다.

(3) 독립사건

사건 A와 사건 B가 발생할 확률이 서로 무관할 때 이를 독립사건이라고 한다면, 다음과 같이 정의할 수 있다.

$$P(A/B) = P(A) \;\; or \;\; P(B/A) = P(B) \text{ 이므로}$$
$$P(A \text{ and } B) = P(A/B)\,P(B) = P(A)\,P(B)$$
$$= P(B/A)\,P(A) = P(B)\,P(A)$$

예를 들어, 동전을 두 번 던져 모두 앞면이 나올 확률은 두 번의 동전 던지는 것이 각각 독립적이므로, 즉 두 번째 동전의 앞면이 나올 확률은 첫 번째 시행 결과와 무관하므로 0.5×0.5=0.25이다. 그런데 어떤 현상에 대해서 확률을 부여함에 있어서 쉽게 기억되거나 상상되는 최근의 현상에 대해서 더 높은 확률을 부여하는 경향이 있다. 따라서 과거에 무슨 일이 있었다는 것을 알면 이에 더 높은 확률을 부여하곤 하는데, 동전의 앞뒷면이 나올 확률은 0.5보다는 높아지지 않는다는 것이다.

2) 주관적/객관적 확률

확률은 하나의 사건이 일어날 수 있는 가능성을 수치로 나타낸 것으로서 같은 원인에서 특정의 결과가 나타나는 비율로 정의한다. 경우에 따라서 이것을 공산(公算)이라고 하는데, 통계적 또는 경험적인 것이 있는가 하면 , 수학적 또는 선험적인 것이 있다.

대부분의 의사가 환자를 진찰할 때 진단의 확률적 근거를 과거의 경험사례에 의거하여 판단하곤 한다. 임상 의사결정에 적용되어 취득되는 확률은 보통 주관적 확률 취득과 객관적 확률 취득으로 구분한다. 주관적 확률 취득은 이를테면 "지금껏 내가 진찰한 환자 중 이런 증상을 보인 환자가 어떤 질병인 경우는 대략 80% 정도"라고 추정하는 방식이다. 이와 같은 방법을 주관적 확률 취득 이라하며, 휴리스틱(Heuristic, rule of Thumb)이라는 이름으로 인지과학에서 많은 연구가 진행 중에 있다.

주관적 확률 취득은 객관성을 잃어버리기 쉬우므로 보다 보편적인 방법이 제시되고 있으며, 이는 객관적 확률 취득을 가능하게 하는 자료로 이용된다.

발병률(Disease Prevalence)이란 모집단에 대한 빈도수 조사등과 같은 객관적인 조사에서 발병률이란 모집단에서 발생한 질병의 빈도수를 지칭하며, 객관적 확률을 정하는 방법이 일반적으로 이용되고 있다.

예를 들어, 50대 남자의 전립선암의 발병률을 알고 싶을 때, 50대 남자 총 인구 중 발생한 발병빈도를 우선 참조하여 증상 및 조건에 따라 확률을 가감 조정하는 것이 합리적이다.

4-3. 임상의료와 의료정보 판단

1. 임상의 의료정보

진료란 고도의 정보처리(High Sophisticated Information Processing) 활동이므로 컴퓨터가 개발된 이래 의료정보를 임상에 적용하려는 노력이 계속되어 왔다.

임상진료의 불확실성을 극복하기 위하여 컴퓨터를 이용하는 의료판단학(Computerized Medical Decision-Making) 이론이 개발되었고, 이후 의사결정지원시스템 및 전문가시스템(Expert System)의 기본이 되는 중요한 분야로 인식되어 지속적으로 연구되고 있다.

진료에서 요구하는 임상검사는 정확한 진단과 치료를 위한 정보의 획득이며, 검사비용과 시간은 필요한 정보의 구입비용이다. 모든 진단과 치료에 검사가 필요한 것은 아니지만, 진료 상황 하에서 보다 정확한 정보의 수집에는 의료정보학적 고려가 필수적이다.

임상검사란 결국 정확한 진단을 위한 확률의 개선 방안이다. 확률적 진료 판단이란 검사로 획득된 추가 정보를 이용하여 합리적이고 최선의 진료의사결정을 위하여 확률적인 방법을 사용하자는 것이다.

임상검사는 다양한 임상학적 요구를 충족하기 위한 필수적인 사항으로 인지되고 있지만, 이를 위한 교육이나 수련과정이 없어 암기위주의 기계적 학습으로 검사를 의뢰하고 판독하는 과정에서 수많은 오류가 발생하고 있다.

임상결과의 판독은 실제로는 복잡한 분야여서 단순한 자료 분석으로는 진료의사결정에 크게 도움이 되지는 못한다. 지금도 계속 새로운 검사방법, 검사기술 및 장비가 개발되고 있어 지속적인 연구가 필요한 분야로 인식되고 있다.

임상에서 검사결과는 진단(Diagnosis), 집단검진(Screening), 관찰(Monitoring)에 주로 이용되며, 이외에도 임상소견 확인(Confirmation of Clinical Opinion), 법의학 이유(Medicolegal Reasons), 증거자료(Documentation), 동료로부터 압력(Peer pressure), 예후(Prognosis), 연구(Research) 등 다양한 분야에 이용되고 있다. 이와 같은 임상검사의 판독결과는 1970년대 이후 병원정보화와 연계되어 진료의사결정, 임상진단 분석의 도입 및 적용에 적극 활용되고 있다.

2. 임상검사의 판독방법

의료행위에 있어서 실제로 모든 검사법을 100% 수행하기란 불가능하다. 불가능하다. 따라서 임의의 검사방법이 질병을 얼마나 효과적으로 검출하는가는 민감도와 특이도와 더불어 그 병이 그 집단에 얼마나 발병률이 높은가에 따라서 달라진다.

임상검사의 판독은 검사결과 불확실성으로 인하여 양성예측도와 음성예측도로 판독할 수 있다. 양성예측도(Positive Predictive Value)는 검사결과 양성으로 판독된 환자 중에서 실제로 질병을 가진 사람을 구별하는 능력을 의미하고, 음성예측도(Negative Predictive Value)는 검사결과에 따라 음성으로 판독된 사람들 사이에 실제로 질병을 가지지 않는 사람을 구분하는 척도를 의미한다. 즉, 양성/음성의 결과에 대한 진위 여부에 따라 진양성(TP:True Positive)/진음성(TN:True Negative)/위양성(FP:False Positive)/위음성(FN:False Negative)을 판별하는 4-분법을 사용하고 있는데, 그 의미는 다음 표 4-3과 같다.

표 4-3 임상검사 판독 방법의 의미

구 분	의 미
진양성	환자의 질병/보균상태와 검사의 양성판정이 일치한 경우(검사결과가 정확하게 환자의 질병/보균상태를 파악한 경우)
진음성	환자의 무병/무균상태와 검사의 음성판정이 일치한 경우(검사결과가 정확하게 환자의 무병/무균상태를 파악한 경우)
위양성	환자가 무병/무균상태임에도 불구하고 검사는 양성결과로 판독된 경우(검사결과가 부정확하게 환자가 질병/보균상태로 판독한 경우)
위음성	환자가 질병/보균상태임에도 불구하고 검사는 음성결과로 판독된 경우(검사결과가 부정확하게 환자가 무병/무균상태인 것으로 판독한 경우)

3. 임상검사 결과의 판독

임상검사는 다양한 임상의학적 요구를 충족하기 위한 필수적인 사항으로 인지되고 있으나, 이를 위한 교육이나 수련과정이 없이 암기위주의 기계학습으로 검사를 의뢰하고 판독하는 과정에서 수많은 오류가 발생하고 있었다.

임상결과의 판독은 실제로는 복잡한 분야여서 단순한 자료 분석으로는 진료의사결정에 크게 도움이 되지 못하는 실정이다. 따라서 현재도 지속적으로 새로운 검사 방법, 검사기술 및 장비의 개발과 연구가 필요한 분야로 인식되고 있다. 임상검사의 결과는 병원정보화 사업과 연동되어 진료의사결정 또는 임상진단분석의 도입 · 적용에 적극 활용되고 있다.

세상의 모든 현상이 정규분포를 따르지는 않지만, 주변에 많은 일들이 정규분포를 따른다. 임상분야에서도 그림 4-2와 같이 임상검사의 결과를 표준정규분포로 나타내는데, 표준정규분포로 표시된 임상검사결과 건강한 인구집단에서 양성결과(Abnormal)가 나타날 수 있으며, 마찬가지로 환자 인구집단에서도 음성결과(Normal)가 가능하다.

또한 판정기준의 위치에 따라 양성 및 음성반응을 결정하게 되는데, 판정기준을 우측으로 이동하면 위양성(False Positive)은 줄일 수 있으나, 위음성(False Negative)을 증가시키게 되며, 판정기준을 좌측으로 이동하면 그 반대의 현상이 나타난다.

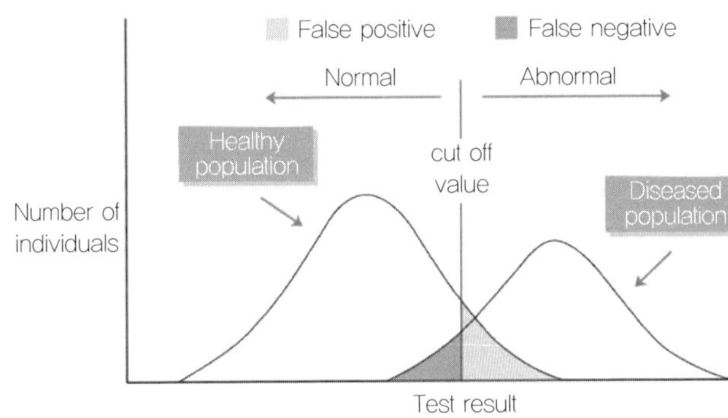

그림 4-2 **표준정규분포로 표시된 임상검사결과**

판정기준의 선택은 질병과 검사의 성격에 따라 달라질 수 있는데, 예를 들어 치명적인 질병의 경우 위음성을 최소화하여야 한다. 또한 질병의 심각성보다는 치료의 위험성이 높은 경우 위양성을 최소화해야 위험한 치료로 인한 부작용의 피해를 줄일 수 있다.

그림 4-2의 표준정규분포로 표시된 임상검사결과를 이해하기 위해서 정규분포와 표준정규분포에 대해서 살펴보도록 하겠다. 우리 주변에 일상에 어떤 현상들은 정규분포를 따르는 경우가 있다. 시행횟수가 많아지면 많아질수록 발생확률은 다음 그림 4-3처럼 종모양의 그래프로 나타난다.

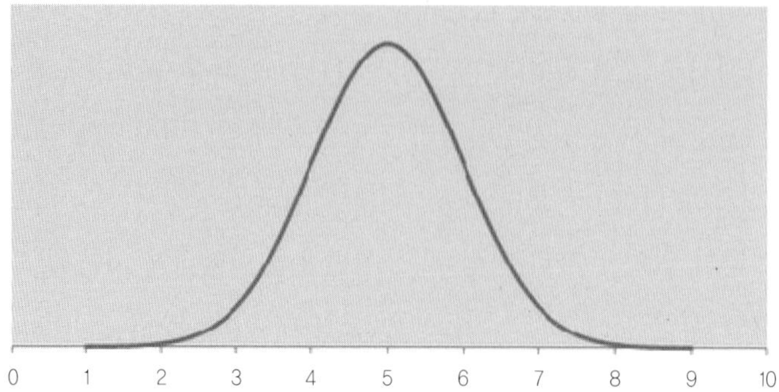

그림 4-3 정규분포의 개념도

정규분포 이해를 위해 만약 20대 성인남자의 평균키를 조사해서 그래프로 나타낸다고 한다면, 10명을 조사할 때는 그래프가 곡선형태가 나오지는 않지만, 표본수가 많아질수록 그래프는 그림 4-3과 같은 종모양의 정규분포를 나타낸다고 할 수 있다. 예를 들어 평균은 175*cm*이라면, 190*cm* 이상과 160*cm* 이하가 소수이면 종모양의 그래프 오른쪽 끝과 왼쪽 끝에 나타나게 될 것이다.

결국 어떤 사건이나 의료에서 치료의 시행횟수가 많아지면 평균값을 중심으로 어떤 편차(시그마)를 보이면서 점들이 분포하게 되는데, 정규분포라 함은 이러한 일정범위에 흩어진 점들의 집합을 곡선으로 표현한 것이라고 할 수 있다.

여기서 한 가지 더 중요한 부분은 편차이다. 즉, 평균에서 어느 정도 차이가 나는가 하는 정도가 중요한 문제이다. 즉, 키가 175cm인 성인남자가 천명이 있다면 평균은 175cm이고, 190cm인 500명과 160cm인 500명이 있어도 평균은 175*cm*에 근접한다. 이 데이터의 평균이 과연 정확한가를 보기 위해선 중요하게 생각해야 될 부분이 편차인 것이다.

하지만 편차의 합은 언제나 0이 되기에 편차는 산술적으로는 아무런 의미가 없다. 그래서 편차를 제곱한 다음 합한 값을 (관측 값의 개수-1)로 나눠주면 분산 값을 얻을 수 있으며, 이 값은 통계적으로 의미를 갖는다고 하겠다. 즉, 평균에서 데이터가 퍼진 정도를 나타내는 의미이다.

표준정규분포 이해를 위해 다시 한번 예를 들어 보면, 20대 성인 남자 7명의 키를 조사했더니 각각 175*cm*, 179*cm*, 177*cm*, 176*cm*, 177*cm*, 172*cm*, 171*cm*로 조사했다면, 이 7명

키의 평균값은 175cm이다. 여기서 편차는 관측 값에서 평균값을 뺀 값이라고 했기 때문에(175-175), (179-175), (177-175), (176-175), (177-175), (172-175), (171-175)로 각각 편차 값은 0, 4, 2, 1, 2, -3, -4이다. 이것의 합은 언제나 0이며, 산술적으로 어떤 의미도 갖지 못한다. 따라서 이 편차 값에 대한 분산 값을 구하게 되는데, 분산 값은 편차의 제곱한 값을 합한 후 관측 값(여기선 7)에서 1을 뺀 값으로 나눠주면 된다. 여기서 분산 값은 8.3이다. 즉, 평균에서 8.3 정도 데이터가 퍼져 있음을 의미하는 것이다. 여기까지 이해가 되었다면 다음은 표준정규분포에 대해서 살펴보도록 하겠다.

앞에서 예를 통해 우리나라 20대 남성 키를 조사해서 그래프화 할 경우 정규분포로 나타나게 되는데, 이 결과를 모집단으로 해서 신규 표본에 대한 결과를 얻으려 할 때 문제가 발생할 수밖에 없다. 왜냐하면, 1,000명에 대한 키 조사를 1월, 2월, 3월에 각각 3번을 했다고 가정하면, 아마 3개의 정규분포는 평균이 다르고 분산도 다를 수밖에 없다. 이런 경우 어떤 결과를 모집단으로 써야 할지가 난해한 경우이다. 이런 경우 필요한 부분이 표준정규분포이다.

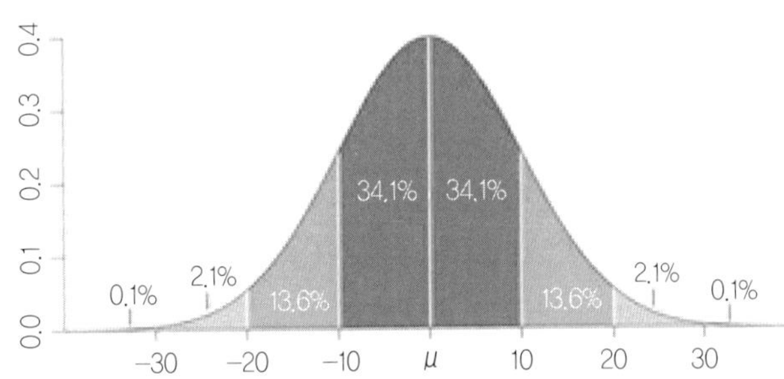

그림 4-4 표준정규분포의 개념도

즉, 평균이 0이고 표준편차가 1인 정규분포를 만드는 것이다. 그림 4-4와 같은 그래프처럼 표준정규분포를 만들어 모집단에서 특정 표본 값을 추출해 낼 수 있다. 표준정규분포에서는 표준편차(σ)에 따라 데이터의 비율(%)이 나온다. 즉, 평균에서 $+1\sigma$ 퍼져 있는 데이터 값은 전체 데이터의 34.1%가 된다.

방금 전에 예를 다시 생각해보자. 이 예는 7명에 대한 결과값이었지만 1만 명에 대한 결과 값이라고 가정하자. 1만 명에 대한 평균이 175cm이고, 분산이 8.3이었다고 한다면, 표준편차는 2.9정도 나온다. 그렇다면 위 그래프의 의미는 175㎝ 평균에 2.9㎝ 더 큰 175㎝ 이상에서 177.9㎝는 1만명 중에서 34.1% 정도 차지한다는 것이다. 즉, 175㎝ 보다 2.9 작은 175㎝ 이하에서 172.1㎝도 34.1% 정도 차지한다는 의미이다.

4. 임상검사 결과의 정확도

임상검사 결과의 정확도는 임상검사 판독방법의 4-분법에 따라 질병 · 보균자를 검사하여 양성판정을 받은 비율과 무병상태서 음성판정을 받은 비율에 대한 판정은 분할표(Contingency Table)로 정리하면 다음 표 4-4와 같다.

표 4-4 임상검사 판독방법의 4-분법

검사결과		질 환		합 계
		질병 유(진짜 이상)	질병 무(진짜 정상)	
검사	양성 Positive(+)	TP(진양성)	FP(위양성)	TP + FP
	음성 Negative(-)	FN(위음성)	TN(진음성)	FN + TN
합계		TP + FN	FP + TN	TP + FP + FN + TN

임상검사의 정확도는 TP, TN, FP, FN을 사용하여 검사의 정확도를 민감도(Sensitivity)와 특이도(Specificity)로 나누어 사용하는데, 민감도는 질병이 있는 사람을 양성으로 검출하는 비율로서 질병이 있는 사람을 질병이 있다고 판단하는 비율을 의미한다. 즉, 민감도는 병이 있을 때, 병이 있다고 할 경우이고, 특이도는 병이 없을 때, 검사에서 병이 없다고 나올 경우를 의미한다.

특이도는 건강한 사람을 음성으로 검출하는 비율로서 건강한 사람을 정상으로 판단하는 비율을 의미한다. 임상검사 판독방법의 4-분법에 의한 민감도(진양성률)와 특이도(진음성률) 양성예측 값(Positive Predictive Value)과 음성예측값(Negative Predictive Value), 위양성률(1-특이도), 위음성률(1-민감도) 갖는 의미와 공식은 다음 표 4-5와 같다.

표 4-5 민감도와 특이도의 의미

구 분	의 미	공 식
민감도 (진양성률)	• 질병 · 보균자를 검사하여 양성판정을 받은 비율	• 민감도=TP/(TP+FN)
특이도 (진음성률)	• 무병상태에서 음성판정을 받은 비율	• 특이도=TN/(FP+TN)
양성예측값	• 양성검사결과를 나타낸 환자에서의 질병의 확률	• 양성예측값=TP/(TP+FP)
음성예측값	• 음성결과가 나타난 환자에서 질병에 이환되지 아니할 확률	• 음성예측값=TN/(FN+TN)
위양성률 (1-특이도)	• 그 질병에 이환되지 않은 것으로 알려진 환자측에서 양성결과가 나타날 가능성	• 1-(특이도)=FP/(FP+TN)
위음성률 (1-민감도)	• 그 질병에 이환된 것으로 알려진 환자측에서 음성결과가 나타날 가능성	• 1-(민감도)=FN/(TP+FN)

만약 내가 건강한지 혹은 암과 같은 병에 걸렸는지를 얼마나 잘 판단 할 수 있는가를 검사하는데 있어서 대부분의 검사법에는 민감도(Sensitivity), 특이도(Specificity), 양성예측 값과 음성예측 값이라는 결과를 얻게 된다.

예를 들어 암이 있는 20명의 환자를 검사해본 결과 15명이 암이 있다고 나왔다면, 민감도는 75%이다. 암이 없는 80명의 환자를 검사해본 결과 72명이 암이 없다고 나왔다고 한다면, 특이도는 90%이다. 민감도와 특이도가 높을수록 더 유용하고 정확한 검사라고 볼 수 있겠다.

양성예측 값은 질병이 있다고 검사결과가 나온 사람 중에 실제로 질병이 있을 확률을 의미하고, 음성판정 값은 질병이 없다고 검사결과가 나온 사람 중에 실제로 질병이 없을 확률을 의미한다. 양성판정 값과 음성예측 값은 환자입장에서 알아야하는 수치이다. 양성예측 값이 70%, 음성예측 값이 90%인 검사가 있다고 생각해보자

검사 결과 환자가 양성이라고 나왔다고 한다면 실제로 질병이 있을 확률은 70%이고, 없을 확률이 30%라고 생각할 수 있다. 아마도 이러한 이유 때문에 한 가지 검사결과만 가지고 어떤 질병이 있다고 확진하기가 어려운 것 같다.

임상검사의 정확도는 TP, TN, FP, FN을 사용하여 검사의 정확도를 민감도(Sensitivity)와 특이도(Specificity)로 나누어 사용하는데, 민감도는 질병이 있는 사람을 양

성으로 검출하는 비율로서 질병이 있는 사람을 질병이 있다고 판단하는 비율을 의미한다.

예제 4-1

민감도 = 99.9%, 특이도 = 99.9%인 최신의 에이즈 검사가 개발되었다. 갑돌이는 이 검사에 양성 반응을 보였다. 갑돌이가 에이즈에 감염되었을 확률(양성예측 값)은 얼마인가?
(현재 한국인의 에이즈 유병률(prevalence)은 0.010I라고 한다.)

① 10% ② 50% ③ 80% ④ 95% ⑤ 99%

검사결과		질 환		합 계
		AIDS	no AIDS	
검사	양성 Positive(+)	(a) 9,999	(b) 100,000	(a + b) 109,999
	음성 Nagative(−)	(c) 1	(d) 99,900,000	(c + d) 99,900,001
합계		(a+ c) 10,000	(b + d) 100,000,000	(a +b + c + d) 100,010,000

- 양성예측 값 : a / (a + b) = 9,999 / 109,999 = 0.09090(≒10%)
- 음성예측 값 : d / (c + d) = 99,900,000 / 99,900,001(≒100%)
- 민감도 : a / (a + c) = 9,999 / 10,000 = 99.9%
- 특이도 : d / (b + d) = 99,900,000 / 100,000,000 = 99.9%
- 유병률 : (a + c) / (a + b + c + d) = 10,000 / 100,010,000 = 0.0001(0.01%)

특이도는 건강한 사람을 음성으로 검출하는 비율로서 건강한 사람을 정상으로 판단하는 비율을 의미한다. 임상검사는 검사결과가 양성으로 나왔을 때 진짜 질병을 보유하고 있을 확률을 구하려고 하는 것이며, 민감도와 특이도가 임상검사 자체의 특성은 아니다. 즉, 판정기준을 좌우로 이동한다고 하여서 검사자체가 변하는 것이 아니라 비정상 상태를 식별하는 기준만이 변하는 것이다.

의료인이 환자의 질병을 진단하는 데 있어서 「병이 있다」 또는 「병이 없다」라고 판단을 내릴 수 있지만, 질병의 존재가 애매모호하여 연속선상에서 판단하는 경우가 불투명할 때가 있다. 이와 같은 경우 임상검사를 판독하는 것은 넓은 범위에 걸쳐 민감도와 특이도가 기준에 따라 어떻게 변하는가를 관찰한 후 의학적의사결정을 해야 하는데, 이를 위하여 개발된 것이 ROC 곡선(Receiver Operating Characteristics Curve)이다. 이

때 판독자의 주관에 따라 결정 기준이 좌우측으로 이동되며 이에 따라 민감도와 특이도가 각각 증가하거나 감소한다.

임상검사는 매우 넓은 범위에 걸쳐서 민감도와 특이도가 기준에 따라 어떻게 반복되는가를 관찰한 다음에 결정해야 하는데, 이를 위해 개발된 것이 바로 ROC 곡선이다.

예를 들어, 수련의가 폐렴진단을 목적으로 100장의 사진을 판독한 오독율을 조사한 후 민감도와 특이도를 계산하여 (1-특이도)와 민감도는 그림 4-5와 같이 각각 X, Y좌표에 기록한다. 동일한 100장의 사진판독을 반복 시행하여 계산된 위양성률(1-특이도)과 민감도를 연속적으로 기록하면 ROC 곡선이 된다. 두 가지 검사법(Test-A, Test-B)의 판별력 비교를 위한 ROC 곡선은 다음 그림 4-5와 같다.

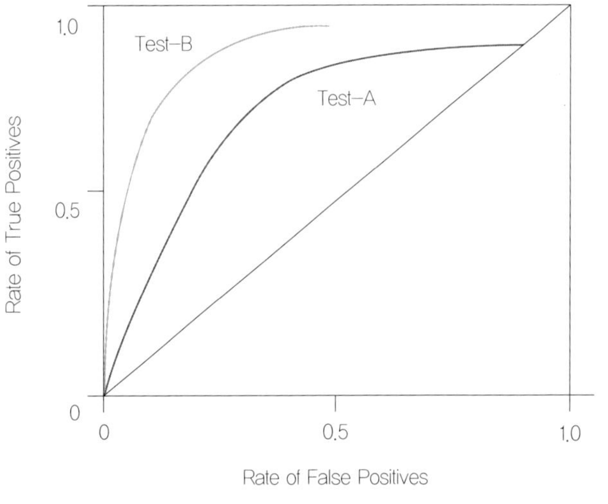

그림 4-5 두 가지 검사법의 판별력 비교

ROC 분석 방법은 올바르게 진단을 하는 경우 진양성(TP)률 이라고 하고, 그렇지 못한 경우를 위양성(FP)률 이라고 정의한다. 이는 서로 연관관계를 다양하게 표현하는 방법이라 할 수 있다.

그림 4-5의 ROC곡선에서 Test-A, Test-B를 비교할 때 Test-B의 판별력이 높다고 할 수 있다. 그 이유는 민감도를 나타내는 Y-좌표(민감도)에서 볼 때 Test-B의 위양성률(1-특이도)이 Test-A 곡선보다 낮으며, X-좌표(1-특이도)에서 볼 때는 Test-B 곡선의 진양성률이 Test-A 곡선보다 높기 때문이다. 즉, 위 그림에서 ROC 곡선

예제 4-2

ROC를 이해하기 위하여 은행에서 신용등급의 변별력을 측정하는 방법 중의 하나로, A사가 사용하는 신용등급이 아래와 같이 정상과 부도를 구분해 두었다고 가정해 보자.

신용등급	정 상	부 도
4등급 이하	18	1
5 ~ 6등급	7	17
7 ~ 8등급	4	36
9등급 이상	3	39
전체	32	93

여기서, 5등급 이상인 고객은 대출을 제한하고, 그 미만은 대출을 해 준다고 한다면,
전체 정상고객 중 4등급 이하 고객의 비율 즉, True Positives Rate : 18/32 = 0.56
전체 부도고객 중 4등급 이하 고객의 비율 즉, False Positives Rate : 1/93 = 0.01 이 된다.
같은 방법으로 각각의 Cut Point 별 비율을 계산하면 아래와 같다.

Cut Point	True Positives	False Positives
5등급	0.56	0.01
7등급	0.78	0.19
9등급	0.91	0.58

3개의 점을 가지고 Y-좌표(True Positive Rate)는 민감도를, X-좌표(False Positive Rate)는 1-특이도를 곡선으로 연결하면 다음과 같은 ROC곡선을 그릴 수 있다.

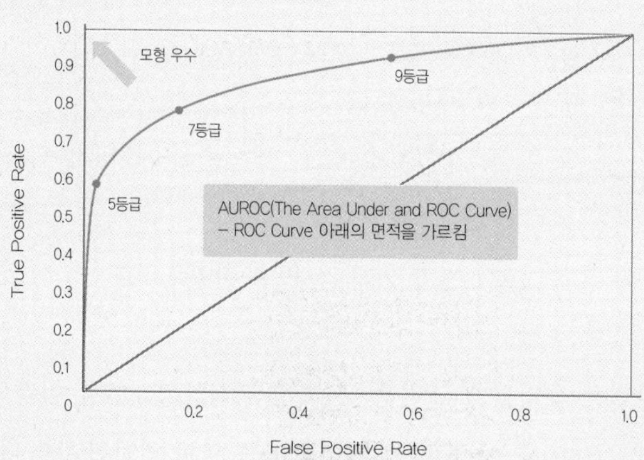

ROC곡선이 Y좌표(좌상) 꼭지점에 가까울수록 평가모형이 우수하다는 것을 의미하며, 곡선 아래의 면적을 AUROC(The Area Under an ROC Curve) 영역이라 하여 모형의 평가를 다음과 같이 할 수 있다.

0.90 ~ 1.00 = Excellent (A등급)
0.80 ~ 0.90 = Good (B등급)
0.70 ~ 0.80 = Fair (C등급)
0.60 ~ 0.70 = Poor (D등급)
0.50 ~ 0.60 = Fail (F등급)

(Test-A, Test-B)아래쪽 방향의 면적은 질병 검사법의 정확도를 나타내는 척도로서 아래쪽 면적이 클수록 우수한 질병진단법이라고 할 수 있다. 따라서 ROC 곡선이 좌상측에 위치할수록 민감도와 특이도가 높다는 의미이다.

ROC 곡선의 특성은 검사의 선택이나 자료의 해석을 위한 중요한 지표로 이용되고 있다.

민감도나 특이도가 검사의 판별력을 결정하지만 판별력만으로 검사가 선택되는 것은 아니며, 검사수가, 위험도, 처리속도 등의 조건이 비슷하다면 높은 민감도와 특이도를 보장하는 검사를 선택하는 것이 좋다. ROC 곡선은 판정 기준 값에 의해서 결정되는 것이 아니라, 특징 분포에 의해서 결정된다.

4-4. 의학적의사결정지원시스템

1. 의사결정지원시스템의 개념

사무작업을 보다 일관성 있고 효율적으로 수행하며, 경영관리에 필요한 보고서를 자동으로 만들어내기 위해 기업들은 대형의 데이터처리시스템을 구축하였다. 이러한 시스템들은 기업의 일상적인 거래업무를 자동화하고 통제하는 데는 성공적이었으나, 경영관리자의 의사결정을 지원하는 데는 실패하였다. 그 이유는 경영관리자가 의사결정을 할 때 접하는 문제의 유형과 상황이 매우 다양하고 예측하기 어려워 기업의 일상적 운영 및 관리통제를 목적으로 구축된 시스템들은 다양한 의사결정자의 요구를 충족시킬 수 없었기 때문이었다.

이러한 단점을 극복하기 위하여 1970년대에 의사결정을 수행하거나 지원할 수 있는 정보시스템에 대한 연구가 활발하게 진행되었다. 1970년대 초에 스캇모턴(M. Scott Morton)은 의사결정지원에 대한 개념으로 'Management Decision System'이라는 용어를 사용하였다. 1978년에는 킨(P. Keen)과 스캇 모턴의 저서에서 'Decision Support System'이라는 용어가 처음으로 사용되었다.

의사결정지원시스템은 기업경영에서 당면하는 여러 가지 의사결정 문제를 해결하기 위해 복수의 대안을 개발하고, 비교 · 평가하며, 최적안을 선택하는 의사결정과정을 지원하는 정보시스템으로 정의된다.

초기의 의사결정지원시스템은 주로 비구조적(Unstructured) 또는 반구조적(Semi-structured) 문제를 해결하기 위해 의사결정자가 데이터와 모델을 활용할 수 있게 해주는 대화식(Interactive) 컴퓨터시스템으로 정의되었는데 이러한 정의는 너무 제한적이어서 최근에는 확대되어 정의되고 있다.

의사결정시스템은 전통적인 데이터처리와 경영과학의 계량적 분석기법을 통합하여 의사결정자가 보다 손쉽고 정확하게, 그리고 신속하고 다양하게 문제를 해결할 수 있는 정보시스템 환경을 제공한다.

보건의료분야에서 의학적의사결정지원시스템(CDSS : Clinical Decision Support System)은 병원에서 환자 진료시에 의사는 진단과 치료에 관한 수많은 의사결정을 내려야 하는 의사결정 과정에서 환자에 대한 정보를 입력하면 진단에 대한 확률이나 치료 대한 정보를 컴퓨터가 직접 · 간접적으로 지원을 할 수 있는 시스템을 말한다.

환자진료에 필요한 의사결정과정을 직접적으로 지원하는 것을 주목적으로 하며, 이를 위하여 주어진 환자의 특정문제에 대한 의학지식을 적용하여 최상의 해결방안을 만들어 내고 이를 사용자에게 편리한 형태로 제공한다.

의학적의사결정시스템은 환자에 대한 의사가 검사에서 치료가 완료될 때까지 의사의 의학적 지식을 기반으로 하여 직접적으로 의사결정을 하는 것이다. 이러한 과정은 첫째, 질환에 대한 의학적 지식을 기초로 하여 진단을 위한 의사결정을 하는 것과 둘째, 질환의 예후와 다양한 치료 방법의 효과에 대한 의학적 지식을 기반으로 하여 치료방법에 대한 의사결정을 하는 것이다.

2. 의사결정지원시스템의 구성

의사결정지원시스템(DSS)은 일반적으로 반구조적, 더 나아가 비구조적인 문제를 해결하는데 있어 의사결정자가 자료와 모형을 활용하는 것을 돕는 상호작용적인 컴퓨터시스템이라 할 수 있다.

의사결정지원시스템은 데이터베이스관리시스템(Database Management System)과 모델베이스관리시스템(Model Base Management System), 사용자 인터페이스(User Interface), 사용자(User) 4가지 하위시스템으로 구성되며, 다음 그림 4-6과 같다.

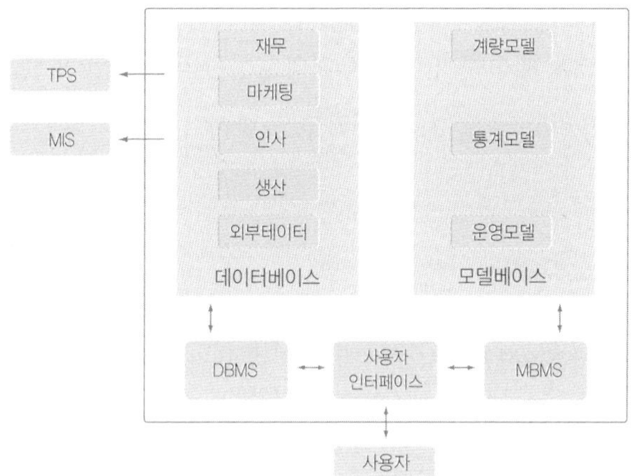

그림 4-6 의사결정시스템의 구성

1) 데이터베이스관리시스템

의사결정지원시스템에 있어서 데이터베이스관리시스템(DBMS : Data Base Management System)의 기능은 의사결정에 필요한 데이터를 저장관리하고 이를 제공하는 것이다. 데이터베이스에는 조직의 내부데이터베이스(재무/마케팅/인사/생산 등), 외부데이터베이스, 그리고 경영관리자의 개인데이터베이스 등이 포함된다. 이를 위해 데이터웨어하우스(DW : Data Warehouse)를 구축하여 사용하는 것이 좋다.

2) 모델베이스관리시스템

모델베이스관리시스템은 의사결정에 필요한 다양한 모델들을 저장하고 있는 모델베이스인 전략모델, 전술모델, 운영모델들을 관리하는 모델베이스관리시스템(MBMS : Model Base Management System)으로 구성된다. 특히, 모델베이스관리시스템은 의사결정에 필요한 모델을 개발하고, 수정하고, 통제하는 기능을 제공함으로써 의사결정지원에 있어서 가장 핵심적인 역할을 수행한다.

3) 사용자 인터페이스

사용자 인터페이스(User Interface)는 데이터의 입력과 출력, 그리고 다양한 분석 과정에서 일어나는 사용자와 시스템간의 인터페이스 환경을 제공하는 시스템모듈을 말한다. 주로 메뉴방식이나 그래픽처리 형식을 이용하여 사용자가 이해하기 쉽고 사용하기 쉬운 대화기능을 제공하기 때문에 대화생성관리시스템(DGMS : Dialogue Generation and Management System)이라고도 한다.

4) 사용자

의사결정지원시스템의 사용자(User)는 주로 기업경영의 주요 의사결정을 담당하는 경영관리자들이다. 이들은 당면한 의사결정에 가장 적절한 모델을 모델베이스로부터 선정하고, 필요한 데이터를 데이터베이스로부터 제공받거나 직접 입력한 다음, 대안들을 평가하고 분석하여 최적의 대안을 선택하는 의사결정과정을 수행한다.

3. 의사결정지원시스템의 종류

의사결정지원시스템은 의학적의사결정을 올바르게 하기 위해 다양한 관점에서 의사결정의 오류를 최소화하고 효용가치를 높이기 위한 의사결정방법을 다각도로 연구하고 있는 분야이다. 현대의학에서 의사결정론은 의료행위의 정당성을 확보하기 위해 광범위하게 연구되고 있으며, 이러한 의사결정시스템의 대부분의 이론들은 과거 30여 년의 사용 경험으로 얻어진 지식베이스시스템의 결과라 할 수 있다. 이를 이용하여 처음에는 규칙기반(Rule based) 전문가시스템을 개발하였고, 그 후에는 전문가시스템의 구조를 개발하게 되었다. 그동안 인공지능 분야의 경험에 의하면, 의사결정지원시스템(DSS)라는 용어보다는 지식관리시스템(KMS)으로 바꿔 사용하는 것이 더 적합하다고 할 수 있다.

1) 인공지능시스템

인공지능(AI : Artificial Intelligence)이란 인간의 지능에 대응하는 기능을 컴퓨터로 실행하게 하는 기법으로 인공지능의 목표는 인간같이 생각하고 스스로 학습하여 인간처럼 지식을 갖는 컴퓨터시스템을 만드는 것이다.

인공지능이라는 용어는 1956년 미국 Dartmouth학회에서부터 사용하였고, 그 후 인공지능에 대한 연구는 꾸준히 발전해 왔다. 인공지능 기법을 이용하여 지식을 저장하고 문제를 해결하는 전문가시스템의 효시는 1968년 미국의 스탠포드대학에서 시작한 DENDRAL이다. DENDRAL은 어떤 물질의 구조를 알아내기 위하여 스펙트럼 사진과 핵자기 공명을 분석하는 프로그램이다.

2) 전문가시스템

전문가시스템(Expert System)은 인간의 전문성을 요구하는 특정 응용분야에 관한 전문가의 지식을 인공지능 기법을 이용하여 지식베이스에 저장하고, 추론기관(Inference Engine)을 이용하여 전문가의 지식을 문제에 적용하여 해결책을 제시하고 사용자의 질의에 응답하는 시스템이다.

전문가의 지식을 이용하여 가공한 정보를 제공하며, 단순 업무처리보다는 복잡한 문제를 대상으로 관리자나 의사의 의사결정을 돕는 것이 다른 정보시스템과의 차이점이다. 의료분야 외에 군사목적, 제품의 설계와 성능검사, 제어장치 등에 널리 이용되고 있다.

전문가시스템의 응용은 1972년 의학에서 스탠포드대학의 MYCIN으로부터 시작되었는데, 이 진단 프로그램은 뇌막염의 진단 및 치료에 대한 약제의 처방을 결정하는 프로그램이다.

3) 지식관리시스템

지식관리시스템(KMS : Knowledge Management System)은 대규모 자료를 신속하게 처리하는데 중점을 둔 기존의 정보시스템과는 달리 컴퓨터에 저장된 자료나 문서, 그래픽, 동영상, 모델, 노하우 등 다양한 형태로 조직 내에 분산되어 있는 지식을 효과적으로 저장 · 관리 · 활용하여 관리자의 의사결정을 지원하는 정보시스템이다.

의료분야에서는 전문가시스템을 전문지식이 핵심요소이기 때문에 지식기반시스템(Knowledge-based System : KBS)이라고도 부르기도 한다. 따라서 여기서는 지식관리시스템(KMS)을 동일한 의미로 함께 사용하기도 한다.

4. 의사결정지원시스템의 개발

의사결정지원시스템은 일반적인 시스템 개발단계와 유사한 과정을 거치지만 다음과 같은 특성들 때문에 일반적인 정보시스템과는 다른 개발전략이 필요하다. 경영관리자의 의사결정을 지원하는 정보시스템으로서 의사결정지원시스템은 다음과 같은 특성을 가지고 있다.

표 4-6 의사결정지원시스템의 특성

특 성	의 미
다양한 데이터의 원천	경영관리자의 의사결정을 위해서는 조직내부의 데이터뿐만 아니라 조직외부의 데이터도 필요하며, 또한 조직의 정보시스템으로 제공되는 데이터도 필요할 수 있다. 그러므로 의사결정지원시스템은 이와 같이 다양한 원천으로부터 데이터를 획득하여 의사결정에 필요한 정보처리를 할 수 있도록 설계되어야 한다.
대화식 정보처리와 그래픽 디스플레이	의사결정지원시스템은 의사결정과정을 자동화하여 의사결정자를 대체하는 것이 아니라 의사결정자와 상호 인터페이스를 통해 더 정확하고 합리적인 의사결정을 가능하게 함이 목적이므로 의사결정자와 시스템간의 대화식 정보처리가 가능하도록 설계되어야 한다. 또한, 의사결정자가 쉽게 이해할 수 있도록 그래픽을 이용하여 정보처리 결과를 보여주고 출력하는 기능을 보유해야 한다.
의사결정 환경의 변화를 반영할 수 있는 유연성	의사결정지원시스템은 의사결정이 이루어지는 동안에 발생 가능한 환경의 변화를 반영할 수 있도록 유연하게 설계되어야 한다. 즉, 새로운 데이터가 필요하거나, 분석모델의 구성요소들을 바꾸어야 하거나, 혹은 완전히 새로운 분석모델을 개발해야 할 경우 이를 즉각적으로 시스템에 반영하여 의사결정이 지체되지 않도록 해야 한다.

1) 분석적 모델링 대안

의사결정지원시스템이 효과적인 의사결정을 지원하기 위해서 필요한 분석 기능인 인과 분석(What- if Analysis), 위험 분석(Risk Analysis), 민감도 분석(Sensitivity

Analysis), 목표추구 분석(Goal Seeking Analysis), 그리고 최적화 분석(Optimization Analysis)에 대해 간단히 살펴보면 다음 표 4-7과 같다.

표 4-7 의사결정지원시스템의 특성

모델링	기 능
인과 분석	최종사용자는 의사결정 변수나 변수들 간의 관계를 변화시켜가며 그로 인한 다른 변수들의 값에 어떤 영향을 미치는지 분석한다.
위험 분석	미래에 발생할지도 모르는 위험을 미리 예측하여 대처한다. 위험분석에는 확률이론, 의사결정표, 시뮬레이션 기법을 활용한다.
민감도 분석	민감도 분석의 경우에는 단지 한 개의 변수만이 계속적으로 변경되고, 그 결과로 발생하는 다른 변수들의 변화를 관찰한다.
목표추구 분석	목표추구 분석은 목표치를 설정하고 그 목표치를 달성할 수 있는 관련변수의 값을 찾는 분석방법을 말한다.
최적화 분석	최적화 분석은 목표추구 분석과 비슷하나 보다 복잡한 범주에 속한다. 목표추구 분석은 구체적인 목표치를 설정하는 반면, 최적화 분석의 목적은 특정 제약식이 주어졌을 때 하나 이상의 목표변수의 최적값을 구하는 것이다.

2) 의사결정지원시스템의 개발방식

의사결정지원시스템은 정보를 효율적으로 수집하고, 저장하고, 분배하기 위한 시스템이 아니라 경영관리자의 의사결정을 지원하여 의사결정의 효과성을 향상시키기 위한 정보시스템이다. 따라서 의사결정지원시스템은 일반적인 정보시스템과는 다른 개발방식으로 개발된다.

즉, 일반적인 정보시스템에 있어서는 개발자가 사용자의 요구를 조사하고 시스템개발의 대상이 되는 업무를 분석하여 시스템을 설계한 다음 프로그래밍 과정을 통해 시스템이 개발되면 이를 사용자에게 제공하게 된다. 그러나 의사결정지원시스템의 개발방식은 사용자의 요구를 반영하여 시스템을 개발하고 이를 사용자가 직접 사용하고 평가하게 하여 새로운 요구와 문제점을 찾고 이들을 해결하면서 시스템을 개선해 나가는 방식을 거치게 된다.

이러한 개발방식을 프로토타이핑(Prototyping)이라 하는데, 가능한 한 빠른 시간내에 사용자의 기초적인 요구를 최대한 반영한 소규모 모델을 구축한 후 이를 점진적으로 개선해 나가는 시스템 개발방식을 말한다. 즉, 사용자와 설계자는 작지만 중요한 문제에 관하여 논의하고, 그러한 문제의 해결을 지원할 수 있는 초기 시스템을 설계하고 구축한다.

개발자는 구축된 시스템을 사용자에게 시범을 보이고, 사용자는 이를 사용하고 평가한다. 시스템 개발자는 사용자의 평가를 기초로 하여, 프로토타입(Prototype)이 만족될 때까지 필요한 데이터 내역과 시스템구조를 추가하고 변경하며, 입출력을 개선하는 등 시스템을 수정 · 확장하게 된다. 이러한 과정은 상대적으로 안정적인 시스템이 개발될 때까지 반복된다. 의사결정지원시스템 개발과정을 요약하여 정리하면 다음과 같다.

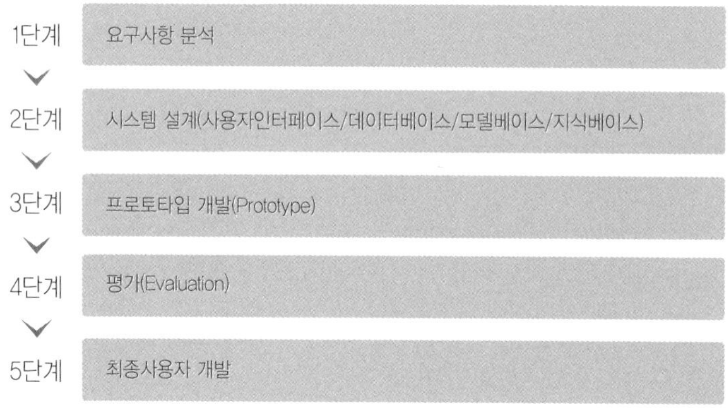

그림 4-7 의사결정시스템의 개발단계

3) 의사결정지원시스템의 개발사례

(1) 국외사례

인공지능기법을 이용하여 지식을 저장하고 문제를 해결하는 전문가시스템의 효시는 1968년 미국의 스탠포드대학에서 시작한 DENDRAL이며, 상업용 목적으로 처음으로 개발한 대표적인 사례는 PROSPECTOR이다. 전문가시스템의 의학에서 응용은 스탠포드대학의 MYCIN으로부터 시작하였다. 이후 케네기멜론대학의 CADUC EUS가 있으며, Cortex는 개인용 컴퓨터에서 이용할 수 있는 최초의 프로그램이다.

표 4-8 국외개발 사례와 의미

구 분	의 미
DENDRAL	1968년 미국의 스탠포드 대학에서 시작하였으며, 어떤 물질의 구조를 알아내기 위하여 Spectrum 사진과 핵자기 공명을 분석하는 프로그램이다.
Prospector	상업적 용도로 개발된 전문가시스템이었으며, 광물탐사시 시추지역을 선정하는데 도움을 주는 시스템
MYCIN	전문가시스템의 최초의 의학 분야에 응용된 경우이며, 뇌막염의 진단 및 치료에 대한 약제의 처방을 결정하는 프로그램
CADUCEUS	카네기멜론 대학에서 개발한 시스템으로 500개의 내과분야 질환을 증상과 임상검사 결과로 진단하는 프로그램
Cortex	Cedarssinai 메디컬 센터에서 개발되었으며, 최초로 개인용 컴퓨터에서 동작하였으며, 관상동맥 질환자의 Invasive Diagnostic Test를 결정하기 위한 프로그램으로 실제 환자의 데이터를 처리하여 Inductive Reasoning에 의하여 자동으로 규칙을 창출해 낸다.

(2) 국내사례

의학적의사결정시스템의 국내개발 사례는 신경회로망을 이용한 간호진단시스템, 알레르기성 비염시스템, 고혈압관리를 위한 전문가시스템, 백혈병관리시스템, 지능형 임상병리시스템, 단백질정렬예측시스템 등이 있으며, 그 의미는 다음 표 4-9와 같다.

의학적 의사결정지원시스템의 지식습득방법의 선택에 있어서 연구대상 및 적용분야에 따라 적절한 지식습득방법을 선택하는 것이 매우 중요하다. 또한 시스템의 통합에 있어서 병원의 경우 병원정보시스템과 CDSS의 통합이 필요하고, 전자의무기록(EMR)이 발달하게 되면 더욱 효과적으로 의무기록정보를 습득할 수 있어야 한다.

시스템 타당성 검증은 CDSS를 운영하기 전 산출되는 정보와 정확성에 대한 정밀한 검증과정을 거쳐야 한다. 그렇지 않으면 의사가 부정확한 정보에 의해서 오진을 할 수 있고 인체에 해를 끼칠 수 있다. CDSS의 주사용자인 의사들이 컴퓨터가 진단하는 것에 대한 거부감이 있을 수 있으며, 시스템의 오동작으로 인한 의료사고 시 법적인 문제를 명확히 하는 것도 대단히 중요하다.

표 4-9 국내개발 사례와 의미

구 분	의 미
간호진단 신경망 모델	• 간호사로 하여금 임상에서 환자문제를 분명히 확인하여 구체적인 계획, 중재, 평가를 할 수 있도록 도와주며, 결과적으로 간호의 질을 향상시켜 환자에게 양질의 간호서비스를 제공받게 하는데 목적이 있다. • 시스템의 가장 핵심이 되는 진단학습부분에서는 신경망 선택자료에 의해 결정된 신경망에서 보정자료와 학습자료를 입력받아 역전파학습으로 가중치를 출력한다.
알레르기성 비염시스템	• 환자의 특성과 검사자료를 이용하여 치료방침을 제시하는 전문가시스템이다. • 피부반응검사자료를 영상 처리하여 넓이를 측정하는 시스템
고혈압관리 전문가시스템	• 지역사회의 보건소, 보건지소, 보건진료소에서 근무하는 보건요원을 대상으로 고혈압관리에 필요한 전문지식을 제공하는 시스템이다. • 의사결정나무로 추출된 지식과 고혈압 전문의의 지식을 비교 검증하기 위한 연관성 규칙을 사용하였다.
백혈병 관리시스템	• 백혈병 진단에 관한 정보를 제공하고 임상 의사나 간호사에게 백혈병에 관한 용어나 진단의 설명 등 교육정보를 제공한다. • 사용된 지식습득방법은 규칙기반추론, 신경회로망, 사례기반추론, 판별분석이다.
지능형 임상병리 시스템	• 지능형 임상병리자동판독시스템은 임상병리자동분석기에서 나오는 검사 자료와 임상병리전문의의 지식을 이용하여 관리의사의 의사결정을 지원하고, 정도 관리를 통하여 검사자료의 신뢰도 및 정확성을 유지하는 시스템 • 건강진단 시스템은 환자가 작성한 문진정보, 임상병리자동판독시스템에서 추출된 검사정보, 심전도와 같은 타 검사 정보와 가정 의학 전문의의 지식을 이용하여 의심되는 질환을 제시하고, 문진정보로부터 확인된 각 환자의 생활습관을 토대로 하여 치료, 운동, 식이 처방 등을 내리는 시스템이다.
단백질정렬 예측시스템	• 생물학적 응용 분야에 사용된 전문가 시스템으로 아미노산 서열 안의 서로 다른 신호들의 값을 구하고 실제 정렬과정을 의사결정나무로 예측하였다.

4-5. 지식습득의 방법

의학적의사결정지원시스템 개발에는 연구대상에 적합한 지식습득방법을 선택하는 것이 매우 중요하다. 과거에 가장 널리 사용되어온 규칙에 의한 방법은 객관적이지 못하고 규칙이 너무 복잡하게 얽힐 수 있는 위험성이 있었다. 따라서 최근에는 임상자료로부터 직접 지식을 추출해 내는 방법이 다양하게 연구되고 있다. 이 중에서 가장 대표적으로 규칙기반추론, 사례기반추론, 신경회로망, 통계적 방법 등이 있다.

지식습득방법의 예측력을 높이기 위해서는 우선적으로 질병의 특성을 대표할 수 있는 대상자의 선정과 최적의 특성을 선별하여 데이터베이스를 구축하여야 하며, 상황에 맞는 지식습득모형을 개발해야 한다. 경우에 따라서는 아래에서 설명하는 방법들을 혼합한 하이브리드(Hybrid)형 모델을 개발하는 노력도 이루어져야 한다.

1. 규칙기반추론

규칙기반추론(Rule-based Reasoning)은 가장 오랫동안 사용되어 온 보편화된 지식습득 방법 중 하나이다. 규칙기반추론에서는 문제영역의 규칙을 인간 전문가로부터 모두 추출한 다음에 그것을 정리하여 규칙 베이스를 구현하며, 이를 추론하여 결과를 얻는다.

규칙기반 추론에 있어서 전문가의 지식표현은 정태적이고 개념적인 관계에 대한 지식과 문제 해결 지식의 표현으로 나누어 볼 수 있다. 이는 정태적 지식(Declarative Knowledge)과 절차적 지식(Procedural Knowledge)으로 구분하여 그 의미는 다음 표 4-10과 같다.

표 4-10 정태적 지식과 절차적 지식

구 분	의 미
정태적인 지식	문제해결에 포함되는 객체와 객체사이의 관계를 개념적으로 이해하고 규정하는 지식
절차적인 지식	직접적으로 문제 해결에 사용되는 지식

예를 들어 고혈압관리시스템에서 사용된 '두통', '어지러움', '비만과 혈압' 등이 서로 어떤 연관 관계를 가지고 있느냐는 정태적인 지식이고, "만약 두통, 어지러움이 있고 비만이 있으면, 고혈압 확률이 70%이다"라고 한다면 이것은 절차적인 지식이다.

이를 표현하기 위한 가장 보편화된 구조는 생성시스템(Production System)이라 하는 규칙기반시스템인데, 이런 시스템들은 생성규칙 즉, IF-THEN 규칙의 형태로 부호화된 지식을 사용한다. 그러나 실제로 문제를 해결할 때에 사전에 모든 규칙을 구축할 수 없는 경우가 많으며, 문제가 규칙과 일치하지 않을 경우에는 대상 문제를 해결하기에 매우 어려운 경우도 있다.

규칙들의 구조는 조건부(Condition Part, Antecedent) 또는 LHS(Left-hand Side), 행동부(Action-part, Conclusion) 또는 RHS(Right-hand Side)를 가지고 있다. 각 규칙은 주어진 전문영역에 관련된 지식의 한 기억단위를 나타내며, 알려진 사실들이 규칙의 왼편에 있는 조건부를 만족시킬 때 규칙의 결론 또는 행동범위가 알려진 것으로 인정한다.

생성시스템에 있어서 추론은 하나의 결론에 도달하거나 실패했다는 것을 알 때까지 일반적으로 규칙들이 순환적으로 이루어지는데, 이는 전진추론(Forward Reasoning) 또는 후진추론(Backward Reasoning)의 연결과정을 통하여 이루어진다.

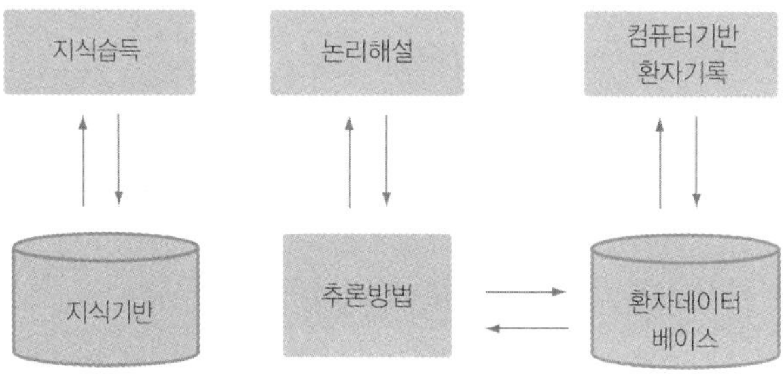

그림 4-8 규칙기반시스템 추론과정

규칙기반시스템에서 추론(Reasoning)을 위해 다른 환자 데이터베이스와 다른 지식기반을 다루는 충분한 절차가 필요하며, 이 방법을 추론과정(Inference Process)이라고 한다. 추론과정은 사용자로부터 입력질의를 받아들이고 입출력 장치를 통하여 질문에 응답하며, 이와 같은 동적 정보를 지식베이스에 있는 정적 지식(규칙과 사실)과 함께 이용하는 것이다.

표 4-11 추론과정의 장 · 단점

구 분	의 미
장점	개발을 쉽게 할 수 있고, 예외적 상황을 융통성 있게 잘 표현할 수 있다.
단점	개발자의 주관에 치우칠 수 있고, 문제가 복잡해질수록 규칙의 수가 기하급수적으로 늘어나 규칙들 간에 충돌이 일어날 수 있고 수정도 어렵다.

지식베이스에 있는 지식은 사용자의 입력에 의해서 제시된 현재의 경우나 상황에 대한 결론을 도출하기 위하여 사용된다. 추론과정에서는 비교일치(Match), 선택(Select), 실행(Execute)의 3가지 단계가 반복적으로 적용되며, 장 · 단점은 표 4-11과 같다.

2. 사례기반추론

사례기반추론(CBR : Case-Based Reasoning)은 많은 양의 과거자료를 이용하여 유사한 경우를 검색해 추론하는 방식이다. 사회 각 분야의 전문가들은 새로운 문제에 직면했을 때, 과거의 유사한 경우를 조사하여 그것의 결과와 그 결과가 도출된 과정까지 조사하여 문제를 해결한다.

사례기반추론을 정의하면 "새로운 문제들은 과거의 문제와 비교분석하여 해결하고 그것에 대한 설명도 과거 경험을 기반으로 제공할 수 있다는 사고방식을 일반 컴퓨팅에 적용한 모형" 이다. 컴퓨터 메모리를 이용하여 수많은 사례들을 체계적으로 저장하여 놓고 추후에 직면하는 새로운 사례에 관한 정보를 얻기 위하여 과거사례를 이용한다.

사례기반추론은 문제가 복잡하고 문제 영역이 정형화되지 않은 분야에서 매우 효율적이다. 과거 경험으로부터 자동적으로 획득하는 사례기반추론은 지식의 획득뿐만 아니라 지식의 증가 또한 자동적으로 이루어짐으로써 규칙기반추론에서 발견된 문제점을 극복할 수 있는 추론 기법으로 인정받고 있다.

응용분야는 의학 분야나 법률적 판정을 내릴 때 일반적으로 사용한다. 따라서 이와 같은 개념은 현재 해결해야 될 복잡한 문제에 대해 과거 사례를 기억하여 해법을 찾아

표 4-12 사례기반추론

구 분	의 미
사례적응 (case adaption)	사례기반추론 방법에서 제시한 과거사례의 특성들이 현재사례와 동일하지 않을 경우, 그 특성들 간의 차이가 전문가들에 의하여 미리 설정된 기준에 의해 임상적으로 의미 있는 차이가 아니라고 판단되면 과거사례의 해결책을 현재의 문제에 적용시킨다.
Updating Case Memory	적절한 사례를 찾지 못하였을 경우 직접 해결책을 설정하여야 하고, 이 사례는 새로운 사례로 Case Memory에 저장되는데 이러한 과정을 의미한다.

서 제공해 준다면 해를 얻는 시간이 매우 절약되는 효율적인 시스템이라고 할 수 있다.

사례기반추론은 의사가 진료시에 과거 경험에 의해 진단하는 것과 가장 유사한 방법으로 추론하기 때문에 데이터베이스에 좋은 사례가 얼마나 있는가에 따라 예측력이 달라진다. 또한 사례와 비교할 때 비교점수의 적합성에 따라서도 예측력이 달라진다.

결론적으로 지식습득 방법에 있어서 예측력을 높이기 위해서는 우선 질병의 특성을 대표할 수 있는 대상자의 선정과 이들의 최적의 특성을 선별하여 데이터베이스를 구축하는 것이며, 또한 이에 맞는 지식습득모형을 개발하는 노력이 필요하다.

표 4-13 규칙기반추론과 사례기반추론 특징 비교

규칙기반추론	사례기반추론
학습능력에 한계가 있음	학습능력에 한계가 없음
정형적인 IF-THEN 규칙에 근거하여 추론	과거 사례들을 참고하여 추론
정해진 문제의 해를 구하기 어려움	다양한 문제를 해결하기가 용이
지식을 정리하고 관리 시간이 소비적	DB에 저장된 과거 사례들을 이용하여 관리
지식의 추가가 복잡하고 문제가 발생하기 용이	지식의 추가는 사례의 추가로 가능하여 문제 해결이 용이

3. 신경회로망

신경망(Neural Network)은 인간 두뇌의 신경세포를 모방한 개념으로 마디(Node)와 고리(Link)로 구성된 망구조를 모형화하고, 의사결정나무와 마찬가지로 과거에 수집된 데이터로부터 반복적인 학습과정을 거쳐 데이터에 내재되어 있는 패턴을 찾아내는 모델링 기법이다.

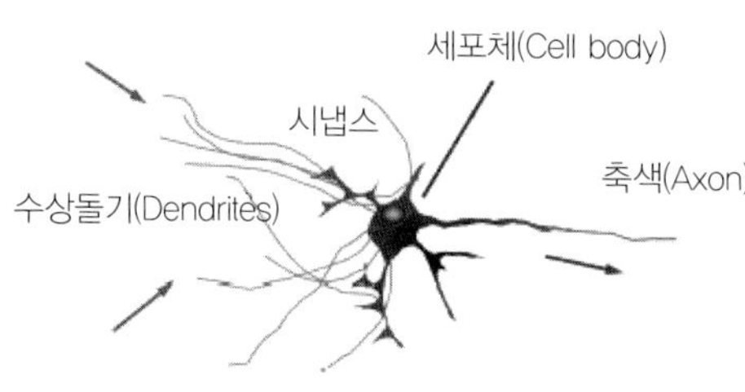

그림 4-9 인간의 신경세포 구조

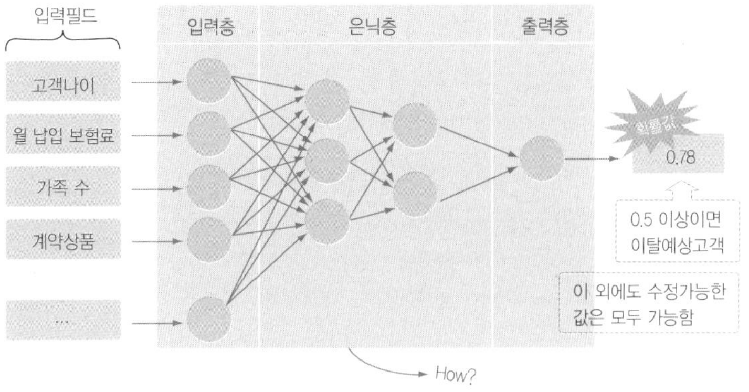

그림 4-10 신경회로망 구조

신경회로망은 인간두뇌의 신경세포인 뉴런(Neuron)의 작동 방식을 모방하여 컴퓨터상에 구현한 계산 모델 중의 하나이다. 신경회로망의 구조는 매우 많은 처리장치(뉴런)들이 서로 복잡하게 연결되며, 이러한 처리장치들은 뉴런들 간의 연결강도의 반복적인 조정, 즉 학습(Learning)을 통하여 입출력 자료간의 관계를 규명하는 규칙을 스스로 찾아낸다. 신경회로망의 특징은 다음과 같다.

신경회로망의 특징

① 각 뉴런이 독립적으로 동작하는 처리기 역할을 하기 때문에 병렬성(Parallelism)이 뛰어나다.
② 많은 연결선에 정보가 분산 저장되기 때문에 몇몇 뉴런에 문제가 발생하더라도 전체 시스템에는 큰 영향을 주지 않는 결함-해결(Fault-Tolerant) 능력이 있다.
③ 주어진 환경에 대한 학습능력이 있다.

신경회로망은 분류, 군집, 연관규칙 발견과 같은 작업에 널리 사용되는 데이터마이닝 기법으로 신용평가, 카드 도용, 패턴 분석, 영상처리, 최적화 문제, 수요 및 판매 예측, 고객세분화(Customer Segmentation) 등 여러 가지 목적으로 다양한 산업분야에 폭넓게 적용되고 있다.

신경회로망의 학습자료 선정은 환자의 사례로부터 무작위 추출을 통하여 얻어지는데, 이때 학습자료가 대상 질병을 대표할 수 있도록 추출되었는가가 중요한 문제이다. 학습자료에 건강한 사람들이 제외되는 경우가 발생하는데, 이 경우 신경회로망은 임상에 적합한 자료가 아닌 극단적인 경우의 자료들을 가지고 학습을 하게 되는 문제가 발생하기 때문에 대표성 있는 학습자료를 선정하는 것이 매우 중요하다.

표 4-14 신경회로망의 장 · 단점

구 분	내 용
장점	• 문제가 복잡한 경우 규칙기반추론에 비해 객관적이고 구현이 쉽다. • 통계적 방법에 비해서도 정규성 같은 가정이 필요 없다.
단점	• 대표적인 모형인 역전파(Back-Propagation)학습알고리즘의 단점 ㉠ 학습과정이 수렴할 때까지는 많은 횟수의 반복학습이 필요하다. ㉡ 한번 기억된 패턴의 수정이나 추가학습이 불가능하다. ㉢ 오차의 표면을 따라 감소되기 때문에 지역 최소 점에 빠질 가능성

4. 통계적 분석

보건의료분야의 데이터를 분석하거나 평가하는 수단으로 통계학적 기법은 매우 중요하다. 통계분석의 목적은 표본에서 모집단의 특성을 추측하는 것이다. 여기서 표본이란 모집단에서 추출된 데이터의 집합을 의미한다. 또한 모집단이란 그 특성을 통계적 분석으로 추측하려는 큰 집단을 지칭한다. 예를 들어 한국인 중 당뇨병 환자 전체수, 전 세계 심근경색환자 전체 수 등이다. 통계분석에서 모집단과 표본과의 관계는 다음 그림 4-11과 같다. 여기서 알 수 있듯이 통계분석의 흐름은 모집단에서 표본을 추출하고, 표본을 적절한 통계기법에 따라 처리하고, 그리고 모집단의 특성을 추측하는 것으로 분류하여 처리한다.

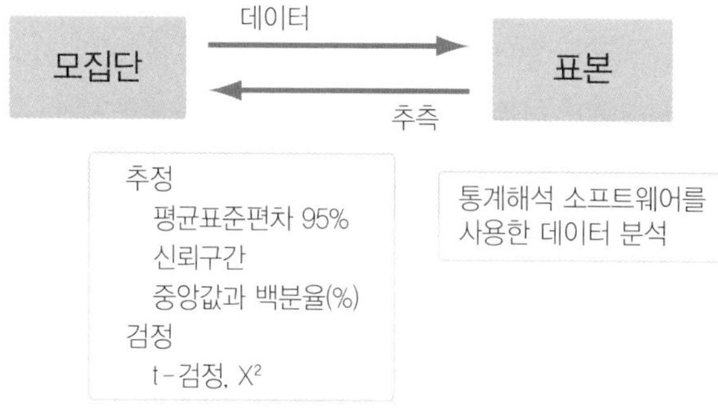

그림 4-11 통계분석의 모집단과 표본과의 관계

통계처리 방법에는 기본통계, 다변량 해석, 회귀분석, 분산분석, 시계열 해석, 생존시간, 검정 등이 있다. 검정은 주어진 두 개의 가설 중에서 어느 쪽이 올바른지를 판정하는 것을 의미한다. 다음은 의료분야에서 선형함수를 작성하여 판별에 유용하게 활용하는 판별분석과 공변량구조 분석에 대해 살펴본다.

판별분석(Discriminant Analysis)은 어떤 확실하지 않은 내용(종속변수)에 대해 그 내용을 간접적으로 표현해줄 수 있는 몇 가지 사항(독립변수)들의 관찰 결과를 종합 판단하여 그 내용을 추정하는 방법이다. 즉, 관찰 개체가 가지고 있는 여러 특징들을 뽑아 그 값을 보고 어떤 집단에 속하는 것인지 통계적으로 판단하는 기법이다.

예를 들어 고혈압과 당뇨병이라는 두 개의 질병을 모집단으로 분류해 놓고, 심혈관 질환을 앓고 있는 환자들을 조사하여 어떤 환자가 어느 모집단에 속하는지를 판별해 보는 분석 방법이 해당한다. 이러한 판별분석에는 그룹(고혈압, 당뇨병)이 이미 정해진 경우에 대해 변수를 정하고, 이 변수들의 선형함수를 작성하여 판별에 유용하게 활용한다.

또한 판별분석은 우리가 실생활에서 자주 접하는 상황으로 진학담당 선생님이 학생들 성적을 보고 학생들의 대학진학을 결정해야 하는 일 그리고 은행 입장에서는 대출을 원하는 기업이나 개인들의 여러 재무제표 정보를 가지고 이 기업이나 개인이 망할 것인지 아니면 망하지 않을 것인지의 판단, 신용카드 회사가 신용카드를 만들어 줄 때 개인이 장차 신용 불량자 집단에 속하게 될지, 아니면 우량고객으로 남을지 그 사람이 가지고 있는 정보를 보고 판단하게 된다. 따라서 판별분석은 수리, 통계 수식 형태로 구체적으로 표현 하기는 쉽지는 않지만 진학담당자 선생님의 머리 속에, 대출 담당자의 머리 속에는 자기 나름대로 판단기준을 가지고 있다. 이때 집단을 분류해 내는 기준, 그 수식을 찾아내는 것을 판별(Discriminant)이라 하고, 그 수식을 판별식 또는 판별함수(Discriminant Function)라 한다. 새로운 관찰 개체가 들어왔을 때 이 개체가 어떤 집단에 속하는지 위의 판별함수에 적용시켜 솎아 내는 것을 분류(Classification)라 한다.

공변량구조 분석(CSM : Covariance Structure Modeling)은 세 집단 이상의 변수 간의 관계를 설명하는 방법으로 데이터의 구조에서 적합한 가설의 구조를 먼저 찾는 것이다. 즉, 가설이 데이터와 일치하는가를 알아보는 것이 공변량구조 분석이다. CSM은 1차 방정식들을 가지고 모형의 구조를 나타낸 것으로 인과모형(Causal Modeling), 구조방정식모형(Structural Equation Modeling) 등으로 지칭되기도 하며, 즉 요인분석과 회귀분석이 또는 경로분석이 합쳐진 형태의 구조 모형이다.

CSM은 사회과학의 비 실험자료 분석을 통한 이론 개발 및 검증에서 많이 사용되고 있다. CSM은 1995년 Chae YM 등이 알레르기성비염시스템의 개발 시 환자의 특성, 검사결과, 진단 그리고 치료결과의 관계를 설명하는데 사용되기도 하였다.

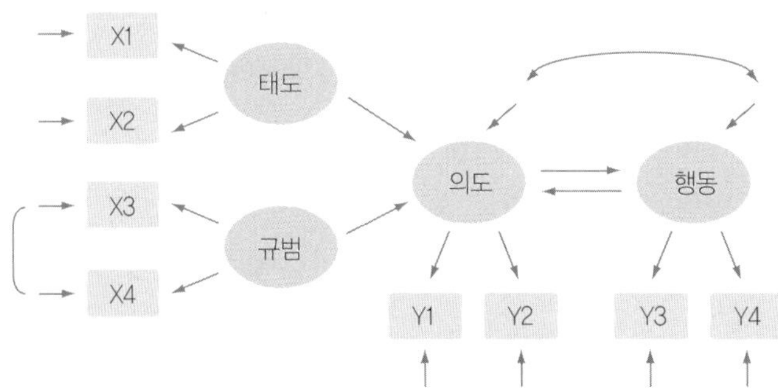

X1=윗사람에 대한 태도　X2=아랫사람에 대한 태도
X3=개별적 규범　X4=일반적 규범
Y1=혼자 있을 때의 담배 피우고 싶은 의도　Y2=여럿이 있을 때의 담배 피우고 싶은 의도
Y3=자신의 담배를 피우는 행동　Y4=남의 담배를 피우는 행동

그림 4-12 **통계분석의 공변량구조(구조적방정식) 분석의 예**

5. 의사결정나무

의사결정나무(Decision tree)는 대상의 데이터 집합을 일정한 규칙에 따라 트리(Tree)형태로 분류해 나가는 모델링 방법이다. 이 방법은 데이터마이닝(Data Mining)의 분류작업에 주로 사용되는 기법으로, 과거에 수집된 데이터의 레코드들을 분석하여 이들 사이에 존재하는 패턴, 즉 분류별 특성을 속성의 조합으로 나타내는 분류모형을 나무의 형태로 만드는 것이다. 그리고 이렇게 만들어진 분류모형은 새로운 레코드를 분류하고 해당 분류의 값을 예측하는데 사용된다.

이 방법은 분류 또는 예측의 과정이 나무구조에 의한 추론규칙에 의해서 표현되기 때문에 다른 방법들(신경망, 판별분석, 회귀분석 등)에 비하여 연구자가 그 과정을 쉽게 이해하고 설명할 수 있다는 장점을 가지고 있다. 의사결정나무가 어떻게 새로운 레코드의 해당 분류 값을 예측하는가는 어렸을 때 우리가 하던 '스무고개' 놀이를 떠올려보면 이해하기 쉽다. 이 놀이에서는 한 사람이 특정한 사물이나 사건, 또는 인물이나 장소와 같은 개체 한 가지를 마음속으로 생각한다. 그러면 나머지 사람들은 "그것이 사람입니까?"와 같은 질문을 반복하며 정답을 맞출 때까지 최고 20회의 질문 기회를 갖는다. 그러나 놀이에 능숙한 사람들은 20회의 질문 기회를 모두 사용하기 보다는 정답을 유도할 수 있는 예리한 질문을 몇 번 던지고는 정답을 맞추는 경우가 많다.

이 놀이와 마찬가지로 의사결정나무도 새로운 레코드의 분류 값을 예측하기 위해 이미 만들어진 분류모형(의사결정나무)이 지시하는 바에 따라 질문하는 작업을 반복적으로 수행함으로써 레코드의 속성 값을 예측한다. 특히 결정적인 질문을 던지게 되면 다른 모든 속성의 값을 묻지 않고도 레코드의 분류 값을 정확히 예측할 수 있다. 따라서 레코드를 분류하고 예측할 수 있는 나무(모형)를 얼마나 잘 만드느냐가 의사결정나무 기법의 핵심이다. 의사결정나무를 통해 보험 상품에서 고객이 이탈하는 예측을 예시하는 경우를 살펴보면 다음 그림 4-13과 같다.

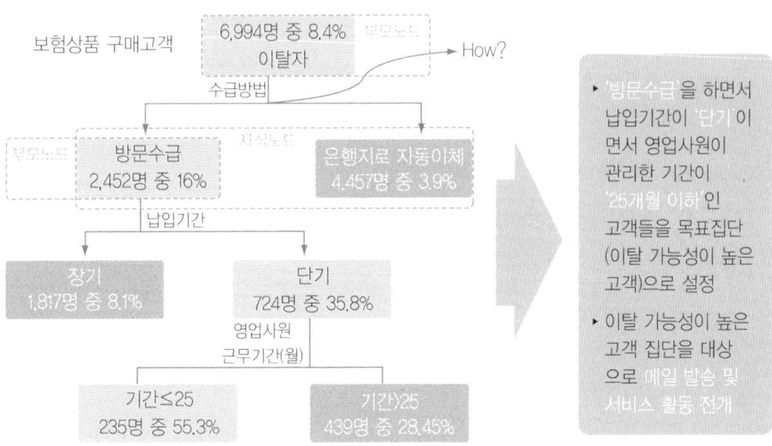

그림 4-13 의사결정나무 구조 예시

데이터마이닝에서의 의사결정나무는 탐색과 모형화라는 두 가지 특성을 모두 가지고 있다고 할 수 있다. 의사결정나무는 순환적 분할(Recursive Partitioning) 방식을 이용하여 나무를 구축하는 기법으로, 나무의 가장 상단에 위치하는 뿌리마디(Root Node), 속성의 분리기준을 포함하는 내부마디(Internal Nodes), 마디와 마디를 이어주는 가지(Link), 그리고 최종 분류를 의미하는 끝마디(Terminal Node) 즉, 잎(Leaf)들로 구성된다. 의사결정나무는 하나의 나무구조를 이루고 있으며, 마디(Node)라고 불리는 구성요소들로 이루어져 있다. 마디는 그 기능에 따라서 다음과 같이 여러 가지로 구성된다.

의사결정나무 구조 요소

- 뿌리마디(Root Node) : 나무구조가 시작되는 마디의 전체 자료로 구성된다.
- 부모마디(Parent Node) : 자식마디의 상위마디를 의미한다.
- 자식마디(Child Node) : 하나의 마디로부터 분리되어 나간 2개 이상의 마디들을 의미한다.
- 끝마디(Terminal Node) : 각 나무줄기의 끝에 위치하고 있는 마디를 의미한다.
- 중간마디(Internal Node) : 부모마디와 자식마디가 모두 있는 마디를 의미한다.
- 가지(Branch) : 하나의 마디로부터 끝마디까지 연결된 일련의 마디들을 의미한다.
- 깊이(Depth) : 뿌리마디부터 끝마디까지의 중간마디 수이다.

표 4-15 의사결정나무의 장 · 단점

구 분	내 용
장점	• 분류나 예측의 근거를 알려주기 때문에 이해하기가 쉽다. • 데이터를 구성하는 속성의 수가 불필요하게 많을 경우에도 모형구축시 분류에 영향을 미치지 않는 속성들을 자동으로 제외시키기 때문에 데이터 선정이 용이하다. • 지식발견 프로세스 중 데이터의 변환단계에서 소요되는 기간과 노력을 단축시킨다. • 어떠한 속성들이 각각의 분류 값에 결정적인 영향을 주는가를 쉽게 파악할 수 있다. • 모형구축에 소요되는 시간이 짧다.
단점	• 연속형 데이터를 처리하는 능력이 신경망이나 통계기법에 비해 떨어지며, 결과적으로 예측력도 감소한다. • 분류가 연속형 변수의 형태를 취하는 예측모형을 구축하는 것이 목적일 경우에는 적합하지 않다. • 모형을 구축하는데 사용되는 표본의 크기에 지나치게 민감하다.

4-6. 지식관리시스템

1. 지식관리의 개념

인간의 지식에 대한 관심과 탐구의 역사는 고대 그리스의 철학자인 플라톤과 아리스토텔레스로부터 시작하여 데카르트를 거쳐 중세의 칸트와 헤겔에 이르기까지 인식론(Epistemology)의 큰 줄기를 형성하고 있다.

지식이란 '검증된 진리(Justified, true belief)'라고 정의할 수 있으며, 상황에 따른 인간의 인지적 활동이 축적되어 생성된 것이다. 즉, 정보나 데이터가 사용자의 인식, 해석, 분석 및 이해 등의 인지적 활동을 거치면서 경험이나 특정 상황과 결합함으로써 보다 부가가치가 있는 것으로 활용되고, 라이프사이클이 긴 지식으로 창출된다.

물리학, 화학, 수학 분야들의 자연과학 지식들이 주로 학교나 연구소에서 생성되어 책을 통해 전파되어 온 것과는 달리, 기업지식은 각 기업이 고유한 기업 상황에서 다양한 문제들을 해결해 나가는 과정에서의 경험을 바탕으로 생성된다. 문제는 이러한 기업지식들이 체계적으로 정리되어 전사적으로 공유되지 못한 채 각 조직원들의 개인 파일이나 수첩 또는 사람 두뇌 속에 머물러 있는 경우가 일반적이다.

지식은 기존의 데이터나 정보에 비해 기업 차원에서 높은 전략적 가치를 내포한 반면 비구조적이며, 사람에게서 오랜 시간과 무수한 시행착오를 거쳐 창출된다는 특성을 가지므로 다른 유형의 자산들과는 달리 효과적으로 관리하고 공유하는데 있어서 보다 많은 시간과 자원을 요구한다. 따라서 성공적인 지식기반경영을 위해서는 전사적이고 체계적인 지식자원의 관리가 필수적이라고 하겠다.

지식을 정보(Information)+상황이해(Context)+경험(Experience)으로 정의하기도 한다. 과거의 자료를 간편하게 참조할 수 있고, 기존 정보의 유통 속도를 빠르게 하여 실시간 업무 공조를 할 수 있으며, 지식 전달의 시간적, 공간적 제약을 없애고, 전달된 정보에는 사실뿐만 아니라 참고할만한 타인의 경험적 의견이 제시되어 정보의 가치 수용에 도움을 줄 수 있어야 지식관리시스템이라 할 수 있다.

일반적으로 사람들의 마음가짐을 비교할 때 물이 반쯤 있는 물 컵의 예를 드는 경우가 있다. 물이 반 있다는 사실은 정보다. 그러나 어떤 사람은 반이나 남았다고 생각하고 다른 사람은 반밖에 안 남았다고 이해한다. 이러한 상황이해 및 경험에 따라 이 두 사람은 동일한 정보를 갖고도 전혀 다른 대응을 하게 된다. 조직은 적어도 한 가지 주제에 대해 비슷한 공감대를 형성해야 한다. 따라서 조직의 지식관리는 지금까지 구축된 객관적 정보 전달 체계 외에 주관적 의견 전달 및 수용을 포함해야 한다.

2. 지식관리시스템의 이해

지식관리시스템(KMS : Knowledge Management System)은 기본 개념은 인적자원이 소유하고 있는 비정형적 데이터인 지적 자산을 기업 안에서 축적하여 활용할 수 있도록 하자는 것이다. 즉, 조직 내 지식자원의 가치를 극대화 하기 위해 통합적인 지식관리 프로세스를 지원하는 정보기술시스템이다.

지식관리시스템은 조직 구성원의 지식자산에 대한 자세, 조직의 지식 평가 · 보상 체계, 지식공유 문화 등 조직차원의 인프라와 통신 네트워크, 하드웨어, 각종 소프트웨어 및 도구 등 정보기술 차원의 인프라를 기본 전제로 하고 있다.

지식을 저장하는 지식베이스는 조직의 지식요구 유형과 빈도에 따라 체계적으로 구성된다. 과거 인공지능시스템이나 전문가시스템에서는 특정 분야의 심층 지식(의료진단 등)을 규칙이나 프레임 등 구조적 형태로 표현 및 저장하였으나, 지식관리에서는 텍스트, 그래픽, 동화상 등의 다양한 비구조적 형태의 업무지식들을 기업 전반에 걸쳐 수집, 저장 및 활용하고 있다.

지식베이스 내에 저장되어 있는 지식은 물론 조직 내 다른 정보시스템 서버에 저장되어 있거나 외부 데이터베이스 또는 전문가의 두뇌 속에 있는 지식의 위치를 파악하고 검색하고자 할 때는 '지식 맵'을 이용하게 된다. 이 경우 사용자는 인터넷 상에서 각종 사이트 방문처럼 원하는 지식사이트를 마우스 클릭만으로 찾아 가거나 소프트웨어 에이전트에게 명령을 내려 해당 사이트의 원하는 내용에 대한 검색을 대행시킬 수도 있다. 그밖에도 지식관리시스템은 조직구성원들이 지식을 창출하여 입력하고, 조회, 편집 및 활용할 수 있는 여러 가지 기본 기능들을 내포하고 있다.

전사적 지식관리시스템은 조직내부의 지식과 조직외부의 지식을 유기적으로 결합시킴으로써 그 효율성이 극대화될 수 있다. 조직 내부의 통합은 개인지식, 팀 차원의 지식 및 조직 차원의 지식뿐만 아니라 기존 정보시스템들과의 유기적인 통합을 포함하고 있다.

외적 통합은 조직 외부의 정보 또는 지식의 주요 원천인 외부공개 DB, 인터넷-월드 와이드 웹뿐만 아니라 정보제공업체나 전략적 파트너, 공급업체 및 고객업체 등과의 통합을 의미한다. 이와 같은 내 · 외부적인 통합이 조직구성원의 지식요구와 일치할 때, 조직의 전사적 지식 활용능력이 극대화될 것이다.

KMS 사용자의 역할은 주로 관리자나 의사결정자들인데, 자신의 지식을 바탕으로 지속적인 업무를 창출하고 효율적으로 KMS를 운영하여야 하며, 전사적인 지식관리의 비전과 전략수립 등에서 보다 적극적인 역할을 수행해야 지식관리의 목표를 달성할 수 있다.

지식관리시스템의 새로운 목표를 나타내는 대표적인 주제어는 「Know What You Know」이다. 조직의 지식이란 이전의 전문가시스템처럼 특별하고 고도의 기술이 필요한 분야보다 현재 알고 있는 내용을 조직원 전체가 공유해 고루 사용할 수 있게 만드는데서 더 큰 효용성을 찾을 수 있다. 따라서 효과적 지식관리시스템은 다음과 같은 요건을 갖추어야 한다.

지식관리시스템의 요건

- WWW, 전자우편, 팩스 등 지식이전 수단이 다양하게 확보되어야 한다.
- 지식을 보다 쉽게 검색, 조직화, 저장할 수 있어야 함
  - 주제별 · 부서별 · 업무 프로세스별 지식을 쉽게 검색할 수 있는 검색엔진이 필요하다.
- 조직의 내 · 외부 네트워크가 통합적으로 연계되어야 함
  - 학습교훈, 우수사례, 토론내역 등 조직내부의 지식과 외부전문가의 보유지식을 지식관리시스템에서 검색할 수 있도록 '창구 일원화'가 필요하다.
- 지식관리시스템에서 토론 · 포럼이 운영될 수 있어야 한다.
  - 많은 조직은 지식관리시스템을 통해 암묵지를 형식지로 전환하는 데 중점을 둠
  - 그러나, 암묵지 형태로 지식을 공유하는 것이 더 효과적일 수도 있음
- 지식관리시스템을 통해 지식관리활동과 업무수행과정이 통합되어야 한다.
  - 모든 업무가 지식관리시스템 내에서 수행되면서 자연스럽게 지식이 창출, 축적, 공유, 활용되어야 지식관리가 성공적으로 이루어짐
- 사용자를 지원하는 헬프 데스크가 운영되어야 한다.
  - 지식관리시스템에 익숙하지 못한 사용자를 위하여 시스템 사용방식 등에 대해 실시간으로 답변해 줄 수 있는 조직이 필요함

3. 지식관리시스템의 구성

지식관리시스템 이전의 지식 관련 연구는 지식공학(Knowledge Engineering), 지식기반시스템(Knowledge Base System), 전문가시스템(Expert System) 등의 분야에서 활발히 진행되어왔다. 지식모델로서는 토론 과정을 통한 형태보다 전문가(Expert)

로 인정된 사람들의 지식을 어떻게 시스템화 시키느냐에 주력했으며, 자동화된 지식 모델링 또는 예측시스템 구성에 관심을 가져 왔다.

지식관리시스템의 지식 가공 및 제공 형태는 의사결정지원시스템(Decision Support System, DSS), 임원정보시스템(Executive Information System, EIS), 전문가 시스템이 있다. 의사결정지원시스템은 문제 분석에 중점을 두고 관련정보와 모델을 이용하여 문제해결에 필요한 상세한 분석결과를 제공한다. 임원정보시스템은 문제의 분석보다는 사업성과의 모니터링과 감시에 중점을 두어 문제발생을 사전에 방지하는데 필요한 요약된 정보를 제공한다. 전문가시스템은 DSS와 유사하게 문제 분석에 중점을 두는데, 차이점은 지식습득방법으로 의사결정 모델보다는 인공지능 기술을 이용하여 문제의 해를 제공함으로써 의사결정을 보다 직접적으로 지원한다.

의료분야에서는 전문지식이 핵심요소이기 때문에 전문가시스템을 지식기반시스템이라고 하기도 한다. 이와 같은 시스템들은 의사결정을 지원한다는 점에서는 공통점이 있으나, 중점분야와 개발방법에 있어서는 차이가 있다.

지식관리시스템의 주요 구성요소는 그림 4-14와 같이 인터넷과 인트라넷, 문서관리시스템, 정보검색시스템, 데이터웨어하우스, 데이터마이닝, 전문가시스템, 그룹웨어, 토론/회의시스템, 헬프데스크시스템, 통신시스템 등으로 구성된다.

데이터웨어하우스는 조직 내부와 외부에 산재되어 있는 다양한 데이터 가운데 경영진이나 의사결정가, 분석가들에게 의미 있는 정보를 제공할 수 있는 데이터를 추출하

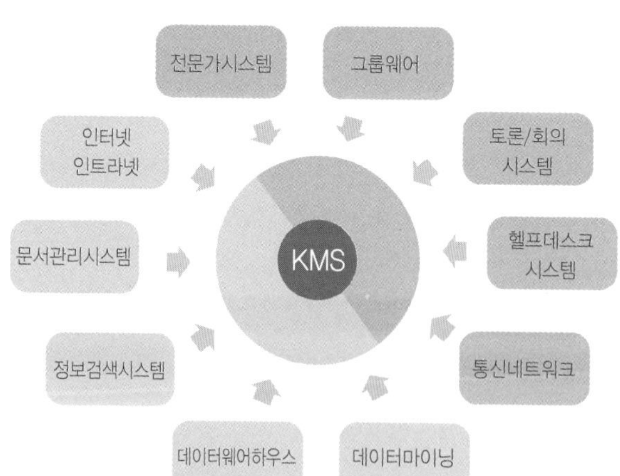

그림 4-14 지식관리시스템의 구성요소

여 이를 분석의 관점에 맞게 재설계하여 구축한 데이터베이스를 의미한다.

데이터마이닝은 데이터웨어하우스에 숨어있는 전략적인 정보를 발견하거나 정보들 간의 새로운 패턴을 찾아내는 지식추출기법이다.

최근의 지식관리시스템은 이와 같이한 여러 가지 유형으로 구축되지만 가장 두드러진 특징은 어떠한 특정 부분에 대한 전문성의 시스템화보다 조직 내에서 공유, 교환,

표 4-16 지식관리시스템의 구성요소 의미

구성요소	의 미
인터넷 인트라넷	• 인터넷은 광범위한 정보의 저장고로 시간과 장소의 제약을 받지 않고 지식을 검색 · 공유할 수 있는 장점이 있다. • 인트라넷은 조직 내 운영기반으로 채택된 인터넷을 일컫는 의미로 보안기능이 강화되어 있다.
문서관리시스템	• 워드 · 스프레드시트 · 프리젠테이션도구 · 이미지스캐닝 · 그래픽 도구 등으로 생성되는 다양한 문서의 생성 · 처리 · 관리 기능이 뛰어나다. • 문서의 체계적 보관이 가능하고 문서 활용이 용이하여 효과적 지식관리를 위해 매우 중요하다.
정보검색시스템	• 사용자 요구에 적합한 형태로 형식지를 검색, 정렬하는 기능이 제공된다. • 지식의 변경 내역을 효과적으로 관리 · 추적할 수는 없다
데이터웨어하우스 데이터마이닝	• 데이터웨어하우스는 기존 데이터 중에서 경영진, 의사결정가, 분석가에게 의미 있는 정보를 재구축한 데이터베이스이다. • 데이터마이닝은 방대한 규모의 데이터베이스에 숨어 있는 전략적 정보를 발견, 추출하는 도구이다.
전문가시스템	• 특정 영역의 지식 추출 · 관리에 제한적으로 활용되는 정보기술로서, 자연어를 통한 지식 조회가 가능하다.
그룹웨어	• 그룹웨어는 서로 떨어져 있는 사람들끼리 함께 협동하여 일할 수 있도록 해주는 프로그램이다. 즉, 업무 효율성 위한 공동 작업을 지원하는 소프트웨어이다.
토론 · 회의시스템	• 시간 · 장소 제약 없이 누구든지 토론 · 회의할 수 있으며, 토론 · 회의를 통해 도출된 유용한 지식을 효과적으로 분류 · 조직화할 수 있다. • 창조적 사고를 촉진하고 암묵지를 형식지로 전환하는 데 유용한 도구이다.
헬프데스크시스템	• 특정 분야의 경험 · 사례를 분석하여 필요한 지식을 추출할 수 있는 정보기술로서, 고객의 요구사항을 실시간으로 처리하는데 유용하다. • 관련 전문가가 소수일 때 적합한 사례기반추론과 관련 전문가가 다수일 때 더 적합한 Solution Builder 등이 있다.
통신네트워크	• 조직 구성원은 전자메일, 전자게시판, 전자문서교환, 전자회의 등 통신 네트워크를 통해 시간 · 공간 제약 없이 서로 지식을 공유할 수 있다. • 외부 전문가와의 네트워크로 조직에 필요한 암묵지를 쉽게 획득할 수 있다.

검증, 수용의 절차를 거쳐 확신을 심어주는 과정을 단축시켜 궁극적인 경쟁력을 강화하려는 시스템의 통칭인 것이다.

지식관리시스템은 기업의 업무 내용에 따라 분석되고 분류된 지식 분류체계를 바탕으로 지식분야를 나누고 지식 분야를 업무 프로세스와 연계할 수 있는 기능을 내장하고 있으며, 지식의 등록 · 열람 · 이메일송수신 · 게시판 기능 · 일정관리 및 전자결제 기능을 갖추고 있다. 따라서 지식관리시스템과 기존 정보시스템의 통합은 진정한 지식관리시스템의 성공을 위한 필수 조건이 된다. 결국 정보기술 및 지식관리가 통합될 수 있는 구조화프로세스를 통해 사용자들이 어디에 있든지 간에 필요한 최신 정보를 제공할 수 있도록 해야 한다.

성공적인 지식관리를 위해서는 기업지식에 대한 명확한 이해, 최고경영층의 비전과 의지, 조직구성원들의 지식창출 및 공유문화 활성화가 선행되어야 한다.

또한 지식 친화적 조직문화를 정착하기 위해서라는 조직구성원들의 지식기여도에 대한 공정한 평가와 보상체계가 확립되어야만 할 것이다. 이러한 선행조건들을 기반으로 전사적 지식요구분석 및 지식자원 활용현황 진단, 지식관리 프로세스 및 조직의 정립, 지식관리시스템 구축 등의 후속단계가 이루어질 때 비로소 성공적인 지식경영의 구현이 가능하리라고 기대된다.

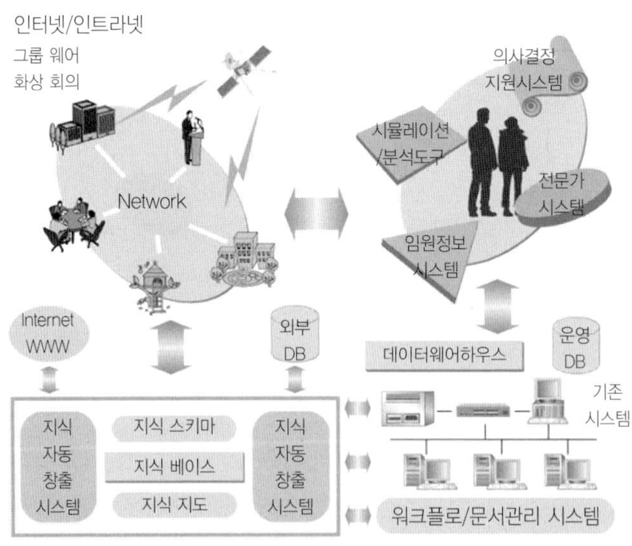

그림 4-15 지식관리시스템

연습문제

Exercises

주관식

1 진료에 있어서 의사결정의 필요성과 개념을 설명하시오.

2 불확정성 원리에 대해 정의하고 설명하시오.

3 불확정성 원리에 대한 사례를 들어 해결 방법을 설명하시오.

4 베이즈 이론의 개념과 발전과정을 설명하시오.

5 베이즈 이론의 의학적 판단에 대해서 설명하시오.

6 주관적/객관적 확률에 대해서 설명하시오.

7 상호배타적 사건, 조건부 확률, 독립사건에 대해서 설명하시오.

8 임상의 의료정보가 필요한 이유를 설명하시오.

9 임상검사의 판독방법에 대해서 설명하시오.

10 임상검사 결과의 판정과 정확도에 대해서 설명하시오.

11 의학적의사결정지원시스템에 대해서 설명하시오.

12 인공지능시스템과 전문가시스템을 비교 설명하시오.

13 규칙기반추론과 사례기반추론에 대해서 설명하시오.

연습문제

Exercises

객관식

1 불확실한 상황에서 의사결정방법에 대한 설명 중 틀린 것은?

① 최소이익의 극대화 방안은 최악의 상황에서도 최선의 결과를 보장하는 행동으로 결정하는 것으로 가장 소극적인 의사결정 방법이다.
② 최대후회의 극소화방안은 각 행동의 결과로 발생하는 최소후회들 중에서 최대후회가 되는 행동으로 결정하는 의사결정 방법이다.
③ 확률적 유추방법은 각각의 선택에서 성공 또는 실패할 확률을 유추하고 생존의 기댓값을 비교하여 결정하는 의사결정 방법이다.
④ 최대이익의 극대화 방안은 실패할 경우를 전혀 고려하지 않는 반면에 성공할 경우에는 최대이익이 가능한 의사결정 방법이다.

2 임상검사의 판독방법 설명으로 맞는 것은?

① 진양성은 환자의 질병/보균상태와 검사의 양성판정이 일치한 것으로 검사결과가 정확하게 환자의 질병/보균 상태를 파악한 경우이다.
② 위양성은 환자가 질병/보균상태임에도 불구하고 검사는 음성결과로 판독된 것으로 검사결과가 부정확하게 환자가 무병/무균상태인 것으로 판독한 경우이다.
③ 진음성은 환자가 질병/보균상태임에도 불구하고 검사는 음성결과로 판독된 것으로 검사결과가 부정확하게 환자가 질병/보균상태로 판독한 경우이다.
④ 위음성은 환자가 무병/무균상태와 검사의 음성판정이 일치한 것으로 검사결과가 정확하게 환자의 무병/무균상태를 파악한 경우이다.

3 치명적 질병의 경우 보다 많은 생명을 구하기 위하여 다음 중 어떤 판정을 엄격하게 적용하여야 하는가?

① 진양성　　② 진음성
③ 위양성　　④ 위음성

4 임상검사의 정확도는 민감도와 특이도로 나누어 사용하는데, 다음 중 민감도나 특이도에 대한 설명으로 적절한 것은?

① 특이도는 질병/보균자를 검사하여 음성판정을 받은 비율이다.
② 특이도는 무병/무균상태에서 양성판정을 받은 비율이다.
③ 민감도는 무병/무균상태에서 음성판정을 받은 비율이다.
④ 민감도는 질병/보균자를 검사하여 양성판정을 받은 비율이다.

5 ROC곡선의 설명으로 잘못된 것은?

① 민감도와 특이도가 기준에 따라 어떻게 변하는가를 관찰할 수 있는 곡선이다.
② 특징분포에 의해서 결정되는 것이 아니라 판정 기준 값에 의해서 결정된다.
③ 검사의 선택이나 자료의 해석을 위한 중요한 지표로 사용되고 있다.
④ 민감도나 특이도가 검사의 판별력을 결정한다.

6 베이즈 정리에 대한 설명 중 적절치 않은 것은?

① 사전정보와 추가정보를 토대로 하여 알려져 있지 않은 사후확률을 구하려는 이론이다.
② 관찰된 효과에 의거한 원인을 확률을 역순으로 계산해 내는 방법이다.
③ 통계적 강건성이 약하기 때문에 실제 적용에는 문제가 많은 이론이다.
④ 의사결정의 기본 개념으로 널리 활용되고 있다.

7 사건 A가 일어날 확률을 P(A), 사건 B가 일어날 확률을 P(B)라 할 때 다음 설명 중 틀린 것은?

① 두 사건 A, B가 상호배타적이면 $P(A \cup B) = P(A) + P(B)$이다.
② $P(A|B)$는 사건 B가 발생한 조건하에서 사건 A가 일어날 확률을 의미한다.
③ 두 사건 A, B가 독립적이면 $P(A|B) = P(A)$이다.
④ $P(A \cap B) = P(A)\ P(A|B)$이다.

8 전문가시스템에 대한 설명으로 잘못된 것은?

① 복잡한 업무 처리보다는 단순한 문제를 대상으로 의사결정을 지원한다.
② 전문가의 지식을 이용하여 가공한 정보를 제공하는 시스템이다.
③ 특정 응용 분야에 관한 전문가의 지식을 인공지능 기법을 이용하여 구현한 시스템이다.
④ 문제에 대한 해결책을 제시하고 사용자의 질의에 응답하는 시스템이다.

9 의학적 의사결정시스템의 유사 시스템이 아닌 것은?

① 인공지능시스템 ② 무인처방시스템
③ 지식경영시스템 ④ 전문가시스템

10 지식습득방법 중 규칙기반추론에 대한 설명으로 잘못된 것은?

① 가장 오래 사용되어 왔으면서도 보편화된 지식 습득 방법 중 하나이다.
② 생성규칙, 즉 if ... then 규칙의 형태로 부호화된 지식을 사용한다.
③ 추론과정에서는 비교일치, 선택, 실행의 3단계가 반복적으로 적용된다.
④ 많은 양의 과거 자료를 이용하여 유사한 경우를 검색해 추론하는 방식이다.

11 지식습득방법 중 사례기반추론에 대한 특징이 아닌 것은?

① 학습능력에 한계가 있다.
② 과거 사례들을 참고하여 추론
③ 다양한 문제를 해결하기가 용이
④ DB에 저장된 과거 사례들을 이용하여 관리

해설 규칙기반추론과 사례기반추론 특징 비교

규칙기반추론	사례기반추론
학습능력에 한계가 있음	학습능력에 한계가 없음
정형적인 IF-THEN 규칙에 근거하여 추론	과거 사례들을 참고하여 추론
정해진 문제의 해를 구하기 어려움	다양한 문제를 해결하기가 용이
지식을 정리하고 관리 시간이 소비적	DB에 저장된 과거 사례들을 이용하여 관리
지식의 추가가 복잡하고 문제가 발생하기 용이	지식의 추가는 사례의 추가로 가능하여 문제 해결이 용이

12 지식습득방법 중 규칙기반추론에 대한 특징이 아닌 것은?

① 학습능력에 한계가 없다.
② 정해진 문제의 해를 구하기 어려움
③ 지식을 정리하고 관리 시간이 소비적
④ 지식의 추가가 복잡하고 문제가 발생하기 용이

해설 문제 11번 해설 참조.

13 신경회로망의 특징이 아닌 것은?

① 각 뉴런이 독립적으로 동작하는 처리기 역할을 하기 때문에 병렬성이 뛰어나다.
② 문제가 복잡해질 경우 규칙기반추론에 비해 주관적이며 구현이 어렵다.
③ 많은 연결선에 정보가 분산 저장되기 때문에 문제가 발생하더라도 전체시스템에는 영향이 없다.
④ 주어진 환경에 대한 학습능력이 있다.

14 통계적 지식습득방법 중 공변량 구조분석과 관련이 없는 것은?

① 세 집단 이상의 변수간의 관계를 설명하는 방법이다.
② 사회과학의 비 실험 자료 분석을 통한 이론 개발 및 검증에서 많이 사용되고 있다.
③ 측정변수뿐만 아니라 이론변수까지 포함하고 있다.
④ 변수간의 관계를 설명하는 점은 회귀분석이나 경로분석과 유사하나 범주형 변수를 다루지 못한다.

15 지식경영시스템의 주요 구성요소가 아닌 것은?

① 데이터웨어하우스
② 워크플로우시스템
③ 정보검색시스템
④ 사례적응시스템

16 지식경영시스템의 지식 가공/제공 형태 중에서 문제분석에 중점을 두고 관련 정보와 모델을 이용하여 문제 해결에 필요한 상세한 분석 결과를 제공하는 것은?

① 의사결정지원시스템
② 임원정보시스템
③ 전문가시스템
④ 지식기반시스템

17 조직내부와 외부에 산재되어 있는 다양한 데이터 가운데 경영진이나 의사결정자, 분석가들에게 의미있는 정보를 제공할 수 있는 데이터를 추출하여 이를 분석의 관점에 맞게 재설계하여 구축한 데이터베이스는?

① 관계형데이터베이스
② 지식베이스
③ OLTP
④ 데이터웨어하우스

18 전문가시스템에 대한 설명 중 잘못 말한 것은?

① 인간지식의 표현방법에는 규칙, 프레임, 의미론적 연결망 등이 있다.
② 규칙은 'it~then~'와 같은 형태고 인간지식을 표현한다.
③ 가장 일반적인 지식표현방법은 프레임이다.

④ 지식기반은 전문가시스템에 저장된 인간지식을 말하다.

해설 가장 일반적인 지식표현방법은 규칙을 이용하는 것이다.

19 의사결정지원시스템의 구성요소가 아닌 것은?

① 모형관리하위시스템
② 데이터관리하위시스템
③ 지식기반하위시스템
④ 입력기반상위시스템

해설 의사결정지원시스템의 구성요소에는 ①,②,③ 그리고 사용자 인터페이스가 있다.

20 민감도=99.99%, 특이도=99.9%인 최신의 에이즈 검사가 개발되었다. 갑돌이는 이 검사에 양성 반응을 보였다. 갑돌이가 에이즈에 감염되었을 확률(양성예측 값)은 얼마인가? (현재 한국인의 에이즈 유병률은 0.0001이라고 한다.)

① 10%
② 80%
③ 95%
④ 99%

정답 Answer!

01. ②	02. ①	03. ④	04. ④	05. ②	06. ③	07. ④	08. ①	09. ②	10. ④
11. ①	12. ①	13. ②	14. ④	15. ④	16. ①	17. ④	18. ③	19. ④	20. ①

제 2 부

통합의료정보시스템

제5장

의료정보 표준화 및 보안

5-1. 정보통신의 표준화

1. 정보통신표준화의 개요

1) 표준화의 필요성

통신망에서는 대부분의 경우 데이터를 다른 종류의 시스템으로 전송하기 때문에 이들 통신 장비들 간에 물리적, 전기적 그리고 절차적인 특성이 달라 통신할 수 없게 되므로 서로 다른 정보통신 시스템간의 통신을 위한 프로토콜을 정립하는 것이 필요하게 되었다.

정보통신의 표준화란 각종 정보시스템이 통신망으로 연결되어 통신서비스를 제공하거나 이용하는데 필요한 통신주체간의 합의된 규약(Protocols)이다. 표준화(Standardization)란 표준을 설정하고 이것을 활용하는 조직적인 행위라 볼 수 있으며, 이는 정보통신 분야에 있어서 공통성, 통일성, 호환성 등을 확보하기 위한 일반적인 요구사항이라 볼 수 있다.

표준화의 필요성은 통신 장비 공급업자들이 그들의 장비가 일반적으로 다른 공급업자의 장비와 서로 통신할 수 있고 서로 교환할 수 있을 것이라고 인식했던 반면에 컴퓨터 공급업자들은 그들의 고객들을 독점하려고 시도하였다. 그러나 컴퓨터가 많이 보급되어 분산 처리가 이루어짐에 따라 계속해서 자신의 입장을 고수하기가 어렵게 되었다.

앞으로는 다른 공급업자의 컴퓨터들과도 통신이 필요, 불가결하게 되어 프로토콜 표준의 계속적인 발전과 함께 고객들은 더 이상 특별한 목적의 프로토콜로 전환하는 소프트웨어 개발을 수용할 수 없게 되어 궁극적으로는 표준화의 필요성이 대두되었다.

정보통신에 있어서는 표준통신규약을 통해 이기종 시스템과 정보교환이 가능한 기기를 총칭한 것으로 1983년 ISO에서 OSI(Open Systems Interchange) 참조모델을 출간하면서 비롯되었다. OSI 모델은 통신계층을 7가지 기능적 특성으로 나누어 개발자가 각각의 목적에 맞는 효율적인 통신계층을 선택하여 개발한다. 향후 지속적인 의료정보 표준화사업도 OSI 참조 모델을 기준하여 의료정보전송 표준안 개발이 이루어진다고 할 수 있다.

2) 표준화의 단계

표준화의 단계는 기초, 기반 연구, 표준의 제정, 표준의 구현, 표준의 시험, 이용 및 응용의 5단계로 분류된다.

표 5-1 표준화의 단계별 의미

단계	단계명	의 미
1단계	기초, 기반 연구	새롭게 도입, 이용될 가능성이 있는 통신 프로토콜에 대한 아이디어를 제안하고, 제안된 아이디어가 새로운 방식으로 채택함이 적합하다는 것을 이론 및 실험적으로 입증하는 단계
2단계	표준의 제정	제안된 표준 초안을 관련 이해 당사자들이 모여서 의견을 수렴하고 협의하여 합의점을 도출하는 과정의 단계
3단계	표준의 구현	합의된 제품을 표준에 따라 제품을 구현하는 단계
4단계	표준의 시험	구현 제품에 대한 시험 단계로 프로토콜의 적합 여부를 확인하는 적합성 시험과 제품 상호간에 서비스의 운용성이 보장되는지를 확인하는 연동성 시험이 있다.
5단계	표준의 이용	일반 제조업자나 서비스 이용자 및 제공자가 해당 표준을 이용하여 제품을 생산하거나 서비스를 제공 · 이용하는 단계

2. 표준화 제정 기관

1) 국제 표준화 기구

(1) ITU(International Telecommunication Union : 국제통신연합)

데이터 전송 부문에 있어서 표준화 기관으로 ITU의 목적은 무선 주파수 대역 활용, 정지 궤도 위성 등록 및 사용 관리, 통신에 관련된 연구 과제 및 규정에 관한 권고안 작성, 회원국 간의 공동 연구를 추진한다.

ITU 조직은 ITU 최고의 회의로서 6년에 한 번 개최되는 전권 위원회, 추가 전권 위원회 및 연구 위원회에 관한 의장과 부의장을 선임하고 연구 위원회의 최종 보고서에 대한 권고 승인을 하는 세계전기통신표준화 회의(WTSC), 전기 통신 표준화에 관한 연구 업무를 하는 ITU-T 연구반으로 구성되어 있다.

ITU-T는 1865년에 창설된 유선 전신 분야의 만국 우편 연합과 무선 분야의 만국 국제 무선전신연합(CCIR)이 통합되어 1947년에 텔레 통신을 전담하는 UN 산하의 국제 전문 기관이다. 즉, CCITT(Consulative Committee on International Telegraph and Telephone)라는 명칭으로 알려진 국제전신전화자문위원회이다.

(2) CCITT(국제전신전화자문위원회)

ITU의 산하 기관으로 주요 목적은 국제 텔리 통신의 종단 간 일치성을 이루기 위해 텔리 통신의 필요성과 기법, 운영을 확장하고 매 4년마다 전신, 전화 및 정보 통신 시스템의 표준안 제정 및 발표를 하는 위원회이다.

CCITT는 권고안이라 불리는 표준을 준비하는 15개의 Study Group으로 구성되었으며 OSI와 관련된 것은 크게 3개영역(데이터 통신, 텔레마틱 서비스, ISDN)으로 나눌 수 있으며, 주요 Study Group에서 수행하고 있는 역할은 표 5-2와 같다.

표 5-2 주요 Study Group의 역할

Study Group 명	역 할
SG Ⅰ	전신, 텔렉스, 텔레마틱 서비스
SG Ⅱ	전화 운영과 서비스의 질
SG Ⅲ	일반 관세 원칙
SG Ⅶ	데이터 통신망
SG Ⅷ	텔레마틱 서비스를 위한 단말 장치
SG ⅩⅤ	전송 시스템
SG ⅩⅦ	모뎀(전화통신망에서의 데이터 통신)
SG ⅩⅧ	디지털 망(ISDN)

(3) ISO(International Standard Organization : 국제표준화기구)

세계의 표준들을 개발하고 장려하기 위한 목적을 가진 독립적인 국제기관으로 1947년에 설립되어 약90개국의 표준화 단체들의 구성원들로 이루어졌다. IEC(International Electrotechnical Commission : 국제전기표준회의)가 책임을 맡고 있는 전기와 전자 부문을 제외한 모든 영역에서의 표준화들을 담당하고 있다.

ISO의 표준화 작업의 추진을 위해 해당 분야의 건의안들을 기초하고 완성하는 기구들의 각 계층을 운영하기 위한 약165개의 기술 위원회(TCs : Technical Committees)가 있으며, 1977년에는 부 위원회를 구성하여 OSI(Open Systems Interchange) 참조모델을 만들게 되었다. 이 OSI 참조모델은 기능을 7계층으로 나누는 계층 구조 기법을 이용하였다.

5-2. 의료정보의 표준화

1. 의료정보 표준화의 개념

보건의료분야에서도 비용 절감 및 의료서비스의 질 향상을 위하여 컴퓨터를 기초한 정보시스템의 이용이 필수가 되었다. 특히 정보사회는 다양한 정보서비스를 제공하기 위한 여러 가지 기기가 이용되므로 표준화는 매우 중요한 의미를 갖는다.

의료분야에서 한사람의 환자를 지역 의료기관이 연계하여 돌보는 것이 일반적이다. 환자의 진료정보 등이 복수의 의료기관에서 이용되기 때문에 시설 간에 정보를 주고받는 일이 발생한다. 환자의 진료정보는 중요한 개인정보이므로 정보보안에 충분한 배려가 필요하지만 정보제공자와 수령자 간에 일정한 규칙이 정해져 있지 않으면, 예를 들어 암호화된 정보를 해독할 수 없다. 즉, 통신 상대방을 신뢰할 수 있는지 아닌지를 판별할 수 없기 때문에 표준화가 절대적으로 필요하다.

의료분야도 우루과이 협상 이후 세계무역기구(WTO)가 출범하여 국내 의료시장은 1995년부터 개방, 외국자본의 진출이 가능하였다. 표준화는 단순한 규약정립의 수준을 넘어서 국내외 시장선점과 첨단 분야에서의 기술개발 주도권 확보수단이기도 한다.

정보통신 표준화는 다양한 통신방식과 기술로 개발된 제품 간의 이식성(Portability), 확장성(Scalability), 상호운용성(Interoperability)의 문제를 해결하며, 국가정보산업을 보호하여 국제화에 대비하고, 국내 표준화의 적용을 받는 사례는 보험심사평가원에 제출하는 EDI(Electronic Data Interchange) 보험청구가 유일하다.

의료정보 표준화는 먼저 표준화 조직을 구성하고 조직을 통해 대상을 정하며 이것을 문장화하고 표준간담회, 청문회 등을 개최하여 적용범위 내에서 최선의 기준을 도출하게 된다. 일반적으로 특정 분야에서는 표준화할 항목이 많은 경우에는 특정 분야별 전문가 집단을 별도로 구성한다. 일반적으로 의료정보 표준화에는 4가지 형태로 표

표 5-3 의료정보 표준화 4가지 형태

표준화 형태	의 미
특수목적형 표준 (Ad hoc standard)	특정분야의 관심이 있는 전문가 집단에서 개발의 편이를 위해 표준안을 개발 사례 : DICOM(Digital Image Communication in Medicine)
산업형 표준 (De facto standard)	MS 윈도우와 같이 사회 전반에 이미 널리 보급된 경우 이를 표준으로 인정하는 경우
정부주도형 표준 (Government-mandate standard)	정부기관에서 개발하여 보급하는 보험청구 표준과 같은 경우를 의미
사용자 동의형 표준 (Consensus standard)	정보사용자 및 산업 관련자들의 자발적인 참여에 의해 개발된 개방형 표준, 대부분 보건의료정보표준의 개발방식 사례 : HL7(Health Level Seven)

5-3과 같다.

보건의료정보 국제표준화기구에서는 분야별로 기술위원회(TC : Technical Committee)가 있으며, 각 기술위원회는 분과위원회(SC : Sub Committee)가 다수 존재하게 된다. 여기에 표준규격의 초안 작성을 위한 작업반(WG : Working Group)을 각 분과위원회 산하에 두고 있다. 표준화 분야의 범위에 따라 조직을 별도로 구성 추진하게 되며, 일반적인 조직의 추진 체계는 그림 5-1과와 같으며, 조직을 통한 표준화 제정절차는 그림 5-2와 같다.

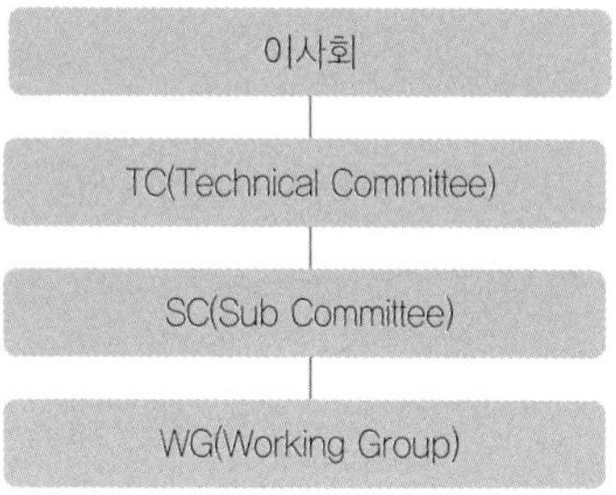

그림 5-1 표준화 추진체제

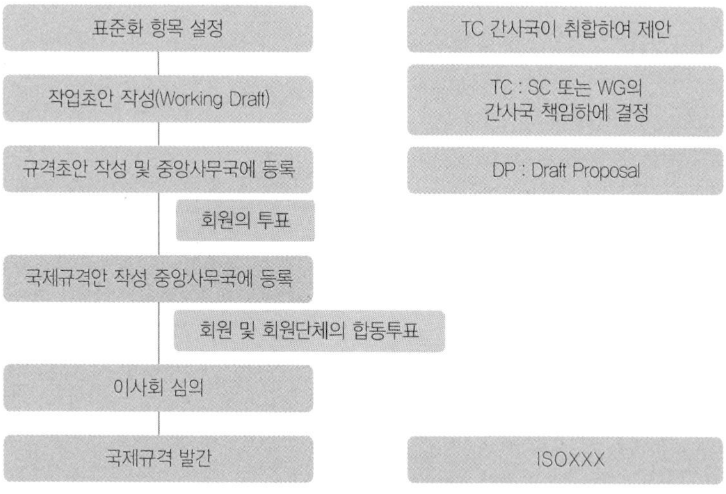

그림 5-2 표준화 제정절차

2. 국제의료정보표준화 현황

국제보건의료정보표준화는 1980년대 미국에서 DICOM이나 HL7의 의료정보분야의 보급과 더불어 국제표준화 기구의 한 분과로 활동하고 있으면서 점차 확산되었으며, 각국의 통신 표준화 활동을 통하여 국제협력을 강화하고 있다. 1990년에 유럽표준화위원회(CEN : the European Committee for Standardization)의 요구를 수렴하여 적극적인 국제표준화 활동을 위해 1991년에 미국표준화기구(ANSI)는 다음 6가지 영역의 보건의료정보 표준화를 제안하였다.

ANSI의 보건의료정보 표준화 영역
① 전자의무기록 ② 멀티미디어 정보교환 ③ 의학용어 코드 통일안 ④ 검사장비 간의 정보 교환 ⑤ 진료규약, 임상지식 및 통계자료 데이터베이스의 표현과 교환 ⑥ 기타 진료관련 의료정보 보안사항

1) 국제표준화기구(ISO)

보건의료정보국제표준은 각국에서의 적용은 각국의 표준개발기관(SDO : Standard

표 5-4 각국의 표준개발 기구

각국 표준개발 기구	의 미
ISO TC215(International Organization for Standards-Technical Committee Health Information)	국제표준화기구보건의료정보 표준화전문위원회
CEN TC251 (Comite Europeen de Normalization/Technical Committee)	유럽표준화전문위원회
ANSI(American National Standards Institute)	미국표준원
HISB(Healthcare Informatics Standards Board)	보건의료정보표준위원회
ASTM(American Society for Testing and Materials)	미국기술표준원
HL7(Health Level 7)	의료정보의 교환을 위해 개발
한국기술표준원 (Korean Agency for Technology and Standards)	ISO에 한국을 대표하는 간사기관

Development Organization)에서 시행하고 있다. 현재 국제적으로 활동 중인 SDO는 위와 같다.

2) 국제보건의료정보표준화 전문위원회(ISO/TC 215 Health Informatics)

1998년 미국에서 발의하여 ISO 산하 215번째 전문위원회(TC : Technical Committee)로 ISO/TC215가 설립되었다. 보건의료정보 표준을 정하는 위원회로서 이 위원회의 목표는 보건의료정보의 지역 내 및 세계적 공유 활성화 및 보건의료정보산업 활성화 촉진하는 것과 독립된 보건의료정보시스템 간에 상호 호환과 교환을 목표로 하고 있으며, 또한 통계를 비교할 수 있도록 자료의 호환성을 보장하며, 중복된 노력과 반복 작업을 줄이기 위해 보건의료정보 분야와 보건의료통신기술 분야의 표준화 작업을 지원하는 위원회이다.

3) 유럽보건의정보표준화 전문위원회(CEN/TC 251 Health Informatics)

유럽표준화위원회(CEN : 프랑스어, Comite Europeen de Normalisation의 약칭 : 영어, the European Committee for Standardization)는 EU의 정식 표준화 단체로 1961년에 설립되었다. 28개국이 회원국으로 60,000명의 기술 전문가가 참가하고 4억 6천만 명의 시장을 대상으로 표준화를 진행시키고 있다.

의료정보관계는 CEN TC/251 Health Informatics로 1990년에 설립되었다. 정보통신 전산화단층촬영(CT)의 이용에 의한 의료정보시스템 간의 호환성이나 상호 운용성을 실현하고, 정보구조를 임상과 관리순서에 대응시켜 안전, 보안이나 품질을 위한 기법을 실현하기 위해 만들어졌다.

CEN은 1991년에 ISO와 비엔나(Vienna)에서 협정을 체결하여 표준화에 임해서 협력과 정보교환의 긴밀한 연계를 맺었다. 의료정보분야에서 ISO/TC215 Health Informatics의 설립에 적극적으로 관계하여 협력분담을 하고 ISO와의 연계를 진행시키고 있다.

4) ASTM(American Society for Testing and Materials)

미국의 표준화활동단체로서 세계적으로 가장 큰 조직이며, 132개 분야의 표준화위원회를 가지고 있는데 의료서비스에 관련된 모든 내용에 대하여 E1384라는 표준안을 만들었고 다음과 같은 내용을 목표로 하고 있다.

ASTM의 보건의료정보서비스 표준화 목표

① CPR 내용과 논리적 구조의 명확화
② CPR 구성요소간의 관계의 명확화
③ 데이터 간의 논리적 관계의 명확화
④ CPR 개발 또는 구축시 참고자료로 활용
⑤ CPR 내용과 현행 챠트 내용의 대응관계 명확화

5) 보건의료정보표준화 전문분과위원회(ISO/TC 215 Working Group)

보건의료정보표준화 전문분과위원회(ISO TC 215 Working Group)는 WG 1 : Health Records & Modeling Coordination, WG 2 : Message & Communication, WG 3 : Health Concept Representation, WG 4 : Security, WG 5 : Health Cards 등의 5개 그룹으로 그 의미는 다음 표 5-5와 같다.

표 5-5 보건의료정보표준화 전문분과위원회 의미

구 분	의 미
WG 1 Health Records & Modeling Coordination	건강 및 보건의료서비스를 제공하는 과정과 관련된 정보를 위탁 관리하는데 필요한 표준을 개발하며, 서비스가 제공되는 환경과 기술에 상관없이 독립적인 보건의료의 기록에 관한 표준을 취급한다.
WG 2 Message & Communication	메시지 전달과 자료교환의 통신표준을 다루고 있으며, 세부사항으로는 교환의 기능적 목적과 교환이 발생하는 사항, 메시지 통신의 개념과 추상적 정의 및 개념표현의 필수적인 자료요소, 한 개 이상의 구문 혹은 통신방법에서 교환을 실행하는 형태를 표준화 한다.
WG 3 Health Concept Representation	건강개념을 표현하는 표준을 개발하며, 메타용어체계를 포함하는 표준 즉, 전문용어와 관련 시스템의 구조 개발, 기능구현, 분산 평가, 용어와 관련체계의 활용 등을 개발하고 채택한다.
WG 4 Security	보건의료정보의 신뢰성, 가용성, 무결성 등을 보호하고 증진시키기 위한 기술적 측면 사용자의 책임, 보건의료분야에서의 보안관리를 위한 지침의 표준을 정의하며 그 실행 방법의 표준을 작성한다.
WG 5 Health Cards	ISO/IEC 7810에 정의된 영역을 포함하는 물리적 특성을 준수하는 기계가 판독 가능한 카드의 보건의료분야 활용에 필요한 표준을 생성한다.

3. 국내의료정보표준화 현황

1) 국내보건의료정보표준화위원회

국내 대한의료정보학회산하 국내보건의료정보표준위원회는 1999년 6월에 창설하였으며, 1999년 11월 일본 동경 제 3차 ISO/TC 215총회에서 ISO/TC 215의 P-member 가입하였다.

국내보건의료정보표준위원회는 ISO/TC215 국내 대응 전문가 조직으로 지식경제부 산하 기술표준원이 관장하고 있는 약 30여개의 표준위원회 중 하나이다. 기술표준원이 ISO에 한국을 대표하는 간사기관(NMB : National Member Body)이다. 한국보건의료정보표준화위원회 조직은 다음 그림 5-3과 같다.

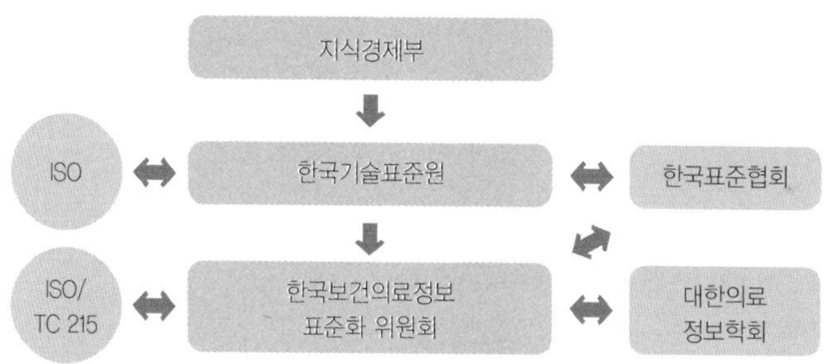

그림 5-3 한국보건의료정보표준화위원회 조직도

보건복지부가 2006년부터 보건의료정보표준화위원회를 발족하여 의료기관과 의료인들이 환자 진료시 사용하는 의료용어, 의료행위용어, 진단용어 등 10개 분야 전산용어의 표준화를 본격적으로 추진해 오고 있으며, 이렇게 만들어진 전산용어 표준은 의료기관에서 작성하는 의무기록에 사용될 뿐만 아니라 의료기관 간 진료정보의 표준화에도 기여할 수 있다.

2005년 상반기까지는 이미 작업이 진행되어 있는 의료용어, 진단용어 등 6개 분야에 대한 1단계 표준화 시안을 마련하고 보건용어, 한방용어 등 처음 작업을 실시하는 4개 분야는 기초 자료로 정리하였다. 나아가 2007년까지 마련된 기존 시안을 중심으로 일부 공공 의료기관을 대상으로 시범사업을 단계적으로 실시하였다.

보건의료정보에 관한 국가표준이 시행되면서 의료기관 간 진료정보의 호환성이 높아져 의료기관들이 전자의무기록 작성을 보편화하는 등 보건의료분야의 정보화가 가속화되고 관련 IT산업의 발전이 이루어져 궁극적으로 보건의료분야의 국가경쟁력을 제고시키는 데 크게 기여할 것이다.

2) 국내 의료정보 표준화의 문제점

국내 보건의료정보분야의 표준이 전무하여 국제 표준으로 제안할 국내 표준이 정착되어 있지 않으므로 국내 보건의료 산업분야의 세계시장 진출과 국제경쟁력의 커다란 저해요소로 작용하고 있다. 국내 의료정보시스템의 대부분은 표준안 없이 개발 및 보급되고 있어 불필요한 혼란이 예상되고 있다. 따라서 예상되는 혼란을 극복하고 성공적으로 진행하기 위해서는 보건의료정보 전문가의 양성이 시급한 과제이다. 또한 보건의료정책 입안자의 표준화에 대한 관심부족, 연구지원이 임시방편적으로 진행되고 있어 국가적인 보건의료정보 표준화 사업의 일관성을 저해하여 비효율성이 발생하고 있다.

현재 국내 표준화 작업이 업계의 참여 없이 학계위주로 이루어지고 있어 의료정보사업을 통한 표준의 보급 및 정착이 이루어지지 않고 있다. 그 결과 표준화 필요성에 대한 홍보 부족으로 산업계와 일반 사용자들의 표준 필요성 인식은 매우 부족하다.

국제표준을 위한 일본 등 다른 나라와의 협조체제가 부족하므로 미국, 유럽지역의 표준화는 물론 아시아 지역 보건의료정보 표준화 활동 및 협조체제를 지속적으로 유지, 확대하여야 할 것이다.

4. 국내 의료정보표준화 활동

1) HL7-Korea

1987년 미국의 펜실베니아 대학에서 보건의료기관 및 관련 단체들이 자생적 공감대를 바탕으로 보건의료정보의 전자적 교환을 위한 설계를 도모하기 위하여 HL7(Health Level Seven)이라는 이름의 단체를 설립하였다.

HL7의 개발에 필요성은 타 분야에서와 마찬가지로 의료분야에서도 비용 절감 및 의료서비스의 질 향상을 위하여 다른 정보시스템들과 기능적으로 연계되어야 정보교환이 가능하기 때문이다. HL7의 의의와 목표는 다음 표 5-6과 같다.

표 5-6 HL7의 의의와 목표

구 분	내 용
의 의	① 보건의료정보의 전자적 교환을 위한 국제수준의 유일한 표준 ② ISO/OSI 모델의 7계층에 상응하는 응용표준 ③ 1994년 ANSI(미국국립표준연구소)가 인증한 표준개발기구(SDO) ④ 전 세계에서 가장 널리 쓰이는 의료정보 분야의 전송표준 ⑤ 국가, 지역, 의료기관의 모든 요구사항을 충족 ⑥ 의료기관 종사자, 정보개발자 등이 공동 참여하여 개발한 개방형 표준 ⑦ ISO/TC215등 국제표준화기구와의 긴밀한 협조체제 유지 ⑧ 보건의료 환경의 분야 및 정보기술의 변화에 따른 발전적 표준화 추진
목 표	① 형식 및 프로토콜은 의료정보의 교환에 적합하도록 설계 ② 형식의 표준화와 이를 통한 인터페이스의 단일화를 유도 ③ 통신의 효율성을 향상시킬 수 있음 ④ 인터페이스 조정 협상 시 이해 당사자 간 대화를 위한 역할을 수행 ⑤ 인터페이스 수의 최소화를 도모 ⑥ 국제 표준으로서의 위상을 확보

HL7은 ISO/TC215 활동 영역 이외의 보건 의료정보 분야에서 컴퓨터시스템의 이기종 간 및 데이터베이스 사이에 정보 공유 및 접속을 위한 메시징(Messaging)과 통신(Communication)을 위한 표준 프로토콜(Protocol)이다. HL7은 ISO OSI(Open Systems Interchange)의 7계층 프로토콜을 따른 방식으로 1994년 미국의 ANSI 승인 표준 중의 하나이다.

HL7의 L7(Level Seven)이란 용어는 국제표준기구(ISO)의 개방형시스템상호접속(OSI)모델 7계층인 응용계층과 상응하는 개념이다. HL7은 특정한 네트워크 프로토콜이 필요하지 않은 반면에 네트워크 상의 하위 6계층을 지원하는 기존 네트워크 접속을 전제로 한다. 즉, HL7은 7번째 계층의 추상 메시지(Abstract Message)에 대해서만 정의하고 있어 네트워크 응용 사이의 정보 전송에 대한 부분만을 담당하고 있다.

OSI 참조모델의 개념은 기본적으로 ISO에서 사용되는 기법은 계층구조 기법이며, OSI 7계층 구조는 각 계층을 분리할 경우에 논리적으로는 각 계층의 관리가 용이하도록 계층 수가 많아야 하지만 너무 많은 계층으로 나누게 되면 계층 간의 통신 오버헤드가 발생한다. OSI 참조모델에서는 그림 5-4와 같이 통신 기능을 7개의 계층으로 나누어 통일화시켜 계층 구조를 나타내고 있다.

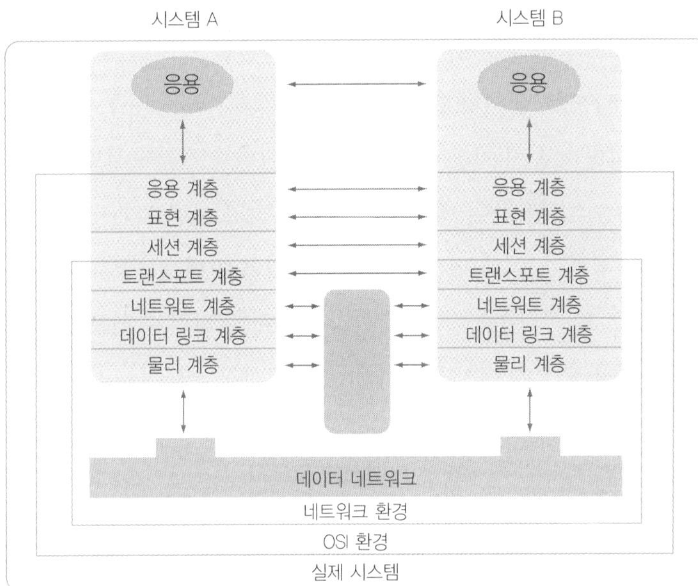

그림 5-4 OSI 참조모델의 계층 구조

표 5-7 OSI 참조모델(OSI 7계층)의 기능

구분 계층	층의 종류	기 능
1계층	물리 계층	전송 매체에서의 전기적 신호 전송 기능, 제어 및 클록 신호도 제공
2계층	데이터 링크 계층	인접 개방형 시스템간의 정보 전송, 전송 오류 제어
3계층	네트워크 계층	정보 교환 및 중계 기능, 경로 선정, 유통 제어 기능
4계층	트랜스포트 계층	송수신 시스템간의 논리적 안정과 균일한 서비스 제공
5계층	세션 계층	응용 프로세스간의 송신권 및 동기 제어
6계층	프리젠테이션 계층	정보의 형식 설정과 코드 교환, 암호화, 해독
7계층	응용 계층	응용 프로세스간의 정보 교환, 전자 사서함, 파일 전송 등

OSI 참조모델의 계층 구조 기법은 필요한 전체 통신 기능 중에서 유사한 기능들을 묶어 수직적인 계층으로 분할한다. 각 계층은 처리해야 할 고유 기능과 함께 다른 시스템의 동일 계층과 통신하는 데 필요한 기능들을 정의한다. 또한 각 계층은 다른 계층에 변화가 있더라도 전혀 영향을 받지 않는 것이 이상적이다. 즉, 각 계층 간의 독립성을 최대한 높이도록 설계되어야 한다. OSI 7계층에 대한 간단한 기능은 표 5-7과 같다.

HL7 프로토콜의 구조는 메시지(Message), 세그먼트(Segment), 필드(Field)로 구성된다. 메시지는 데이터 전송의 가장 작은 단위로 세그먼트들로 구성되어 있으며, 메시지 헤드 세그먼트(MSH)로 시작하여 메시지 타입과 트리거 이벤트(Trigger Events)로 메시지와 메시지를 구별한다. 이때 메시지 타입과 트리거 이벤트는 1 : n(One-to-many) 관계가 성립되며, 'Z'로 시작하는 모든 메시지 타입과 트리거 이벤트 코드는 각 지역의 특수성에 맞도록 사용자 정의 메시지로 사용된다. 메시지 구분자는 다음 표 5-8과 같다.

표 5-8 메시지 구분자

구분자 종류	값	위치	용 도
세그먼트 구분자	〈CR〉	–	• 세그먼트의 종류를 알림 • 이 값은 임의로 변경할 수 없음
필드 구분자	|	–	• 세그먼트 내의 인접한 두 필드를 구분할 때 사용 • 각 세그먼트의 첫 번째 데이터 필드와 세그먼트 ID를 구분할 때도 사용
컴포넌트 구분자	^	1	• 데이터 필드의 인접한 컴포넌트를 구분할 때 사용
서브컴포넌트 구분자	&	4	• 데이터 필드의 인접한 서브컴포넌트를 구분할 때 사용 • 서브컴포넌트가 없는 경우도 무방함
반복구분자	~	2	• 하나의 필드에서 같은 내용을 반복할 때 사용
탈출문자	\	3	• ST, TX, FT 자료형으로 표현되는 필드나 ED 자료형의 데이터 컴포넌트에서 사용

세그먼트는 정해진 순서가 있는 필드의 논리적 집합으로 필수 세그먼트와 선택적 세그먼트로 구성된다. 모든 세그먼트에는 이름이 존재하며 세그먼트 ID라고 하는 처음 3글자에 의해 식별 가능하다. 또한 세그먼트는 구분자(〈CR〉)에 의해 나누어지며, 메시지와 같이 'Z'로 시작하는 모든 세그먼트 ID 코드는 사용자 정의 세그먼트로 사용된다.

필드는 메시지의 실제 내용을 표현하는 것으로 컴포넌트들의 집합이며, 컴포넌트는 다시 서브 컴포넌트로 구성된다. 필드의 길이는 다양하며 필드 구분자에 의해 구별되고 필드는 String, Text, Numeric, Date, Time 등 자료형으로 정의되지만 필드가 전송될 때는 문자열의 형태로 전송된다. HL7 프로토콜 도입 시 특징은 다음과 같다.

HL7 프로토콜 도입 시 특징

① 인터페이스 구축 시 노력 경감
② 보건의료전문가에게 생산적 환경 제공
③ 효율성 및 융통성 제고
④ 의료정보시스템의 유지보수 용이
⑤ 의료기관간 정보공유
⑥ 의료기관 정보 활용의 효율성 제고

최근에는 HL7이 국제적으로 그 중요성을 인정받아 현재 19개국에 지부를 두고 있으며, 국내에서도 이의 중요성을 인식하고 2000년 5월에 HL7-Korea를 정식으로 발족시켜 현재 보건산업진흥원이 대표기관으로 등록되어 있다. 그림 5-5는 HL7-Korea의 공식적 홈페이지(www.hl7korea.org)이다.

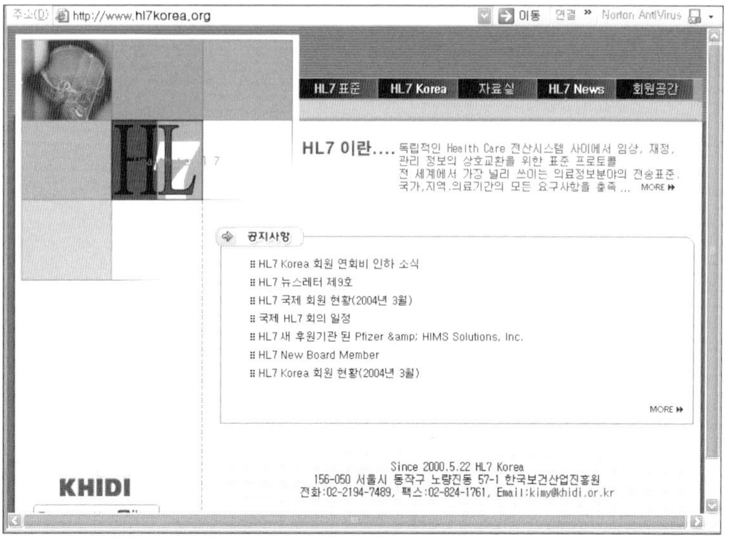

그림 5-5 HL7 Korea의 공식 홈페이지(www.hl7korea.org)

2) 의료영상정보의 표준화 – DICOM

의료영상표준 DICOM(Digital Image & Communications in Medicine)은 1983년 ACR((American College of Radiology)에 NEMA(National Electrical Manufactures Association)가 공동으로 결성한 ACR-NEMA Committee가에서 의료영상과 관련 정보통신을 위해 만든 의료영상의 저장과 전송에 관한 표준안 작성을 목적으로 처음으로 표준화 조직을 결성하면서부터 시작되었다. DICOM의 발전과정은 다음 표 5-9와 같다.

표 5-9 DICOM의 발전과정

구 분	의 미
1983년	ACR(American College of Radiology) and NEMA(National Electrical Manufacturers Association) joint
1985년	ACR–NAMA 300–1985 standard published
1988년	ACR–NAMA 300–1988 standard published
1991년	DICOM 3.0 standard (Part 1~8)
1992년	Demonstration of Part 8 in InfoRad
1993년	DICOM 3.0 standard (Additional part 9–14) Current : DICOM 3.0 standard Part 1–15 69 Supplements + 275 correction proposal (CP)

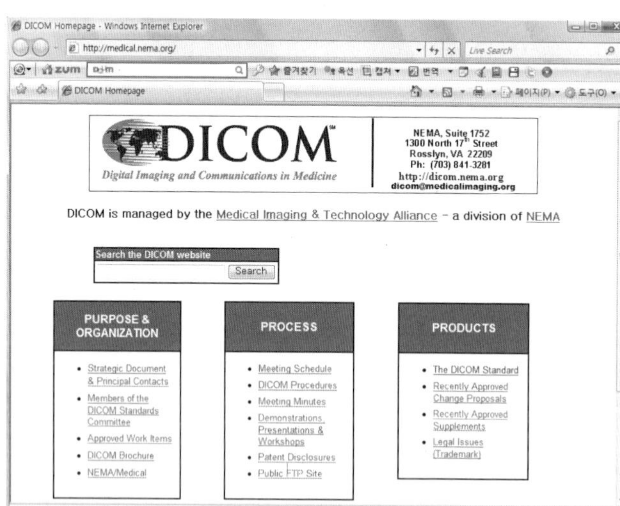

그림 5-6 DICOM 홈페이지(medical.nema.org)

DICOM은 1992년 RSNA(Radiological Society of North America)회의에서 처음으로 서로 다른 형태의 영상정보를 가지는 장비들의 연결을 위하여 네트워크를 사용한 메시지 전송에 관한 프로토콜을 통하여 시작되었다.

그 후 표준화 작업을 위한 ACR-NEMA 각 Working Group(WG)이 형성되었으며, 이들 WG간의 협의를 거듭하여 1993년 RSNA에서 처음으로 데모를 가졌다. DICOM의 표준문서구성은 표 5-10과 같다.

표 5-10 DICOM의 표준문서 구성

구 분	의 미
Part 1	Introduction and Overview
Part 2	Conformance
Part 3	Information Object Definitions
Part 4	Service Class Specifications
Part 5	Data Structures and Encoding
Part 6	Data Dictionary
Part 7	Message Exchange
Part 8	Network Communication Support for Message Exchange
Part 9	Point to Point Communication for Message Exchange
Part 10	Media Storage and File Format for Data Interchange
Part 11	Media Storage Application Profiles
Part 12	Media Formats and Physical Media for Data Interchange
Part 13	Print Management Point to Point Communication Support
Part 14	Grayscale Standard Display Function
Part 15	Security Profiles

DICOM은 영상저장방법의 표준일 뿐 아니라 통신방법의 표준이기도 하다. 의료영상표준은 영상정보와 명령어가 짝을 이루어야 한다. 의료영상의 전송에서 실제 세계의 사항들을 추상적으로 구분해서 정의하고 있다. 예를 들면 환자가 병원에 와서 영상을 촬영할 때 환자에 대한 내용, 환자가 병원에 오는 것과 관계되는 내용, 실제 영상을 촬영하는데 필요한 내용, 영상에 대한 의사의 진단 내용 등이 나누어서 하나의 객체를

형성하게 된다.

의료영상정보화는 현재 국제적으로 추진되고 있는 전자의무기록의 개발, 교환 및 공유를 위한 핵심기술이며, PACS(picture archiving & communication system)의 보험수가 인정으로 국내 의료기관에 급격히 도입되고 있다. 영상정보는 디지털영상기기가 진단방사선분야에 도입되면서 영상자료의 획득, 처리, 저장, 통신의 효율적인 운영에 관한 요구가 급증하면서 발달하게 되었다.

PACS에서 DICOM은 서로 다른 의료영상장비들에서 나오는 다양한 영상형태를 실시간으로 교환하기 위한 표준 프로토콜이다. 장비 간의 네트워크 연결은 일반 컴퓨터를 접속할 때 가장 많이 사용하고 있는 TCP/IP 네트워크 프로토콜을 채택하고 OSI에서 정의한 7계층 모델을 사용하였다. DICOM 응용 프로그램의 통신 프로토콜 모델은 다음 그림 5-7과 같다.

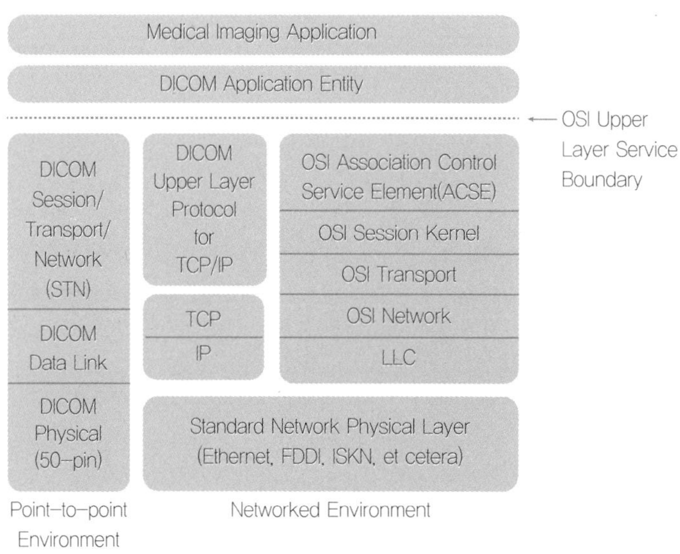

그림 5-7 DICOM 통신 프로토콜 모델

PACS의 경우 의료영상정보표준인 DICOM 3.0(Digital Image Communications in Medicine version 3.0)을 이용하여 영상정보를 병원네트워크 진료 환경에서 실시간 공유를 목적으로 하고 있다. 일반적으로 병원정보시스템들은 각기 다른 업체로부터 제공되는 서로 다른 네트워크, 데이터베이스 및 호스트 플랫폼을 사용하기 때문에 전체 시스템의 운영 효율을 높이고 중복된 정보의 저장을 줄이기 위해서는 시스템 간의 연동이 반드시 필요하다.

DICOM은 HL7과 비교하여 상호운용성이 있는 의료정보시스템 구축에는 없어서는 안 되는 존재가 되었다. HL7이 병원정보시스템 등이 다루는 진료정보나 의사정보의 영역을 수용하는데 비해 DICOM은 영상이나 영상검사에 관련된 정보영역을 수용하는 상호보완적 형태의 제휴가 이루어지고 있다.

의료시설에서 의료영상은 다양한 부문에서 이용되며, 방사선부문의 방사선 영상이나 전산화단층촬영 영상으로 시작으로 내시경영상, 초음파영상, 병리영상, 안저영상 등 매우 다양한 영상이 있다. 이러한 영상검사 영역의 확대에 대응하는 것도 필요하지만 새로운 기기의 등장과 함께 새로운 영상의 취급도 필요하다.

DICOM 표준화위원회는 이러한 신기술 등장이나 신 영역에 대응하기 위해 끊임없이 규격을 확장하거나 수정을 하고 있다. 따라서 규격서는 거의 매년 개정되고 있다. 또한 DICOM은 2002년부터 국제표준화기구 ISO와 제휴하고, 공동으로 규격을 개발하거나 규격자체를 ISO의 참조표준으로 하는 것도 실시하고 있다.

의료영상에 관련된 DICOM 표준은 병원정보시스템과(HIS)과 의료영상저장전송시스템(PACS) 즉, 이기종간 메시지 기반의 정보교환 프로토콜인 HL7과 상호 연동한 시스템 구조는 5-8과 같고, DICOM 표준 기반의 네트워크 구성은 그림 5-9와 같다.

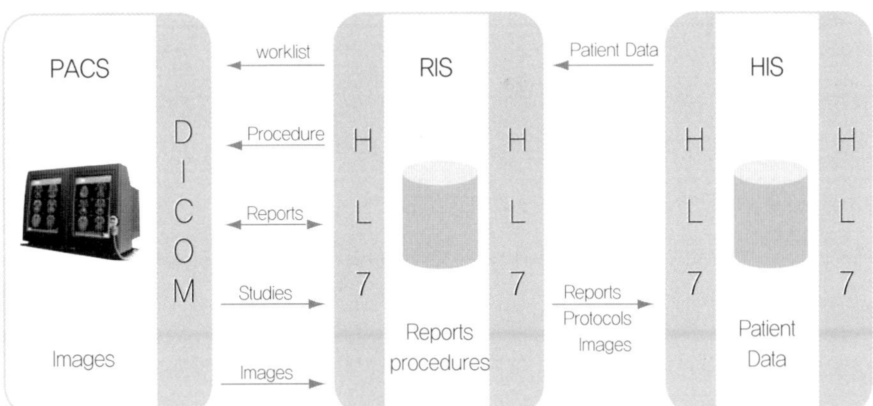

그림 5-8 HIS와 PACS 연동을 위한 시스템 구조

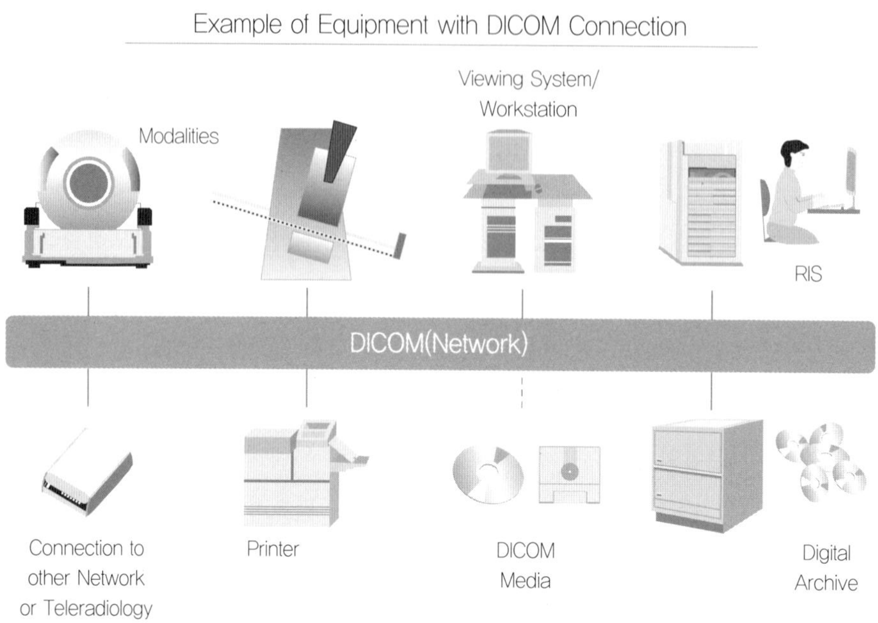

그림 5-9 DICOM표준 기반의 네트워크 구성

5-3. 의료정보보호와 보안

1. 정보보호와 보안의 정의

컴퓨터시스템에 저장된 각종 정보는 컴퓨터와 네트워크를 통하여 모든 사람에게 서비스되고 있다. 그러나 이러한 정보는 이용에 따른 개인 정보 누설, 정보 시스템의 비인가 된 사용, 전산망의 해킹, 중요 데이터 파괴와 같은 역기능이 증대되어 사회적으로 심각한 문제가 되고 있다. 따라서 이와 같은 사용 중인 각종 정보의 보호와 보안을 위해 여러 가지 기법들이 사용되고 있다.

정보보호의 정의는 정보의 수집, 가공, 저장, 검색, 수신 중에 정보의 훼손, 변조, 유출 등을 방지하기 위한 관리적, 기술적 수단으로 이루어지는 행위를 의미한다. 즉, 컴퓨터시스템에서 정의한 자원에 대하여 물리적인 접근을 통제하는 방법으로 패스워드의 다단계 이용, 컴퓨터 운영체제의 강화 등 많은 수단을 사용하고 있는 기법을 말한다. 특히, 온라인 전산망의 정보에 대한 직접적인 보호가 가장 중요한 문제이므로 이러한 직접적인 보호 방법은 평범한 정보를 암호화해서 정보로 만드는 암호학의 연구 기법이다.

최근 정보기술의 발전을 배경으로 과거와는 비교도 안 될 정도로 다양한 분야의 개인이나 기업 등이 다양한 목적으로 컴퓨터 네트워크를 활용할 수 있는 기술적 환경이 정비되고 있다. 하지만 현실적으로 컴퓨터 네트워크 기능을 안전하게 구현하기에는 기본적 요건의 정비가 미비하기 때문에 그 기능을 발휘하는 데 큰 제약을 받고 있는 실정이다. 즉, 기업 내의 네트워크가 외부의 개방된 네트워크와 접속된 환경 하에서 컴퓨터 바이러스나 헤커로부터 정보시스템의 완전성을 유지하기 위한 법적 제도적 대응이 충분하지 못해서 이런 컴퓨터 네트워크에 대한 공격을 방어하기 어렵다.

표 5-11 외부/내부/기술적 보안의 의미

구 분	의 미	
외부 보안	물리적 보안	천재지변이나 외부 침입자로부터의 보안을 의미하며, 이러한 물리적인 보안에 있어서는 연기나 열 감지기와 같이 화재 발생을 알리거나 동작 감지기와 같이 불법 침입자의 침입을 알려 줄 수 있는 감지 기능을 가져야 한다. 시설 보안은 외부인의 출입을 막는 데 사용되며, 각 개개인의 서명이나 목소리, 지문 또는 출입 카드 등 여러 형태의 물리적 확인 시스템을 사용하는 방법이다
	관리적 보안	전산소 관리자 및 경영자 컴퓨터 설비의 관리자들의 여러 정책과 통제 절차를 통하여 이루어지는 보안을 말한다. 즉, 시스템내의 자료와 사용자들은 몇몇 부류로 나누어져서 각 부류마다 서로 다른 액세스 권리를 부여한다. 이런 기법은 어떤 객체에 대해 인가함으로써 각각의 인가된 등급에 따라 자료나 정보를 접근할 수 있게 된다.
내부 보안	컴퓨터의 하드웨어나 운영체제가 갖는 기능들로써 컴퓨터 시스템의 신뢰성을 높이고 보안 문제를 해결하는 것이다. 내부 보안은 능수능란한 불법 침입자가 시스템에 들어왔을 때, 컴퓨터 하드웨어나 운영체제가 불법 침입자로부터 프로그램이나 자료 및 데이터를 보호하기 위한 접근 제어 코드를 내장하고 있도록 하는 기능이다.	
기술적 보안	사용자의 신원을 운영체제가 먼저 확인하고 나서 시스템의 프로그램이나 데이터, 자료들을 접근할 수 있게 한다. 따라서 사용자들이 시스템에 로그인 하고자 할 때, 운영체제의 로그인 확인을 받는 인증된 사용자만 시스템에 들어올 수 있게 하고 있어서 사용자 인터페이스 보안이라고도 한다.	

컴퓨터 네트워크의 확대에 따라 네트워크상을 유통하는 개인정보 보호를 어떻게 강화해야 하는가의 문제가 부각되고 있으며, 정보시스템 보급으로 대량 정보의 신속한 처리가 가능해짐에 따라서 다양한 개인정보의 수집, 축척, 이용되고 있어 개인에 관한 각종 정보가 본인도 모르는 사이에 수집 축적되거나 본인이 예상도 하지 못한 목적으로 이용되어 악용될 가능성이 증대되고 있어 정보보호의 필요성이 대두되고 있다.

정보보안은 정보처리시스템 내에 저장된 프로그램과 데이터에 대하여 통제된 접근방식을 어떻게 제공할 것인가를 다루는 문제이다. 운영체제에서의 보안 문제는 대부분이 시스템에 들어오도록 할 것인지 못 들어오도록 할 것인지 하는 인증(Authentication)하는 문제이다. 보안에는 외부보안(External Security), 내부보안(Internal Security), 기술적보안(Mechanism Security)의 3가지로 구분할 수 있으며, 외부 보안에는 물리적 보안과 관리적 보안이 있다.

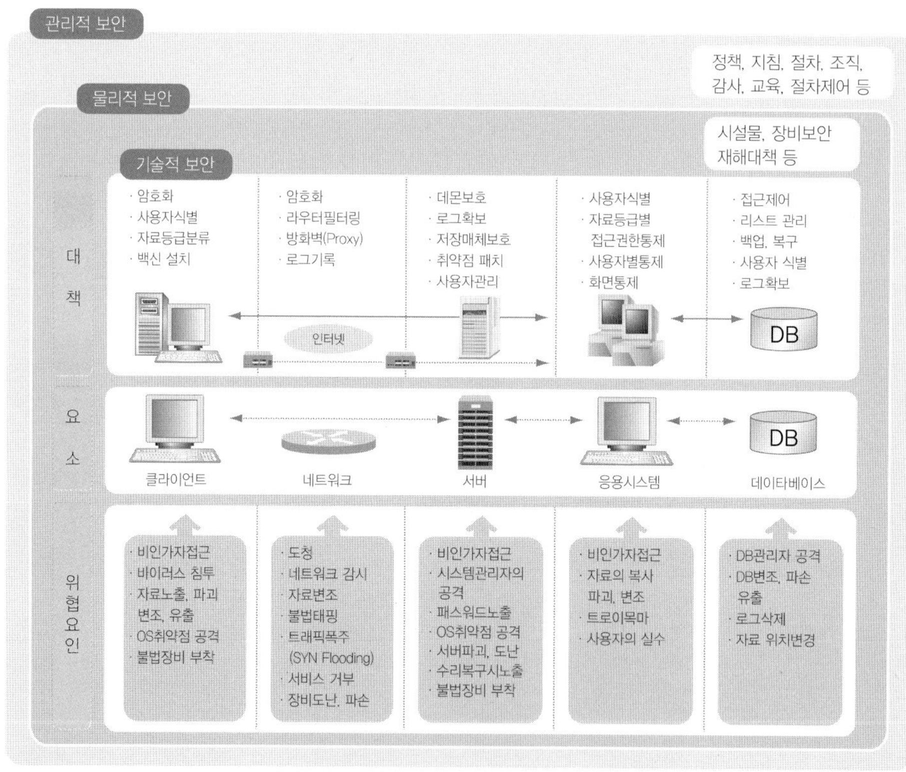

그림 5-10 의료정보시스템의 보안체계 구축

의료정보시스템의 보안체계 구축은 그림 5-10과 같이 관리적 보안, 물리적 보안, 기술적 보안의 관점에서 접근하고, 이들이 상호 유기적인 구성을 이루도록 해야 한다. 특히 인터넷을 통한 서비스를 제공함에 따라 인터넷을 통한 보안위협 제거를 최우선 보안 대상으로 삼고, 내부 비인가자에 의한 의도적인 해킹 및 데이터의 보호를 2차적인 보안 목표로 삼아야 한다.

궁극적으로 보안의 능력은 시스템의 각 이용자를 얼마나 정확하게 식별하는가에 달려 있다. 실제로 운영자들은 컴퓨터 시스템 내부의 정교한 통제 기능을 숙지하고 있어야 하며 이러한 시스템 통제의 특성이 노출되지 않도록 신경을 써야 한다. 보안 위협을 이해하기 위해서는 보안 요구 조건을 고려해야 한다. 컴퓨터와 네트워크 보안에는 비밀성(Secrecy), 무결성(Integrity), 가용성(Availability), 인증(Authenti-cation), 부인봉쇄(Non-Repudiation) 등의 보안 요구 조건이 있으며, 그 의미는 표 5-12와 같다.

표 5-12 보안 요구 조건

조 건	의 미
비밀성	오직 인가 받은 사용자만이 접근할 수 있도록 보장되어야 한다. 접근에는 읽기, 쓰기, 인쇄하기 등이 있으며, 어떤 정보의 존재 사실 자체도 노출되어서는 안 된다.
무결성	오직 인가 받은 사용자만이 수정할 수 있도록 보장되어야 한다. 수정에는 써넣기, 내용 변경하기, 지우기, 새로 만들어 넣기 등이 포함된다.
가용성	오직 인가 받은 사용자만이 사용할 수 있고, 언제나 사용 가능하도록 보장되어야 한다.
인증	정보를 보내오는 사람의 신원을 확인, 사용자를 식별하여 접근 권한을 검증하며 통제한다.
부인봉쇄	데이터를 송수신한 자가 송수신 사실을 부인할 수 없도록 송수신 증거를 제공한다.

현실적으로, 보안상 위험이 될 수 있는 잠재적 보안 위험들을 완전히 분석하고 파악하기 전에는 완벽한 보안 대책을 설계하기가 불가능하다. 따라서 운영자나 관리자들은 주의 깊고, 통찰력 있게 시스템을 분석할 필요가 있다. 즉, 보안 위험에 대한 대응책과 보안의 수준을 어느 정도까지 올려야 하는지를 면밀하게 계획해야 한다.

2. 의료정보보호와 보안의 개념

컴퓨터에 관련된 기술의 발전으로 보건의료분야에서도 환자의 진료를 비롯한 관련 분야에서 다양하게 활용되고 있고 그 분야와 기술은 계속해서 개발, 확장될 전망이다. 하지만 환자에 관한 의료정보들을 컴퓨터를 이용하여 처리하게 됨으로써 또 다른 문제들이 발생될 우려가 있다. 즉, 지극히 개인적이고 비밀로 유지되어야 할 환자의 병력 정보가 유 · 무선 통신망, 또는 전자 매체를 통하여 잘못 취급됨으로써 진료기록의 비밀 보장 문제, 사생활 침해, 정보의 오용 등의 문제가 발생할 소지가 높아진 것이다.

의료정보의 처리는 사생활보장(Privacy)과 자료보호(Data Protection)의 측면에서 새로운 위험성을 유발시켰다. 예를 들면, 의료기관 업무의 전산화와 원격의료의 경우에서 컴퓨터를 이용한 의료정보처리에 대한 위험성을 살펴볼 수 있다. 의료기관 업무의 전산화는 의료 보험 실시 후 진료비의 청구 및 계수 관리를 위해 도입되기 시작했다. 이러한 진료비 관리를 위해서는 환자의 기본적인 인적 사항과 진료항목 및 질병명에 대한 사항이 필요하므로 환자들의 개인 신상과 그들의 진료 내용이 전산 매체로 다뤄지게 되었다.

또한 일부 대규모 병원을 중심으로 전산화 정보 체계가 본격적으로 구축되고 있고 이러한 의료정보의 시스템화는 수많은 다수의 의료정보를 최적의 상태로 상호 연관성을 구축, 유지시키는 것으로 진료 기록의 전산 입력뿐만 아니라 의료 행위에 대한 지시와 보고 사항들을 다루고 있다. 따라서 적절한 보안 조치가 취해지지 않는다면 환자의 개인적인 인적사항이나 진료 기록의 탐색 및 조회가 용이해 질 것이다.

또한 대국민 서비스의 확대를 위하여 의료분야에서는 원격지에 있는 환자를 통신수단을 이용하여 진료하는 원격진료가 시도되고 있다. 결국 환자와 관련된 모든 정보가 전산 매체를 이용하여 관리되고 이러한 정보들은 다시 통신망을 통해 상호교환, 전달되면서 진료에 사용되게 된다.

원격의료는 의료분야에 상당한 장점을 제공할 수 있을 것으로 기대되고 있지만, 환자의 진료와 관련된 개인적인 정보가 다수인이 활용하는 정보망에서 유통되고 이를 관리하는 개인이나 기관은 수많은 개인들의 자세한 정보를 손쉽게 다룰 수 있는 기회를 가지게 됨으로써 개인의 모든 정보가 타인에게 유출, 침해, 활용될 수 있는 위험성과 함께 의료정보에 대한 보안문제, 도덕성, 자료의 신뢰성 등의 문제점을 가지고 있다.

의료분야 정보화의 발전에 따른 의료정보의 처리에서 사생활 보장(Privacy)과 자료보호(Data Protection)의 필요성이 강조되고 있다.

의료분야에서 한사람의 환자를 지역 의료기관이 연계하여 돌보는 것이 일반적인 일이 되었다. 환자의 진료정보 등이 복수의 의료기관에서 이용되기 때문에 시설 간에 정보를 주고받는 일이 발생한다. 환자의 진료정보는 중요한 개인 정보이므로 정보보안에 충분한 배려가 필요하지만 정보제공자와 수령자 간에 원칙이 정해져 있지 않으면, 예를 들어 "암호화된 정보를 해독할 수 없다." 또는 "통신 상대방을 신뢰할 수 있는지 아닌지를 해독할 수 없다." 등의 문제가 발생할 수 있다. 그 때문에 정보 보안 대책의 공통 원칙이 필요하다. 따라서 의료정보 보안의 표준화가 필요하다. 예를 들면 전자화된 문서에 서명을 실시하기 위한 전자서명의 형태나 통신로의 암호화를 위한 형태 등이 표준화 대상이 된다.

3. 개인 사생활 보장

개인의 비밀이라고 하면 「사생활」이라는 용어가 떠오른다. 사생활이라는 용어가 처음 사용된 것은 19세기 말이지만 그때는 확실하게 개인 사항의 비밀을 지킨다는 의미로 사용되었다. 20세기 후반에는 정보의 이용방법은 본인이 컨트롤 하는 것으로 변화해 왔으며, 현재도 이 생각이 일반적으로 통용되고 있다. 개인의 건강정보라 하면 자신의 정보가 어디에 어떻게 존재하고 어떻게 사용되는가를 본인이 관리한다는 것이다.

사생활 보장(Privacy)은 1890년 미국에서 입법과 판례를 통하여 인정되기 시작한 것으로 「혼자 있을 수 있는 권리(Right to be Alone)」에서부터 출발했다. 이는 개인의 존엄성에 사상적 바탕을 두고 있고 「남에게 알려지고 싶지 않은 개인정보 또는 사적공간에 대한 정당한 요구」라고 받아들여지고 있다.

개인정보란 생존하는 개인에 대한 정보로서 당해 정보에 포함되어 있는 성명, 주민등록번호 등의 사항에 의하여 당해 개인을 식별할 수 있는 정보를 말하며, 또한 당해 정보만으로는 특정 개인을 식별할 수 없더라도 다른 정보와 용이하게 결합하여 식별할 수 있는 것도 포함된다. 즉, 개인정보는 개인의 정신, 신체, 재산, 사회적 지위, 신분 등에 관한 사실 판단 평가를 나타내는 일체의 정보를 말한다. 개인정보의 예는 다음 표 5-13과 같다.

표 5-13 개인정보의 예

구 분	개인정보 예
일반정보	이름, 주민등록번호, 운전면허번호, 주소, 전화번호, 생년월일, 출생지, 본적지, 성별, 국적
가족정보	가족 구성원의 이름, 직업, 생년월일, 주민등록번호, 출생지
교육훈련 정보	최종학력, 성적, 기술자격증 및 전문면허증, 이수한 훈련프로그램, 서클활동, 상벌사항, 성격 및 행태보고 등
병역정보	군번 및 계급, 제대유형, 주특기, 근무부대
부동산 동산정보	소유주택 및 토지, 자동차, 저축현황, 현금카드, 주식 및 채권, 수집품 · 고가의 예술품
소득정보	연봉, 소득의 원천, 소득세 지불현황 등
수익정보	보험가입현황, 수익자, 회사의 판공비
신용정보	대부-잔액 및 지불상황, 저당, 신용카드, 담보설정여부 등
고용정보	고용주, 회사주소, 상관의 이름, 직무수행평가기록, 훈련기록, 상벌기록 등
법적정보	전과기록, 구속기록, 이혼기록
의료정보	가족병력기록, 과거의 의료기록, 신체장애, 혈액형
조직정보	노조가입, 정당가입, 클럽회원, 종교단체 활동 등
취미습관정보	흡연, 음주량, 여가활동, 도박성향, 비디오 대여기록

사회생활이 복잡해지고 컴퓨터와 정보통신기술이 발전함에 따라 좀 더 적극적인 개념의 사생활 보호의 필요성이 대두되고 있다. 현대의 복잡한 정보화 사회에서는 전혀 자신의 정보를 알리지 않고 고립된 상태에서 있을 수는 없지만 적어도 사회생활을 유지하는데 필요한 정보로서 이미 사회에 제공된 정보에 대해서는 스스로 이를 통제할 수 있는 조치가 필요하다.

이와 같은 이유로 사생활의 권리, 즉 자기 정보에 대한 통제권이라는 현대적인 개념까지 등장하게 된 것이다. 또한 자신에 관하여 어떠한 결정이 이루어질 때에 그 결정의 기초로 이용될 수 있는 개인정보가 적절한 것인지에 대해 개인 스스로가 결정할 수 있어야 한다는 점도 현대 사회의 사생활 보장의 중요한 개념이 되고 있다.

1) 의료정보와 사생활 보장

의료의 전문화로 인해서 환자가 여러 전문의를 방문하게 되면서 개인의 의료정보를 여러 의사 혹은 여러 개의 의료기관에서 공유하게 되었고 의료 인력 이외에도 보험회사, 고용주, 교육기관, 신용카드 회사, 법 집행기관 등에서 의료정보의 일부를 입수하여 사용하게 되었다. 이렇게 다양한 이용자를 가진 개인의 건강에 대한 사항이나 환자의 병력 기록들을 포함하고 있는 의료정보는 개인의 사생활에 매우 민감한 정보이다.

의료정보는 의사의 환자에 대한 의료행위의 전 단계에 걸쳐 수집된 자료들과 이 자료들을 기초로 연구 분석된 종합된 정보를 포괄하는 개념으로, 진단과 그에 따른 치료 행위 그 후 치료 경과에 따른 면밀한 관찰 등 이러한 전체 과정에 포함된 모든 자료를 의료정보라고 할 수 있다. 이러한 의료정보는 각 개인이 가족 사항, 유전적 특징, 병력, 약물 중독 내용, 성병 등의 사생활에 대한 내용들도 포함한다.

개인의 신분관계, 재산관계, 가족관계, 사회생활, 성생활, 성품, 습관 등 여러 가지 개인의 사생활 요소들도 사생활의 측면에서 중요하나, 환자에 있어서 의료정보의 노출은 개인에게 돌이킬 수 없는 정신적, 사회적, 경제적 피해를 초래할 수 있기 때문에 사생활 보장의 관점에서 보면 의료정보에 관한 사생활 보장 문제는 다른 요소들보다 중요하다.

수집된 의료정보가 노출된 경우는 물론이고 의료정보가 고의 또는 과실로 잘못 입력된 경우 환자에 대한 진료 행위에 중대한 차질을 초래할 뿐 아니라 의료 영역 이외의 환자의 개인적, 가족적, 사회적 환경에 심대하고도 돌이킬 수 없는 변화를 가져올 우려가 있다.

의료정보의 내용에 따라 이해관계가 없는 다른 사람에게는 아무런 가치나 중요성이 없는 정보라 할지라도 당사자에게는 대단히 중요한 의미와 가치를 갖는 경우가 있다. 따라서 사생활 보장의 문제로 보호되어야 할 의료정보의 대상은 형식적인 의료정보의 내용에 따라 객관적, 일률적으로 구분하기는 어렵다. 그러나 기본적으로는 「어떠한 의료정보에 의하여 남에 의해 평가의 대상이 되어서는 안 될 상황」 또는 「인간관계가 확보되어 있는 상태에서 남에게 알려지고 싶지 않은 의료정보」는 의료정보에 관한 사생활의 대상으로 보호되어야 한다. 하지만 사생활 보장은 공공과 개인의 이익 사이에서 균형을 찾기 위해서 끊임없이 변화하는 상대적인 개념으로 공공의 이익을 위해서 또는 더 나은 의료 서비스의 제공을 위해서 일정 수준의 정보의 공개가 필요한 경우도 있다. 개인 정보의 사생활 보장을 위해 취할 수 있는 방법은 사적 비밀 보장(Confidentiality)과 보안(Security)이라는 두 가지이다. 의료 부문에 있어서 이 두 가지가 갖는 의미는 다음과 같다.

2) 의료정보와 사적비밀 보장

사적비밀 보장이란 직업적 행위의 윤리적 초석이 되는 것으로 비밀을 지키는 것이다. 사생활 보장이 자신의 정보를 필요에 적합하게 스스로 관리하는 것이라면 사적비밀 보장은 타인의 정보를 개인의 사생활을 보호하기 위하여 관리하는 것이라 볼 수 있다.

히포크라테스 선서를 비롯한 각종 의료 윤리 강령에 잘 나타나 있듯이 의료에 있어서 환자와 관련된 사항의 사적비밀 보장은 의료행위 고유의 특성이다. 이것은 환자 의사간의 신뢰 관계를 형성시키고 효과적인 의료행위를 가능하게 하는 근본이 된다. 그러나 최근 보건 의료 부분에서의 정보화 추세에 따른 환자 관련 정보 처리와 관리 방법에서의 새로운 기술 적용이 환자의 사적인 진료 기록의 유출로 인한 사생활 침해의 발생 우려를 점점 높이고 있다.

의료정보의 빠른 디지털화로 인한 의료정보의 사생활 보호가 매우 중요해지고 있다. 사생활은 타인에게서 개인의 정보를 컨트롤할 권리라는 의미를 갖는다. 여기서 개인정보란 그 정보에서 어떤 개인을 특정할 수 있는 정보를 말한다. 오늘날 개인의 정보가 본인이 모르는 사이에 이용되는 일이 발생하면서 사생활 보호의 필요성을 주장하고 있다.

미국에서는 1996년 보호대상 건강정보(PHI : Protected Health Information)를 보호하기 위하여 의료기관 및 보험회사 등이 지켜야 할 법률인(HIPAA : Health Insurance Portability and Accountability Act)를 발표하였고, 미국 보건성에서는 HIPAA의 요구조건을 충족시키기 위한 Privacy Rule & Services Rule을 발표하였다. 한편 미국보건정보관리협회(AHIMA)에서는 의료인, 의료기관 직원, 그리고 대중에게 개인건강정보의 중요성에 대한 인식을 고취시키기고, 관련자들에게 개인건강정보의 비밀유지 및 안전관리 분야를 하나의 전문영역으로 하여 다음과 같은 자격제도를 운영하고 있다.

미국보건정보관리협회 개인정보 분야 자격제도

- CHP(Certified in Healthcare Privacy) : 모든 형태의 의료기관에서 환자 정보의 비밀보호를 위한 시스템을 고안, 시행, 관리하는 전문가
- CHS(Certified in Healthcare Security) : 모든 형태의 의료기관에서 정보시스템의 안전관리를 위한 시스템을 고안, 시행, 관리하는 전문가
- CHPS(Certified in Healthcare Privacy & Security) : 모든 형태의 의료기관에서 환자 정보의 비밀보호와 정보시스템의 안전관리를 위한 시스템을 고안, 시행, 관리하는 전문가

1980년 OECD에서는 개인정보의 수집, 이용 및 처리에 대하여 8가지 원칙을 제시하여 정보관리자의 의무와 정보 주체의 권리를 다음 표 5-14와 같이 규정해 두었다.

표 5-14 OECD 개인정보보호 8원칙

구 분	의 미
수집의 제한	적정하고 공정한 수단에 의해서 본인 동의를 얻어 수집
데이터 정합	데이터는 정확하고 완전하게 최신의 것을 보존
목적 명확화	데이터의 이용은 해당 목적 범위에 제한
이용의 제한	명확화된 목적 이외의 목적을 위한 사용은 안됨
안전의 보호	데이터의 부당한 접근, 파기, 사용, 수정 등에 대한 안전보호
공개의 원칙	데이터의 개방, 사용이나 정책에 대한 일반적인 공개
개인의 참가	자신에 대한 데이터의 접근, 이의제기, 데이터의 수정 · 삭제 권리
책임의 원칙	데이터의 관리자는 이상의 모든 원칙에 대한 책임

개인정보 유출, 침해로 인한 사생활 침해는 새로운 정보처리 기술의 부작용으로 인해서만 야기되는 것은 아니다. 정보 가치의 심화와 업무의 전문화, 분업화로 인한 정보 공유도의 증가, 질병 개념의 확대와 진단, 치료기술의 발달로, 다루어지는 정보들 자체의 민감성이 증가했다는 점들도 기여 요인으로 들 수 있을 것이다. 개인정보의 침해 형태는 다음 표 5-15와 같다.

표 5-15 개인정보의 침해 형태

침해형태	개인정보보호 요구수준
과도한 정보수집	• 개인 식별 목적의 필요에 따른 최소한의 수집 • 공정하고 적법한 수단에 의한 수집
내용의 부정확	• 정확, 완전 및 최신성 유지
수집목적 불명	• 개인정보의 수집목적은 수집이전 또는 수집시 명시
정보의 오남용	• 정보주체의 동의 또는 법률에 의하지 아니하는 이용이나 공개 금지 • 본래의 목적 외의 불필요한 유지 금지
안전조치 미흡	• 정보의 민간성에 따른 안전조치 강구
비공개주의	• 개인정보 관리에 대한 정책 및 실무 관련 정보에 대한 정보주체의 신속한 입수보장
개인권리 외면	• 자기 정보의 보유, 이용 및 공개에 대한 고지 및 해당정보에 대한 접근 보장권 • 자기정보의 열람 및 정정거부에 대한 이의 제기권 • 오류정보에 대한 정정 요구권

우리나라의 경우 이미 몇몇 병원에서는 업무가 전산화되어 운영되고 있고 원격진료 또는 IC Card의 사용 등 의료서비스 분야에 있어서 새로운 선진 기술의 적용 시도가 일고 있다. 이처럼 의료 부문에 있어서 많은 변화가 생기고 있는 지금, 의료윤리강령에 명시되어 있고 여전히 많은 환자들이 믿고 있는 사적비밀 보장은 더 이상 존재할 수 없게 되었는지도 모른다. 따라서 기술적인 편리성을 추구하기 이전에 현 상황에 맞는 환자의 사생활 보장에 대한 개념의 정립과 유지 방안이 모색되어야 한다.

전산화된 정보체계에서 사생활 보장이 컴퓨터로부터 사람을 보호하는 것이라면 보안은 사람으로부터 컴퓨터를 보호하는 것이다. 미국의 전국리서치협회(National Research Council, 1992)는 「궁극적으로 정보의 안정과 정확성, 특히 보안을 증진시키기 위해서 컴퓨터 기술이 필요하다」라고 하였다. 하지만 의료 부문에서 전산 매체 즉, 컴퓨터의 사용이 날로 늘어남에 따라 보안의 중요성이 더욱 부각되고 있는 실정이다.

3) 의료정보의 비밀 유지

(1) 대중성과 비밀 유지

유명 인사의 건강 상태나 치료 내용 등이 간단한 요약의 형태로 대중에게 발표되는 경우가 있다. 하지만 어떤 경우에라도 환자의 동의가 없다면 이러한 발표는 비밀 보호의 원칙을 위반한 것이 된다. 한편 특정 정치인과 같은 인물에 대해 대중의 알 권리가 인정된다면 정보 제공의 의무는 의사가 아닌 환자에게 있다.

(2) 비밀유지와 제3자 지불집단

현대의 첨단 의료 기술은 고가의 진료비를 요구하고 있으므로 대부분의 환자들은 보험의 도움 없이는 이러한 의료 혜택을 받기 어렵게 되었다. 진료의 내용이 의무 기록에 자세히 기재되어 있지 않은 경우, 진료비를 인정하지 않는 상황이 발생할 수도 있다. 따라서 의료인이 작성하고 있는 모든 진료 차트 상의 기록은 의료 보험 수가를 인정받는 가장 중요한 기본적인 자료로, 의료 보험과 밀접한 관계를 맺고 있다.

참고로 진료비 청구서 및 명세서에 기재하도록 되어 있는 사항들을 살펴보면 환자의 성명과 주민 등록 번호, 한국 표준 질병 사인분류표에 의거한 질병 코드와 임상 진단명, 치료에 사용된 약품명과 혈액, 진료 재료, 수술 및 각종 시술명, 총 진료일수 등이 있다.

병 · 의원의 의료정보는 행정 직원을 통해 보험업자에게 전달되고 보험 회사는 이 정보를 사무직원이나 컴퓨터를 통해 관리하고 있으므로 보험으로 인한 의료정보의 비밀 노출의 위험은 더욱 증대되고 있다. 이런 위험성의 증가 이외에도 보험회사에 환자 관련 정보를 제공하는 것 자체도 사적 비밀 보장에 위배되는 것이 아니냐는 논란이 있다. 결국 사적 비밀 보장이란 환자의 최고의 이익을 위한 환자의 권리이지 의료인의 권리는 아닌 것이다.

(3) 의료서비스 제공 형태의 변화

의료기술이 발달됨에 따라 각각의 영역이 세분화되고 세분화된 영역별로 더 많은 인력들이 의료 서비스 제공에 참여하게 되었다. 외국의 한 조사 연구에 따르면 합법적으로, 한 환자의 의무 기록에 접근할 수 있는 직원의 수는 무려 100명이나 된다고 한다. 규모가 크고 진료 수준이 높은 3차 진료 기관으로 갈수록 이런 문제점은 심화된다. 즉, 사적 비밀 보장과 높은 수준의 의료 서비스는 상충되는 입장에 있다.

의사, 간호사, 치과 의사, 한의사 등은 나름대로 직업적인 윤리 강령을 가지고 있고 절대적이지는 않더라도 그 윤리강령에 어느 정도는 묶여 있다고 볼 수 있으나, 그 외의 보조 인력들은 명백한 윤리강령이 설정되어 있지 않고 단지 개인적인 양심에 따라 행동할 뿐이라는 점이다.

4) 의료정보와 사생활 침해

(1) 의료정보의 불법 수집

의료정보를 불법 수단이나 방법에 의해서 수집하는 경우와 수집이 금지된 의료 정보를 수집하는 경우가 이에 해당한다. 의료정보 수집의 불법적인 수단이나 방법이 환자의 의료정보 유통을 조정할 수 있는 권리를 침해하는 것으로 인정되는 경우이고, 컴퓨터의 데이터베이스에 불법 접근하여 데이터를 수집하는 경우는 사생활 침해가 된다.

(2) 의료정보의 불법 축적 및 처리

수집된 의료정보를 임의로 개작, 추가, 감소시킴으로써 환자에 대하여 부정확한 정보가 생성되어 환자의 치료 행위의 장애와 함께 사회적, 문화적, 인간적인 관계에 불이익을 초래할 위험성이 있는 행위이다.

(3) 의료정보의 불법 이용

의료정보를 권한 없이 불법으로 이용하는 것이 사생활 침해에 해당되는 것은 물론이나, 현대 정보화 사회에서 많은 정보들이 어느 정도는 공공 또는 공익 목적으로 이용되도록 제공되는 것은 용인되어 있는 상황이므로, 경우에 따라서 의료정보가 본래의 좁은 의미의 진료 행위 이외의 목적으로 사용되었을 때 사생활 침해 여부의 판별이 곤란한 경우가 있다.

(4) 의료정보의 불법 유통

사생활의 관점에서는 개인의 의료정보가 본인의 의사에 반하여 유통되는 것은 금지되어야 하지만 이는 구체적인 사안에 따라서 헌법상의 알 권리, 정보 유통 또는 정보 공개의 권리와 모순되는 경우도 생기게 되므로 상호 균형을 이루어야 한다.

(5) 의료정보의 유출의 피해

미국의 경우 정보를 그 성격과 유출 시 발생하는 피해에 따라서 다음과 같이 세 가지로 구분하여 각각의 경우에 맞는 보호책을 책정하고 있다.

의료정보 유출에 대한 보호책(미국의 경우)

① 자연적인 비밀(Natural Secret)로 정보가 노출되었을 경우 자연적으로 피해가 발생되는 정보에 대한 비밀 보호이다.
② 약속된 비밀(Promised Secret)로 비밀 유지가 약속된 정보를 말한다. 노출되었을 경우 발생하는 문제는 자연적인 비밀과 같으나 그 문제의 성격상 더 엄격한 비밀이 요구되기 때문에 약속이 필요하다.
③ 직업적인 비밀(Professional Secret)로 노출되었을 경우 고객은 물론 직업인 자신과 사회 전체에 피해를 줄 수 있는 정보를 말한다. 이 비밀은 노출 되었을 경우 가장 큰 피해를 발생시키게 되므로 모든 비밀 중 가장 심각한 것이다.

의료정보의 유출로 인한 피해가 특히 심각하게 나타나고 있는 미국의 경우 지난 1972년 토머스 이글턴 상원 의원이 자신이 우울증으로 전기 충격 요법을 받았다는 사실을 시인한 후 민주당 정 부통령 후보 경선에서 탈락했다는 것은 유명한 이야기이다.

불리한 의료 관련 정보가 공개됨으로써 직업이나 보험을 잃는다든지 심지어 집을 잃기까지 하는 경제적인 피해와 어떤 낙인이 찍힘으로 인한 당혹감과 사회적인 고립감, 자신감 저하 등의 사회 심리적인 피해를 입는 사례들도 많이 나타나고 있다.

반드시 비밀의 노출로 인한 효용이 위해보다는 크다는 것이 전제된 경우 자연적인 비밀과 약속된 비밀은 합당한 이유가 있으면 정보를 노출할 수 있다. 하지만 직업적인 비밀은 대부분 법으로 비밀 보호를 규정하고 있다.

의료 부문의 경우 환자의 치료를 위하여 다른 전문의에게 자문을 구할 때조차도 환자 또는 보호자의 동의가 있어야 한다. 의료전문가라고 해도 환자 치료에 직접적인 관련이 없는 전문가는 환자의 기록을 볼 권리가 없으며 담당의사 역시 이를 다른 사람들에게 보여줄 권리가 없다. 자문시에는 의료적으로 반드시 필요한 정보만을 제공한다는 원칙을 정해놓고 있다.

4. 의료정보화의 위협 형태

1) 정보보안 위협의 종류

정보처리에 있어서 정상적인 정보의 흐름을 방해하는 몇 가지 형태의 위협 요소들이 있으며, 정상적인 정보의 흐름이란 정보가 정당한 송신자로부터 정당한 수신자까지 도청이나 변조 등 어떠한 방해도 받지 않고 정확하게 전송되는 경우를 의미한다. 이러한 위협의 형태는 표 5-16과 같이 4가지 종류가 있다.

표 5-16 정보보안 위협의 종류

종 류	의 미	사용 예
흐름차단	시스템의 일부가 파괴되거나 사용할 수 없게 된 상태이다. 이는 보안 요구 조건 중 가용성에 대한 위협이다.	하드디스크의 파괴, 통신 회선의 절단, 파일관리 시스템의 무력화 등이 있음
가로채기	인가 받지 않은 제3자가 컴퓨터 자원을 접근하는 경우이며, 이는 보안 요구 조건 중 비밀성에 관한 위협이다.	인가 받지 않은 제3자, 사람 외에도 프로그램, 다른 컴퓨터일 수도 있음
변조	변조는 인가 받지 않는 제3자가 자원에 접근할 뿐만 아니라 내용을 고치는 경우를 의미하며, 이는 보안 요구 조건 중 무결성에 대한 위협이다.	파일의 값 변경, 프로그램이 다르게 동작하도록 수정, 네트워크에 전송 중인 메시지를 변조하는 경우이다.
위조	위조는 인가 받지 않은 제3자가 시스템 위조물(Counterfeit Object)을 삽입하는 경우를 의미하며, 이는 보안 위협 요소 중 무결성에 대한 위협이다.	네트워크에서 가짜 파일에 가짜 레코드를 추가하는 경우이다.

보안성이 요구되는 항목들은 정보와 데이터, 패스워드 같은 보안성과 직접 관련된 데이터와 그 관련 소프트웨어 등을 포함한 통신 서비스와 데이터 처리 서비스, 장비와 시설 등이다. 이러한 항목에 존재하는 위협의 형태는 정보 및 자산 파괴, 정보 오염 및 변경, 정보와 자산의 삭제 및 분실, 정보 노출, 서비스 방해 등이다. 이러한 위협들은 크게 고의적인 위협과 우연적인 위협 즉, 능동적인 위협(Active Threat)과 수동적인 위협(Passive Threat) 등으로 분류할 수 있다.

(1) 능동적인 위협

능동적인 위협은 메일 감시 장비를 이용하여 시스템을 자세히 관찰하는 위협뿐만 아니라 어떤 목적을 위해 사전에 시스템의 특수한 지식을 입수하는 위협 등이 있으며, 이러한 의도적인 위협이 탐지되면 공격으로 간주된다. 즉, 능동적인 위협은 수동적인 위협에 상응하는 형태로 시스템 내부의 정보를 변경하거나 그 상태와 작동을 변경하는 위협이다.

공격은 여러 형태의 위협을 이용하여 시스템을 파괴하는데 데이터 통신 여건에 주로 발생하는 공격은 위장(Masquerade), 재반복(Replay), 메시지 변경(Modification Message), 서비스 거부(Denial Service), 내부자 공격(Insider Attacks), 외부자 공격(Outsider Attacks), 트랩도어(Trapdoor), 트로이 목마(Troian Horse)등이 있으며, 그 의미는 다음 표 5-17과 같다.

표 5-17 능동적인 위협의 공격 형태

위협 형태	의 미
위장	다른 개체인 것처럼 행위를 위장함을 의미하며, 이러한 위장은 의도적인 위협 등을 주로 사용한다.
재 반복	메시지나 그 일부를 반복하여 불법의 효과를 내는 것을 의미한다.
메시지 변경	전송되는 데이터의 내용을 변경하여 불법의 효과를 내는 것을 의미한다.
서비스 거부	어떤 개체의 기능을 방해하여 서비스가 거절되게 함을 의미한다.
내부자 공격	합법적인 사용자가 태도를 바꾸어 불법적으로 행동함을 의미한다.
외부자 공격	전화선을 도청하거나 방사 전력을 이용하여 시스템의 권한을 가진 자로 위장하거나 인증 또는 접근 제어 절차를 생략하는 방법들을 사용한다.
트랩 도어	시스템의 한 부분을 변경하여 공격자가 미리 설정된 사건들에서 불법적인 행위를 수행할 수 있을 때를 말한다.
트로이 목마	시스템 내부의 권한이 인증된 기능뿐만 아니라 권한이 없는 기능도 가질 수 있다.

(2) 수동적인 위협

수동적인 위협은 사전 계획 없이 발생하는 위협으로서 시스템 고장, 시스템의 무리한 운용, 소프트웨어 결함 등으로 발생하며, 시스템 정보를 변경하지 않는 위협으로써 시스템의 상태나 작동 또한 영향을 받지 않는다.

통신 채널 사이에 오고가는 정보를 관찰하기 위해 도청하는 행위 및 트래픽 분석 등이 수동적인 위협에 속하는 예라고 할 수 있다. 수동적인 위협이란 메시지 내용을 도청하는 것이 아니라 트래픽 자체를 분석함으로써 통신하는 호스트의 위치나 메시지의 길이, 메시지 발생 빈도 등을 확인하여 어떤 사실을 유추해 나가고자 하는 것이다.

2) 정보처리에 따른 위협 형태

정보처리는 정보화 사회에서 보다 다양한 형태의 멀티미디어 정보로 표현되고 있는 의료정보를 컴퓨터에 모아서 저장하고 이들 정보를 참조하는 방법은 종이기록의 한계점을 극복할 수 있고 개별적 혹은 집합적인 정보를 손쉽게 이용할 수 있다. 하지만 컴퓨터를 이용한 의료정보의 관리에는 많은 위험성이 내재되어 있다.

비록 자료를 기록하기 위하여 기계나 미디어를 사용하는 것이 문제가 없다고 하지만, 이러한 접근 방식이 의학적으로 불법적이며 유해할 수 있고 내재적인 위험의 가능성은 여전히 존재한다고 할 수 있다.

정보를 손실하거나 잘못된 자료에 의해서 기록이 갱신되는 것은 의학적 의사결정 시에 오류를 초래할 수 있으며, 컴퓨터망과 초고속정보망을 이용한 원격진료의 경우 가상공간에서의 의료정보의 신뢰성 부여가 가장 큰 장애가 되고 있다.

어느 환자에 대한 즉각적인 정보 획득을 위해서는 이 환자에 대한 과거 진료 기록을 담고 있는 표준화된 거대한 데이터베이스가 필요하고 이를 관리해 줄 기관도 필요하지만 이런 대량의 데이터베이스가 해킹 등에 대해 보호를 받지 못한다면 자료의 신뢰성을 기대할 수 없다.

또한 원격의료의 단계가 많아질수록 어떤 문제 생겼을 때 책임의 소재를 묻기 어렵다. 누가 잘못을 해서 문제가 생겼는지 엄격하게 가려내기 어려운 점은 환자를 직접 상대하지 않는 원격의료의 한계가 될 것이다. 누군가가 자신의 증세를 거짓으로 기술하고 이에 따른 치료를 권고 받았는데 합병증이 생겼다면 처방을 내린 의사는 책임을 져야 하는가? 서로 주고받는 정보 자체에 윤리성과 신뢰성이 결여되어 있다면 진료, 통계, 연구 등 모든 분야의 데이터베이스가 엉망이 될 것이다.

자료에 대한 보안, 보호와 함께 자료의 신뢰성을 검증할 수 있는 수단이 우선되어야 이런 문제점을 극복할 수 있을 것이다. 또한 특히 원격의료에서 환자의 의료 기록을 처리할 때, 아주 낮은 해상도를 갖는 영상의 전달이 잘못된 해석과 진단을 유발시킬 수 있는 위험성에 대해 적당한 기술적, 구조적 수단이 반드시 필요하다. 기계나 자료 그리고 프로그램이 포함하는 위험성 요인은 다음과 같다.

정보처리에 따르는 위험성 요인

- 전산센터로의 불법적인 접근
- 소형화(마이크로컴퓨터)에 따른 장비의 도난 가능성
- 인터넷과 같은 망의 설치 시 자료 통신 자원들의 잘못된 이용
- 승인받지 않은 비 적격자에 의한 프로그램의 수정
- 워크스테이션과 같은 마이크로컴퓨터 사용에서 자료의 비합법적 참조
- 승인되지 않았거나 올바르지 않은 프로그램 또는 그 기능의 사용
- 하드웨어적인 이상과 고장
- 버전을 바꿀 경우에 발생하는 프로그램상의 오류
- 자료가 갱신될 때 발생하는 오류
- 한 환자의 자료가 다른 환자의 자료로 전송되는 것

5-4. 의료정보보안과 보호 수단

1. 정보보안의 기법

정보보안 정책은 가장 완벽한 보안이 요구되는 경우까지 고려하지만 일반적으로 시스템이 정상 동작 중에 허용 여부를 규정하며, 또한 정책은 일반적으로 구체적이지 못하고, 원하는 결과를 어떻게 얻을 수 있는지를 설명하지는 않지만 정책의 중요한 요소를 제시하며 최상의 보안 절차를 규정하는 것이 중요하다.

보안정책은 주어진 응용문제에 대한 수정 과정을 거쳐 그 목적에 따라 여러 기법을 사용하여 실현되며, 이때 사용되는 보안 기법은 일반적으로 방지, 탐지, 회복의 기능을 갖는다.

1) 암호화 시스템

송신자와 수신자만이 의미를 이해할 수 있도록 한 부호를 암호라고 하고, 평문(보통

읽어서 의미를 알 수 있는 메시지)의 정보를 암호로 부호화(Encoding)하는 것을 암호화(Encryption)라고 한다. 수신자는 암호를 해독하는 것을 복호화(Decryption)라 한다.

암호화와 복호화에는 평문과 암호간의 변환을 하기 때문에 키(Key)라고 하는 변환 규칙이 이용된다. 송신자와 수신자가 각각의 키를 가지고 복호화 키를 비밀로 하여 암호화키를 공개하는 공개 키 암호화의 기술이 발전하였다. 또한 이것과 관련하여 송신된 메시지의 인증, 송신자의 개인 식별이나 디지털 서명 등을 위한 기술도 전개되고 있다. 이러한 기술을 기초로 한 이론으로서 암호이론이 발전하고 있으며, 정보 안전성이나 사생활이 점차 중요해진 네트워크 정보사회를 위한 기반을 제공하고 있다.

인터넷과 같은 네트워크는 공개되어 있어서 모든 사람들이 정보를 전송할 수 있어 해커와 같은 불순한 의도를 가진 침입자가 정보를 중간에서 가로챌 수 있다. 따라서 그림 5-11과와 같이 송신자와 수신자가 서로 암호문으로 정보를 전송하고 수신한다면 이를 간단하게 해결할 수 있다.

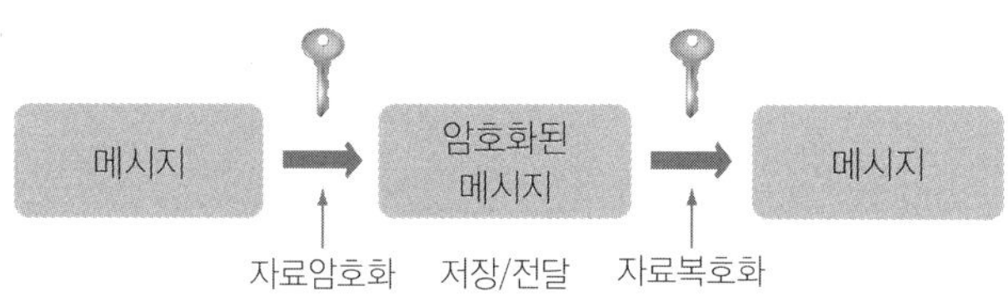

그림 5-11 정보전송시 암호화 원리

표 5-18 암호화 시스템의 분류

분 류	방법별 분류		
암호화 방법	코드 시스템(Code System)		
	암호 시스템 (Encryption System)	암호 키	비밀 키
			공개 키
		암호화 알고리즘	관용 키 암호화 방식
			공개 키 암호화 방식
암호의 변환 형태	스트림 암호 (Stream Cipher)	동기식(Synchronous Stream Cipher)	
		비동기식(Self-synchronous Stream Cipher)	
	블록 암호(Block Cipher)		

암호화 시스템은 암호 방법과 암호의 형태에 따라 표 5-18과 같이 분류할 수 있다. 암호 방법에 따라 코드 시스템과 암호 시스템으로 구분되며, 코드 시스템은 코드 북과 같은 코드표에 의해 암호화되는 시스템이고, 암호 시스템은 사용자에 의하여 선택되는 비교적 짧고 알려지지 않은 숫자 혹은 문자열들의 순서로서 이루어진 암호키(Cryptographic Key)와 일정한 법칙 및 단계로 이루어진 암호 알고리즘(Cryptographic Algorithm)으로 구성된다.

암호화 알고리즘은 다시 관용키(대칭키)암호화 방식과 공개키 암호화 방식으로 분류된다. 관용키 암호화(Conventional-key Encryption)를 대칭키 암호화(Symmetric-key Encryption), 비밀키 암호화(Secret-key Encryption), 단일키 암호화(Single-key Encryption) 라고도 한다. 관용(대칭)키 암호화의 보안은 키의 비밀성에 의해서 지켜지는 것이지 알고리즘을 모르게 해서 지키는 것은 아니다.

관용키 암호화 방식은 암호화키와 복호화 키가 동일한 암호 방식으로서 전문의 송수신을 위하여 송신자와 수신자는 사전에 암 · 복호화에 사용하는 키를 공유 및 보유하고 있어야 한다. 대표적인 알고리즘은 DES(Data Encryption System) 암호화 알고리즘이 있다.

예를 들어 A라는 사용자가 3명의 서로 다른 사용자에게 암호화된 문서를 전송해야 할 경우 각각 하나씩, 총 3개의 관용키(대칭키)를 보유하고 있어야 한다. 따라서 이 방식에 있어서의 중요한 점은 해당 관용키(대칭키)의 안전한 분배 및 관리 방법에 있다.

공개키 암호화 방식은 관용키 암호화 방식에서 문제가 되고 있는 키 전송이 필요 없을 뿐만 아니라 디지털 서명이 가능한 암호 방식으로서 대표적인 알고리즘은 RSA 암호화 알고리즘, Knapsack 암호화 알고리즘이 있다. 또한 데이터를 암호화시키는 형태에 따라 크게 스트림 암호와 블록 암호 방식으로 구분된다.

스트림 암호(Stream Cipher)는 평문과 같은 길이의 키 스트림을 생성하여 평문과 키를 비트 단위로 XOR하여 암호문을 얻는 방법이다. Vegenere 암호와 Vernam 암호가 있다.

블록 암호(Block Cipher)는 평문을 일정 길이의 블록으로 잘라서 각 단위마다 암호 알고리즘에 따라 암호화하는 대칭 암호화 방식으로서, DES 운용 모드 가운데 ECB(Electronic Code Book), CBC(Cipher Block Chaining) 등이 있다.

(1) 관용키 암호화 방법

관용키(대칭키) 암호화 알고리즘은 비밀키 암호 알고리즘 혹은 단일키 암호 알고리즘이라고도 하며, 송 수신자가 동일한 키에 의하여 암호화 및 복호화 과정을 수행한다. 관용키 암호화 알고리즘은 간단하면서도 빠른 속도로 암호화와 복호화를 할 수 있다는 장점으로 널리 사용되었지만, 여러 명의 사용자들이 자료를 공유할 때 키를 공유해야 하므로 키에 대한 공유 문제가 발생될 수 있고, 상대방에게 자료를 보낼 때 상대방이 키를 모르면 키도 함께 보내 주어야 하므로 보안에 취약한 단점이 있다. 관용(대칭)키 암호 알고리즘은 변환하는 방법에 따라 블록 암호화 알고리즘과 스트림 암호화 알고리즘으로 구분된다.

복호화는 암호화 과정과 동일하며, 라운드(암호화와 복호화의 횟수) 키만 역순으로 적용시키면 된다. 관용키 암호시스템에서는 암호화 키와 복호화 키가 동일하여, 키를 반드시 비밀로 유지하여야 암호시스템이 안정된다. 따라서 송수신이 이루어지기 전에 송수신자 간에 관용(비밀) 키를 공유할 수 있도록 키 분배 방법을 알아둬야 한다.

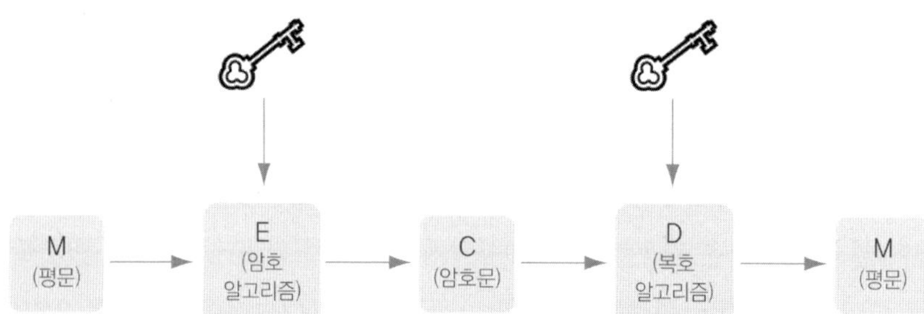

그림 5-12 관용키 암호화 원리

관용키 암호화 관련 용어의 의미

- 평문(Plain Text) : 원문이나 데이터로서 알고리즘의 입력으로 이용된다.
- 암호화 알고리즘(Encryption Algorithm) : 암호 알고리즘은 입력으로 들어온 원문을 다양한 방법으로 치환하고 변환한다.
- 비밀키(Secret Key) : 키를 이용하는 알고리즘에 의해서 정확한 대치와 전환이 이루어진다.
- 암호문(Cipher Text) : 출력으로 나오는 암호화된 메시지이다.
- 복호화 알고리즘(Decryption Algorithm) : 암호문에 알고리즘과 암호에 사용했던 동일한 키를 적용하여 원문을 복구하는 것이다.

(2) 공개키 암호화 방법

컴퓨터 보안에서는 암호화가 가장 큰 기능을 수행하며, 이 암호화에는 전통적인 암호화 방법과 공개키 암호화 방법의 두 가지가 있다. 전통적인 암호화 방법은 암호화 복호화에 동일한 키를 사용하는 방법이고, 공개키 암호화 방법은 암호화와 복호화에 서로 다른 키를 사용하는 방법이다. 공개키 암호화 방법에서는 한 쌍으로 2개의 키 중 하나는 공개하고 하나는 공개하지 않는다.

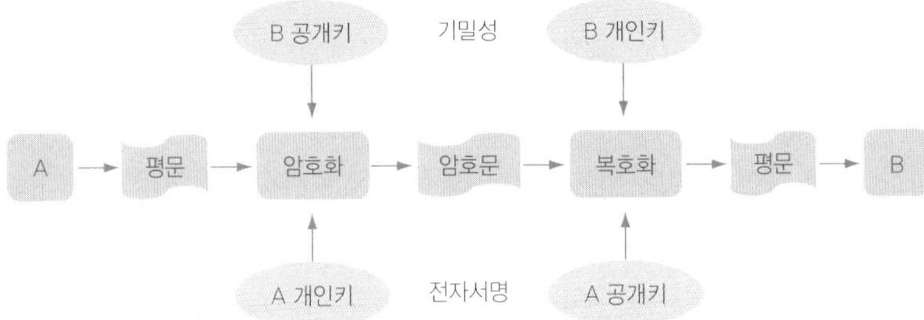

그림 5-13 공개키 암호화 원리

예를 들어 B라는 사람이 A라는 사람에게 메일을 보내기 위해서는 우선 공개되어 있는 A의 공개키를 이용하여 암호화하여 메일을 보낸다. 그러면 B는 자신의 비밀키를 이용하여 암호화된 메시지를 복호화 한다.

2개의 키 중 하나를 공개하지만 공개된 키로부터 비밀 키를 유추하는 것은 수학적으로 불가능하다. 공개키 암호화 방법은 관리해야할 키의 개수가 전통적인 암호화 방

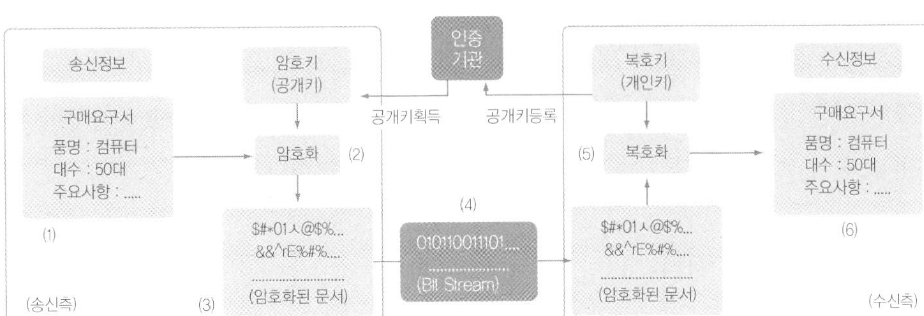

그림 5-14 공개키 암호화 방식의 예

법에 비해 적은 장점이 있으나, 연산 소요시간이 많이 걸리는 단점이 있다. 그러나 점차 연산속도가 개선되는 알고리즘이 등장하고 있고 비밀강도(Strength of Secrecy)가 높기 때문에 많이 쓰이고 있으며, 디지털 서명에도 이용할 수 있다.

2) 키 관리 방법

키 관리 암호 알고리즘에서 비밀 키 값 사용으로 요구되는 암호 키의 생성, 분배 제어를 총괄한다. 키 관리의 방법론은 사용하고자 하는 환경의 평가를 기초로 선택되는데, 이러한 환경 평가는 유발 될 수 있는 위협의 종류, 현존하는 기술, 구조, 암호 서비스가 설치될 장소, 암호 서비스 제작자의 구조와 위치 등을 분석한다.

키 관리에는 사용하고자 하는 키의 수명을 결정하고, 기능에 따른 키의 식별이 가능하도록 한다. 예를 들어 비밀 서비스로 사용되는 키 값이 무결성 서비스에 사용되지 않도록 한다. 또한 키의 수동적 분배 방법이나 키 보존과 같은 사항들을 고려해야 한다.

대칭형 알고리즘을 이용한 키 관리 방법은 키 값을 전달하는 키 관리 프로토콜에 비밀성 서비스를 반영해야 하며, 데이터 암호화 키만으로 구성된 키의 수평 구조인 경우 키 지표를 통해 키가 선택될 수 있어야 한다.

여러 단계로 구성된 계층적 키 구조의 경우에 암호화 키들이 데이터 암호화 키로써 사용되거나, 데이터 암호화 키들이 키 암호화 키로써 사용되지 않도록 해야 한다. 또한 중요한 키가 한 사람에 의해 독점되지 않도록 권한을 배분해야 한다.

반면에 비대칭형 키 알고리즘을 이용한 키 관리는 비밀 키를 전달하는 키 관리 프로토콜에 비밀성 서비스를 사용하고 공개키를 전달하는 키 관리 프로토콜에 무결성 서비스나 보낸 자의 증명을 제공하는 부인봉쇄(Non-repudiation) 서비스를 활용한다. 부인봉쇄란 송신측이 자신의 정보를 정확하게 상대방에게 전송하였다고 할지라도 수신측이 이를 부인하거나, 수신측이 정확한 정보를 받았음에도 불구하고 송신측이 자신이 보낸 정보가 아니라고 주장하는 것을 방지하는 기능이다.

3) 여분정보삽입 기법

여부정보삽입 기법(Traffic Padding Mechanism)은 정상적인 메시지 흐름이 멈추었을 때 가짜 암호 메시지를 계속 내보냄으로써 트래픽의 양을 분석하는 공격으로부터 방어하고자 하는 수단이다. 이 방법은 여분의 데이터를 삽입하여 데이터를 일정한 길이로 하는 패딩(Padding) 기법을 사용하면 통화량 분석(Traffic Analysis)의 위협을 어느 정도 탐지할 수 있다. 이 방법이 성공하려면 여분의 데이터를 삽입한 후의 데이터 길이가 실제 트래픽에서 발생하는 데이터의 최장 길이보다 길어야 한다. 또한 프로토콜 데이터의 내용을 암호화하거나 혹은 변형하여 삽입된 데이터가 실제 데이터와 구별되지 않아야 한다.

4) 인증교환 기법

인증교환 기법(Authentication Exchange Mechanism)은 수신자가 메시지 전송 도중에 변경되지 않았음을 확인할 수 있으며, 메시지가 정당한 상대방으로부터 전달된 것임을 확인할 수 있는 기법이다. 메시지의 암호화에 의해서도 서로 상대방이 정당한 사용자인지 인증할 수 있으나 메시지 인증 코드(MAC : Message Authentication Code)를 사용하는 방법도 많이 사용된다. 인증교환 기법은 주어진 여건에 따라 다음 3가지 경우가 있다.

첫째, 통신 개체와 통신 수단이 모두 안전한 경우 패스워드만 이용하여 확인 절차를 실행할 수 있다. 이때 패스워드 사용은 우발적인 에러의 경우 데이터 보호를 획득할 수 있지만, 의도적인 공격이 존재할 때는 그 효력을 상실한다. 반면에 직접적인 패스워드 사용으로 양쪽 방향의 인증을 용이하게 수행할 수 있다.

둘째, 각각의 통신 개체는 신뢰하지만 통신 수단이 안전하지 못할 때 패스워드와 더불어 암호화를 사용하면 의도적인 공격 하에서 데이터를 보호할 수 있다. 이 경우 암호화 기법 사용도 가능하며, 재 반복 공격에 대한 보호책으로서 보호 매개변수를 사용하는 2방향 핸드셰이크 방식(Two-way Handshakes) 또는 시간 함수 부착(Time Stamping) 등의 방법이 있다. 재 반복 공격에 대한 강구책과 상호 인증을 함께 구현하려면 3방향 핸드셰이크 방식(Three-way Handshakes)을 사용할 수 있다.

셋째, 각각의 통신 개체와 통신 수단이 모두 안전하지 않을 경우, 부인봉쇄 서비스의 사용을 추가할 수 있으며, 부인봉쇄 서비스는 디지털 서명과 공증 기법을 조합하여 구현할 수 있다.

5) 디지털서명 기법

디지털서명 기법(Digital Signature Mechanism)은 부인봉쇄나 인증 등의 보안서비스를 제공하기 위해 사용된다. 디지털서명은 비대칭형 암호 알고리즘의 사용을 전제로 하는데 근본적으로 비밀 키를 가진 자만이 데이터에 상응되는 서명을 생성한다.

비밀 키를 갖고 있지 않는 자는 서명을 포함한 데이터를 생성하지 못하지만 공개키를 이용하여 데이터 서명자 즉, 비밀 키의 소유자를 확인할 수는 있다. 인증 절차 종료 후 통신 관계자 사이에 분쟁이 발생하면 제3기관을 통해 데이터 서명자를 확인할 수 있다. 제3기관은 서명된 데이터의 확실성을 증명하게 되며, 이러한 형태의 디지털 서명을 직접 서명 방식이라 한다.

송신자가 자신이 발행한 서명 데이터를 거절하지 못하도록 하기 위해 제3기관은 수신자에게 데이터의 송신자와 서명의 무결성을 증명하는데 이를 중재된 디지털서명이라 한다. 송신자는 서명된 효과를 갖는 메시지를 생성하기 위해 개인키를 사용하고 수신자는 그 송신자의 공용키로서 그 메시지를 해독한다. 그러나 이 방법은 송신자의 공용키만 입수하면 누구나 그 원문을 알아 볼 수 있는 치명적인 결함이 있다.

이것을 해결하는 방법에는 송신자가 이미 암호화된 메시지에 다시 수신자의 공용키를 사용하여 또 한 번 암호화하면 된다. 그러면 수신자는 자기의 개인키를 사용하여 서명된 암호 메시지를 만들어내고 이어 송신자의 공중 키로 사용하여 원문을 만들어낼 수 있다.

6) 접근제어 기법

접근제어 기법(Access Control Mechanism)은 권한이 허가된 자에게만 데이터 접근을 허용하는 정책을 강화하고자 사용되는 기법을 의미한다. 이러한 기법으로는 접근제어 목록이나 행렬을 포함한 패스워드, 능력(Capability), 토큰(Token), 접근 권한을 나타내기 위해 사용되는 소유록 등이 있다.

능력이 사용되면 그 조작 여부가 배제되어야 할 뿐만 아니라 처리되는 과정 또한 신임될 수 있어야 한다. 이외에도 데이터 무결성(Data Integrity Mechanism), 경로제어(Routing Control Mechanism), 공증기법(Notarization Mechanism) 등이 있다.

2. 의료정보보호의 수단

정보보호에는 무결성(Integrity), 보안(Security)의 두 가지 측면이 있다. 첫째, 자료의 무결성(Integrity)이라 함은 자료가 언제든지 유효하고 접근 가능해야 한다는 의미로, 부적절한 사용뿐만 아니라 갑작스럽고 치명적인 자료의 손실에 의해서도 영향을 받을 수 있다.

컴퓨터 바이러스, 저장 매체의 파괴 등 다른 형태의 컴퓨터 오류는 환자의 데이터베이스에 대한 무결성에 대한 실질적인 문제이다. 둘째, 보안은 환자의 이익에 위배되는 의도적이거나 비의도적인 자료의 승인되지 않은 접근, 불법적인 유출이나 수정, 파괴를 막기 위해 기술적이고 행정적인 절차와 조치를 취함을 말한다.

1) 전문가 윤리와 법적인 수단

전산화된 의료자료에 포함된 문제점들은 과거 몇 년 동안에 걸쳐 깊게 검토되어 왔다. 전 세계적으로 윤리적인 기본은 공감되었지만 법적인 수단과 방법은 나라마다 서로 다른 상황이다. 세계의료학회는 컴퓨터가 보건의료에 제공하는 장점들은 인식하고, 의료정보의 사용에 대한 법제화를 하도록 권고하고 있다.

국제의료전문가학회(ICOM : International Conference of Medical Professionals)는 새로운 의료 윤리 헌장의 제작 원칙에 동의하였다. 이들 국제 조직들은 일반적인 원칙을 공표하고 그들이 속한 국제전문 의료 기구에 이들을 통보하는 역할을 한다.

1981년 1월 28일에 열린 유럽 협회의 협정서 제 6항에는「건강과 성 활동에 관한 개인적인 성향의 자료는 국제법이 합당하다고 승인하지 않는 한은 자동적으로 처리할 수 없다.」고 기록되어 있다.

1985년 11월부터 유효한 이 협약서에는 소속된 모든 국가들이 민감한 의료 자료에 대해 합법적인 보안을 하도록 권고하고 있다. 1995년 10월 24일, 유럽 국회와 의회의 지시 사항으로 1981년의 협약서를 확대하고 유럽 국가들이 이를 입법화하도록 유도하고 있다.

(1) 의료 윤리와 관련 사항

윤리란 사람이 지켜야 할 도리, 곧 실제의 도덕규범이 되는 원리로 법규 이전에 위치하는 것이다. 진료 내용의 비밀 보장에 관한 사항에 있어서도 법규 이전에 윤리적인 측면에서 준수해야 할 사항들이 있다. 의료 윤리적인 측면에서 환자의 사적비밀보장에 관련된 항목들을 요약하면 다음 표 5-19와 같다.

표 5-19 사적비밀보장에 관련된 항목

항 목	내 용
히포크라테스 선서	"치료하는 도중에 혹은 치료와는 관계없이 환자의 생활에 대해 내가 보고 들을 지도 모르는 일 중에 남에게 알려서는 안 되는 일들을 남에게 전하는 일은 하지 않을 것이며 그렇게 할 생각조차 하지 않을 것이다."
나이팅게일선서	"간호하면서 알게 된 개인이나 가족의 사정은 비밀로 하겠습니다."
미국 의사협회 의료윤리 원칙	"의사는 환자와 동료, 다른 의료 직업인들의 권리를 존중해야 하며 특히 법이 허용하는 범위 내에서 환자의 비밀을 지켜야 한다(제4항).
미국 병원협회 환자 권리장전	"환자는 자기 자신의 의학적 치료 내용에 대해서 비밀이 지켜지기 위한 모든 조치를 요구할 권리가 있다." "환자는 그의 치료에 관련된 모든 기록들이 은밀히 다루어지기를 요구할 권리가 있다." "의사는 직무로 인해 알게 된 환자의 비밀을 그 환자가 사망한 이후라도 절대 누설하지 말아야 한다."
리스본 선언 (1981년9월)	"환자가 자기의 의사가 자신의 진료 상 또는 개인적인 여러 가지 비밀을 존중해 줄 것을 기대할 권리를 가진다."
대한 의학 협회 의사 윤리 강령	"의사는 정당한 사유 없이는 직무상 알게 된 환자의 비밀을 누설하지 아니한다."
한국 병원 윤리 강령	"병원은 환자 진료의 비밀을 지키고 환자의 신앙적 관습을 존중한다."
한국 간호사 윤리 강령	"간호사는 간호와 관련된 대상자의 정보에 대하여 신의를 지키고 정보를 공유해야 할 때는 전문적인 판단을 한다."
프랑스 의료 윤리 헌장	"환자의 이익을 위한 전문가 보안을 법으로 규정된 모든 의사들에게 요구한다." "의사가 환자에게 행한 진료 기록과 문서를 보호하여야 한다. 의사가 환자의 관찰 결과에 대해 과학적인 발표를 할 때도 환자의 익명성이 유지되어야 한다."

(2) 한국의 정보보안과 관련 법규

기밀 보호에 관한 국내의 관련 법규는 두 가지로 구분할 수 있다. 하나는 정보의 전산화가 이루어지기 이전에 일반적으로 활용되던 법규이고, 다른 하나는 정보의 전산화가 시작된 후 변화에 적응하기 위해서 마련된 법규이다.

기존의 법규는 국민 개인의 기밀 보호에 관한 일반 사항을 규정한 것이라면, 최근의 법규는 정보의 전산화라는 특수 상황에 대처하기 위한 법규이다. 이와 관련된 현황은 표 5-20과 같다.

표 5-20 한국의 정보보안과 관련된 법규 현황

구 분	법조항	내 용
기밀보호에 대한 일반 법률	민법 제2조 3항	"권리의 행사는 신의에 쫓아 성실히 하여야 한다."
	형법 제317조 5항	"의사, 한의사, 치과의사, 약제사, 조산원, 변호사, 변리사, 계리사, 공증인, 대표업자나 그 직무상 보조자 또는 그러한 직에 있던 자가 그 업무처리 중 지득한 남의 비밀을 누설한 죄로 비밀누설죄가 있다."
	의료법 제19조 4항	"의료인은 이 법 또는 다른 법령에서 특히 규정된 경우를 제외하고는 그 의료, 조산 또는 간호에 있어서 지득한 타인의 비밀을 누설하거나 발표하지 못한다."
	의료법 제20조 4항	"의료인은 이 법 또는 다른 법령에서 특히 규정된 경우를 제외하고는 환자에 관한 기록을 열람시키거나 그 기록의 내용 탐지에 응하여서는 아니 된다."
정보 통신 관련 법규	정보화촉진 기본법	전산화 정보에 대한 기밀 보호는, 대상을 공공기관으로 한정하고 있고 정보의 내용 또한 개인의 식별에 관련된 사항으로 단순화되어 있다.
	공공기관의 개인 정보보호에 관한 법률 제4조 법률 제10조	국가 행정 기관, 지방 자치 단체, 기타 공공 단체 중 대통령령이 정하는 기관에서 개인 정보를 전산 입력, 편집, 검색 등의 작업을 할 경우에 사상, 신조 등 개인의 기본적 인권을 현저히 침해할 우려가 있는 사항은 수집할 수 없도록 규정하고 있고 이러한 정보를 이용하거나 다른 기관에 제공하는 것을 금하고 있다.

2) 의료정보에 대한 접근

병원에서 의료기록의 소유권은 환자나 담당의사가 아닌 감독자가 지정된 병원에 있으며, 또한 병원의 감독자는 컴퓨터와 자유에 관한 국가 위원회(CNIL : Commission Nationale de l'informatique et des Libertés)에 이 자료에 대해 신고할 책임이 있다.

하지만 감독자는 전산화된 혹은 되어있지 않은 공문서에 대해서 책임은 있지만 이 의료 기록을 볼 수 있는 권한은 없고, 이는 의료의 정보 시스템을 위한 프로그램에 필요한 의료 정보에 있어서도 더욱 더 그렇다. 또한 경제력과 관련된 어떤 정보의 파일도 익명으로 만들어져야 한다고 되어 있다.

미국의 경우 의무기록 소유권은 그 정보를 작성한 의료 기관에 있는 것으로 인정되고 있으나 그 물적 매체에 있는 환자 정보의 내용은 환자의 소유라고 법적으로 보장되고 있다. 따라서 정보의 소유권자로서 환자는 해당 정보의 유출 및 사용에 대해서 알고 그 여부를 결정 내릴 권리가 있는 것이다. 좀 더 적극적인 의미의 소유권으로 환자는 자신의 진료 기록에 대한 접근권을 갖는다. 이는 많은 논란 끝에 미국의 현행법이나 판례에 의해서 인정받게 된 것이다. 70년대 초까지만 해도 환자가 자신의 의무기록에 접근한다는 것은 상당히 어려운 실정이었다.

의료정보 보안은 자신에 관한 모든 정보를 알 권리가 있는 환자에게는 적용되지 않고 의료 기록에 대한 접근은 기록을 담당한 의사를 통해서만 얻을 수 있다고 되어 있다. 그러나 1980년대에 들어서면서 다음과 같은 이유로 인해 환자의 알권리를 인정하는 쪽으로 방향이 전환되고 있다.

- 환자 자신이 어떠한 정보가 자신의 의무 기록에 있는가를 알고 이 정보가 제 3자에게 주어졌을 때 자기에게 어떠한 영향을 줄 것인가에 대해서 알 권리를 보호해야 한다.
- 정보의 공개가 환자와 의사와의 관계에서 환자의 의사에 대한 신뢰성의 확보에 기여할 수 있다.
- 환자의 자신의 상태에 대한 인지는 환자의 회복에 긍정적인 영향을 줄 수 있다.
- 궁극적으로는 환자가 의료 기관의 서비스에 재정적인 책임이 있으므로 환자가 자신의 의무기록에 접근함이 타당하다는 견해이다.

1984년 미국에서 제정된 정보 보호법 조항(The Data Protection Act)은 컴퓨터에 저장된 자신의 기록에 접근할 권한을 인정하였고 이는 의료정보의 경우에도 해당될 수 있는가 하는 문제가 제기되어 상당 기간 찬반양론이 있던 중 1991년 11월 의무 기록 접근에 관한 법안(The Access to Health Records Bill)이 통과되었고, 환자 자신에게 심각한 해를 미치거나 정보 제공자를 보호할 필요가 있는 경우를 제외하고는 환자들의 접근 권한을 인정해 주고 있다. 그러나 이러한 환자 자신의 의무 기록에 대한 접근권은 법조문상 「합법적인 접근」, 「선의의 동기」와 같은 조건을 부여함으로써 실제 운용에 있어서는 접근을 제한할 수 있는 법적 근거를 주고 있다. 또한 심각한 처방이나 혹은 민감한 예후 등 환자에 도움이 되지 않는 정보를 의사가 환자에게 가르쳐 줄 필요는 없다고 되어있다.

환자의 최대 이익과 의사의 양심에 의해서 합의된 사항에 대하여 환자의 병이 타인에게 전염되는 심각한 경우를 제외하고는 특별한 처방이나 예후의 공개는 제한적으로 이루어져야 하며 직계 가족에는 통보한다. 그러나 가족에 대한 통보를 미리 금하였거나 제3자에게 대신 알려 달라고 서명한 경우에는 예외이다.

환자의 최대 이익이라는 개념에 입각한 이러한 관계법은 라틴계 국가에서 흔히 공정하게 사용되어 왔으나, 환자에게 심각한 질병에 대한 정보를 쉽게 알려주는 앵글로-색슨 국가에서는 거의 사용되지 않는다.

표 5-21 의료정보 보안의 예외 사항

예외사항	내 용
법률에 의한 예외	어떤 경우에도 정보의 노출로 인한 피해보다 공공의 이익이 더 크다는 가정을 내포하고 있는 것으로 총이나 칼로 인한 상해, 어린이 학대, 전염성 질환, 급성 중독, 자동차 사고 등이 이 경우에 해당된다.
재판에 의한 예외	법정 판례에 의한 비밀 보호의 예외 사항은 특정 사안에 따라 비밀 보호의 내용과 정도가 다르게 적용될 수 있기 때문에 명확히 정의하기가 어렵다. 단, 미국 건강협회에서는 "환자의 생명이나 안전에 위험한 경우는 비밀 보호 규정에 우선하며 제 3자에게 예상되는 피해를 예방할 의무는 비밀 보호의 의무에 우선한다."라고 제안한다.
특별 관계에 의한 예외	의사와 환자 관계로부터 발생하는 비밀 보호의 특별한 예외 사항은 고용주에게 충성하는 피고용인과의 관계에서 일어난다.
공공, 제3자의 이익을 위한 의사의 의무	일반적으로 의사는 환자의 동의 없이 환자의 개인 정보를 공개하지 않으나 개인의 이익보다 공공의 이익을 위해 혹은 환자로부터 있을 수 있는 제3자의 건강에 대한 위협이나 위험에 대해 대상자에게 경고할 의무를 갖는다.
생의학적, 역학적, 또는 보건에 대한 연구와 관련이 있을 때	연구의 필요성에 의해서 환자 정보의 공개가 필요한 경우 환자의 신원을 나타내는 모든 정보를 삭제해야 하고 또한 연구 목적의 적법성이 확인되어야 한다.
가정 문제에 의한 예외	윤리적으로 보아도 환자의 동의 없이 그 배우자에게 환자의 정보를 알리는 것은 바람직하지 않는 것이며 비윤리적 일 수도 있다. 합리적으로 생각하는 환자라면 자신의 배우자에게 자신의 상태를 알리지 않아야 할 정당한 이유를 가지고 있을 수도 있다.
기타	의학적인 입장에서 환자의 동의를 얻을 수 없는 경우, 응급 상황에서 신속한 진단과 치료를 위한 경우에도 공개를 인정하고 있으며 환자가 건강 상태의 불량으로 정부 보조, 혹은 보험 지급에 필요한 정보를 제공할 수 없을 경우 또는 환자의 보호자나 친권자가 없을 경우에 의료 기관은 환자를 대신하여 이러한 권리를 행사할 수 있도록 되어 있다.

공익을 위해 공표되어야 하는 전염병, 일터에서의 사고, 직업병 등 진단에 관련된 비밀은 국가 기관이나 사회 보장 기관에는 알려지지만 이들 예외 사항은 환자의 이익과 반드시 일치하지 않는 생명보험 회사 등에는 적용되지 않는다. 이러한 강력한 규제는 역학 연구와 공중보건 지식을 향상시키기 위한 의료데이터베이스 생성에는 상당한 제약이 따른다. 이러한 연구를 촉진시키기 위해서 1978년 1월 6일의 법은 1994년 7월 1일 개정되었다. 자료에 대한 책임을 가진 사람이 반드시 환자 치료에 관계하는 것은 아니지만 이들 역시 의료 비밀 보장에 대한 지식을 소유하고 있어야 한다. 위의 예들과 같이 환자의 동의 없이도 관련 정보를 공개할 수 있는 의료정보 보안의 예외사항들은 표 5-21과 같다.

3. 의료정보보호와 보안방법

의료정보 문서화는 자료 접근의 권한이 없는 사람들로부터 보호될 수 없기 때문에 자료의 신뢰도에 문제를 야기 시킬 수도 있다. 안내서에는 파일을 복사하고 이 파일들을 화재 장비가 된 컴퓨터 센터 이외의 저장실에 저장하는 절차도 상세하게 기술되어야 한다.

유럽연합의 AIM(Advanced Informatics in Medicine)내의 의료정보시스템에서 보안에 관한 지침서를 개발하고 검증해야 된다는 신뢰를 갖고 1992~1995년에 보건의료관리, 보건의료정보기술과 안전관리 요원, 보건의료시스템의 사용자들에 대한 3가지 측면에서 다음과 같은 내용의 지침서를 발행하였다.

유럽연합의 의료정보시스템에서 보안 지침서

- 안전위험의 분석(Security Risk Analysis)
- 고도의 보안정책(High-level Security Policy)
- 기초적인 보안(Baseline Security)
- 의료데이터베이스 보안(Security in Medical Data Base Systems)
- 전산망 보안(Network Security)
- 보안망 확대 및 디자인(Secure Systems Procurement, Development, Design)
- 보안시스템 수행(Secure System Implementation)
- 암호체계(Cryptographic Mechanisms)

새로운 소프트웨어나 소프트웨어의 개정판 등을 설치하는 절차도 상세하게 정리되어야 한다. 소프트웨어에서 에러는 시스템의 기능에 치명적일 수 있다. 응용 소프트웨어에서 오류가 데이터베이스에 잘못된 변형을 초래하는 상황에서는 데이터베이스의 복원도 불가능해진다.

권한 관리도 상세하게 설명되어야 한다. 대학병원과 같이 수천명의 이용자가 있는 큰 조직에서는 한사람이 모든 권한을 관리하기란 불가능하기 때문에 특정권한을 담당할 관리자가 지정된 중앙 분산식 구조가 확립되어야 한다.

비밀번호의 지급도 주의 깊게 되어야 한다. 소프트웨어의 수단 방법과 연계하여 조직 관련 수단 방법에서도 정기적으로 비밀번호를 변경하여야 하고 예상하기 쉬운 비밀번호는 사용하지 않아야 한다. 사용자가 비밀번호를 잊었을 경우에도 엄정한 과정이 적용되어야 한다.

새로운 비밀번호를 부여할 때 관리자는 그들이 정말로 그 사용자인지 확인할 필요가 있다. 조직 관련 수단 방법에는 조직원들에게 정보보안과 사적비밀보장의 중요성에 대해 훈련과 교육을 시키는 것뿐만 아니라 접근 절차의 개발과 설치 보안 규약들을 규정하는 책임자를 지명하고 정보 취급자의 책임을 강화하는 것 등이 포함된다.

1) 정보보안에 대한 인식 강화

우리 사회는 일반적으로 지적 재산권이나 정보와 같은 무형의 것에 대해서 그 가치나 중요성에 대한 실질적인 인식이 부족하여 대수롭지 않게 취급하는 경향이 있다. 따라서 정보의 중요성과 개인의 정보가 유출되었을 경우 개인이 당하게 되는 피해 등을 중심으로 정보의 보안에 관한 인식을 교육 혹은 훈련시키는 노력이 필요하다. 진료 기록에 접근해야 할 필요성이 있는 사람들이 점점 더 증가함에 따라 의료인만 아니라 진료 기록과 접촉하는 모든 사람들은 법적, 윤리적 규제를 따라야 하고 이에 대한 정기적인 교육을 받아야 한다.

2) 정보 취급자의 책임 강화

전산화 정보 체계에서 시스템 사용자는 보안 시스템의 목적 및 사용 방법에 대해 철저한 교육과 훈련을 받아야 한다. 그리고 허용된 사용자에 대해서는 기밀과 보안 절차의 구축 및 구현에 대한 책임을 구체적으로 부여해야 한다.

3) 합법적 접근에 대한 정의

보호되어야할 각각의 정보에 대한 합법적 접근의 명백한 정의가 내려져야 한다. 즉, 정보의 종류에 따라 다른 수준의 보안 절차를 갖게 된다. 이러한 조직 관련 제도적 보완의 구체적인 실행 사항은 다음과 같은 질문에 대하여 조직 스스로가 답을 구함으로써 각각의 조직의 성격에 합당한 정보보안 정책을 수립할 수 있다.

- 무엇이 기밀 침해인가 하는 것이다.
- 어떤 종류의 정보를 어느 정도까지 보호할 것인가?
- 무엇이 합법적 접근인가? 예를 들어 의사와 간호사가 의무 기록에 같은 정도의 접근을 할 수 있는가? 혹은 어떤 의료 전문인이 어떤 정보에 접근할 수 있는가?
- 시스템 통합을 보장하는 책임은 누구에게 있는가? 법적 책임을 개인이 질 것인가? 이 질문에 대한 답이, 조직이 기밀보호 방법을 기획하는 데에 영향을 미친다.
- 위반의 벌칙은 무엇인가? 이점은 시스템에 합법적 접근이 가능한 사람들이 정보의 기밀을 보호하는 데 있어서 책임을 지도록 하기 위해 중요하다.

4) 접근과 사용 권한에 대한 정의

진료기록의 비밀 보장 문제의 측면에서 파일보호와 자료보안을 위해 의료정보의 조작자는 정보에 대한 접근과 사용 권한의 관리로 조정될 필요가 있다. 접근과 사용 권한은 현행의 법규, 공공 의견, 조직 내의 정책 그리고 직업적 집단의 의식에 의해서 결정된다.

자료에 대한 접근과 사용의 권한을 결정하는 이외의 것들 중에는 조직 내의 사용자의 직종, 관련된 환자들, 자료의 형태, 사용자와 환자와의 관계, 자료의 제공자 그리고 자료의 수명을 들 수 있다. 사용자의 프로필은 사용자의 직업, 그 사람이 접근할 수 있는 자료의 형태, 그가 사용할 수 있는 기능이나 컴퓨터 프로그램 등을 포함한다.

정보 항목으로서 접근 관리의 개념은 각 정보 항목에 대해 조작자의 종류에 따라 읽기/쓰기 가능, 읽기/쓰기 불가 등을 부여할 수 있다. 또한 조작자의 직종마다 규정한 접근과 사용 권한에 대해서는 어느 곳에서나 공통적인 사고방식이 필요하며 표준화를 할 필요가 있다.

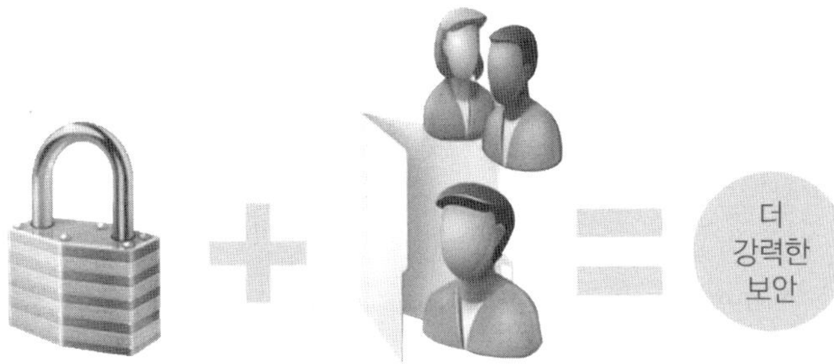

그림 5-15 파일 암호화 + 사용자 계정 권한 설정 = 더 강력한 보안

관리자는 의료정보에 대한 접근이 허락되어 있지 않아 특정한 의료자료나 치료 자료의 수정에 대한 권한은 단지 특정 의사에게만 허용된다. 사용자 종류, 자료의 종류, 그리고 실행의 계층 구조는 자원 종류(터미널, 프린터, 컴퓨터 등)와 관련된다. 또한 사용자는 특정한 시간에 특정한 형태의 주변장치로만 접근이 가능하게 할 수 있다.

접근과 사용 권한의 관리 수법으로 특정한 직종의 조작자에 대해서 주어지는 Operation Card(조작전용카드: IC Card, Access Card, Security Card 등으로도 불린다.)를 사용하여 접근과 사용권한을 관리하는 기교를 취할 수도 있다. Operation Card에는 조작자 개인정보, 접근키파일(Access Key File), 접근제어테이블(Access Control Table)이 설정되어 있다.

조작자 개인정보는 조작자 개인을 특정 하는 정보이며, 조작자 본인의 확인에 이용된다. 접근키파일(Access Key File)은 직종마다의 접근과 사용권한을 기록한 것이며, 접근제어테이블(Access Control Table)은 각 정보에 대한 접근과 사용 권한을 기록한 것이다. 이때 Operation Card에 접근파일(Access File)과 접근제어테이블(Access Control Table)을 갖고, 소프트웨어에서 접근과 사용 권한을 관리하여 이 문제를 해결할 수도 있다.

5) 진료내용에 따른 접근 통제

진료 내용에 접근 권한을 가졌다 하더라도 개개인이 어느 정도까지를 열람할 수 있는가 하는 문제를 생각해 보아야 한다. 컴퓨터로 진료 내용을 관리하는 경우에는 중요도에 따라 진료 내용을 구분하고 각 내용 별로 접근을 통제할 수 있다. 또한 정보가 중앙 집중식으로 모아져 있을 경우 부적절한 접근에 노출될 가능성이 더욱 커지므로 내용별로 정보를 여러 컴퓨터에 분산 배치하여 필요시에는 네트워크를 통한 자료의 교환이 이루어지도록 함으로써 보안을 강화시킬 수 있다.

기존의 종이 진료 기록이 필요시 항상 통째로 취급되어야 했던 점에 비해서 필요로 하는 특정 부분의 자료만을 따로 취급할 수 있다는 것은 대단히 중요한 점이다. 핀란드의 헬싱키 시 보건부(Helsinki City Health Department)에서는 기관 정보를 다음과 같이 4가지의 보안 수준으로 구분하여 각각에 대한 접근을 통제하고 있다.

핀란드 헬싱키 보건부의 보안수준

① 공공자료(Public Data)는 모든 사람에게 공개가 가능한 정보로 아무런 보안 필요성을 가지지 않는 정보로 부서별 구성이나 서비스, 생산품에 관한 사항들이 해당된다.
② 비 공공자료(Non-public Data)로 특정인의 사생활을 침해하는 것은 아니지만 모든 사람에게 공개될 수는 없는 정보로서 기관의 계약 사항 등에 관한 것들이 포함된다.
③ 일반적 개인자료(Common Personal Data)로 한 개인을 식별해 낼 수 있는 자료로 환자들의 인적 사항, 장기 복용 약물, 초기 진단과 치료 내용 등이 이에 해당된다.
④ 특정 개인자료(Non-common Personal Data)로 환자 치료에 관한 자세한 사항들이 여기에 해당되며 그 자료와 밀접한 관련을 맺고 있는 사람만이 접근할 수 있다.

보안의 수준에 따라 환자의 진료 정보가 전산을 활용하여 처리되는 경우 다음 표 5-22와 같이 3단계로 환자관련 정보를 분류하기도 한다. 진료기록의 접근 권한과 범위에 관한 외국의 연구 결과에서 대다수의 환자들이 병원행정 직원들은 자신들의 진료기록에 접근해서는 안 된다는 견해를 보였고, 몇몇 환자들은 주치의나 담당 간호사가 아닌 의사나 간호사가 자신의 진료 기록을 열람하는데 대한 상당한 우려를 표시했다.

내용도 환자들은 자신의 질병과 직접 관련이 없는 가정환경이나 사회생활 등의 면에 대한 노출을 질병과 관련이 있는 사항에 대한 노출보다 더욱 우려했다. 또한 자신의 모든 기록이 노출되더라도 신원이 확인되지 않는다면 별 상관이 없다고 여겨 신원확인이 가능한 인적 사항의 비밀보장 요구가 높은 것으로 나타났다. 이와 같은 보안수단 방법을 적용하기 이전에 우선 보호되어야 할 각각의 정보에 대한 합법적 접근의 명확한 정의가 내려져야 한다. 즉, 누가 어느 선의 정보까지 접근할 수 있는지가 타당성 있게 결정되어야 한다.

표 5-22 환자관련 정보의 구분

단 계	단 계 명	내 용
단계 1	극비사항	• 환자와 의사간의 대화내용 • 정신과 진료내용 • 약물 중독 자료 • 성에 관계된 내용 • 생활 형태
단계 2	민감한 정보	• 질병과 관련된 정보
단계 3	기밀사항으로 취급할 필요가 없는 사항	• 인구학적 자료 • 일부 건강상태 정보 • 사고와 부상 • 예방접종, 일부 스크리닝(screening) 검사 • 통계자료로 사용되는 정보 (의료기관의 이용실적 등)

※ 스크링(Screening)검사 : 검색, 선별법, 선별검사법(檢索, 選別法, 選別檢査法), 당뇨병이나 결핵과 같은 특정 질환의 존재를 발견하기 위한 인구의 집단검진법

연습문제

Exercises

주관식

1. 정보통신 표준안의 필요성에 대해서 설명하시오.
2. 표준화의 단계별 의미를 설명하시오.
3. 보건의료정보 표준화의 4가지 형태에 대해서 설명하시오.
4. 미국표준화기구에서 제안한 6가지 영역의 보건의료정보 표준화를 설명하시오.
5. 국내 의료정보 표준화의 문제점을 설명하시오.
6. 의료정보표준 프로토콜인 HL-7에 대해서 정의하고, 구체적인 내용을 설명하시오.
7. OSI 참조 모델의 7계층에 대한 계층을 분류하고 기능을 설명하시오.
8. 의료영상정보의 표준화인 DICOM에 대해서 정의하고, 구체적인 활용사례를 설명하시오.
9. 정보보호와 보안의 정의에 대해서 설명하시오.
10. 외부보안, 내부보안, 기술적 보안의 차이점을 비교 설명하시오.
11. 보안의 요구 조건에 대해서 설명하시오.
12. 의료정보보호와 보안의 개념과 필요성에 대해서 설명하시오.
13. 의료정보와 사생활 보장에 대해서 설명하시오.

14 개인정보 침해 형태에 의한 요구수준을 설명하시오.

15 의료정보의 비밀 유지에 대해서 설명하시오.

16 의료정보와 사생활 침해에 대해서 설명하시오.

17 의료정보보안 위협의 종류에 대해서 설명하시오.

18 수동적 위협과 능동적 위협의 차이점을 비교 설명하시오.

19 정보보안 기법에 대해서 구체적으로 설명하시오.

20 의료정보보호의 수단에 대해서 설명하시오.

연습문제 Exercises

객관식

1 ISO/TC 215의 표준화작업에 해당되지 않는 것은?

① 의료의 임상실무 즉 환자진료의 표준화
② 통계를 비교할 수 있도록 자료의 호환성을 보장함
③ 독립된 보건의료정보 시스템 간에 상호 호환성과 교환성을 목표로 함.
④ 보건의료정보의 지역 내 및 세계적 공유 활성화 및 보건의료정보산업 활성화를 촉진하는 것을 목표로 한다.

2 다음 설명은 보건의료정보표준의 형태 중에서 무엇을 설명한 것인가?

> 임상검사정보시스템 개발과 같이 특정분야의 관심이 있는 전문가 집단에서 개발의 편이를 위해 표준안을 개발하여 상호동의에 의해 사용된다.

① 특수목적형 표준 ② 산업형 표준
③ 정부주도형 표준 ④ 사용자 동의형 표준

3 다음 설명은 보건의료정보표준의 형태 중에서 무엇을 설명한 것인가?

> 정보사용자 및 산업 관련자들의 자발적인 참여에 의해 개발된 개방형 표준을 의미한다.

① 특수목적형 표준 ② 산업형 표준
③ 정부주도형 표준 ④ 사용자 동의형 표준

4 국내 보건의료정보 표준화 현황으로 잘못 설명된 것은?

① 국내 의료정보시스템의 대부분은 표준안을 통해 개발 및 보급이 진행되고 있다.
② 미국, 유럽지역의 표준화는 물론 아시아 지역 보건의료정보 표준화 활동 및 협조 체제를 지속적으로 유지, 확대하여야 할 것이다.
③ 국내 보건의료정보분야 표준이 전무하여 국제 표준으로 제안할 국내 표준이 정착되어 있지 않으므로 국제경쟁력의 커다란 저해요소로 작용하고 있다.
④ 보건의료 정책 입안자의 표준화에 대한 관심 부족, 연구지원이 임시방편적으로 진행되고 있어 국가적인 표준화사업의 일관성을 저해하여 비효율성을 야기하고 있다.

5 보건의료정보표준화 필요성에 대한 설명으로 잘못된 것은?

① 보건의료정보표준화는 정보의 교환을 통해 효율을 극대화시키는 데 필요하다.
② 보건의료정보망의 효율적 구축과 적용을 위한 의료정보 표준안이 확립되어야 한다.
③ 표준화를 통한 재원의 낭비를 감수해야 한다.
④ 국제표준화기구에서 전문기술위원회를 구성하여 운영하고 있다.

6 다음 설명은 HL7 메시지 구분자 중에서 무엇을 설명한 것인가?

> 세그먼트 내의 인접한 두 필드를 구분할 때 사용되고 각 세그먼트의 첫 번째 데이터 필드와 세그먼트 ID를 구분할 때도 사용된다.

① 〈cr〉 ② | ③ & ④ ^

7 다음은 무엇을 설명한 것인가?

> 1987년 미국의 펜실베니아 대학에서 보건의료기관 및 관련 단체들이 자생적 공감대를 바탕으로 보건의료정보의 전자적 교환을 위한 표준 설계를 도모하기 위하여 설립한 단체이다.

① HL7(Health Level 7) ② DICOM
③ HIPAA ④ ISO

8 다음 설명은 HL7 메시지 구조 중에서 무엇을 설명한 것인가?

> 데이터 전송의 가장 작은 단위이며, MSH로 시작한다.

① 메시지(Message) ② 세그먼트(Segments)
③ 필드(Fields) ④ 이벤트(Events)

9 보건의료정보시스템 통합의 필요성에 대한 설명으로 잘못된 것은?

① 비용 절감 및 의료서비스의 질 향상을 위하여 다른 정보시스템들과 기능적으로 연계되어야 한다.
② 의료기관은 수행하는 업무에 따라 조직화되어 있으므로 의료기관내 정보시스템 역시 업무를 수행함에 있어서 별다른 문제없이 작동되어야 한다.
③ 다양하고 복잡한 의사소통 관계가 형성되어 각 관계마다 별도의 인터페이스가 요구된다.
④ 병원에 5개 시스템이 있다면 10개의 서로 다른 인터페이스가 필요하다.

10 정보보안의 필요성에 대한 설명으로 잘못된 것은?

① 정보화 사회로 오면서 전자 상거래, 전자 정부 등 사이버 공간에서의 활동이 증가
② 정보의 안정성과 신뢰성에 대한 중요도 증가
③ 글로벌화에 따른 국내 정보 유출, 국제 해커 및 적성국에 의한 정보 테러 차단 등이 문제화 되고 있어 더욱 정보보호의 필요성이 대두되고 있다.
④ 정보 시스템의 환경적 취약성으로 인해 정보보호가 중요시 되고 있다.

11 정보화 사회에서 문제시되고 있는 정보 윤리에 대한 내용으로 잘못된 것은?

① 기술 서비스의 빠른 변화로 인해 정보의 부작용이라는 결과를 얻고 있다.
② 정보서비스와 기술 서비스에서 강조되어야 할 정당성, 합법성, 공익성, 윤리 도덕성에 대한 강조 결여로 인해 문제시되고 있다.
③ 국제적인 해커나 정보 테러로 인해 정보전이라는 다른 형식의 전쟁이 다가오고 있다.
④ 정보에 대한 침해사고로 인해 회사, 국가, 전 세계와 같은 조직 전체에 광범위하면서 신속한 악영향을 미치는 위험성이 높아지고 있다.

12 정보보안의 정의로 옳은 것은?

① 정보보안이란 정보의 수집, 가공, 저장, 검색 등의 서비스에서 정보의 훼손, 변조, 유출 등을 방지하기 위한 관리적, 기술적 수단을 말한다.
② 정보보안이란 수신자가 송신자로부터 전송된 것인지 확인할 수 있는 기술 서비스를 말한다.
③ 정식 인가된 사용자에게 적절한 방법으로 정보 서비스를 제공하기 위해 필요한 기반기술을 말한다.
④ 정보 시스템의 취약성을 분석하고 안전한 시스템을 위해 처리해야 하는 일련의 과정을 말한다.

13 컴퓨터시스템의 일반적인 보안유지 방식으로 거리가 먼 것은?

① 외부보안
② 사용자인터페이스 보안
③ 공용키 보안
④ 내부보안

14 다음 설명은 정보의 속성 중에서 무엇을 설명한 것인가?

> 정보의 소유자가 원하는 대로 정보가 외부로 노출되지 않게, 정보 소유자의 인가를 받은 사람만이 해당정보에 접근할 수 있게 한다.

① 무결성
② 비밀성
③ 인증
④ 부인방지

15 다음 설명은 정보의 속성 중에서 무엇을 설명한 것인가?

> 비인가된자에 의한 정보의 변경, 삭제, 생성 등으로부터 보호하여 정보의 정확성, 완전성을 보장한다.

① 무결성
② 비밀성
③ 인증
④ 부인방지

16 다음 설명은 정보의 속성 중에서 무엇을 설명한 것인가?

> 액세스를 얻기 위한 각 실체를 식별하고 인증과정을 통해 시스템과 응용간의 액세스를 제한하고 제어할 수 있어야 한다.

① 무결성　　② 비밀성
③ 부인방지　　④ 액세스 제어

17 다음 설명은 정보의 속성 중에서 무엇을 설명한 것인가?

> 송신자와 수신자간에 전송된 메시지를 놓고, 전송치 않았음을 또는 발송되지 않은 메시지를 받았다고 주장할 수 없게 한다.

① 무결성　　② 비밀성
③ 인증　　④ 부인방지

18 다음 설명은 정보의 속성 중에서 무엇을 설명한 것인가?

> 수신자와 수신된 메시지가 정당한 송신자로부터 전송된 것인지를 확인할 수 있도록 송수신자의 실체 신원을 확인케 한다.

① 무결성　　② 비밀성
③ 인증　　④ 부인방지

19 정보보안의 속성에 대한 설명이 잘못된 것은?

① 비밀성 : 정보의 소유자가 원하는 대로 정보의 비밀이 유지되어야 한다.
② 무결성 : 비인가된 자에 의한 정보의 변경, 삭제, 생성 등으로부터 보호하여 정보의 정확성, 완전성이 보장되어야 한다.
③ 인 증 : 통신링크를 통한 호스트의 시스템과 응용간의 액세스를 제한하고 제어할 수 있음을 말한다.
④ 가용성 : 정식 인가된 사용자에게 적절한 방법으로 정보 서비스를 요구할 때 언제든지 해당 서비스가 제공되어야 한다.

20 정보시스템의 보안 취약성 중 가장 큰 취약성을 보이는 것은?

① 물리적 취약성 ② 자연적 취약성
③ 인적 취약성 ④ 하드웨어 취약성

21 정보시스템의 보안 문제를 유발시키는 정보 시스템의 위협 요소 설명 중 잘못된 것은?

① 화재, 홍수, 지진, 전력 차단 등과 같이 자연적인 문제 발생으로 직면할 수 있는 자연적인 위협이 있다.
② 화재경보기, 온도계, 무정전 시스템 등으로 인한 위협에 직면할 수 있다.
③ 인간의 실수와 태만으로 인해 발생하는 인간에 의한 비의도적인 위협이 있다.
④ 컴퓨터 바이러스, 해커, 사이버 테러리스트 등으로부터 발생할 수 있는 인간에 의한 의도적인 위협이 있다.

22 정보보호 특성에 알맞지 않은 것은?

① 완벽하게 100%로 달성할 수 없다.
② 정보시스템 성능에 많은 도움을 준다.
③ 정보보호 대책의 설치 시 필요성을 확신할 수 없다.
④ 2가지 이상의 대책을 동시에 사용하면 위험을 크게 줄일 수 있다.

23 해킹에 대한 설명 중 잘못된 것은?

① 정보보호 침해의 한 형태로서 의도적으로 위협적인 요소를 발생시키는 행위를 말한다.
② 해킹은 시스템의 침해를 목적으로 하지 않는 유형의 행위이다.
③ 해킹이란 정보 시스템 또는 네트워크를 그 대상으로 주로 행해진다.
④ 시스템 해킹은 시스템에 설치된 운영체제의 결함에서 일련의 해킹 방법이 제공되기도 한다.

24 해킹 발생시 취해야 할 조치사항이 아닌 것은?

① 네트워크 연결을 분리시킨다.
② 비정상적인 프로세스를 찾아 중지한다.
③ 침해사고를 관련 기관에 알려서 기술적인 도움과 범죄 수사를 의뢰한다.
④ 컴퓨터 범죄이므로 112에 신고한다.

25 보안기술에 대한 설명으로 적절한 것은?

① 해킹 예방에 필요한 특정한 기술을 말한다.
② 해킹 예방과 복구를 위한 전반적인 기술을 말한다.
③ 해킹 후 시스템 복구를 위해 사용되는 툴 제작 기술을 말한다.
④ 해킹 예방과 복구를 위한 기술로서 컴퓨터 분야에 대한 내용이다.

26 암호시스템을 설계할 때 고려해야 할 사항이 아닌 것은?

① 암호시스템을 손쉽게 사용할 수 있도록 해야 한다.
② 암호화/복호화 과정에 이용되는 키의 길이에는 상관없도록 해야 한다.
③ 암호시스템의 안전성은 키에만 의존하도록 해야 한다.
④ 암호화/복호화 과정이 효율적인 계산과정으로 이루어져야 한다.

27 암호화에 관련된 용어 중 잘못된 것은?

① 암호화하지 않은 일반문서를 평문이라 한다.
② 평문을 암호문으로 만드는 일을 암호화라 한다.
③ 암호문을 다시 평문으로 바꾸는 일을 암호화 변경이라 한다.
④ 암호문을 만드는데 사용되는 규칙을 암호화 알고리즘이라 한다.

해설 암호문을 다시 평문으로 바꾸는 일을 복호화라 한다.

28 암호화(Cryptography)와 가장 관계가 먼 것은?

① DES 알고리즘
② RISC(Reduced Instruction Set Computer)
③ RSA 알고리즘
④ 공용키시스템(Public Key System)

29 공개키 암호화 방식에 비해 비대칭 암호화 방식이 가지는 특징이 아닌 것은?

① 키를 배분하기 어렵다. ② 암호화 속도가 빠르다.
③ 하드웨어 상에서 수행이 쉽다. ④ 디지털 서명을 지원할 수 있다.

해설 공개키 암호화 방식에 비해 대칭 암호화 방식이 가지는 주요 특징으로는 암호화 속도가 빠르고, 하드웨어 상에서 수행이 쉽지만, 키를 배분하기 어렵고, 디지털 서명이 지원되지 않는다는 문제가 있다.

30 수신자가 전송 도중 변경되지 않았음을 확인할 수 있으며, 메시지가 정당한 상대방으로부터 전달된 것임을 확인할 수 있는 기법은?

① 인증교환기법　　② 디지털 서명 기법

③ 여분정보삽입기법　　④ 접근제어기법

정답 Answer!

01. ①	02. ①	03. ④	04. ①	05. ③	06. ②	07. ①	08. ①	09. ④	10. ④
11. ①	12. ①	13. ③	14. ②	15. ①	16. ④	17. ④	18. ③	19. ③	20. ③
21. ②	22. ②	23. ②	24. ④	25. ②	26. ②	27. ③	28. ②	29. ④	30. ①

제 6 장

병원경영정보시스템

6-1. 경영정보시스템

1. 경영과 정보시스템 개요

경영정보시스템은 각종 경영 활동에 유용한 정보를 생성하고, 이를 관리하는 정보시스템을 말한다. 경영정보시스템은 업무 방식, 각종 정보, 정보기술, 조직 구성원을 포함한다. 경영의 관점에서 정보시스템의 가장 중요한 구성 요소는 일반적으로 생각하는 정보 기술이 아니라 조직의 목표 달성을 위해 조직의 구성원들이 처리해야 할 업무 방식이다. 따라서 경영 활동을 지원하기 위해 정보시스템을 도입하거나 개발할 경우, 가장 주의를 기울여 연구해야 할 부분은 조직의 목표 달성을 위해 수행하고 있는 업무 내용과 방식이 정보시스템의 다른 구성요소들과 가지고 있는 관계와 상호작용의 방식이다.

업무 방식은 조직의 구성원들이 조직의 목표를 달성하기 위해 수행해야 할 업무들을 처리하는 방법, 절차를 말한다. 일반적으로 조직내부의 업무 규정집이나 지침서에 기술되어 있는 구체적인 업무 처리 절차일 수도 있고, 현장에서 작업자들이 실제로 업무를 처리하고 있는 방식일 수도 있다.

업무 방식은 정보, 조직 구성원과 정보 기술에 영향을 미치게 되며 반대로 정보, 조직 구성원과 정보 기술의 변화가 조직의 업무 방식에 영향을 주기도 한다. 조직의 목표가 정보시스템의 구성요소는 아니지만 업무 방식을 결정짓는데 결정적인 역할을 하게 된다.

이는 주어진 환경에서 조직의 목표 달성에 가장 적합한 업무 방식을 선택하기 때문이다. 예를 들어, 독점적인 상황에 있는 병원과 경쟁이 치열한 상황의 병원은 경영 목표가 같을 수 없으며 따라서 업무 방식도 달라져야 한다.

정보시스템은 다양한 형태와 종류의 자료를 입력받고 이를 처리하여 조직 구성원들이 필요로 하고 원하는 유형의 정보를 제공해야 한다. 이를 위해서는 업무 방식을 자세히 분석함으로써 필요한 정보의 종류와 내용을 파악해야 한다.

새로운 정보시스템의 구축 이후 정보시스템이 제공하는 정보의 종류와 내용에 따라 기존의 업무 방식이 변화할 수도 있다. 기존보다 더 많은 정보, 더 정확한 정보, 더 빨리 제공되는 정보, 더 다양한 형태의 정보는 업무의 범위, 속도, 처리 절차에 큰 변화를 가져올 수 있다.

정보시스템에는 자료를 입력하고, 처리하여, 사용하는 사람이 필요하다. 이들 조직 구성원은 정해진 업무 방식에 따라 작업을 시행하지만, 조직 구성원들의 특성이 업무 방식에 영향을 미칠 수도 있다. 따라서 조직 구성원의 특성과 업무 방식이 서로 잘 조화될 수 있도록 정보시스템을 설계해야 한다.

기존의 조직에 새로운 정보시스템을 구축할 경우, 조직 구성원들에게 새로운 의욕을 불러일으키고 작업을 편리하게 해서 조직 발전의 기회를 제공할 수도 있지만, 오히려 불편하고 불필요한 업무로 전락할 수도 있다.

성공적인 정보시스템의 구축을 위해서는 정보시스템의 영향을 받는 조직 구성원들이 스스로 정보시스템에 맞게 적응하고 변화할 수 있도록 분위기와 여건을 조성해 주는 일이 중요하다. 자료를 처리, 저장, 검색, 제시하는데 필요하거나 관련된 하드웨어와 소프트웨어를 일컬어 정보 기술이라고 한다. 일반적으로 정보시스템의 구성 요소 중 정보 기술을 지나치게 중시하는 경향이 있다. 정보 기술은 정보시스템을 구성하는 조직 구성원들이 업무를 수행하는데 필요로 하는 정보를 처리하는 기능을 제공할 뿐이다.

정보시스템 구축의 실패 사례는 시스템 개발자 중심의 정보 기술적 시각과 사용자인 조직 구성원의 업무 중심 또는 정보 중심 시각의 차이에서 비롯되는 경우가 많다. 효과적인 정보 기술의 활용을 위해서는 기술 자체보다는 정보시스템 전체를 바라보는 종합적인 관점에서 기술의 선택이 이루어져야 한다.

일반적으로 정보시스템은 조직의 의사결정 및 업무관리를 지원하기 위해 필요한 정보를 수집, 처리, 저장 및 검색할 수 있도록 상호 관련 구성요소, 즉 인력, 업무 절차, 자료, 하드웨어, 소프트웨어 등을 모아놓은 집합체라고 정의할 수 있다. 또한 정보시스템은 경영자나 구성원들이 문제를 분석하고, 그 해결책을 찾아내고 새로운 제품이나 서비스를 만들어내는데 도움을 준다.

조직을 경영하는데 있어서 의사 결정, 업무관리, 문제 분석, 새로운 제품 및 서비스의 창출을 위해 필요한 정보를 산출하기 위해서는 입력(Input), 처리(Processing)와 출력(Output)의 세 가지 활동을 필요로 한다. 입력은 조직의 내외부로부터 자료를 수집하는 활동이며, 처리는 이러한 자료를 보다 의미 있는 형태로 가공 및 변환시키는 활동을 말한다. 출력은 처리된 정보를 필요로 하는 사람이나 업무에 전달하는 활동을 의미한다. 정보시스템은 또한 Feedback(피드백)이라고 하는 추가적인 활동을 요구하는데, 이는 입력단계에서 평가와 수정을 할 수 있도록 조직의 구성원에게 되돌려지는 과정을 의미한다.

2. 정보시스템의 발전과정

컴퓨터가 경영 활동을 지원하기 위해 처음 사용되었을 때는 반복적인 단순 업무의 처리나 계산의 효율성과 정확성을 높이는 것이 주된 역할이었다. 그 후 정보 기술의 발전과 적극적인 도입에 따라 생산, 마케팅, 인사, 재무 등 경영 활동 전반에서 업무의 효율성 개선을 위해 컴퓨터를 사용하기 시작하였으며, 오늘날에는 경영활동에 관련된 의사결정지원이나 경영전략을 수립하는데 중요한 역할을 담당하는 것으로 발전되어 왔다.

1) 거래처리시스템

거래처리시스템(TPS : Transaction Processing System)은 조직의 운영 수준에서 기본적으로 발생하는 업무처리를 위해서 필요한 일상의 거래를 신속, 정확하게 수행하고, 기록하는 정보시스템이다. 즉, 판매, 구매, 급여, 재고 등의 업무는 많은 거래 자료를 빈번하게 발생시키므로 이를 효율적으로 처리하기 위한 시스템이다.

호텔과 항공사의 예약시스템, 병원과 금융기관의 수납업무처리시스템, 병원의 보험진료비 청구시스템 등이 이에 해당하며, 기존에 수작업 또는 기계장치로 수행되던 사무 및 현장업무(Clerical Operation)를 컴퓨터의 이용을 통해 효율적으로 처리해 준다. 거래 처리의 기본 작업인 거래처리시스템 대한 Kroeber & Waston(크로버와 와 스톤)의 정의를 살펴보면 다음과 같다.

거래처리시스템의 정의

- 데이터수집 : 기업 내/외부와의 거래활동을 통해 발생한 자료수집
- 데이터조정 : 수집한 데이터의 분류, 정렬, 계산, 요약을 통한 가공
- 데이터저장 : 활용 전까지 수집, 조정된 자료 보관
  - 보관매체 : 테이프, 디스크
  - 보관방법 : 파일, 데이터베이스
- 문 서 작 성 : 저장된 자료를 이용한 문서작성
  - 활동기준, 시간기준, 업무기준

거래처리시스템은 다른 정보처리시스템과 비교할 때 다음과 같은 특징이 있다.

거래처리시스템의 특징

- 무조건적인 자료입력 : 거래 처리는 기업의 기본적인 요구이기 때문에, 선택의 여지가 없다.
- 표준화된 절차 : 기업의 특성에 맞게 조정된 업무처리방식에 따른다.
- 구체적이다 : 세부적인 기업 활동의 결과 파생되는 자료를 처리
- 과거 지향적 자료 처리 : 계획 활동보다 실행과정을 지원하는 시스템이기 때문에 발생한 사건(활동)에 따른 자료를 처리
- 최소한의 문제해결 정보 제공

거래처리시스템으로 급여처리시스템의 기능을 간략하게 보여주는 예는 그림 6-1과 같다. 직원파일과 근무기록 파일로부터 급여처리에 필요한 입력내용을 얻고, 처리 결과는 회계정보시스템으로 전달되어 관련정보를 해당부서 및 여러 기관에 통지하거나 보고한다.

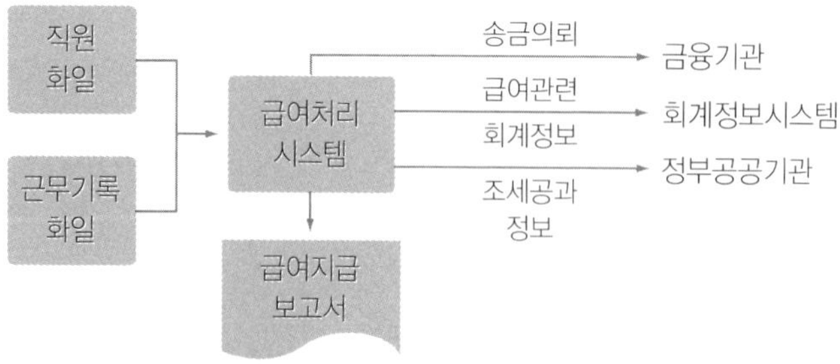

그림 6-1 거래처리시스템(급여처리시스템의 예)

2) 경영정보시스템

거래처리시스템(TPS)이 각종 단순 작업 처리의 효율성을 높였지만, 업무 수행의 평가, 통제 및 관리의 수단으로 활용하기에는 충분하지 못하였다. 따라서 중간경영층 이상에 제출할 보고서의 작성, 업무 평가와 통제를 위한 요약 정보의 제공과 같은 기능을 수행할 정보시스템이 필요해서 도입된 것이 경영정보시스템(MIS : Management Information System)이다.

거래처리시스템이 개별 업무를 중심으로 업무의 효율성 향상을 주목적으로 개발된 반면, 경영정보시스템은 조직 전체를 대상으로 한 효과적인 정보 제공을 목적으로 하고 있으며, 또한 중간 경영층의 관리 수준의 업무를 지원하는 역할을 수행한다.

전형적으로 조직 내부의 사건과 업무에 초점을 맞추고 있으며, 관리 수준의 업무를 계획하고 통제하는데 그 목적이 있다. 구체적인 경영정보시스템의 개념은 다음과 같다.

경영정보시스템의 개념

① 경영정보시스템은 컴퓨터 등의 정보기술만을 의미하는 것이 아니라 인적자원도 포함하는 개념으로 특정 과업은 인간에 의해서 다른 과업은 컴퓨터에 의해 수행되며, 특히 이들을 결합하여 운용하는데 그 특징이 있다.
② 정보이용에 관한 성과적 측면에서 뿐만 아니라 자원의 낭비를 방지하기 위한 종합적인 정보시스템계획을 중심으로 한 종합시스템의 성격을 갖는다.
③ 경영정보시스템이 종합시스템으로서의 역할을 수행하기 위해서는 자료의 종합관리 및 처리를 가능하게 하는 데이터베이스가 요구된다.
④ 경영정보시스템은 데이터베이스의 자료를 기초로 경영의사결정 모형을 이용하여 의사결정 업무를 수행하며, 경영자에게 대체 안을 제시한다.
⑤ 경영정보시스템은 포괄적 의미에서 조직의 기능과 경영과정을 광범위하게 지원하는 것으로서 자료처리시스템을 포함한다

3) 의사결정지원시스템

1970년대 들어 컴퓨터의 활용은 업무 전산화나 요약 정보 제공의 차원을 넘어 경영자의 의사 결정을 도와주는 수준으로 높아졌다. 의사결정지원시스템(DSS : Decision Support System)은 경영 활동에서 발생하는 의사결정에 필요한 계량적 기법이나 통계적 기법을 컴퓨터에 저장하여 각종 대안들을 비교 분석하거나 의사결정에 필요한 중

요 정보를 제공하는 정보시스템이다. 다시 말해 경영 활동에 관한 자료를 검색하여 문제를 발견하고, 필요한 정보를 수집하여 문제 해결의 대안을 마련할 수 있도록 지원하는 정보시스템이다.

의사결정지원시스템은 분석적 모형 구축, 자료 검색, 정보 제시 능력 등을 의사결정자에게 제공하고, 상호 대화 형식을 통해 각종 자료와 분석 도구를 이용하게 함으로써 사용자가 얻고자 하는 정보를 생성하도록 하는 방식을 따른다. 그리고 의사결정지원시스템은 거래처리시스템이나 정보보고시스템에서 생성된 조직 내부의 정보뿐만 아니라 각종 경제 지표, 경쟁 조직의 성과 등 조직 외부의 정보를 이용하여 의사결정을 하도록 한다.

4) 전략정보시스템

경영에서 전략(Strategy)이란 조직으로 하여금 경쟁자보다 우위를 얻을 수 있도록 설계된 계획을 말한다. 전략우위(Strategic Advantage)는 기업이 자신의 강점을 최대한 활용하는 전략을 상대방보다 먼저 사용함으로써 확보될 수 있으며 이는 곧 성공적인 경쟁우위(Competitive Advantage)상황으로 연결될 수 있다.

전략정보시스템(SIS : Strategic Information System)에 대한 많은 학자들이 정의를 내리고 있는데, 1987년 Senn(센)은 한 기업이 주어진 환경 하에서 경쟁자, 고객, 공급자 등의 경쟁세력에 대응하는 방법을 변화시키는 방향으로 구축된 시스템이라고 정의하고 있다. 즉, 경쟁에서 기업의 전략적 우위를 가져다주는 정보시스템이라고 할 수 있다.

전략정보시스템은 경쟁의 심화, 고객 요구의 다양화, 시장의 세계화 등 외부 환경의 변화와 정보 기술의 급속한 발전으로 정보 기술을 중요한 경쟁력으로 인식하게 만들었다. 이로 인해 많은 조직들이 기존의 조직 내 정보시스템들을 통하여 조직의 정보처리 능력을 향상시키는 것은 물론이고, 관련 조직간, 조직과 고객 사이의 정보통신 능력을 향상시키고 정보를 공유하려는 노력을 기울이고 있다.

이는 정보시스템의 가치를 단순히 조직 기능의 효율성 개선이나 비용 절감의 차원보다는 조직의 성과를 획기적으로 개선시키고, 조직의 성격과 사명을 혁신적으로 변모시킬 수 있는 전략적 차원에서 고려하는 것이다. 이와 같이 전략적 목적으로 정보시스템을 이용하여 가치 있는 정보를 생성하고, 이를 기반으로 경쟁력 있는 제품과 서비스를 차별화하여 경쟁에서 우위를 확보하고자 하는 것이 전략정보시스템이다.

3. 병원경영정보시스템

1) 병원경영정보시스템의 발전

병원을 비롯한 의료기관에서 정보시스템을 구축하는 목적은 크게 의료서비스의 질 향상과 경영 활동 지원을 통한 경영의 합리화로 대별될 수 있다. 의료기관의 종사자들은 환자의 진료와 의료기관의 운영과 관련된 다양하고 신속한 의사결정을 내려야 한다. 의사는 환자의 상태를 평가하고 적절한 진료방법을 결정해야 하며, 간호사 역시 환자 상태를 조사하여 간호계획을 수립하고 시행한다.

관리자들은 필요한 인력의 숫자를 결정하고, 약품과 소모품의 재고량을 결정해서 부족분을 구매하고, 진료비를 산정해서 청구한다. 최고경영진들은 새로운 시설의 신축이나 증축, 장기발전계획의 수립과 같은 일들을 결정해야 한다. 병원의 정보시스템은 이와 같이 구성원들의 업무 수행을 지원하고, 의사결정을 합리적이고 신속하게 내릴 수 있도록 지원하는 기능을 수행한다. 이 중에서도 병원경영정보시스템은 진료업무의 지원과 병원 내 각종 경영 활동에 필요한 정보를 제공하고, 합리적인 의사결정을 지원하는 기능을 수행하는 정보시스템이다.

우리나라 의료기관 정보화의 시발점은 70년대 후반 사회보장제도 도입의 일환으로 시작된 건강보험제도의 시행과 밀접한 관련이 있다. 일부 대학병원과 종합병원에서 건강보험의 시행으로 인해 진료비 산정과 청구 업무가 복잡해지고 업무량이 늘어남에 따라 대형 컴퓨터를 도입하여 원무업무를 처리하기 시작하였다. 이는 앞서 언급한 정보시스템의 발전 단계에 있어 첫 단계인 거래처리시스템에 해당한다.

1980년대 초반에는 개인용 컴퓨터가 보급되기 시작하였고, 국내 기술에 의해 건강보험 진료비 청구용 프로그램 등 병원관리 소프트웨어가 개발, 보급되면서 중소규모 병원과 의원급 의료기관의 정보화도 시작되었다. 아울러 의료정보시스템도 상용화 단계에 접어들기 시작했다.

의료기관의 정보화를 촉진시킨 가장 중요한 계기는 1980년대 후반의 전국민건강보험제도의 실시라고 할 수 있다. 모든 국민들이 건강보험과 의료보호의 의료보장을 받게 됨에 따라 의료서비스 이용의 재정적 장벽이 낮아지고, 이로 인해 국민들의 의료서비스 이용량이 폭발적으로 증가하였다. 그 결과, 의료기관의 환자 수와 관리 업무량이 크게 늘어났다.

반면에 정부의 경직된 건강보험 수가 정책으로 인해 의료기관들은 경영에 어려움을 겪게 되었다. 이에 병원들은 경영의 합리화와 효율성 향상에 관심을 가지게 되었고, 이를 위해서 경영정보시스템을 구축하여 각종 경영 통계 및 지표의 작성과 분석 업무를 수행하였으며, 문서 작성, 급여 관리, 인력 관리 등의 업무를 자동화하기 시작하였다. 이는 정보시스템의 발전 단계에서 사무정보시스템과 정보보고시스템에 해당한다고 볼 수 있다.

1990년대 들어 대기업들이 의료산업 분야로 활발히 진출함에 따라 대형 병원들이 설립되었으며 이들 병원은 앞을 다투어 정보시스템의 구축에 대규모 투자를 하였다. 이때부터 병원의 정보시스템은 처방전달시스템(OCS : Order Communication System)으로 대표되는 임상정보시스템의 구축과 병원 내 각 부문의 정보시스템을 유기적으로 통합하는 시스템의 구축으로 특징지을 수 있다.

환자를 직접적으로 진료하는 부서와 전문 인력을 위한 진료(임상)정보시스템, 방사선 병리 약제 등의 진료지원 부서를 위한 진료지원 정보시스템, 관리부서와 각 부서의 중간 관리자와 최고경영진을 위한 경영정보시스템(원무 관리, 일반 관리 등)등을 서로 유기적으로 연계하는 통합정보시스템을 구축하여 각종 의사결정의 지원, 첨단 진료환경의 구축과 정보시스템의 전략적 활용을 꾀하고 있다. 이는 경영정보시스템의 발전 단계상 의사결정지원시스템(DSS)과 전략정보시스템(SIS)에 해당한다고 볼 수 있다.

1990년대 후반 이후 인터넷의 급속한 보급과 활용은 병원경영정보시스템에 또 한 번 큰 변화를 가져왔다. 인터넷 사용의 확산으로 나타난 변화 중 가장 두드러진 현상으로 정보의 공유와 확산, 전자상거래(Electronic Commerce)의 활성화를 들 수 있다. 이러한 현상은 의료 분야에서도 예외 없이 일어났다.

병원을 비롯한 의료기관들이 각종 의학 정보와 지식을 인터넷상에서 제공하기 시작하였고, 진료 예약, 검사 결과의 통보와 확인, 원격진료와 같이 환자를 위한 서비스의 제공뿐만 아니라 의료정보 전문기업, 의약품 물류 전문기업, 제약 회사 등과 연계된 정보시스템을 통해 약품과 각종 소모품을 구매하는 일들이 많아지고 있다.

e-Health라고 불리는 이러한 병원의 e-Business는 개별 병원 내부의 정보시스템으로 국한되어 있던 병원경영정보시스템을 외부의 다양한 정보시스템과 연계, 확장

된 정보시스템으로 전환시키는 극적인 변화를 가져왔다. 정보통신 기술의 급속한 발전, 사회적인 정보인프라의 확산, 경영혁신기법의 개발, 업무 환경의 변화 등으로 인한 e-Health의 발전은 병원의 경영 합리화의 효율성 제고 수준에 그치지 않고, 병원의 역할과 기능을 근본적으로 변화시킬 것으로 전망된다.

1단계
- 원무관리의 자동화
- 진료비 산정, 수납, 보험진료비 청구관리

2단계
- 일반관리의 업무자동화
- 문서작성, 경영통계 및 지표의 작성, 급여관리, 인력관리

3단계
- 통합적인 병원정보 시스템의 구축
- 진료, 진료지원과 경영정보시스템의 유기적 연계
- 의사결정지원과 전략정보시스템

4단계
- e-Health 지원정보시스템 구축
- 외부 정보시스템과의 활발한 연계
- 병원기능의 근본적인 변화 초래

그림 6-2 우리나라 병원경영정보시스템의 발전 단계

2) 병원경영정보시스템의 구성

병원경영정보시스템은 크게 환자(원무)관리 시스템과 일반관리시스템으로 구분할 수 있다. 환자관리시스템은 다른 기업이나 조직과 달리 병원(의료기관)의 고유 업무인 진료를 지원하는 경영정보시스템이며, 일반관리시스템은 일반기업과 매우 유사한 경영정보시스템이다. 환자 관리시스템은 병원정보시스템 부분에서 자세히 다루고 있으므로 여기서는 일반관리시스템을 중점적으로 살펴보기로 한다.

병원경영정보시스템 중 일반관리시스템은 병원의 관리 부서를 중심으로 일어나는 경영활동을 지원하는 정보시스템이다. 병원의 경영활동은 진료를 제외하고는 일반 기업의 경영활동과 비슷하다고 볼 수 있다.

병원경영의 경영 활동은 편의상 생산관리, 인사관리, 급여관리, 구매재고관리, 재무회계관리, 고정자산관리, 경영통계관리 등으로 구분한다. 이 중 생산관리는 병원의 경

우 의료서비스 제공과 직접 관련된 부서에 해당하며, 임상정보시스템과 경영정보시스템 중 환자관리시스템이 이를 지원한다고 볼 수 있다. 나머지 경영 활동들을 정보시스템과 연결시켜 보면 다음 그림 6-3과 같다.

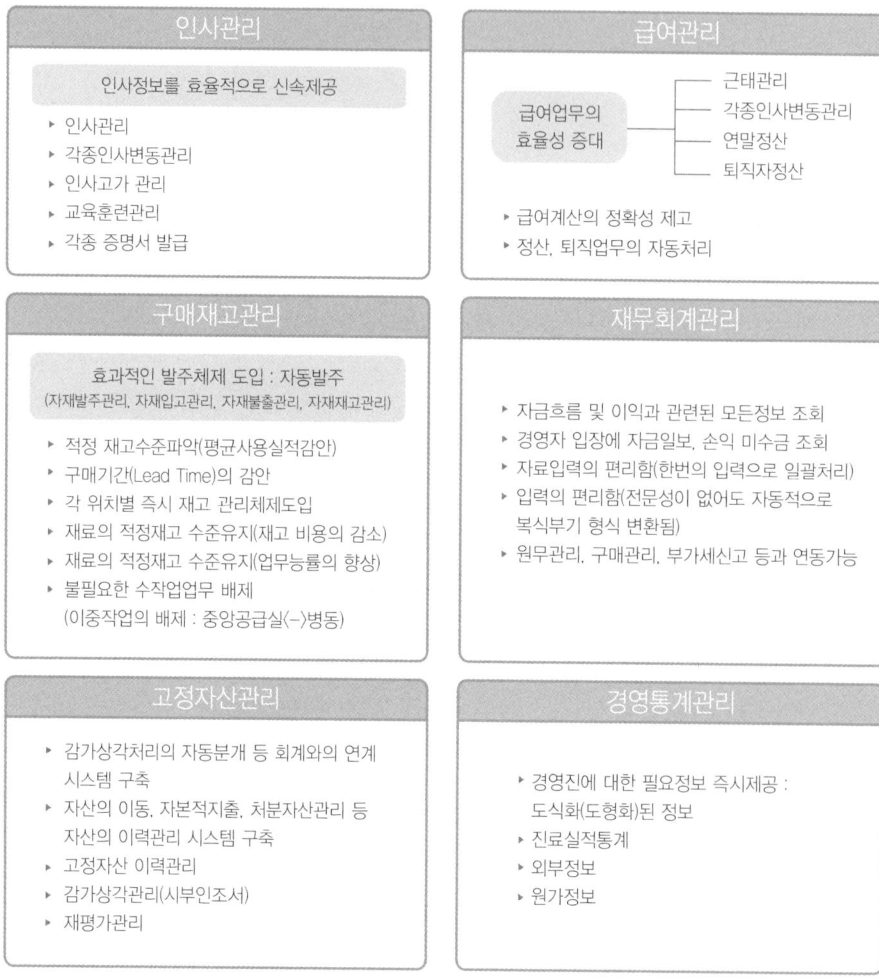

그림 6-3 병원경영정보시스템의 구성

3) 병원경영정보시스템의 도입효과

병원조직의 성격을 구성요소의 관점에서 보면 병원은 환자의 진료를 목적으로 의료인력과 보조 인력들이 모여 기능을 분담하여 수행함으로써 환자를 진료하는 공익기관이라고 할 수 있다. 병원조직을 구성하는 직종과 전문분야가 다양하여 다른 산업과 같이 단일 권한체계를 기초로 한 조직형성은 상대적으로 매우 어렵다고 할 수 있다.

병원조직은 의사, 간호사, 약사, 의료기사 등 의료 전문 인력으로 구성된 진료부서와 행정 및 사무를 지원하는 관리자층에 의한 관리부서가 이원적인 지배체제로 공존하여 운영되는 조직의 특성을 갖고 있다. 그리고 진료부서와 관리부서는 업무의 내용과 성격이 서로 다르고, 많은 업무들을 서로 독립적으로 수행한다. 또한 의사결정체계가 상호 독립적이며, 부서를 유지, 관리하는 권위체계도 서로 달라 병원조직 관리에 어려움이 많다.

관리부서의 경우에는 사무실 서열의 원리와 권리의 서열에 의해 비인격적인 분업이 이루어지고 있으며, 각자의 책임 영역이 규칙이나 규정으로 명문화되어 있다. 반면에 의료 전문직은 각자의 전문성에 입각한 자율적인 판단을 중요시하기 때문에, 병원경영의 효율성과 정해진 규칙을 존중하려는 관리직과 갈등을 빚는 일은 어느 정도 불가피한 것으로 간주된다. 이러한 갈등으로 인한 문제의 확산을 막기 위해 의료 전문직과 관리직 사이에는 일종의 묵계 또는 합의가 이루어져 왔으며, 상호 상대방의 권위를 어느 정도 인정하는 형태가 자리를 잡게 되었다. 이러한 결과 병원에서는 한 조직 내에 두 개의 의사결정체계와 권위가 나란히 존재하는 특이한 이원화 구조가 생겨났다. 따라서 병원에서 경영정보시스템을 도입하여 이용하여 얻을 수 있는 효과는 다음과 같다.

병원경영정보시스템 도입 효과

첫째, 병원의 경영 합리화와 효율성 향상을 위해 필요한 정보를 보다 빠르고 정확하게 제공함으로써 자원 이용의 효율성을 높이고, 합리적이고 적중률 높은 의사결정을 할 수 있게 된다.

둘째, 병원 내 각 부서의 실무자와 경영진간의 긴밀한 의사소통이 가능해짐으로써 업무조정과 협력이 보다 용이해지고, 각 개인과 부서가 보유한 지식과 정보의 공유와 활용이 활성화된다.

셋째, 자료 작성, 수집, 전달, 분석, 저장 및 검색과 관련된 업무량을 줄일 수 있어 생산성을 높일 수 있다.

넷째, 경영정보시스템의 도입과 활용 과정에서 병원 내 각종 업무절차와 흐름을 분석하고, 비능률적 요소를 정보기술의 적용을 통해 해결할 수 있게 된다. 이를 업무 재구성(BPR : Business Process Reengineering)이라고 한다.

4) 병원경영정보시스템의 과제

병원의 핵심기능은 진료기능이지만 진료기능을 원활히 수행하기 위해서는 반드시

지원 활동을 필요로 한다. 지원 활동에는 진료와 직접 관련이 있는 진료지원 부서의 활동뿐만 아니라 직접 관련이 없는 관리부서의 활동도 포함된다. 이러한 필요성에도 불구하고 이원화된 병원의 구조 때문에 조직 내 갈등, 자원 이용의 비효율성, 의사결정의 지연과 번복, 불합리하고 독단적인 의사결정, 유기적인 협조와 연계의 결여 등 병원경영에 있어 여러 가지 문제점이 발생하고 있다. 이러한 상황과 문제점은 병원의 정보시스템에서도 쉽게 찾아볼 수 있으며, 지금까지 병원의 정보시스템은 대부분의 경우 병원 내 각 부문이나 부서에서 독립적으로 구축한 경우가 많았다.

방사선정보시스템, 임상병리정보시스템, 원무(환자)관리시스템, 인력관리시스템, 급여관리시스템, 회계관리시스템 등 부서별, 단위 기능별로 적합한 정보시스템을 구축하고 개별적으로 운영하는 경우가 많았다. 특히 진료정보시스템과 경영정보시스템 사이의 긴밀한 연계는 찾아보기 어려우며, 따라서 정보시스템의 구축과 운영에 소요되는 비용의 증가, 정보 처리와 분석 업무의 증가, 정보의 공유와 활용 부족, 정보의 불일치와 부정확한 정보의 사용 등의 문제가 발생하였다. 이러한 문제점을 해결하기 위해 병원 내의 기존 정보시스템을 유기적으로 연계하려는 시도가 꾸준히 진행되어왔다.

최근에는 병원 전체의 정보시스템을 처음부터 통합적인 시스템으로 구축하려는 시도가 보편화되고 있다. 하지만 여전히 임상정보시스템과 경영정보시스템의 유기적 연계와 통합은 원활하지 못하며, 정보의 효과적 활용도 미흡한 수준이다. 예를 들어, 임상부문에서 생성된 환자 자료들을 관리 부서에서 의료서비스의 질 평가나 고객관계관리(CRM : Customer Relationship Management)의 기초자료로 활용하거나, 반대로 관리 부문에서 생성된 각종 경영 지표들을 진료 부문 종사자들이 진료 업무의 참고자료나 소속 부서의 관리를 위해 일상적으로 활용하는 일들은 아직 충분히 일어나지 않고 있다.

병원정보시스템의 발전에 있어 원무관리를 중심으로 한 거래처리시스템 수준의 경영정보시스템 구축이 그 시초였으나, 90년대 이후에는 OCS, EMR, PACS 등 진료정보시스템이 빠르게 발전하였고, 경영정보시스템은 상대적으로 그 발전 속도가 저조했다.

초기의 거래처리시스템 이후 경영정보시스템의 발전은 빠르게 이루어지지 못하였으며, 최근의 병원정보시스템 구축은 진료 부문에 중점을 두고 이루어지고 있다. 정보화 초기 단계에는 기술적으로 구현이 용이한 경영정보시스템이 우선 대상이었으나, 임상부문의 정보화를 실현시킬 수 있는 관련 정보 기술이 빠르게 발전하면서 상황은 변화하였다.

의료정보 기술의 부족으로 해결하지 못했던 여러 가지 과제들을 해결할 수 있게 되면서 임상 부문의 정보화에 더 많은 관심과 우선순위를 부여하였다. 이는 전통적으로 진료 기능을 중요시하는 병원조직과 구성원의 특성에서도 비롯된 바가 크다. 일반적으로 정보화 수준이 가장 높다고 알려진 금융기관과 비교할 때, 병원의 전체 예산 중 정보화에 투자하는 비용의 비율은 낮은 수준이며, 이와 같이 제한된 예산도 진료 부문에 많은 부분이 투입되고 있다. 그 결과 비슷한 규모의 일반 기업과 비교할 때 병원의 경영정보시스템은 낮은 수준으로 평가된다.

최근 의료제도와 정책의 급격한 변화, 의료서비스 시장 개방 압력의 증가, 소비자들의 높은 기대 수준 등 병원 경영을 둘러싼 외부 환경은 계속 어려운 방향으로 변화하고 있다. 따라서 경영에 어려움을 겪는 경우가 늘어나고 있으며, 병원 종사자들의 경영에 대한 관심도 높아지고 있는 현실이다. 그러나 병원경영의 효율성 향상과 합리화를 충분히 지원하기에 현재의 병원경영정보시스템은 미흡한 수준으로 판단되어 향후 병원의 정보시스템에 대한 투자와 관리에 있어 임상과 경영 분야에서 상호 정보시스템의 균형적 발전과 긴밀한 연계가 중요한 과제라고 생각된다.

6-2. 병원정보시스템

1. 병원정보시스템의 개요

1) 병원정보시스템 발전배경

병원은 일반기업과는 달리 업무가 다양하며, 병원조직 또한 다른 조직과 달리 매우 복잡한 구조로 되어 있어서 오늘날 병원정보화가 크게 부각되고 있다. 미래의 병원환경은 과거와는 달리 정보기술의 발달로 인하여 의료 환경의 내외적으로 급변하고 있으며, 이는 컴퓨터를 이용한 첨단의료기술발달과 병원경영정보시스템을 도입하는 등 정보화 시대의 사회적 변화를 들 수 있다.

전국민건강보험으로 절대적인 의료수요가 증가한 것은 말할 필요가 없으며, 이와 같은 의료수요는 교육수준과 소득수준이 높아짐에 따라 더욱 커지며 장기적으로는 노인 인구의 증가로 가속화될 것이다. 그러나 공급자가 다양해지고 수적으로 증가되며 교통이 편리해졌으므로 의료기관 간의 치열한 경쟁은 불가피하다.

본래 의료에서는 전통적으로 가격경쟁을 하지 않고 의료의 질을 거론하였다. 따라서 시설투자 등을 주 무기로 삼았으나, 이제는 의료서비스 경쟁을 통한 병원의 차별화는 물론 때로는 가격경쟁도 피할 수 없는 상황에 직면하고 있다.

최근에는 정보기술의 급속한 발전과 더불어 모든 업무가 정보망을 통하여 상호연결됨에 따라 모든 정보가 통합 운영되는 시대가 되었다. 각종 정보의 통합 운영과 실시간 조회 기능은 병원관리에 있어서 전체의 틀을 정보화 중심으로 재구성해야 하는 새로운 경영관리 기법을 요구하게 되었다.

병원은 의료서비스 제공에 있어서 중심적인 역할을 수행하는 관계로 정보시스템 도입의 필요성을 일찍부터 인식하고 있었는데, 그 직접적인 동기는 대략 3가지로 요약할 수 있다.

① 병원정보의 신속하고 합리적인 처리이다. 현대 병원의 기능이 분화되고 전문화되어 있기 때문에 발생장소가 분산되어 있고 정보자체도 다양한 흐름을 갖고 있다. 따라서 병원내의 정보흐름을 신속하고 합리적인 처리를 기하기 위해서는 컴퓨터를 통한 병원정보시스템의 도입이 필요하다.

② 병원정보의 대량적인 생산에 대비한다. 오늘날 병원에서 처리해야 하는 정보는 대량으로 증가하고 있으므로 이와 같이 많은 정보 가운데 필요한 정보를 효과적으로 환자진료에 이용하기 위해서는 정보시스템의 도입이 필수적이다.

③ 환자의 진료에 관한 의료기술의 발달에 기인한다. 의료정보의 양적인 팽창과 함께 다변량 분석법, 시뮬레이션 기법, 화상처리 등의 자료처리 기술이 환자진료나 의학 교육에 이용되고 있다. 각종 검사나 진단기술 등의 진보에 따라 의료데이터도 복잡해지고 그 처리 방법의 고도화가 요구됨에 따라 자료에 대한 컴퓨터처리의 필요성이 높아졌다.

병원정보시스템의 개발 및 이용은 미국, 일본 등 선진국에서는 1960년대에 시작되어 현재에 이르고 있으며, 국내에서는 1977년 건강보험제도를 시행하면서 진료비의 본인 부담이 낮아진 보험환자들이 종합병원으로 몰려들게 되어 병원측에서는 늘어나는 보험환자들의 진료비 청구 업무의 복잡성과 양적 증대의 해결방안으로 병원정보시스템 구축에 관심을 갖게 되었다.

국내에서 병원업무에 대한 병원정보시스템 개발이 시도된 것은 한국과학기술원

(KAIST)병원업무에 대한 용역사업의 일환으로 1978년 경희의료원에 건강보험 업무를 위해 Mini Computer가 설치, 운영된 것이 병원정보시스템(HIS : Hospital Information System)의 시작이었다.

건강보험의 확대실시로 인하여 많은 병원에서 건강보험 진료비 청구지연으로 인한 지금회전의 어려움 등이 있어 병원업무 중 원무행정 중심으로 점점 관심을 갖게 되었다. 특히 많은 병원들의 HIS는 건강보험진료비 청구업무가 대부분이고 접수나 수납, 진료비계산, 진료통계, 수입금과 미수금관리, 의약품관리 등 비교적 간단하면서도 반복되는 업무에서만 사용되어 왔다.

현재는 거의 대부분의 병원들이 진료접수, 진료비계산, 건강보험진료비 청구 등 원무행정에 치중하여 전산화를 하였으며, 그 중에서도 대형병원들은 전반적인 병원업무를 전산화하고 있는 실정이다.

최근에는 대형병원들이 진료정보시스템, 관리행정시스템 및 경영지원시스템에 중점을 두고 처방전달시스템, 의료영상저장전송시스템(PACS : Picture Archiving &

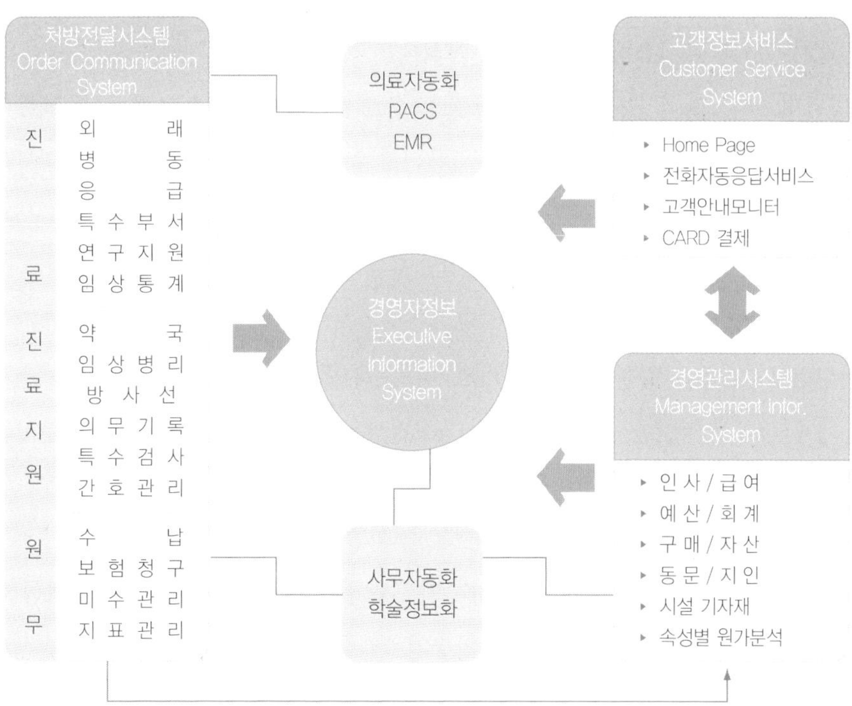

그림 6-4 **병원정보시스템의 구성**

Communication System), 의무기록영상관리시스템 그리고 계열병원의 연결시스템 등으로 구축이 진행되고 있다.

컴퓨터 기술의 발달과 더불어 컴퓨터시스템의 가격이 하락되어 경제적 비용으로 시스템을 구축할 수가 있으므로 병원전산화의 가속은 빠르게 진행되고 있다. 최근 보건복지부에서도 초고속 공공서비스 개발 사업으로 응급의료정보시스템, 전염병관리시스템 등을 도입하고 있다.

1980년대부터 본격적으로 도입된 병원정보시스템은 원무관리 및 건강보험 청구와 관련된 행정지원시스템이였으나, 1990년대 중반부터는 OCS가 각 병원에서 본격적으로 도입 운영되면서 진료정보 및 진료지원, 일반행정관리 등 병원전체의 업무를 체계적으로 연계하는 시스템으로 발전하였으며, 2000년대 중반부터는 전자의무기록(EMR)시스템으로 발전하면서 진료중심의 통합의료정보시스템으로 변화하고 있다.

2) 병원정보시스템의 정의

병원정보시스템은 기업에서의 경영정보시스템과 같이 경영에 중점을 둔 개념으로 사용되며, 병원정보시스템은 병원경영 이외에도 진료를 지원하는데 중요한 역할을 한다. 병원정보시스템의 개념이 병원전산 또는 의료정보시스템 등으로 혼용되거나, 이는 협의의 의료정보시스템으로 인식되어 사용되고 있음을 알 수 있다.

의료정보는 「의료행위와 관련된 정보」 말하며, 이러한 정보를 관리하는 것으로 광의의 의료정보시스템을 「조직화된 의료행위의 실천을 목적으로 하는 전산환경을 이용하는 시스템」으로 정리할 수 있다.

병원정보시스템은 병원을 비롯한 의료기관을 운영, 분석하고 나아가 의료의 질을 높이는데 핵심적인 역할을 수행하는 것이다. 즉, 병원 내에서 진료부서 및 행정부서간에 컴퓨터와 전산장비 및 의료장비들을 사용하여 진료부서 및 행정부서간에 처방과 각종 의료정보를 전달하기 위한 전산시스템으로 정의할 수 있다.

병원정보시스템은 병원을 찾은 환자의 인적사항 및 진료와 처방내역의 상세한 사항을 입력한 후 진료 및 행정에 필요한 의료정보를 생성하고 필요한 각 부서에 동시에 공유하여 의료서비스에 활용하게 된다. 또한 환자에 대한 정보 및 처방내역을 전산시스템에 의해 진료부서, 진료지원부서, 원무/행정부서 등에 전달하여 전문적인 진료 행위를 함으로써 의료의 질을 높이고 병원경영에도 많은 도움을 줄 수 있게 되었으며, 그 기능은 다음 그림 6-5와 같다.

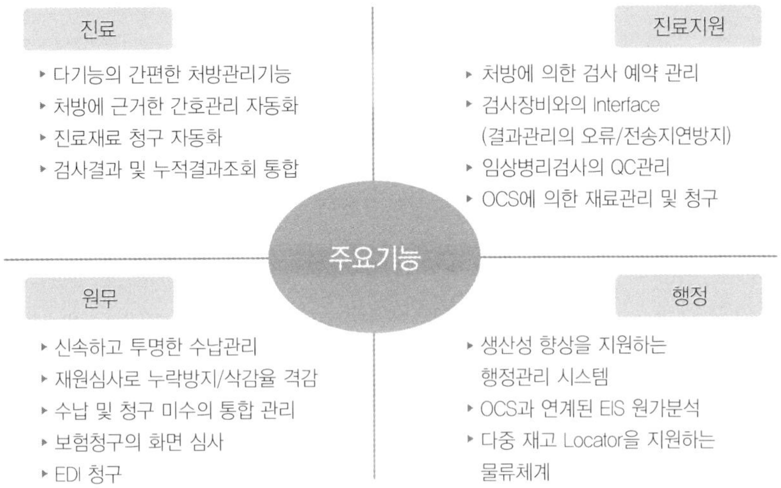

그림 6-5 병원정보시스템의 주요기능

병원정보시스템의 구성은 크게 처방전달시스템(OCS)과 의료영상정보 그리고 사무자동화(OA : Office Automation) 등 3가지 구조로 분류해 볼 수 있다.

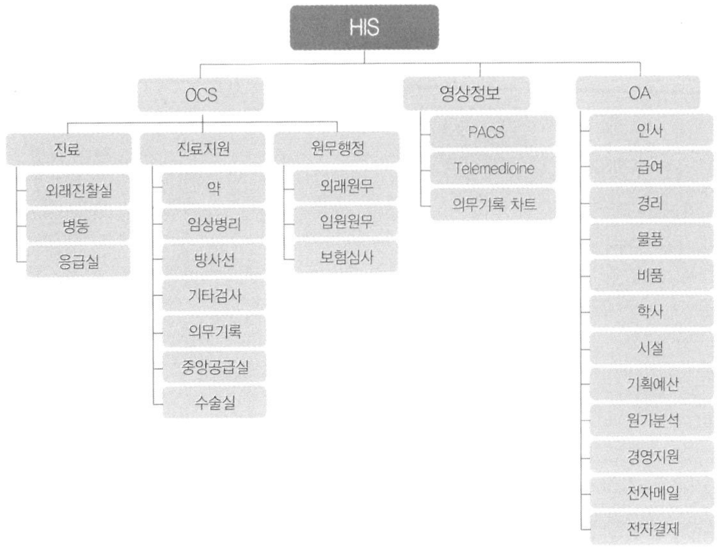

그림 6-6 병원정보시스템의 분류

OCS는 환자에게 발생되는 처방을 중심으로 진료와 진료지원 및 원무행정부서간에 전달되는 과정을 전산화한 시스템이라 할 수 있으며, 영상정보는 병원에서 발생하는 영상정보 즉, X-선, CT, MRI, 초음파 등 영상장비에서 나오는 그래픽 데이터를 전산화하여 저장하고 검색할 수 있는 영상정보전송시스템을 말한다. 그리고 OA는 OCS에서 발생되는 정보를 기본으로 인사급여, 경리와 물품관리 및 원가분석, 경영지원에 이르기까지 병원경영에 필요한 시스템을 정보화한 것이라 할 수 있다. 여기서 PACS는 주로 병원내부에서 LAN을 통해 정보가 전달되는 시스템을 의미하고, 원격진료는 병원과 타 의료기관 또는 기타지역 등 외부 통신망을 통해 원격으로 정보가 전달되는 시스템을 의미한다.

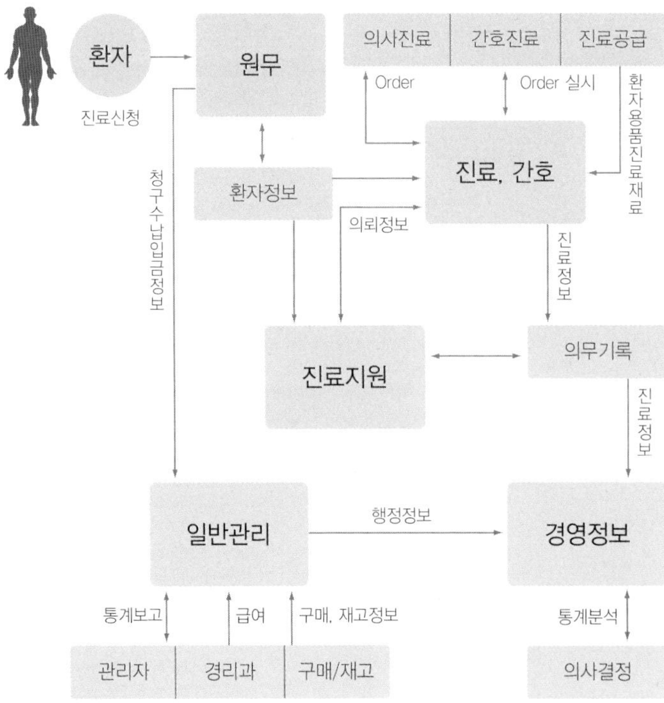

그림 6-7 병원정보시스템의 개념도

초창기의 병원정보시스템은 환자의 진료 접수와 진료비 수납 그리고 수납데이터를 관리하여 건강보험관리공단에 진료비 청구, 또한 환자의 기본정보를 관리하는 원무행정(PM/PA : Patient Management/Patient Account) 중심의 시스템에 구축되기 시작했으며, 점차 의사의 처방을 원무과 및 방사선, 임상병리, 약국, 주사실 등 환자의 진료에 관계되는 모든 정보를 공유하는 처방전달시스템(OCS)이 구축되었다.

임상병리정보시스템(LIS : Laboratory Information System)은 임상병리검사결과를 병원정보시스템과의 인터페이스를 하여 수작업으로 결과를 입력하므로 발생하는 시간낭비 및 부정확 결과 입력 방지를 하여 보다 신속하고 정확한 검사결과를 얻을 수 있는 시스템으로 개발되었으며, 그리고 방사선 필름 대신 이를 디지털로 변환시켜 방사선 촬영 사진을 PC를 통하여 보면서 진단할 수 있는 의료영상저장전송시스템으로 발전하여 왔다. 현재 대다수의 큰 병원들은 이러한 시스템들을 도입하여 운영하고 있으며, 최근에는 전자의무기록(EMR : Electronic Medical Record)이 개발되어 각 병원에서 이를 도입하고 있다.

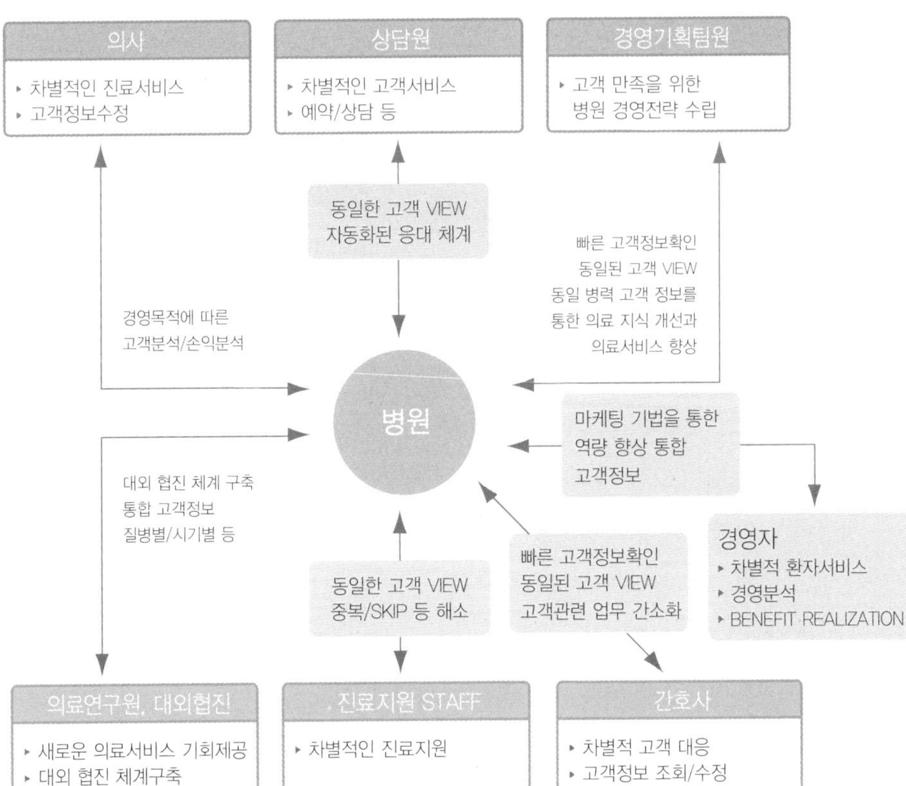

그림 6-8 병원정보시스템의 기대효과

병원정보시스템을 도입함으로써 기대되는 효과로는 의료진의 효율적이고 정확한 의사소통과 병원의 각 분야에서 요구되는 많은 데이터 집계와 분석 그리고 경영 실태를 짧은 시간에 정확하게 파악하여 경영의 합리화를 이룰 수 있다. 환자에게는 대기시간의 단축, 효율적이고 양질의 서비스 제공을 할 수 있으며, 병원에서는 병원내부에서 발생하는 제반 내용들을 모니터링하고 통제하는 효과를 기대하고 있다.

2. 병원정보시스템의 기능요소

Friedman & Martin(프리드먼과 마틴)은 1987년 병원정보시스템 구성요소를 병원정보시스템에 대해 핵심 기능(Core System), 관리 및 재무(Business and Financial System), 커뮤니케이션과 네트워크(Communication and Networking), 부서관리(Departmental Management), 의무기록(Medical Documentation System)과 임상지원(Medical Support System)의 6가지 기능을 수행하는 구성요소로 이루어진 기능적 모형을 제시하였다. 각 기능의 구체적 내용은 다음과 같다.

1) 핵심 기능

핵심 기능(Core System)은 환자 일정 결정, 입원과 퇴원 등 병원 운영에 있어 가장 기본적인 핵심적인 기능을 수행한다. 병원 내의 환자 관리 업무는 자동화의 일차 대상으로 간주되며, 이제는 모든 병원들이 환자 등록 과정에서 환자의 인적 사항에 대한 정보를 획득하고 저장하는데 컴퓨터를 사용하고 있다.

환자 관리 자료들은 청구 업무를 수행하는 재무 프로그램의 기초 자료로 활용된다. 병원정보시스템이 병리, 방사선, 약제 등 진료지원부서로 확장되면, 이 핵심 기능은 공통적인 기초 시스템으로서 이들 시스템을 지원하게 된다.

2) 관리 및 재무

관리 및 재무(Business and Financial System)기능은 급료 지불, 미수금 관리 등 전통적인 재무와 회계 관리 기능을 지원하는 시스템이다. 이들 업무는 대부분 잘 구조화되어 있고, 업무량이 많으며 반복적인 일들로 컴퓨터를 활용하기에 가장 적합한 분야이다.

병원의 관리 부서에서 시행하는 이러한 업무는 일반 기업의 경우와 거의 동일하기 때문에 일반 기업의 필요에 맞게 개발된 자료 처리 기술을 그대로 적용할 수 있어서, 병원의 업무 중 가장 먼저 자동화가 이루어졌다.

3) 통신과 네트워크

통신과 네트워크(Communication and Networking)시스템 기능은 병원정보시스템의 구성요소들을 통합시키는 기능을 수행한다. 병원의 임상 진료에서 가장 중심이 되는 시설은 병동(외래)이다.

의료전문가들이 환자의 상태를 평가하고, 각종 검사, 처치와 약 처방 등의 오더를 만들어내면서 병원 내의 임상 관련 업무가 이루어지기 시작한다. 병원정보시스템은 병동(외래)과 진료지원 부서 간의 커뮤니케이션을 촉진시키는데, 이것이 바로 커뮤니케이션과 네트워크 시스템의 기능이다.

4) 부서관리

부서관리(Departmental Management) 시스템 기능은 병원 내 각 부서에서 필요로 하는 정보를 지원하는 기능을 수행한다. 병원 정보화 초기에는 정보시스템이 각 부서의 업무에만 적합한 형태로 만들어지고, 다른 시스템과의 교류나 호환은 불가능한 경우가 대부분이었다. 그러나 현재는 병원 내 다른 정보시스템과 통합되어 있고, 다른 부서에서 입력하거나 생성한 자료들을 사용할 수도 있다.

5) 의무기록

의무기록(Medical Documentation) 시스템 기능은 개별 환자의 진료에 필요한 임상 정보를 수집하여, 조직화하고, 저장하며 제시하는 표준 의무 기록의 기능을 수행한다. 오더를 입력하고, 수행 결과를 보고하고, 이들 정보와 문서를 저장하는 일들이 자동으로 이루어지도록 한다. 포괄적인 의무기록 시스템은 그 외에 문진과 관찰에 의해 얻어진 자료도 구비하여, 이들 자료를 처리, 분석, 관리하는 기능도 제공한다. 그 외에 감염 관리, 퇴원계획 수립, 질 관리와 의료서비스 이용 평가활동도 지원할 수 있다.

6) 임상지원

임상지원(Medical Support) 시스템 기능은 의료 인력들이 임상 자료를 해석하고 의사 결정을 내리는 일을 직접 지원하는 기능을 수행한다. 병원 내 임상정보시스템이 잘 구축된 경우, 문제 사례의 확인과 주의, 가능한 진단의 제시, 제한된 범위의 치료 방침 조언 등의 기능까지도 수행한다. 환자 정보를 모니터링하고 해석하는데 있어 이 시스템이 제공하는 직접적인 지원은 임상 자료들을 완전하게, 그리고 적시에 기록할 수 있도록 도와준다.

일반적으로 임상(진료)정보시스템은 의무기록 관련 부서에서 생성된 임상 자료만을 다루고, 반면에 경영정보시스템은 관리 부서에서 생성한 관리 자료만을 다루는 것으로 알고 있으나 실제로는 그렇지 않다.

병원정보시스템의 6가지 구성요소 중 임상지원시스템만 순전히 임상정보시스템에, 그리고 관리 및 재무시스템만 경영정보시스템에 속하고, 나머지 구성요소들은 임상과 경영정보시스템의 성격을 함께 가지고 있다고 볼 수 있다. 따라서 임상정보와 경영정보시스템 간의 연계, 병원 내 각 부서와 부문별 정보시스템 사이의 연계와 통합은 병원의 원활한 기능 수행을 위해 매우 중요한 요소라 할 수 있다.

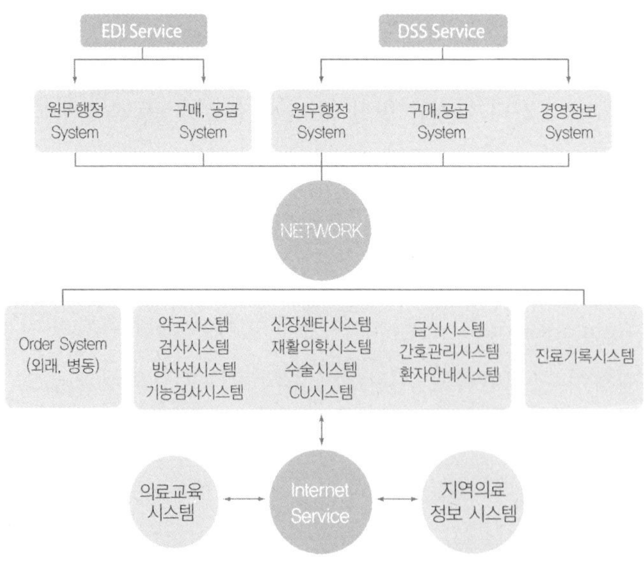

그림 6-9 병원정보시스템의 부문별 연계와 통합

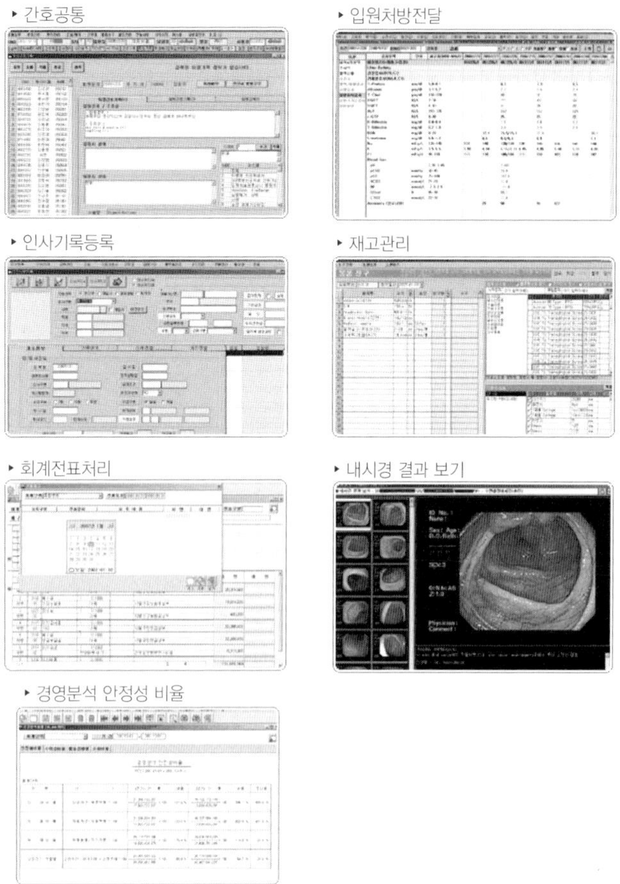

그림 6-10 병원정보시스템의 주요화면 기능

3. 병원정보시스템의 구축방안

21세기 정보의 혁명은 의료기술에도 많은 변화를 초래하였으며, 의료계 전반의 정보통신기술의 이용은 의료계에도 많은 영향을 미쳐 빠른 의사소통과 정보교환이 가능하게 되어 병원의 환경뿐만 아니라 의료소비자의 의식에도 많은 변화가 나타나게 되었다. 따라서 의료 서비스의 요구도 점차 다양해지고, 의료의 정보체계에 있어서 병원정보시스템(HIS)은 새로운 개념의 체계가 도입되어 많은 네트워크 형태의 시스템들이 운영되었다. 이러한 네트워크 형태의 분산처리 방식은 의료정보의 정확성을 보장하고 보완하기 위하여 등장한 것이 클라이언트(Client)/서버(Server) 방식 분산처리 구조이다.

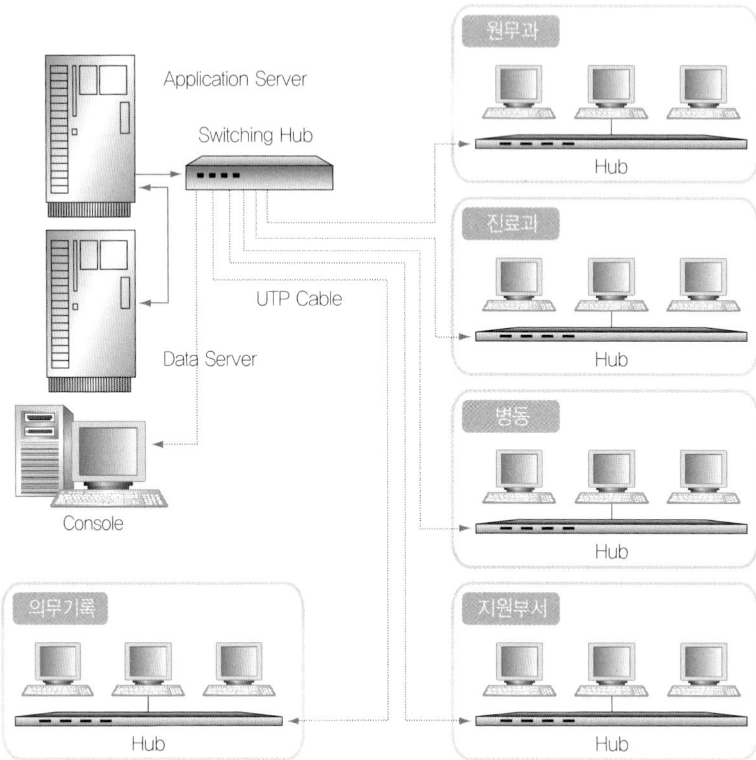

그림 6-11 **병원정보시스템 구성도**

이 방식은 하드웨어적인 면에서 발생되는 정보의 통화량을 업무에 따라 분산하여 데이터베이스 및 데이터의 처리를 서버별로 나누어 분산처리하고, 소프트웨어적인 면에서는 관계형데이터베이스 도입과 PC의 사용자가 손쉽게 사용할 수 있도록 화면을 그래픽 처리하는 것이다. 이와 같은 시스템의 도입으로 실질적인 OCS가 가능하게 되었다.

병원정보시스템의 구축은 병원 조직을 효율적으로 운영하기 위한 정보를 수집하고, 이를 활용하여 병원의 여러 업무를 수행하는데 필요한 정보를 신속하고 정확하게 제공하는 여러 형태의 하위시스템들의 종합정보시스템으로 정의할 수 있다. 병원의 종합정보시스템을 위한 병원의 환경은 내부적인 환경과 외부적인 환경으로 분류하면 다음 그림 6-12와 같다.

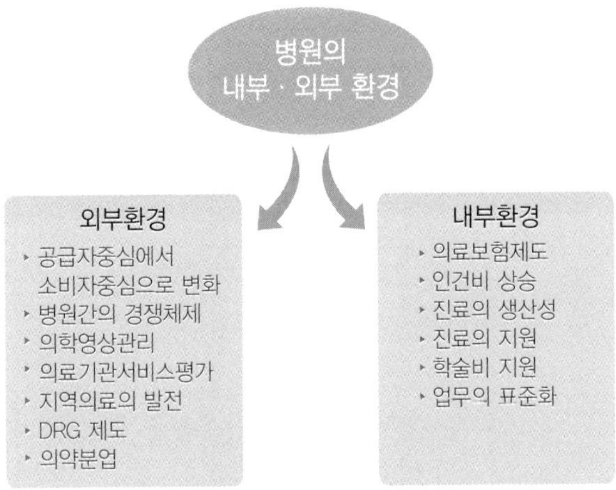

그림 6-12 **병원의 내부 환경과 외부 환경**

병원정보시스템의 구축시 병원의 여러 가지 여건을 고려하여 장기 계획을 수립한 후 이 계획을 단계적으로 확대해 나가는 방법을 채택하는 것이 바람직하다. 이때 무엇보다 중요한 것이 사용자의 편리성을 최우선적으로 고려하는 사용자 중심의 정보시스템을 구축하고 새로운 업무환경에 적응할 수 있도록 사용자에 대한 시스템 활용교육 방안이 필요하다. 병원정보시스템 구축시 고려사항은 다음 표 6-1과 같다.

표 6-1 **병원정보시스템 구축시 고려사항**

고려사항	의 미
정확성	원하는 장소에서 다른 원하는 장소로 오차 없이 전송
안전성	전산망 고장을 최소화할 수 있는 전산망의 선정이 필수
보안성	의사, 간호사, 사무원, 경영자 등 사용자에 따라 정보의 접근 권한이 명백
경제성	구축당시 의료정보의 성격에 따라 연결되어야 하는 PC 수, 전산망 장비 및 사용자 수를 최대한 고려
공간성	전산망 설치시에는 최단거리에 가능하면 중앙집중식으로 설치할 수 있는 공간 확보

병원경영정보는 그 자료의 특수성에 의해 정량화나 표준화 작업에 어려움이 많으며, 또한 대량정보의 즉시처리 및 데이터의 신뢰성 등 운영상의 여러 가지 문제점 때문에 짧은 기간 내에 종합적인 병원정보시스템을 구축하기에는 불가능하다고 본다. 따라서

기존 수작업 환경에서 가급적 무리를 피하고 업무 수행 상 중복 부분이 크게 작용하는 업무와 규칙적으로 반복되는 기능적 업무에 우선하여 업무개발을 단계적으로 시행하는 것이 바람직하다.

4. 병원정보시스템의 구축단계

병원정보시스템은 새로운 정보화의 흐름 및 기술발전 그리고 조직 환경의 변화에 따라 진화해 나간다. 병원정보시스템의 구축 단계는 새로운 정보기술의 등장, 시스템 구축의 능력 및 기능과 필요성, 외부환경의 정보화 흐름에 따라 나타난다.

성공적인 병원정보시스템의 구축을 위해서 병원경영자는 정보시스템의 발전단계를 고려하여 각 단계에서 구현 가능한 최적의 시스템 구축 및 그에 대한 최소의 투자로써 최대의 효율을 올리는 것을 목표로 삼아야 할 것이다. 또한 외부환경의 정보화 흐름, 새로운 시스템의 향상, 기술의 등장을 감안하여 그때마다 변화과정에 알맞은 병원정보시스템의 정책방향을 세워야 한다. 일반적인 병원정보시스템의 구축 단계를 살펴보면 다음 그림 6-13과 같다.

1단계 ‣ 단순한 사무처리 단계 : 환자에 대한 진료지원, 진료비 수납, 병원보험 진료비 청구, 물자관리, 인사급여, 급식관리 업무 등이다.

2단계 ‣ 진료업무를 지원하는 단계 : 주로 환자에게 제공되는 의료서비스, 편의 제공, 진료예약관리, 검사물 관리, 병무기록 및 필름관리 등이다.

3단계 ‣ 진료에 직접 관련된 업무단계 : 병원경영에 기초자료 및 임상연구 자료를 제공하는 원가계산, 임상연구지원 등이다.

4단계 ‣ 병원경영기능을 지원하는 단계 : 관리적 의사결정, 진료결정단계, 타의료기관과의 자료교환, 원격진료 등의 단계이다.

5단계 ‣ 전략적 의사결정을 지원하는 단계 : 의사결정에 필요한 정보제공, 정책결정지원, 최종의사결정을 지원하는 단계이다.

그림 6-13 일반적인 병원정보시스템의 구축단계

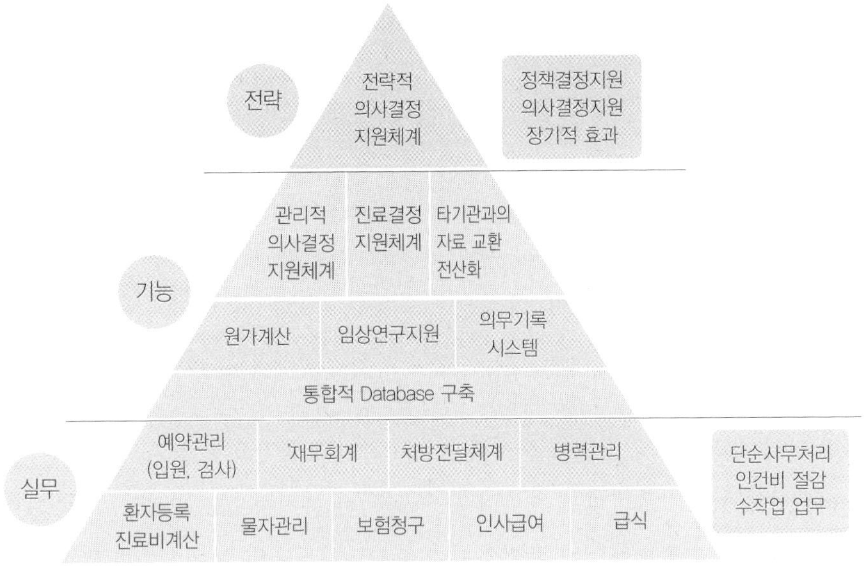

그림 6-14 병원정보시스템의 발전단계

병원정보시스템은 병원 내에 모든 업무가 정보화의 대상이 되고 정보화된 업무간의 연결로서 상호 자료의 교환처리가 필요해짐에 따라 기존의 각 업무부서별 독립적으로 수행하던 병원들의 정보시스템 계획 및 개발은 장래 타 업무와의 통합시 문제점이 발생할 소지가 있다.

업무전반에 대한 정보화는 궁극적으로 조직의 최상위(5단계)레벨에서의 병원 전략 및 의사결정을 위한 병원정보시스템으로 수렴하게 되므로 장기적인 정보화 계획에 관한 조직적인 접근 방법과 일관성 있는 개발계획 수립이 무엇보다도 중요한 요건으로 등장하게 되었다.

현재 국내병원의 병원정보시스템 현황을 볼 때에 대다수 종합병원에서 이용 중에 있고, 많은 병원에서 컴퓨터를 활용하겠다는 기본 방침은 이미 정립이 되어 있다. 그러나 실제로 병원정보시스템을 구축하다 보면 병원경영자의 인식은 이 컴퓨터에 대한 거리감이 더 많은 부분을 차지하고 있음을 알 수 있다.

6-3. 처방전달시스템

1. 처방전달시스템의 개념

문명의 발전과 더불어 과학기술로 개발된 첨단의 기기들은 개인들의 생활환경에 막대한 변화를 초래하였는데 그 중에서 괄목할 만한 변화가 컴퓨터 기술의 도입과 전 세계적인 정보통신망의 구축이다. 오늘날 이러한 신기술의 발전에 따라 전 세계가 하나의 거미줄 같은 망으로 연결되어 시시각각으로 하나의 공간으로 좁혀지고 있다.

의료 분야에서는 1990년대 중반부터 각 병원에서 본격적으로 병원정보시스템이라는 이름으로 의료전산화 도입이 증가하여 처방전달시스템의 업무 중심으로 운영하고 있다(그림 6-15 참조). 이러한 도입은 각종 정보에 대한 신속하고 정확한 통계분석이 가능해지고 그에 따라 의료의 질, 양적인 향상과 병원경영에 도움을 줄 수 있게 된다.

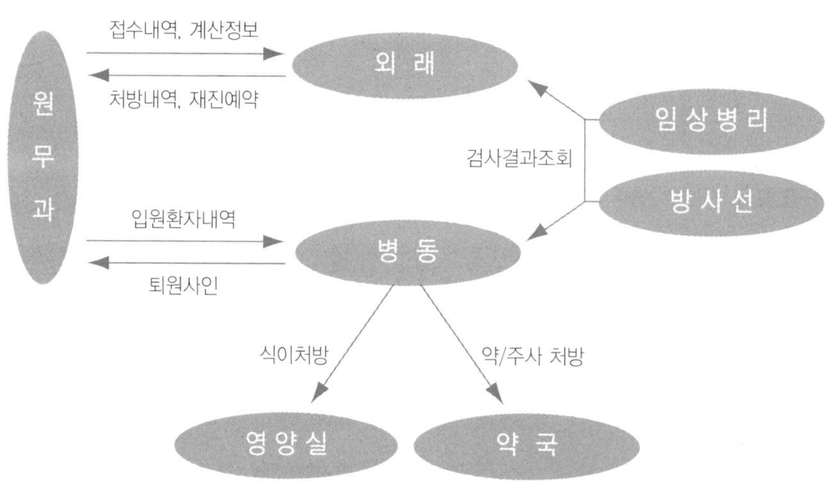

그림 6-15 처방전달시스템 업무 흐름도

이러한 병원업무의 급속한 변화와 전문화 및 다양화로 인하여 대량의 정보가 발생하고 있으며 이들 자료의 정확성과 완전성이 요구되고 환자들은 빠른 치유와 회복을 위한 전문적이고 질적인 의료서비스를 기대하여 이와 동시에 병원행정가들은 저비용,

고효율의 환자진료 수단을 필요로 하고 있다. 따라서 병원은 지금까지의 단순한 사무처리를 위한 병원 전산화로는 한계가 있으며, 따라서 기존의 원무행정 중심의 수준을 벗어난 처방전달시스템(OCS)을 기본으로 한 병원정보시스템(HIS)구축을 서두르게 되었다.

이는 통신장비와 컴퓨터 관련 장비의 성능 향상과 통신 소프트웨어 기술의 발달로 분산처리 방식인 클라이언트/서버 구조의 병원정보시스템 구축이 가능하게 되었기 때문이다. 이는 기존의 단순한 원무행정 수준을 벗어나 다양한 의료정보 및 경영정보를 공유하고 최고 경영자의 의사결정을 지원하는 다차원의 새로운 통합의료정보시스템 구축단계로 발전하고 있다.

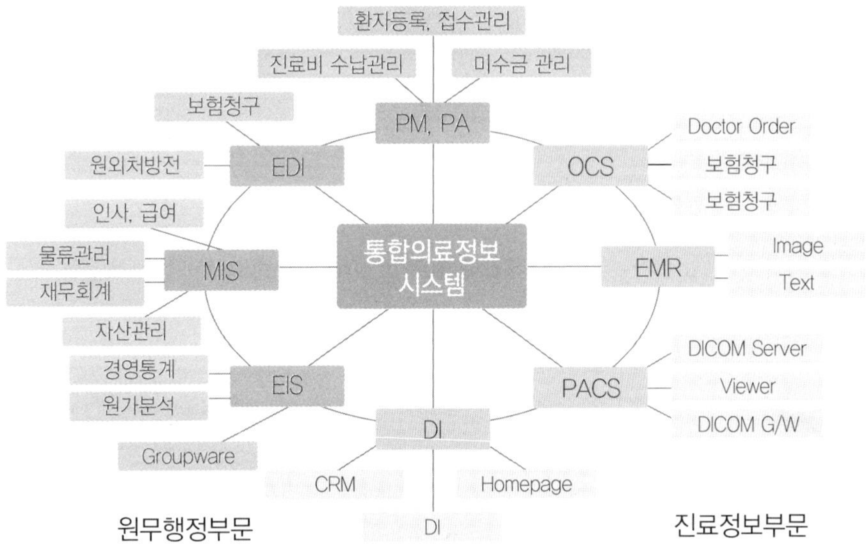

그림 6-16 통합의료정보시스템 구성

OCS는 HIS중 가장 기본이 되는 시스템으로 환자에게 발생되는 처방을 중심으로 진료와 진료지원 및 원무행정부서간에 전달되는 과정을 전산화한 분산처리 방식의 클라이언트/서버 방식의 시스템으로 OCS 시스템의 일반적인 구성도는 그림 6-17과 같다.

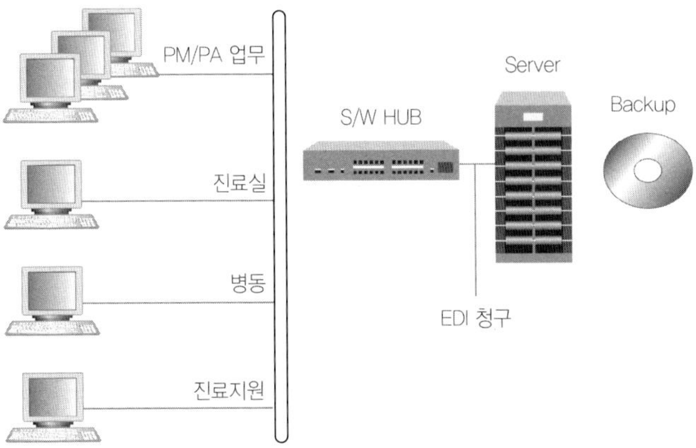

그림 6-17 OCS 시스템 일반구성도

OCS 시스템은 분산처리에 의한 클라이언트/서버 방식으로 클라이언트와 서버 간에 응용 프로그램으로 분리되어 있으며, 전형적으로 클라이언트 쪽의 사건중심(Event-driven) GUI 응용은 프로그램 흐름을 제어하고, 서버쪽의 논리절차는 업무와 데이터베이스 규칙을 중심적으로 수행한다. 클라이언트와 서버 처리 작업은 다양한 미들웨어 도구를 사용해서 통신할 수 있다. 처방전달시스템의 기대효과는 다음 표 6-2와 같다.

표 6-2 처방전달시스템의 기대효과

구 분	의 미
환자서비스 개선	① 외래접수, 수납, 진료, 투약 등의 대기시간 단축 ② 간호사 사무업무의 감소로 인한 재원환자의 간호서비스 개선 ③ 진료정보의 활용 및 정확한 전달체계를 통한 진료의 질적 향상
진료생산성 향상	① 외래 대기시간 단축을 통한 외래환자 증가 ② 병상 회전율 증가 ③ 지역의료 서비스를 통한 환자증가
수익의 증가	① 처방의 누락방지 ② 고의적 누락의 최소화 ③ 의료물품의 철저한 관리를 통한 손실 최소화
경영 효율화	① 전산을 통한 인원증가 요인 억제 ② 효율적 재료관리를 통한 진료재료비율 감소 ③ 각종 경영통계를 통한 재무구조 개선
의사결정 지원	① 원내 활동의 변화추이 분석을 통한 미래예측 ② 진료, 사무, 경영 등의 오류에 대한 근거 추적

2. 처방전달시스템의 정의

처방전달시스템은 병원 전체의 병원정보시스템에서 가장 많은 비중을 차지하는 분야 중에 하나로 진료의사의 각종 처방전 형식을 아날로그 형태로 기입하는 것이 아니라 Chartless, Paperless, Slipless의 목적으로 컴퓨터를 이용하여 일정한 프로그램 내에서 기입하여 진료지원부서에 자동으로 전달되고, 또한 진료지원부서에서 얻어진 결과를 병원정보시스템에 입력하여 의료진과 병원이 필요한 곳에서 자유롭게 조회할 수 있는 시스템을 말한다.

처방전달시스템은 병원정보시스템의 하나인 진료업무시스템으로서 의사와 환자에 대한 처방이나 간호사가 수행하는 행위를 각 진료지원부서와 유기적으로 연결시켜주는 시스템으로 정의할 수 있으며, 업무에 따라 진료, 진료지원, 원무행정으로 구분할 수 있다. 업무 구성도는 그림 6-18과 같다.

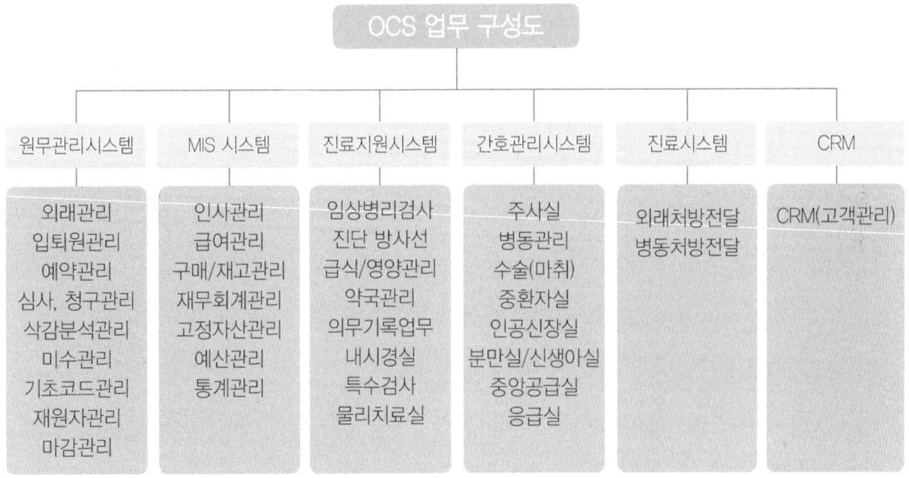
OCS 업무 구성도
원무관리시스템
외래관리
입퇴원관리
예약관리
심사, 청구관리
삭감분석관리
미수관리
기초코드관리
재원자관리
마감관리
MIS 시스템
인사관리
급여관리
구매/재고관리
재무회계관리
고정자산관리
예산관리
통계관리
진료지원시스템
임상병리검사
진단 방사선
급식/영양관리
약국관리
의무기록업무
내시경실
특수검사
물리치료실
간호관리시스템
주사실
병동관리
수술(마취)
중환자실
인공신장실
분만실/신생아실
중앙공급실
응급실
진료시스템
외래처방전달
병동처방전달
CRM
CRM(고객관리)

그림 6-18 OCS의 업무 구성도

3. 처방전달시스템의 구분

처방전달시스템은 의료정보시스템의 가장 핵심이 되는 부분으로서 환자의 내원 경로에 따라 외래처방전달시스템(외래 OCS)과 병동처방전달시스템(병동 OCS)으로 구분되며, 외래 OCS는 접수된 환자의 정보를 읽어와 진료실의 PC에 의해 처방이 입력되어 이 정보는 원무과의 접수/수납요원에게 전송되어 환자가 진료비 수납을 하게 되며, 처방 종류에 따라 약국, 채혈실, 방사선과 접수, 또는 여러 검사 시스템으로 정보가 이동되어야 한다.

병동 OCS는 입원 수속된 환자의 정보를 각 병동별, 과별, 의사별로 조회가 가능하여야 하며, 환자가 입원해 있는 동안 발생한 모든 처방에 관한 정보를 저장하여야 한다. 외래 OCS와 다른 점은 진료비가 퇴원 시 한꺼번에 수납이 되기 때문에 처방이 발생 할 때마다 진료비가 누적되어 관리할 수 있어야 하며, 환자의 식이처방에 관한 관리 또한 수반되어야 한다.

외래 OCS와 병동 OCS의 차이점은 외래 OCS와 병동 OCS는 자료의 흐름을 전산화시키는 데는 차이가 없지만 운영 성격이 다르다. 병동 OCS는 처방이 집중적으로 몰리는 시간이 거의 없이 지속적으로 처방이 발생하는데 비하여, 외래 OCS는 낮에만 시간대별 처방이 높게 발생한다.

즉, 종합병원의 경우 외래 환자는 평균적으로 10시~12시 사이와 오후 2~4사이에 집중적으로 환자가 몰리는 경향이 있다. 따라서 OCS를 운영하는데 있어서 외래를 담당하는 서버를 비롯한 통신망 구축에 있어서 시스템 성능은 정보 송수신 트래픽(traffic) 상태를 고려하여 최적화해야 한다. 외래 OCS는 환자가 병원에 찾아와서 진찰을 받고 귀가하기까지의 과정을 전산화한 것으로 외래 OCS가 가동됨으로써 환자측면에서는 예약제에 의한 진료대기시간의 단축과 처방전달과정의 자동화로 진료수가의 자동 산정으로 인한 계산오류방지와 신속성이 보장되며 약을 받거나 각종 검사를 하기 위해 소요되는 시간 등이 단축된다. 외래 OCS 흐름도는 다음 그림 6-19와 같다.

병동 OCS는 환자가 외래나 응급실을 거쳐 입원을 하게 되는 경우 병동에 환자가 있는 동안 처방에 관련된 모든 행위를 전산화하는 것으로 외래 OCS와 다른 점은 진료

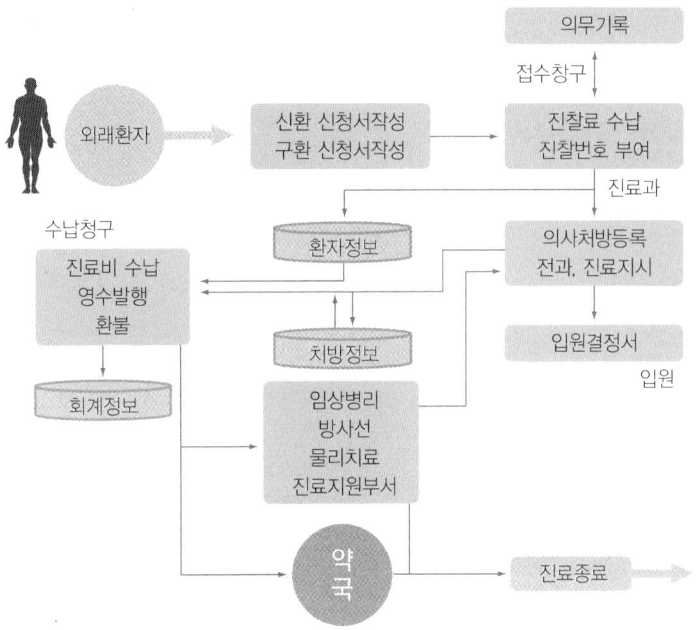

그림 6-19 외래 OCS 흐름도

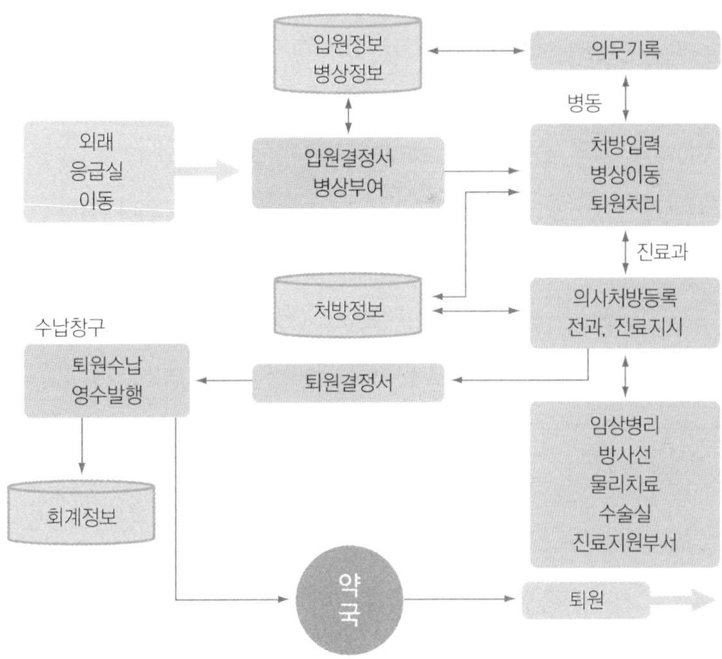

그림 6-20 병동 OCS 흐름도

행위와 원무수납이 이루어지는 후 수납과 식사처방이 발생한다는 점이다. 환자의 입장에서는 외래 OCS처럼 정보의 흐름에 따라 환자가 움직이는 것이 아니고, 병동에 있는 상태에서 대부분 행위가 이루어진다는 것이다. 병동 OCS 흐름도는 그림 6-20과 같다.

병동 OCS는 크게 의사가 사용하는 처방프로그램과 간호사가 사용하는 간호프로그램으로 구분된다. 병동처방은 과거 수작업 체제의 다단계 처방전달방식을 처방을 발생시키는 의사와 간호사 및 진료지원부서와의 원활한 의사소통체제가 이루어지도록 하였다.

OCS의 기대효과로는 환자 서비스 측면, 진료적인 측면, 관리적인 측면, 의사결정 측면을 들 수 있는데, 환자 서비스적인 측면으로는 서비스의 개선으로 병원체류시간 단축, 간호사의 사무부담의 경감으로 직접간호시간 증대, 환자 부담비용 절감, 진료정보의 활용 및 정확한 전달체계를 통한 진료의 질적 향상 등이 있다.

진료면에서 효과는 진료의 생산성 향상과 진료의 원가분석 가능, 외래 대기시간 단축을 통한 외래환자 증가, 재원일수 단축으로 인한 병상가동률 증가, 지역의료서비스를 통한 환자 증가의 기대효과 등이 있다. 관리적인 측면으로는 우선, 수익의 증가를 들 수 있는데 이는 처방전의 누락을 최소화시키고 고의적인 누락을 방지하고 의료물품의 철저한 관리를 통한 손실을 최소화 할 수 있다.

OCS는 병원의 경영 효율화를 들 수 있는데 인원의 증가요인을 억제할 수 있고 효율적인 재료관리를 통한 진료재료비율 감소, 각종 경영통계를 통한 재무구조 개선, 환자데이터의 일원화 및 병력검사의 신속화, 환자데이터의 질적 향상 및 진료비 향상, 각종 의료데이터의 합리적인 관리로 의학 연구면에서 효과가 있으며, 진료종사자의 사무 부담 경감 등을 들 수 있다. 마지막으로 이러한 정보의 공유로 의사전달 및 의사결정을 지원할 수 있는데 우선 원내 활동의 변화추이 분석을 통하여 미래예측이 가능하고 진료, 사무, 경영 등의 오류에 대한 근거추적이 가능하다는 점 등의 많은 기대효과가 있다.

4. 처방전달시스템의 기능

처방전달시스템은 고유의 업무인 진료실에서 Order(의사 지시)에 의한 검사, 방사선촬영, 처방조제 등을 전송 처리하여 원외처방발행, 원무업무, 간호업무, 진료지원업무를 통합 연계시키는 시스템으로서 환자의 진단, 검사의 결과를 즉시 검색조회가 가능하므로 진료실 업무를 쉽고 빠르게 진행할 수가 있다. 또한 각종의료장비와 인터페이스로 검사결과와 이미지 조회로 한차원 높은 진료서비스를 제공할 수 있으며, 진료비 통계, 환자통계, 건강보험청구와 심사내역 자동분석 등 병원 운영에 필요한 경영정보를 제공할 수 있다.

처방전달시스템의 기본적인 기능은 정확하고, 신속한 의사전달이며, 업무의 단계별로 업무처리 절차의 진행 상태를 확인할 수 있어야 한다. 그리고 신속 정확한 검사결과 보고시스템과 연결되어야 하며, 원무시스템과도 연결되어 병원회계처리가 가능하도록 되어야 한다. 병동처방은 기본적으로 의사지시서(Order Sheet)가 No Slip 형태로 진행되어야 한다. 처방전달시스템의 기능은 진료, 원무행정, 진료지원시스템으로 구분하여 살펴보도록 하겠다.

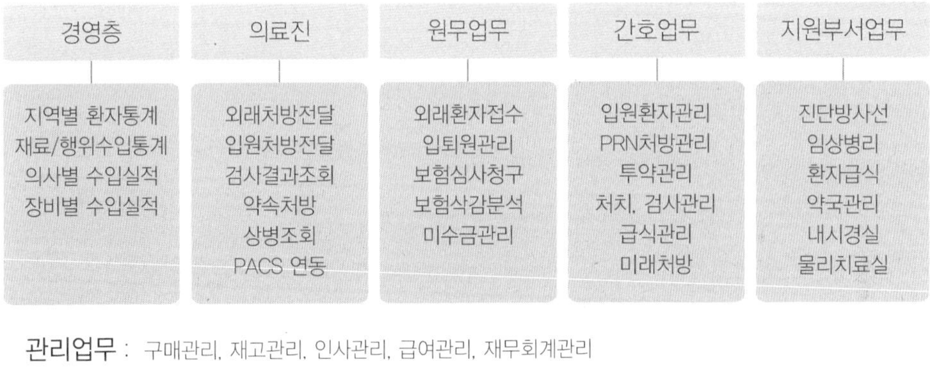

그림 6-21 처방전달시스템의 구성

1) 진료시스템의 기능

진료시스템은 의사나 간호사가 외래나 병동 등에서 처방을 지시하고 실행하는 과정을 정보화한 것이다. 즉, 외래진찰실에서 의사가 방문한 환자의 상태에 따라서 처방을 하는 행위를 정보화하는 시스템으로서 외래처방입력 조회기능, 병동처방입력 조회기능, 병동간호입력 조회기능으로 시스템이 구성되어 있다.

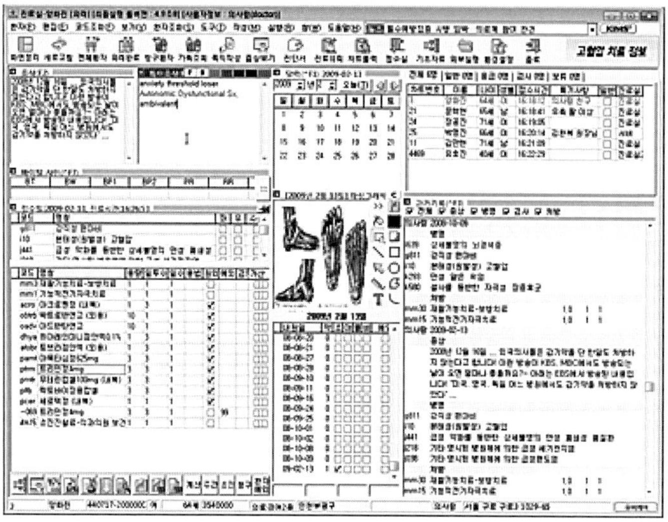

그림 6-22 처방전달시스템의 진료실 화면

(1) 외래처방 입력기능

① 진단명

- 사용자 정의어 개념에 의한 진단명 DB화 및 조회
- ICD 10 Code 연계 과별, 전체 병명 생성

② 약처방

- 사용자 정의어 개념에 의한 약품명 DB화 및 조회
- 신규처방/전처방/기본처방/약속처방/반환처방 개인/전체 약품 정의어 생성

③ 임상병리검사처방

④ 방사선검사처방

- 일반촬영/특수촬영/의뢰검사실 선택 의뢰검사 항목 선택 검사방법 변경
- 촬영횟수 변경 검사이유 기술 검사선택 취소 검사일자 지정

⑤ 기타검사처방

⑥ 처치처방/재료

⑦ 외래진료예약입력

⑧ 의사별 약속처방입력

⑨ Chart 대출신청

⑩ 법정전염병 신고

⑪ 의약품이상반응 보고

(2) 외래처방 조회기능

① 환자별 진단명/처방내역조회(기간별 약, 검사, 처치)

② 당일진료환자 List 조회

③ Hot Key 정보조회

④ 약속처방조회(개인별, 과별, 전체)

⑤ 상병 정의어 조회(과별, 전체)

⑥ 약품 정의어 조회(개인별, 전체)

⑦ 검사명 및 결과 조회(방사선, 임상병리, 기능검사 등)

⑧ 의사별 월별 예약 Schedule 조회

- 환자별 예약 입력, 조회, 변경
- 시간별, 일별, 월별 달력기능 부여

⑨ 의사별 진료 Schedule 조회

⑩ 환자인적사항 조회

- 진찰권번호를 Menu형식으로 조회

(3) 병동처방 입력기능

① 식이처방

② Message 처방

③ 협의진료 및 완료

④ 전과, 전과완료

⑤ 병실이동 신청

⑥ 퇴원 후 외래진료예약

⑦ 진단서 입력

⑧ 퇴원 Sign 입력

⑨ 처방중지

⑩ 수술 Schedule 입력

(4) 병동처방 조회기능

① 환자조회(병동별/과별/의사별/재원환자별/입원환자별/퇴원환자별/전입환자별/전출환자별/입원예정환자별)

② 환자별 진단명 조회

③ 환자별 의사지시사항 조회(진행, 전체)

④ 약속처방 조회(개인별, 과별, 전체)

⑤ 협의진료의뢰현황 조회(과별, 의사별)

⑥ 환자별 수술내역 조회
⑦ 약품정보조회(일반명, 상품명)
⑧ 검사명 조회
⑨ 검사결과 조회
⑩ 환자정보 조회(이름별, 진찰번호별)
⑪ 예정식이 조회
⑫ 식이내역 조회
⑬ 약품 보험인정 기준 조회
⑭ 환자별 투약내역 조회(전체, Daily, PRN, 항생제)
⑮ 환자별 처치내역 조회
⑯ 환자별 처방 시행내역 조회
⑰ 협의진료내역 조회(진료과별, 의사별)
⑱ 전과내역 조회(진료과별, 의사별)
⑲ 관리항생제 허가/사용내역 조회(병동병, 진료과별, 의사별)
⑳ 대진현황 조회
㉑ Daily 검사내역 조회(진료과별, 의사별)

(5) 병동간호 입력기능

① 환자배정 입력
② 병실정보 입력(입원입실, 퇴원퇴실, 외출, 귀원, 전입)
③ 한끼 식이 입력
④ 처치실시 입력
⑤ 소모품신청 입력
⑥ PRN 처방 입력(약, 검사, 처치)
⑦ Daily 검사 신청
⑧ 처방 시행 입력
⑨ 약 조제형태 변경 입력
⑩ 추가약 신청
⑪ Repeat 약 신청 Hold 입력
⑫ 처방반환 입력(약, 소모품, 혈액)

⑬ 병실이동 신청
⑭ 병상변경 입력
⑮ 퇴원간호기록 입력
⑯ Chart 대출 신청
⑰ 간호사 병동, 직위 변경

(6) 병동간호 조회기능

① 병동현황 조회
② 병실상태 조회
③ 환자배정내역 조회
④ 예정식이 조회
⑤ 식이내역 조회
⑥ 각종 약 Work List 조회(약/검사/처치/Prep/Message/협의진료/전과/퇴원)
⑦ 반복약 처방 조회
⑧ 반환내역 조회(약, 소모품, 혈액)
⑨ 소모품 신청내역 조회
⑩ 추가 Order 내역 조회
⑪ 검사결과 조회
⑫ 환자별 투약, 처치내역 조회
⑬ 환자별 처방 시행내역 조회
⑭ 혈액준비상황 조회
⑮ 장기 입원환자 조회

2) 원무관리시스템의 기능

원무관리는 일반적으로 환자에 관계되는 일체의 병원업무를 의미하며, 환자가 방문한 경로에 따라 외래원무와 입원원무로 구분하고, 구체적인 업무로는 환자등록관리, 진료비 수납 계산, 보험청구 관리 등으로 구분된다. 즉, 원무관리는 환자의 진료 접수와 진료비 수납 그리고 수납데이터를 관리하여 건강보험관리공단에 진료비 청구, 또한 환자의 기본정보를 관리하는 시스템이라 할 수 있다. 원무관리시스템 업무 흐름도는 다음 그림 6-23과 같다.

원무관리시스템 업무 흐름도에서 환자가 접수를 하면 해당 데이터를 생성하여 이 데이터 중 등록번호, 성명, 보험구분 등 환자의 필요한 정보를 진료의사에게 전달하며, 의사의 처방이 끝나면 이를 수납하여 수납에 대한 정보를 생성하고, 각 처방에 따라 약국, 방사선, 임상병리, 주사실 등에 데이터를 전송하여 주어야 한다. 또한 수납데이터를 이용하여 일정기간에 건강보험법에 맞게 청구데이터를 생성하여 건강보험관리공단에 청구할 수 있도록 하여야 한다.

환자등록관리 업무는 외래, 입 · 퇴원, 응급환자관리로 구분되며, 외래는 초진 및 재진 환자의 등록 및 접수, 예약진료관리 등을 수행한다. 입원은 입원접수와 대기환자 관리, 입원등록 및 퇴원관리까지 이어지며, 응급환자에 대한 관리는 외래와 입원이 혼합된 상태로 별도로 운영된다.

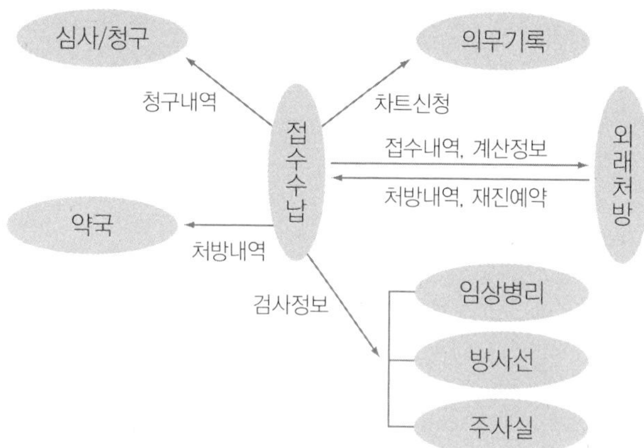

그림 6-23 원무관리시스템 업무 흐름도

진료비수납 계산 업무는 외래 진료비에 대한 계산, 수납, 영수증 출력을 하고 입원 진료비에 있어서는 중간 계산과 퇴원계산 청구서 및 영수증 발급으로 업무가 이루어진다. 또한 미수금은 계약기관의 후납 처리, 일반 환자의 미수금, 보험환자의 조합부담금과 본인부담 미수, 직원미수 등으로 구분하여 처리한다.

보험청구 업무는 심사업무와 청구업무 및 미수업무로 구분되며, 심사업무는 입원이나 외래수납에서 입력된 데이터를 모아두었다가 각 보험종별로 만들어진 청구내역을 진료비의 산정기준에 따른 자체심사와 심사자료 출력, 조정내역 등의 입력 등으로 이루어진다. 청구업무는 심사가 완료된 내역을 보험종류별 청구명세서의 출력 및 분철, 편철작업과 청구 후 삭감분석, 이의신청, 재청구 등의 업무로 구성된다.

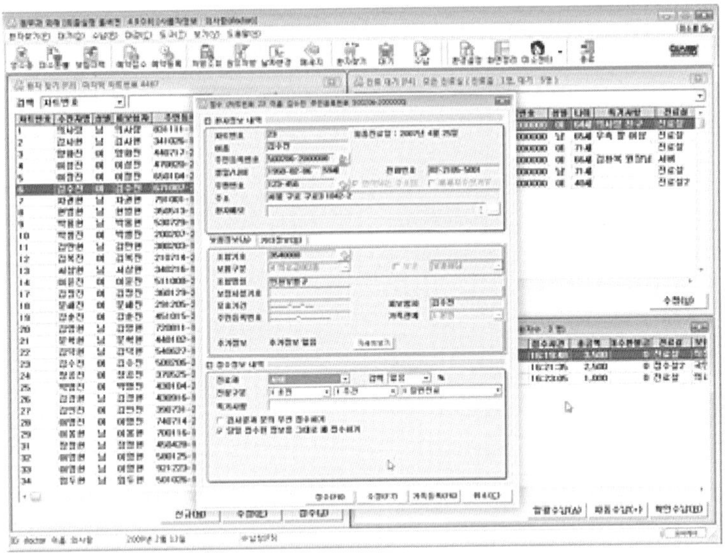

그림 6-24 원무관리시스템의 접수실 화면

(1) 환자등록 관리

① 외래등록

- 진찰권번호 자동 부여(초진환자)진찰권 발행 Embossing과 Bar Code(선택기능) 출력
- 환자 인적사항 등록
- 환자의 이중 등록 여부 검색
- 초진/재진 구분
- 접수비 자동계산 및 영수증 발행
- 의무기록실 보관 챠트 대출 의뢰
- 초진 기록지 발행

② 입원등록

- 입원예정자 및 입원환자 관리
- 보험 및 전환정산 관리
- 전과 및 전실 관리
- 병실관리 조회
- 환자 통계

(2) 진료비계산/수납 관리

① 외래 원무계산
- 진찰실과 연계된 환자진료비 자동계산
- 급여/비급여 처리 항목 검색
- 감액, 후납, 선납관리 영수증 발행
- 각종 처방 반환, 취소 관리
- 수납내역 조회
- 환자별 수납내역 집계 수입일보, 월보, 연보 환자접수 집계 예약처리
- 전화예약 등 진료예약 관리

② 입원계산
- 일일 계산, 중간 계산, 퇴원계산, 취소 소급처리
- 후납 처리 조회

(3) 보험청구 관리

① 화면심사
- 수납된 진료내역 조회
- 항목별 금액 조회
- 전과전실 조회
- 의무기록 상병 내역 조회
- 전월 청구 상병 내역 조회
- 심사 전 내역 조회
- 명세서 청구 진료과
- 변경/복사/삭제기능

② 통계
- 진료과별
- 심사 조정 내역별
- 상병 코드별 진료비 내역
- 약제 내역별
- 개인별 심사 내역
- 연합회/관리공단/의료보호별 집계

③ 미수관리
- 입원/외래 수입일보 발생
- 미수금 청구/미수금 회수

3) 진료지원업무시스템의 기능

의료기관 내에서 의료진의 처방에 따라 수반되어 이루어지는 제반검사, 조제, 급식, 물품공급 및 의무기록 등의 업무를 수행하는 약국, 임상병리과, 방사선과, 각종검사실, 영양과, 의무기록과, 중앙공급실 등의 관리를 포함하여 구성된다. 여기서는 약품관리, 임상병리관리, 방사선관리, 급식관리시스템과 그리고 기타 관리시스템으로 의무기록관리, 의약소모품관리 및 수술실관리시스템으로 구분하여 이에 대한 기능을 살펴보도록 하겠다.

(1) 약품관리시스템

외래의 병동에서 발생하는 투약지시, 병동에 대한 약품제공, 약품재고관리로 구분할 수 있고, 약품관리 전산화는 알약 자동포장기와 연결할 경우 외래환자의 투약 대기시간을 상당히 단축할 수가 있어 효과적으로 사용할 수 있다. 약 조제에 있어서 관련된 기능은 다음 표 6-3과 같다.

표 6-3 약품관리시스템의 기능

구분	기 능
처방전 및 봉투 자동출력	① 모든 약 출력 ② 먹는 약 처방전, 봉투 출력 ③ 자동포장기(ATC) 처방전, 봉투 출력 ④ 수, 연고제 Label, 처방전 출력 ⑤ 주사약 봉투, 처방전 출력 ⑥ 단순처방 봉투, 처방전 출력
환자별 약 처방 내역 조회	① 진찰권번호별 조회 ② 이름별 조회 ③ 진료비 계산일별 조회
의약품정보 Master 관리	① 약품등록, 수정, 삭제, 조회 ② 약품명 사용자 정의어 등록, 수정, 삭제, 조회

(2) 임상병리관리시스템

병원에서 수행되는 검사 중 50% 이상 차지하는 임상병리 관련 정보를 체계적이고 효율적으로 관리하고 타 시스템으로 자료 연계를 제공하는 시스템이다. 외래나 입원에서 발생한 환자의 임상병리검사에 대한 정보를 관리하는 시스템으로 각 임상병리검사정보에 대한 기초코드를 가지고 있어야 하며, 외래나 입원에서 발생한 기본적인 정보와 검사정보를 조합하여 검사장비에 데이터를 전달하고, 검사장비에서 나오는 검사결과를 병원데이터베이스에 등록하여 의사가 검사결과를 볼 수 있게 하여야 한다.

임상병리관리시스템의 업무 흐름도는 다음 그림 6-25와 같다. 임상병리관리는 크게 검사예약관리, 검사 분야별, 환자별 검체 채취를 위한 작업지시서, 검체구분을 위한 바코드 라벨 출력, 검사결과 분석 및 입력 등으로 구성된다. 임상병리관리시스템 기능은 다음 표 6-4와 같다.

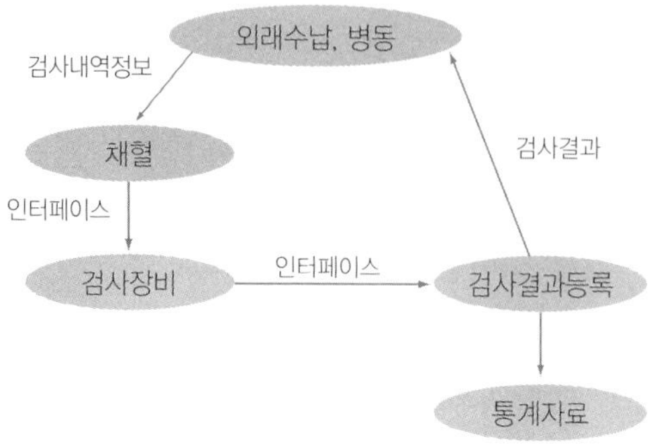

그림 6-25 임상병리관리시스템 업무 흐름도

표 6-4 임상병리관리시스템의 기능

구 분	기 능	
검사접수	• 채혈리스트 출력 • 바코드 출력	• 검사의뢰내역조회 및 등록 • 검사반환 및 접수취소
검사대장관리	• 검사계 Slip별 검사대장 출력 • 검사항목별 검사대장 출력 • 미생물 검사대장 출력	
검사결과관리	• 결과등록 • 검사장비 질 관리 • 검사결과 오류관리 • 검사결과 보고	• 이상자 관리 • 검사결과 대장관리 • 결과지 출력
통계관리	• 검사항목별 검사건수 통계 • 이상자 검사건수 통계	• 진료과별 검서 건수 통계 • 미생물 검사건수 통계
혈액관리	• 수혈의뢰 접수 • 혈액 입 · 출고관리 • 혈액은행 통계	• 헌혈자 관리 • 혈액 반환 업무

(3) 방사선관리시스템

방사선관리시스템은 방사선처방에 따른 시행과 예약촬영관리, 촬영 후 판독소견의 입력, 방사선 필름의 대출 관리 등으로 구성된다. 즉, 의료영상 결과 정보와 환자병력 정보, 임상검사정보를 종합적으로 운영하여 의사결정에 큰 역할을 하고 있다. 방사선관리시스템의 기능은 다음 표 6-5와 같다.

표 6-5 방사선관리시스템의 기능

구 분	기 능
접수 프로그램	① 촬영실 배정 및 예약 · 접수 기능 ② 접수취소 기능 ③ 외래환자인 경우 수납한 검사 반환 기능 ④ 예약환자 및 접수환자 List 조회 기능
암실 및 촬영실 프로그램	① 촬영실 배정 및 접수 · 예약 기능 ② 실제 사용한 필름 및 조영제 입력(즉, 촬영완료) 기능(바코드 출력) ③ 병동환자인 경우 수납한 검사 반환 기능 ④ 예약환자 · 접수환자 · 촬영환자 LIST 조회 기능 ⑤ 촬영실별 통계 기능
판독실 프로그램	① 판독 입력 · 수정 · 조회 기능 ② 판독한 Data 출력 기능(Typist별, 전체, 진찰권번호별) ③ 판독 조회 기능
필름 보관실 프로그램	① 필름 대출 기능 ② 필름 반납 기능 ③ 미반납, 대출내역 조회 기능

(4) 급식관리시스템

환자에 대한 급식 관리는 진료의 일부분을 담당하고 있는 중요한 업무로서 일반식, 치료식, 식품알레르기, 검사식 등을 관리하며 새로운 급식메뉴에 대한 분석 및 개발과 그에 대한 급식재료 및 원가 계산 등 일반관리업무로 구성되어 있다. 급식관리시스템의 기능은 표 6-6과 같다.

표 6-6 급식관리시스템의 기능

구 분	기 능
급식	① 끼니 파일 생성 ② 작업지시서 ③ 추가식사관리 ④ 수가생성 ⑤ 식사반환 ⑥ 환자병실이동현황
급식통계	① 병동별 환자식 현황표 ② 환자식이 통계 ③ 식이처방별 환자조회 ④ 치료식 집계내역

(5) 기타 관리시스템

기타 관리시스템으로는 병원 내에서 발생하는 각종자료를 기록 관리하는 의무기록 관리와 병원에서 진료행위를 위하여 투입되는 각종 의료소모품에 대한 의료소모품 관리 및 수술실에서 환자의 수술에 관련된 정보를 관리하는 수술관리시스템 등이 있다.

표 6-7 기타 관리시스템의 기능

구 분	기 능
의무기록관리 시스템	병원 내에서 발생하는 각종 의료정보를 신속하게 수집, 분석, 보관, 검색, 이용할 수 있도록 하는 의료정보센터의 역할을 하는 곳으로서 환자색인, 의무기록의 발췌, 의무기록 추적관리, 진료상 각종 통계 산출 및 의무기록 대출 등의 관리가 이루어진다.
의료소모품관리 시스템	① 의료소모품 불출 및 재고관리 ② 재사용품 관리 ③ 소독품관리 등
수술실관리 시스템	① 수술 시간표 관리 ② 의료소모품 ③ 처치 연계 일자별 수술환자 관리 ④ 환자수술 기록지 입력 ⑤ 수술 장비 및 소독품 관리 ⑥ 마취의, 집도의 관리 ⑦ 검사결과 조회 ⑧ 수술에 따른 환자정보 관리 ⑨ 비품 및 의료장비 관리 등

▶ 외래처방 전달

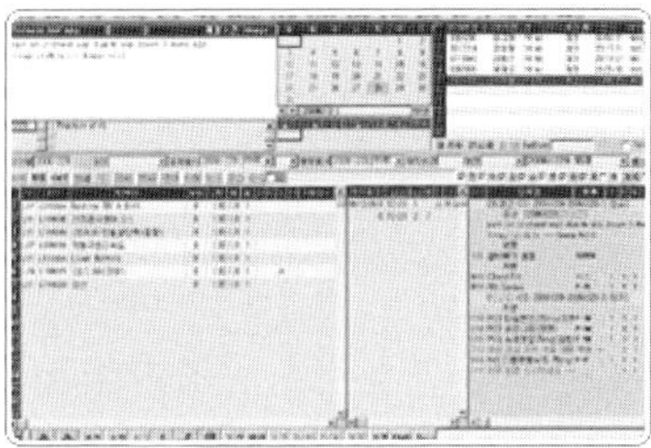

▶ 약제관리

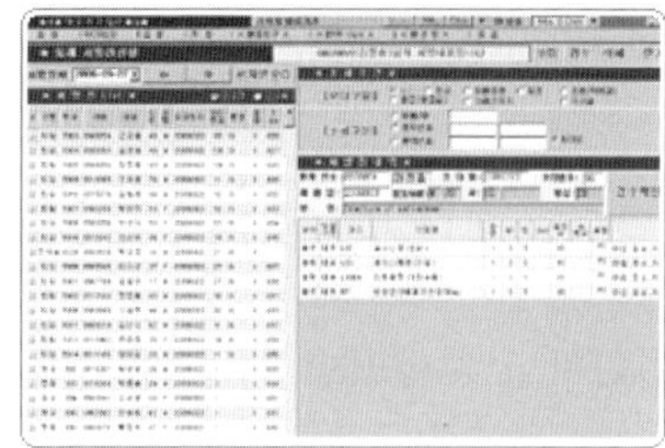

▶ 심결통보분석

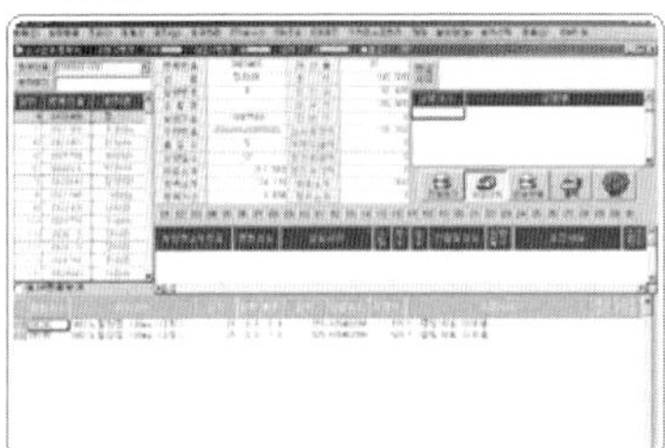

▶ 수술기록지

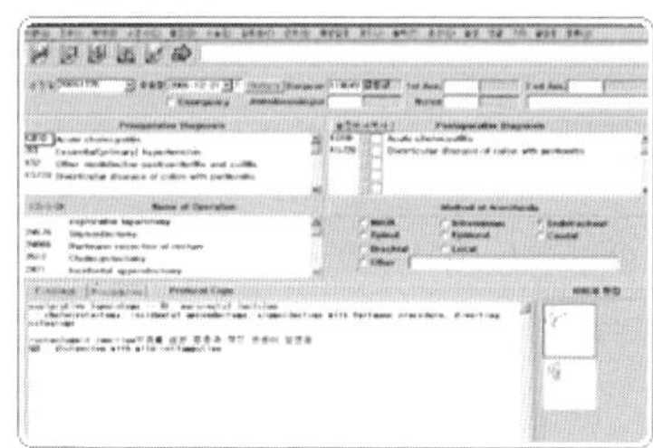

▶ 물리치료

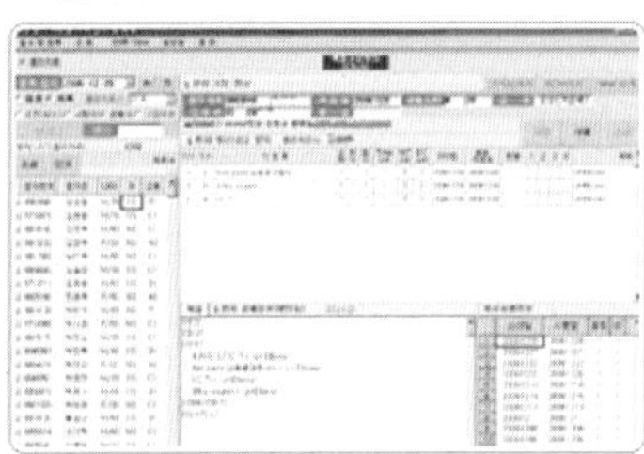

▶ Image 등록

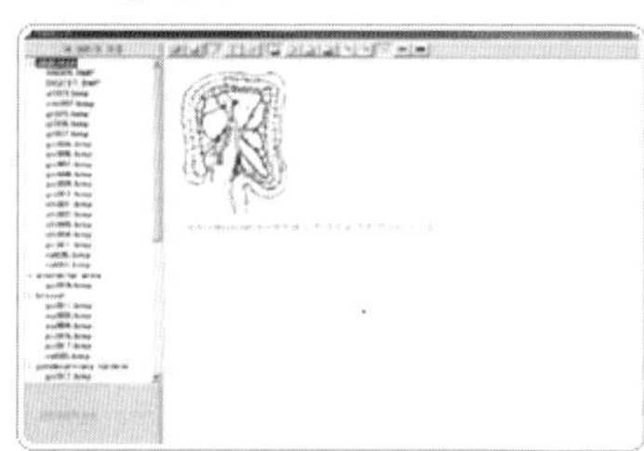

▶ 퇴원계산등록

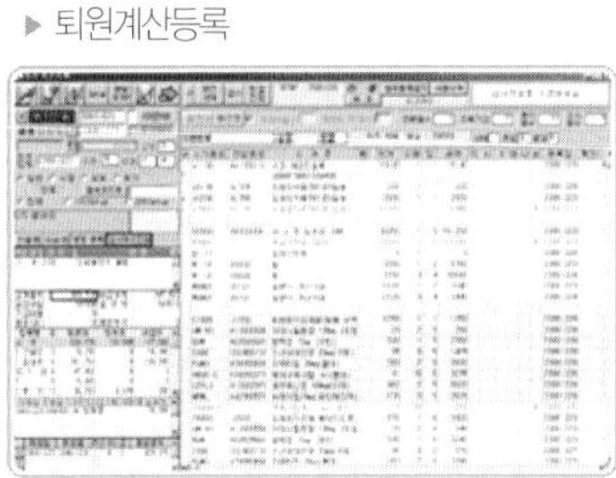

▶ 처방내역조회

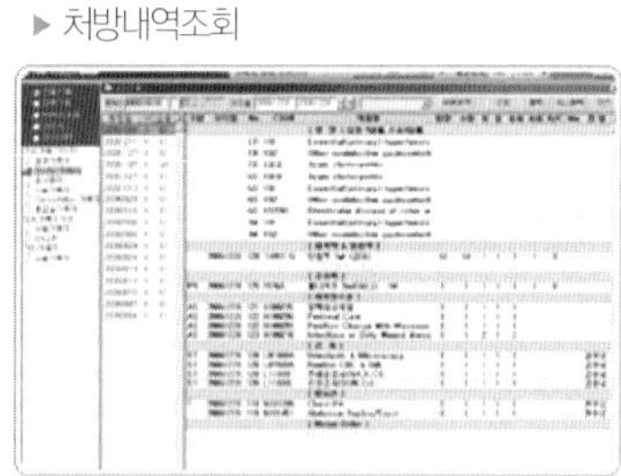

▶ 내시경 결과 보기

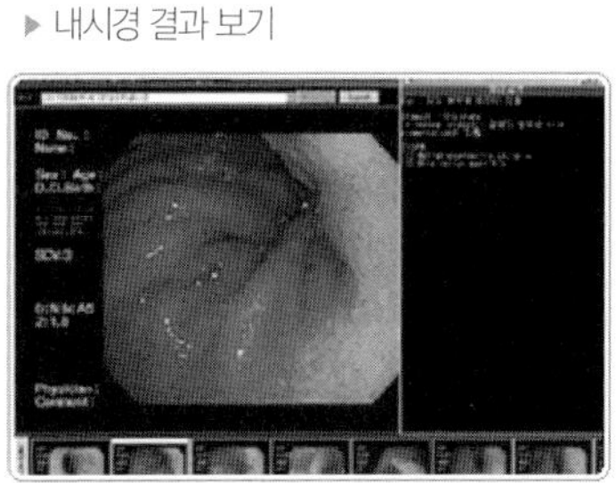

그림 6-26 처방전달시스템의 주요 화면

5. 처방전달시스템의 구축

1) 처방전달시스템 구현

우리나라의 처방전달시스템인 OCS는 1980년대 후반 보험심사급여비용을 의료기관이 건강보험공단에 신청하기 위한 목적으로 처음 개발되기 시작하였다. OCS를 구축하는 목표는 기존의 환자의 대기시간을 단축시켜 주는 것이며, 또한 의사가 챠트를 손으로 작성하고 접수 수납을 거치는 번거로운 작업시간을 줄여 진료시간을 단축시켜 주는 것이다. 결국 병원경영의 효율성을 통해 병원의 수익성을 높여주는 것이 궁극적인 목표라 할 수 있다.

표 6-8 처방전달시스템 구축의 의미

구 분	과거 병원전산화 형태	현재 병원 전산화 형태
관심분야	공급자(병원) 중심 (원무관리/일반관리)	소비자(고객) 중심 (진료/진료지원)
정보이용자	전산전문 요원 행정관리 요원	관리자 및 경영자 의사, 간호사, 환자
보고체계	일정기간 자료수집 및 분석	온라인 방식(즉시보고)
컴퓨터활용	중대형서버(중앙집중식)	소규모서버(분산처리)

병원에서 OCS시스템을 구축한다고 할 때 현재 자신의 환경에서 어떤 장비와 소프트웨어 및 프로토콜을 사용해야 제대로 전산망이 구현될 수 있는지 판단이 잘 서지 않는 경우가 있다. 따라서 OCS는 병원의 모든 업무와 연계되어 구성되기 때문에 특별한 구현 방안이 필요하면 다음 표 6-9와 같은 단계로 나누어 생각할 수 있다.

OCS시스템의 성공적인 구현요소는 첫째, 최고경영진의 확고한 의지 및 적극적인 지원과 정보추진위원회의 실무와 처리절차의 정확한 파악과 실행상의 어려움을 계속적으로 보완한다. 둘째, 업무의 규정 및 처리의 정확한 파악과 실행상의 어려움을 계속적으로 보완한다. 셋째, 업무의 규정과 처리 절차의 심의 조정이 필요하며 프로그램 개발의 우선순위를 잘 판단하고 조정하는 능력이 요구된다. 넷째, 합리적인 목표를 가지고 투자규모 및 효과를 분석하고 사용자 요구의 정확한 분석이 있어서 공정별 전략을 수립하여 각 부서의 요구분석에 맞는 개발 전략이 필요하고 그에 따른 업무적용 전략도 필요하다. 끝으로 안정적인 기술전략으로 병원업무의 경험과 시스템 통합기술, 요구변화에 대한 기술적 대안제시 및 모험적 요소의 최소화와 무정지시스템 구축으로 경제적이고 효율적인 백업 체계의 구축 등이 성공요소라 할 수 있겠다.

표 6-9 처방전달시스템 구현 단계

구 분	의 미
사용자요구 수집	각 진료부서, 의사, 간호사, 행정요원 및 진료종사자의 업무를 분석하고 업무의 상황과 흐름을 아는 단계이다.
기대효과 분석	업무처리 상황을 분석한 후 통계화하여 문제점을 분석, 그에 따른 개선방향 모색, 간호사의 사무작업 비율, 환자의 대기시간, 보고자료 작성, 각 부서의 통계 등을 분석한다.
전산위원회 구성	• 역할 : 부서간의 마찰을 중재하고 업무처리 지침 확정 • 구성 : 업무를 잘 파악하고 있는 사람들로 각 부서간의 협력적인 관계가 잘 이루어질 수 있는 구성요인이 필요하다. • 운영 : 주 1회 정기적으로 개회되며 사안의 필요에 따라 임시 개회될 수 있다.
Workshop 개최	병동, 외래를 분리 Work-Shop를 개최하여 각 부서의 업무를 이해하고 병원과 환자를 위한 대의적인 의견을 수렴하는 단계
사용자 교육	• 전산개발팀 : 전산기초 및 전산기 사용방법, 지원부서의 개발 참여자 • 지원부서의 개발 참여자 : 해당부서 교육
단계별 구현 방안	병동과 외래 OCS 중 우선순위를 정하는 것은 병원방침에 따라 결정될 사안이나, 일시에 전 병동 및 전 진료과를 적용하는 것은 위험하여 점진적으로 적용하고, 단계적으로 적용한다.

2) 처방전달시스템 단계

단계별 처방전달시스템에는 NSS(No Slip System)단계, DSS(Separtmental Support System)단계, RAR(Result Automation System)단계, NCS(No Chart System) 단계 등 4단계로 구분할 수 있으며, 그 의미는 표 6-10과 같다.

표 6-10 단계별 처방전달시스템의 의미

구 분	단계명	의 미
단계 1	NSS (No Slip System)	의사에 의한 Order 입력 시스템으로 전문의와 전공의, 진료과별 특성이 완벽하게 반영되어 보조원의 도움 없이 입력 가능한 시스템
단계 2	DSS (Departmental Support System)	Order를 전달받은 지원부서(약국, 임상검사, 방사선, 기록실 등)의 업무 처리시스템으로 각 지원부서의 모든 사무작업이 정보처리화 되어 사무능률을 개선시키는 시스템
단계 3	RAR (Result Automation System)	Order 처리의 상황 및 결과가 자동 및 수동으로 입력되어 진료팀에서 order의 상황 및 결과를 조회하고 출력할 수 있는 시스템으로 검사기기, 자동화 장비, 필름 및 판독결과 등의 접속처리를 포함한다.
단계 4	NCS (No Chart System)	모든 Order(투약, 검사, 처리 등)가 정보처리화 되어 Order 및 실행기록을 전산 출력하여 의사의 Sign을 받아 Chart를 대신할 수 있는 시스템

3) 처방전달시스템 고려사항

의료정보시스템을 고속으로 처리하고 주어진 정보를 공유하면서 최대한 활용하기 위해서는 데이터 공유 및 저장을 위한 서버와 PC 사이를 연결할 수 있는 병원전산망 및 관련 장비의 선정이 PC나 서버보다 더 중요한 역할을 한다.

최근 컴퓨터시스템을 구축하는 전문가들 사이에는 전산망이 곧 컴퓨터라는 개념을 갖고 전산 망 구축과 전산망 장비 선정 작업을 하고 있다. 병원 전산망은 사용자가 원하는 정보를 고속으로 정확히 경제적으로 안전하게 전달할 수 있어야 하며, 전산망 사용자들의 요구사항을 총괄적으로 파악하여 구축하는데 고려사항은 표 6-11과 같다.

표 6-11 처방전달시스템 구축시 고려 사항

구 분	의 미
정확성	모든 정보는 원하는 장소에서 다른 원하는 장소로 오류 없이 전달되어야 한다. 만약 진찰실에서 처방한 약 처방이 약국에 잘못 전달되고, 검사결과의 수치가 진찰실에 잘못 전달된다면 환자에게 치명적인 결과를 초래하기 때문이다.
안정성	전산망 및 전산망 장비가 얼마나 고장 없이 안정적으로 동작하는 신뢰성문제이다. 이는 환자나 의료진에게 치명적인 피해를 주기 때문이다.
보안성	의료정보통신에 있어서 큰 비중을 차지하는 것으로 의사, 간호사, 사무원, 관리자에게 정보의 입/출력 권한을 명확히 해야 한다.
경제성	전산망 설치 공사시 사용자 수 및 전산망 장비에 요구되는 처리속도, 확장성 등을 충분히 고려하여 최적의 경제적 여건을 고려한다.
공간성	설치 공간에 통풍, 습도, 온도 등에 대한 대책과 최단거리에 가능하면 중앙집중식으로 설치할 수 있는 공간을 확보

6-4. 진료지원시스템

1. 임상정보시스템

1) 임상정보시스템 개요

의사는 질병의 진단을 위해 검사를 요구할 수 있으며, 알려진 질병의 치료를 돕기 위해 또는 불확실한 질병의 환자를 보기 위해서 다양한 검사를 요구할 수 있다. 임상병리실의 주요 기능은 데이터 획득, 결과확인, 해석과 환자 검체로부터 분석된 정보의 교환이다. 임상정보시스템의 목적은 의사들이 빠르고 안전하게 정보에 접근하고 중복 없이 적절한 처방과 치료를 적용하도록 하는 것이다.

최근에 임상검사의 기대와 요구가 급속히 확대되어가고 있음에 따라 임상검사 종류의 증가, 검사방법의 복잡화, 검사기기의 대형화 및 높은 가격, 나아가 검사정도의 유지 및 향상 등에 관한 문제가 제기되고 있다. 이에 대응하기 위해서 한정된 인원과 설비를 충분히 이용하기 위한 방법론의 하나로서 임상정보시스템(LIS : Laboratory Information System)을 활용하면 임상검사 운영의 표준화, 제반 정보관리의 용이성, 검사결과 정리의 정확성 등을 취하게 되면 검체의 정량화, 검사의 세트(Set)화 및 집약화 등이 기대되기 때문이다.

현재의 임상검사의 특징은 검사건수의 다량화 및 다양화에 있고 그 대책으로 검사조작의 자동화 또는 기계화가 급속히 보급되고 있다. 그러나 단순히 분석조작의 기계화만으로는 검사부분이 가지고 있는 문제가 해결되지 않으므로 이를 어떻게 효율적으로 주고받으며, 병원 전체의 정보시스템과 연결성을 유지할 수 있는가 하는 점이다.

2) 임상정보시스템 정의

임상정정보시스템(LIS)은 모든 임상 의료인에 의해 사용될 수 있는 정보체계이다. 이러한 사용자에는 의사, 간호사, 약사, 사회사업가, 호흡기 치료사, 영양사, 물리치료사, 환자 기록의 접근을 필요로 하는 여러 임상 의사 등을 포함한다.

임상정보시스템은 병원의 임상병리과에서 수행되는 검사의 50% 이상을 담당하는 부서로 병원 내에서 발생하는 많은 의료정보를 체계적이고 효율적으로 관리하고 타 시스템으로 자료 연계를 제공하는 종합적인 병원정보시스템에서 필수적인 시스템이다.

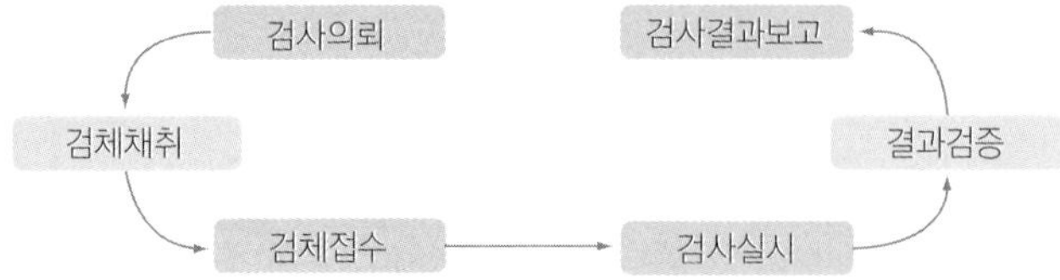

그림 6-27 임상병리과 검사진행 과정

임상병리과의 일반적인 검사진행 과정은 검사의뢰로부터 검사결과를 의뢰한 임상의사에게 보고하기까지 총 6단계로 이루어지며, 이는 그림 6-27과 같다. 또한 임상정보시스템에서 환자, 검체 및 검사에 사용하는 데이터 요소는 다음 표 6-12와 같다.

표 6-12 임상정보시스템의 데이터 요소

구 분	내 용
환자	등록번호, 이름, 생년월일, 성별, 입원일, 입원 상태, 병동, 병실과 침상, 주치의, 진단, 퇴원일, 재정 상태, 보증인, 보험정보, 주소
검체	검체 번호, 상태(처방/채취/접수/보고), 날짜(년/월/일),시간(24시간제), 접수자
검사	작업 번호, 검사명, 검사명의 약어, 검사한 장비, 총 처리 시간, 용기의 양, 특별히 요구되는 사항, 검사부서, 작업 목록, 검사 방법, 측정 단위, 결과가 숫자인가?, 양성, 음성으로 보고 되는 결과인가?, 변화치 검증, 정도관리물질/표준물질, 참고 구간, 경고치, 수가 코드, 수가 작업 단위

검사의뢰는 의사지시 입력시스템에 의해 의뢰와 용지에 의한 의뢰가 있다. 용지에 의한 의뢰의 경우는 OCR을 이용한 입력방법이 일반적으로 사용되고 있다.

검체채취는 당일 접수번호의 채취 레벨의 발행, 채취 워크시트의 발행 등이 있고, 자동화된 검사실에서는 검체조합의 실수를 방지하기 위해서 바코드 레벨이 이용되고 있다. 이 레벨에는 접수일, 접수번호, 환자성명, 진료과명, 채취 용기명, 검체종별, 검사재료명, 채취량, 감염정보 등 좁은 공간에 많은 정보를 표시해 둔다.

검체접수는 제출된 검체에 바코드 접수를 실시한다. 이에 따라 각 검사항목에 대한 데이터의 입력 범위 작성, 워크시트에 등록과 작성, 반송시스템이나 분석 장치에 의뢰

정보의 송신을 실시한다.

검사실시는 분석 장치에서 데이터는 바코드 또는 접수번호, 위크시트번호 등을 키(Key) 값으로 하여 파일처리 된다. 결과검증은 각각의 환자의 분석 데이터를 이용하는 방법과 분석 장치의 각 항목에서 상한치 및 하한치를 초과한 결과는 재검사 처리가 필요하다.

검사결과의 보고는 신속하게 의사에게 보고가 이루어져야 하며, 실시간 정도관리를 충실히 하여 수집된 경과를 실시간으로 검사결과조회시스템에 전송하는 것이 바람직하다.

임상의사는 획득된 검사결과를 최초의 임상적 질문에 답하기 위해 사용할 것이고, 그 결과 새로운 임상적 질문과 검사요구가 발생될 것이다. 이러한 단계의 각각은 부분적 또는 전체적으로 자동화된 기구나 컴퓨터에 의해 지원된다. 오늘날 임상정보시스템은 거의 모든 관리 절차를 임상병리실에서 관리하고 있고, 분석 장치를 가지고 있으며 통신상에 연결되어 처리된다.

3) 임상정보시스템 영역

표 6-13 임상정보시스템 과정의 의미

구 분	의 미
검체 채취 및 접수시스템	① 검체용기에 라벨 부착 ② 등록번호, 환자명, 검사실, 검체명, 검체번호 + 의뢰처, 검체량 ③ 바코드 사용 → 빠르고 정확하게 검체를 접수
자동기기 사용 부서 컴퓨터시스템	① 일반혈액검사실, 일반화학검사실, 뇨검사실 ② 임상병리과 검사 중 60 ~ 70%를 수행 ③ 우선적으로 업무전산화가 되어야 하는 부서 ④ RS232-C를 통하여 외부컴퓨터에 검사결과를 전송
수작업 부서 컴퓨터시스템	① 특수검사실 및 면역혈청검사실 전산시스템 ② 임상미생물 검사실 전산시스템 ③ 혈액은행 검사실 전산시스템
정도관리시스템	① 관리혈청을 이용한 방법과 환자의 분석데이터를 이용한 방법 ② 분석 장치의 각 항목에서 상 · 하한치를 초과한 결과는 재검사 처리 ③ 검사 상 오차와 사무적 오차 시정 ④ 검사 상 오차 처리 : 무작위적 오차 + 계통적 오차
검사결과보고 시스템	① 의뢰된 검사를 단순히 정확하고 신속하게 보고하는 것 ② 검사 결과가 유용하게 사용되도록 결과를 보고 ③ 새로운 양식의 보고방법을 시도하여 임상검사의 진단효율을 극대화

임상병리정보시스템은 필요한 부분을 임상병리과 영역 흐름에 따라 나누면, 검체 채취 및 접수시스템, 자동기기 사용 부서 전산시스템, 수작업 부서 전산시스템, 정도관리 시스템, 검사결과 보고 시스템 등 총 5가지 과정의 영역으로 구분할 수 있으며, 그 의미는 표 6-13과 같다.

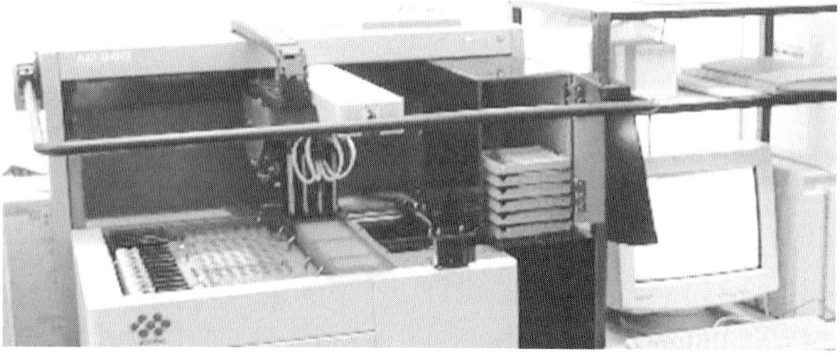

그림 6-28 임상병리검사 자동화기기 컴퓨터시스템

검사정보의 종합적 활용은 컴퓨터기술의 발달로 검사종류별로 관리되던 검사 결과들이 환자별로 통합 관리될 것이다. 미생물 영역에서 보면, 병원균 동정과 약제감수성 결과가 나오면 즉시 이에 근거한 의사의 처방이 있고, 약제실에서는 적정 약제가 조제되며, 병원감염을 관리하기 위하여 검사결과와 관련된 모든 미생물 정보와 치료와 관련된 모든 정보들을 통합 관리하고 통제할 수 있게 된다. 이때 미생물검사 결과 외의 모든 감염증 정보들을 종합적으로 모아 분석할 수 있는 소프트웨어와 정보망을 네트워크로 공유하면 일상 검사와 역학 정보를 특별한 인력의 추가 없이도 임상정보 사이트에 빠르게 전달할 수 있게 된다.

2. 간호정보시스템

1) 간호정보시스템 개요

간호는 환자의 질환을 예방하고 진단 치료하는데 초점을 두기보다는 환자에게 돌봄을 제공하여 환자 스스로 자신을 돌볼 수 있는 능력을 증진시켜주는데 그 목적이 있다.

환자와 가장 많은 시간을 보내면서 환자진료에 기초가 되는 가장 많은 양의 정보를 수집하는 간호사들은 병원의 다른 부서 직원과 비교해 볼 때 더 많은 정보를 관리해야 하는데, 그 이유는 다음과 같다.

- 의료가 점점 더 복잡해지고, 기술 중심이 되고 전문화되면서 간호과정이 더욱 복잡하게 되었다.
- 모든 환자에게 같은 서비스를 제공하던 간호가 환자를 신체적 · 사회적 · 정신적인 개체로 보는 좀 더 개별적인 환자간호로 변화하였다.
- 간호가 더 계획적이고 방법론적인 접근으로 변화되고 있다.

간호정보(Nursing Information)는 임상정보시스템을 구축하는데 가장 중요한 부분을 차지하고 있다. 그 이유는 임상정보시스템의 가장 기본이 되는 환자로부터의 자료수집이 간호사에 의해서 주로 이루어지고 있으며 간호전문직이 정보의 주된 통합자이고, 정보의 주 전달자이며, 환자 진료의 최 일선에서 진료를 모니터하는 역할을 담당하고 있기 때문이다.

간호정보시스템의 필요성은 임상분야에 따라 약간씩 차이는 있겠지만 간호사들의 근무시간의 25~40% 가량을 기록과 의사소통과 같이 지루하고 반복적인 작업에 할애되어 직접 간호시간이 절대 부족하다고 한다. 따라서 간호사들이 환자 간호에 더 많은 시간을 할애할 수 있도록 반복이고 지루한 행정업무로부터 간호사를 해방시키는 것이다.

임상에서 간호정보시스템(NIS : Nursing Information System)을 구현하려는 중요한 이유 중 하나는 간호정보 관리를 향상시켜 궁극적으로 환자에게 베푸는 간호의 질을 향상시키는 것이다. 간호정보시스템을 활용하면 지루한 서류작업으로부터 간호사를 해방시켜 간호사의 만족도를 높일 수 있고, 직접간호 시간을 늘릴 수 있어서 환자에게 제공한 간호서비스의 기록이 향상되어 간호의 질이 높아질 것이다.

2) 간호정보시스템 정의

간호사들은 환자 관찰 기록으로부터 얻어진 임상적 데이터를 수집하고 분석하며, 이들 데이터는 임상에서 치료를 위한 결정, 진료관리와 기획, 진료의 질적 평가를 하는데 사용된다. 이와 같이 간호정보(Nursing Information)학은 간호사들이 임상데이터를 수집하고 관리하며, 수집한 데이터를 분석하고, 모델화하고, 정형화하는 방법에 대한 연구 분야라고 할 수 있다.

간호정보학의 초기의 정의로서 Hannah(1985)는 간호영역에 있으면서 간호사들이 업무를 수행하는 과정에 수행하는 기능과 관련된 정보기술의 활용을 의미한다. 따라서 환자 간호, 보건의료기관의 관리, 간호를 수행하기 위한 개인의 교육적 준비 등과 같이 간호사에 의한 모든 종류의 정보기술 활용이 간호정보학으로 간주되어 왔다.

간호정보학이 발전되면서 Graves & Corcoran(1989)는 "간호실무와 간호서비스의 전달을 지원하기 위한 간호자료, 정보, 지식을 관리하고 처리하는데 도움을 주기 위해 설계된 컴퓨터과학, 정보과학, 간호과학의 통합"이라고 새롭게 정의하였다.

한편, Ryan(1994)은 간호전문직이 간호지식을 발전시키고 간호학의 영역을 넓히기 위해 간호정보학의 가능성을 이용할 것을 제안하였다. Ball & Hannah(1988)는 간호실무와 간호정보학 간의 상호작용의 특성을 다음과 같이 기술하였다.

간호실무와 간호정보학 간의 상호작용의 특성

오늘날 간호사들은 업무를 수행하는데 있어서 간호 실무를 지원하는 도구로서 컴퓨터와 정보과학을 활용하는 새로운 방법들을 찾고 개발하고 있다. 동시에 컴퓨터와 정보과학은 간호실무의 수준을 향상시키고 확장시키는 것을 돕는다. 즉, 간호정보학과 간호실무 간에 상호작용적이고 상승작용을 하는 효과가 있다. 간호정보학의 영역은 간호의 영역과 연결되고 간호영역과 마찬가지로 역동적이고 계속 변하고 있다.

Saba & McCormick은 간호정보시스템을 "보건의료기관에서 간호서비스와 자원을 관리하기 위해, 환자 간호를 제공하는 과정에서 발생하는 환자간호정보를 관리하기 위해 그리고 간호 실무에 연구자원과 교육 응용을 연계하기 위해 필요한 정보를 수집하고 저장 처리 검색하고, 보여주고 전달할 수 있는 컴퓨터시스템"으로 정의하였다.

미국간호협회의 간호정보시스템은 "간호행정, 환자간호제공, 간호교육과 간호연구를 지원하는데 사용되는 전산화된 정보체계라"고 정의하고 있다.

3) 간호정보시스템 영역

간호정보학의 범위에서 Vickery(1987)는 간호정보시스템의 종류를 규명함으로써 정의될 수 있다. 광의의 의미에서 정보체계는 정보를 정보원으로부터 수혜자에게 연결하는 과정의 형식화, 흡수, 중계, 기록, 복사, 분석, 저장, 검색, 전달, 배분 기능 중 어느 하나를 수행하는데 관여되는 인력, 자료, 시설의 조직을 말한다.

Proctor(1992)는 영국에서 간호사들이 사용하고 있는 임상, 행정, 교육의 세 가지 분류로 시스템을 규명하였으나, 이들 분류 간에 영역은 뚜렷하지 않다고 하였다. Ball(1988)등은 네 번째 분류로 연구를 추가하여 이들 4가지 영역의 첫 글자를 이용하여 CARE(Care, Administration, Research & Education)라는 약어를 만들고 결국 환자간호의 질 향상과 연결되어야 함을 강조하였다.

간호정보시스템은 간호교육, 간호연구, 간호실무, 간호행정을 지원하는데 사용되는 전산화된 정보시스템으로 활용 영역의 의미는 다음 표 6-14와 같다.

표 6-14 간호정보시스템의 활용 영역

영 역	의 미
간호교육	학생/간호사/환자 교육
간호연구	문헌검색, 연구기록관리, 자료수집/ 분석, 그래픽 등
간호실무	간호계획, 간호기록, 환자모니터링, 처방전달/결과보고, 퇴원계획, 사례관리, 교대 근무보고서
간호행정	환자중증도 분류체계, 간호인력 관리, 부서 간 의사소통, 질 관리, 환자 센서스, 재고관리

이와 같이 간호정보시스템이 개발된 배경으로는 정보기술의 발달, 국민의료비 급증, 의료기관 간의 경쟁, 전산화에 적합한 간호업무의 특성을 들 수 있으며, 간호정보시스템을 활용함으로써 궁극적으로는 환자간호의 질 향상으로 연결되어야 한다. 간호정보시스템의 기대효과는 다음과 같다.

간호정보시스템의 기대효과

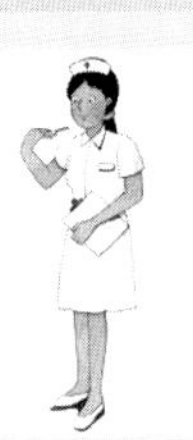

- 간호인력 자원의 효율적 활용
- 간호기록 및 의사소통의 향상
- 간호업무의 표준화
- 간호서비스의 추적 및 결과 측정 가능
- 간호수가의 계산

연습문제 Exercises

주관식

1. 병원과 경영의 정의에 대해서 설명하시오.

2. 경영의 개념을 경영활동/업무활동/의사결정에서 보는 관점으로 나누어 의미를 설명하시오.

3. 경영의 자원에 대해서 설명하시오.

4. 경영정보시스템 정의에 대해서 설명하시오.

5. 정보시스템의 발전과정과 병원경영정보시스템의 발전 단계를 설명하시오.

6. 병원경영정보시스템의 기능과 구성에 대해서 설명하시오.

7. 병원경영정보시스템의 도입 효과에 대해서 설명하시오.

8. 병원경영정보시스템 특성에 대해서 설명하시오.

9. 병원경영정보시스템의 발전배경과 의미를 설명하시오.

10. 병원정보시스템 내부적 · 외부적 환경에 대해서 설명하시오.

11. 병원정보시스템 구축시 고려사항에 대해서 설명하시오.

12. 병원정보시스템 구축 단계에 대해서 설명하시오.

13 병원정보시스템 구축시 문제점에 대해서 설명하시오.

14 처방전달시스템의 개념을 요약하여 설명하시오.

15 처방전달시스템의 기대효과에 대해서 설명하시오.

16 처방전달시스템의 정의에 대해서 설명하시오.

17 처방전달시스템의 구현단계에 대해서 설명하시오.

18 단계별 처방전달시스템의 의미에 대해서 설명하시오.

19 임상정보시스템 정의에 대해서 설명하시오.

20 간호정보시스템 정의에 대해서 설명하시오.

연습문제 Exercises

객관식

1 운영지원 시스템 중에 하나로 비즈니스 트랜잭션에 나온 자료를 기록, 처리하는 시스템은?

① 사무자동화시스템 ② 정보시스템

③ 거래처리시스템 ④ 처리제어시스템

해설 거래처리시스템은 비즈니스 트랜잭션을 통해 나온 자료를 기록, 처리하는 운영지원시스템이다.

2 전사적 차원에서 직원과 관리자에게 사업 지식의 생성과 조직, 유포 등을 지원하기 위한 지식 기반의 정보시스템은?

① 기업협력시스템 ② 지식경영시스템

③ 경영정보시스템 ④ 처리제어시스템

해설 지식경영시스템이란 전사적 차원에서 직원들에게 사업지식의 생성, 조식, 정보의 유포 등을 지원하는 시스템을 말한다.

3 다음은 국내 병원정보시스템과 관련된 시대적 상황을 나타낸 것이다. 관계가 적은 것은?

① 70년대 말 : 건강보험 도입 ② 80년대 : 인공지능 기술 출현

③ 80년대 말 : 전국민건강보험 ④ 90년대 초 : C/S환경

4 다음은 우리나라 건강보험제도와 병원정보시스템의 관계를 설명한 것이다. 옳지 않은 것은?

① 우리나라의 건강보험제도는 미국의 포괄수가제를 근간으로 하고 있기 때문에 시스템의 설계가 용이하다.

② 의료보험 수가의 잦은 변동으로 유지보수에 어려움이 따른다.

③ 우리나라의 병원정보시스템 보급은 건강보험제도의 확대실시와 관련이 있다.

④ 우리나라 병원정보시스템에서 보험심사 기능은 반드시 필요한 모듈이다.

5 다음은 국내 병원정보시스템에 적용된 기술을 시대별로 나열한 것이다. 가장 관계가 적은 것은?

① 80년대 초 : PC
② 80년대 중 : 중앙집중형
③ 90년대 초 : C/S
④ 90년대 중 : GUI

6 병원정보시스템(HIS)는 기능적으로 크게 3가지로 분류다. 그 중 속하지 않는 것은?

① OCS
② OA
③ Medical Image
④ Telemedicine

7 프리드만과 마틴이 제안한 병원정보시스템의 기능적 구성요소에 해당하지 않는 것은?

① 관리 및 재무
② 부서관리
③ 의무기록
④ 의료영상

8 OCS는 기능적으로 크게 3가지로 분류다. 그 중 속하지 않는 것은?

① 진료
② 진료지원
③ 원무행정
④ 영상정보

9 다음 중 의료영상정보시스템에 속하지 않는 것은?

① PACS
② Telemedicine
③ LIS
④ 광화일

10 병원정보시스템의 GUI(Graphical User Interface) 환경 구축이 주는 가장 큰 의미는?

① 네트워크 발전
② 사용이 편리
③ 자료의 분산
④ 구축비용 감소

11 1980년대 병원정보시스템이 원무 위주의 시스템에서 처방전달시스템으로 발전하면서 병원에서 얻을 수 있었던 효과가 아닌 것은?

① 환자 대기시간을 단축시킴으로써 진료 서비스 개선
② 의무기록의 정보화로 종이 차트가 없는 진료 기대
③ 병원 재정 수익성의 개선
④ 의학연구 및 각종 통계가 용이

12 OCS 서버 용량 결정시 고려할 사항 중 가장 관계가 적은 것은?

① 병상 수 ② 외래 환자수
③ 환자 집중도 ④ 환자 대기시간

13 다음 OCS의 진료지원 기능에 해당하지 않는 것은?

① 임상병리 ② 보험심사
③ 방사선 ④ 중앙공급실

14 다음 중 OCS의 진료 시스템의 기능에 포함되지 않은 것은?

① 외래처방 입력 기능 ② 병동처방 입력 기능
③ 병동간호 입력 기능 ④ 환자등록 관리

15 외래 OCS의 경우, 특정 시간대에 서버나 네트워크에 부하가 집중되는 경향이 있다. 다음 중 가장 부하가 많은 시간대는?

① 오전 6시 ~ 8시 ② 오전 8시 ~ 10시
③ 오전 10시 ~ 12시 ④ 오후 12시 ~ 2시

16 다음 중 병원정보시스템에서 바코드 시스템을 사용하는 예로 거리가 먼 것은?

① 환자카드 ② EDI
③ 임상병리검체 라벨 ④ 의약품 재고 관리

17 병원정보시스템의 외래처방 입력 화면에서 필요한 기능과 거리가 먼 것은?

① 진단명 입력 ② 방사선검사처방
③ 의사별 약속처방입력 ④ 식이처방

18 문서를 스캐닝하여 전자 이미지 형태로 저장하고 검색할 수 있는 시스템으로, 기존의 병원에서 종이 의무기록을 병원정보시스템에서 조회할 수 있도록 하는 시스템을 무엇이라고 하는가?

① EDI ② PACS
③ 광화일 시스템 ④ 유비쿼터스

19 전공의나 간호사가 병실이나 중환자실 등 진료현장에서 실시간으로 진료처방이나 검사 결과 등 임상 정보를 입력하고 조회하는 시스템을 무엇이라고 하나?

① POC(Point of Care)
② POS(Point of Sales)
③ EDI(Electronic Data Interchange)
④ EMR(Electronic Medical Record)

20 다음 중 간호정보시스템의 업무처리 영역과 가장 거리가 먼 것은?

① 간호일지 ② 반복작업 처리
③ 진단 ④ 응급 처방

21 다음은 임상병리과의 검사진행순서를 나타낸 것이다. 정도관리가 필요한 시점은 어느 것인가?

의뢰 → 검체채취 → 접수 → 검사 → 결과보고

① 검체채취 ② 접수
③ 검사 ④ 결과보고

22 임상병리 업무 중에서 검사상 오차 및 사무적 오차 수정하는 과정을 무엇이라 하는가?

① 정도관리 ② Labeling
③ 검체접수 ④ 결과보고

23 임상병리과의 자동분석장비와 같이 각종 의료기기에서 발생하는 데이터를 컴퓨터로 전달하는데 사용되는 프로토콜 중 가장 보편적인 것은?

① FDDI ② RS-232C
③ CDMA ④ FTP

24 다음 중 경영의 관점에서 본 정보시스템의 구성 요소에 해당하지 않는 것은?

① 업무 방식　　② 조직 구성원
③ 자본　　④ 정보 기술

25 다음은 경영정보시스템의 발전과정을 나타낸 것이다 가장 적절한 것은?

(a) 거래처리시스템　　(b) 의사결정지원시스템
(c) 전략정보시스템　　(d) 경영정보시스템

① (a)→(b)→(c)→(d)　　② (a)→(d)→(b)→(c)
③ (d)→(a)→(b)→(c)　　④ (d)→(b)→(a)→(c)

26 우리나라 1980년대 병원경영시스템은 원무정보 및 보험수가처리시스템이었다. 이러한 시스템은 경영정보시스템의 여러 형태 중 어디에 속하는가?

① 거래처리시스템　　② 경영정보시스템
③ 의사결정지원시스템　　④ 전략정보시스템

27 병원경영정보시스템은 크게 환자(원무)관리시스템과 일반관리시스템으로 구분할 수 있다. 이 중에서 일반관리시스템에 해당하지 않는 것은?

① 인사정보시스템　　② 의사결정지원시스템
③ 재무정보시스템　　④ 마케팅정보시스템

정 답 Answer!

01. ③	02. ②	03. ②	04. ①	05. ①	06. ④	07. ④	08. ④	09. ③	10. ②
11. ②	12. ④	13. ②	14. ④	15. ③	16. ②	17. ④	18. ③	19. ①	20. ③
21. ④	22. ①	23. ②	24. ③	25. ②	26. ①	27. ②			

제7장

의료영상저장전송시스템

7-1. 의료영상처리 개요

1. 의료영상처리 기초

신호(Signal)의 정의는 자연에 존재하는 모든 개체들 간의 정보전달의 수단 또는 정보(Information)를 전달할 수 있는 검출이 가능한 물리적 양(Physical Quantity)의 변화로 설명할 수 있다. 신호처리는 신호를 적당한 방법으로 수집하고 처리하여 그 안에 담겨진 정보를 최대한 획득하는 일이다.

생체신호(Bio-signal)는 생체로부터 나오는 생체의 생명현상과 관련된 각종 정보를 포함한 측정이 가능한 물리량의 변화로 정의할 수 있으며, 의과학(Medical Science), 의료공학 분야에서 탐구 대상인 인체로부터의 다양한 생체신호가 여러 가지 형태로 전달되는데 생체신호의 종류는 다음과 같다.

생체신호의 종류

- 기초생체 정보 : 체온, 혈압, 맥박 등
- 심전도(ECG) : 심장의 전기적 활동을 기록, 심장질환 진단, 고혈압 등
- 근전도(EMG) : 근육의 전기적 활동을 기록, 재활의학, 당뇨병, 신경계 질환 진단 등
- 뇌파도(EEG) : 뇌 신경계의 전기적 활동을 기록한 파형, 신경외과, 정신과 등
- 기타 연속혈압, 호흡, 혈류량, 산소포화도측정기(SPO^2), 전기후각도(EOG : Electroolfactogram) 등

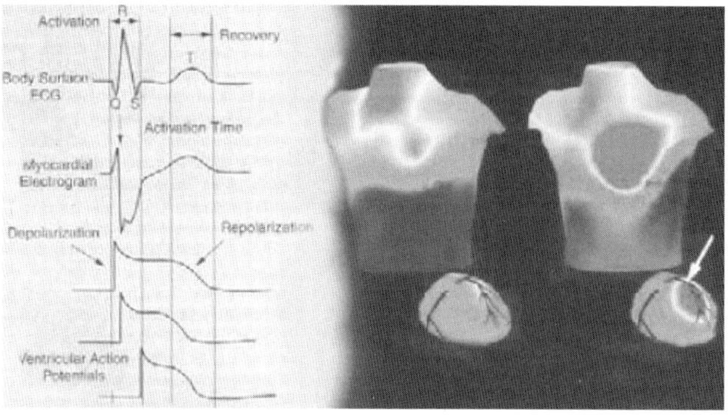

그림 7-1 컴퓨터 기반 신호와 심전도(ECG) 이미지 처리

생체신호는 임상에서 생물학적인 방법으로부터 얻어지며 이러한 방법들은 아주 복잡하고 역동적이며 일반적으로 시간함수로 표현된다. 생체신호의 표현에는 여러 가지 서로 다른 방법이 사용될 수 있지만 모든 경우에 있어서 어떤 특정한 형태의 변화로 신호 내에 포함되어 있는 정보를 효과적으로 나타낼 수 있어야 한다.

생체신호처리(Bio-signal Analysis)는 의학적 결정(Medical Decision Making)을 하기 위한 생체정보를 획득하는 일로서 다음 그림 7-2와 같이 4단계로 이루어지며, 그 의미는 표 7-1과 같다.

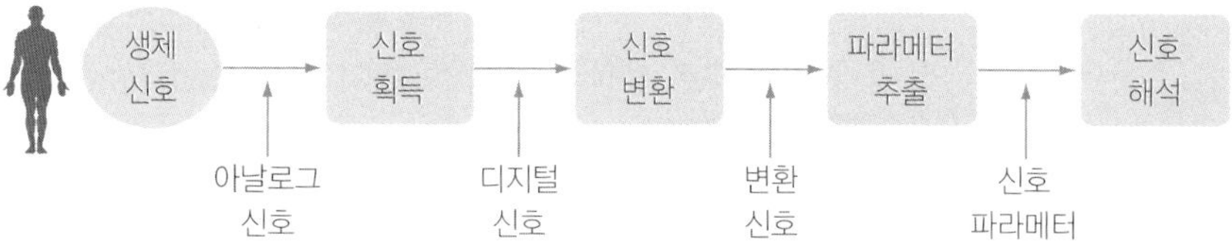

그림 7-2 생체신호처리 과정

표 7-1 생체신호처리단계의 의미

단 계	의 미
신호획득 단계	다양한 형태의 생체신호를 컴퓨터상에 처리가능 하도록 전기신호 형태로 변환시키는 작업
신호변환 단계	정보 추출을 위하여 획득한 신호를 정리하는 전 처리 과정
파라미터 추출 단계	의학적 결정을 위한 유의한 파라미터(Parameter : 매개변수(媒介變數)를 추출하는 과정
신호해석 단계	생체신호로부터 추출된 파라미터를 이용한 의학적 결정을 하는 단계

생체신호처리의 중요성과 목적은 정보기술을 통하여 임상의의 인간적 한계를 극복할 수 있는 정보를 제공함으로써 직관적인 관찰과 경험적인 판단의 한계를 극복할 수 있도록 도와준다. 또한 보이지 않는 정보를 제공함으로써 진단에 결정적인 정보를 제공하고 주파수 분석, 파형분석, 잡음제거, 특수처리(데이터 재구성, 카오스이론(Chaos Theory), 인공지능 기법 등) 등을 통하여 임상의의 지각능력을 높여준다.

컴퓨터를 이용하여 장시간의 신호를 기록하고 처리하며, 디지털 데이터의 전송을 통하여 원격의료/진단/자문을 수행할 수 있다. 또한 다양한 형태(표, 그래프 등)의 표현을 통하여 새로운 진단기준을 제시하고, 자동경고로 담당자의 부주의를 보완하며, 적절한 방법을 선택하여 대응한다.

2. 의료영상처리 배경

CT나 MRI는 영상처리를 위해 컴퓨터를 이용하므로 디지털 의료영상시스템으로서 분류되어진다. CT에 있어서 X-선은 환자의 신체를 투과하여 X-선 광자를 전자적인 신호로 변환하는 검출기에 도달한다. 이러한 신호들은 컴퓨터에서 일련의 과정을 거치기 위하여 표본화(Sampling)되어 숫자적인 형태로 변환되고 디지털화 된다. 컴퓨터에 의해 수행되는 데이터 처리의 형태뿐만 아니라 환자로부터 수집한 데이터를 디지털화하는 방법도 디지털 영상처리의 영역에 속한다.

디지털 영상처리의 역사는 미항공우주국(NASA)이 달과 지구의 탐사프로그램을 개발하는 시점인 1960년대 초기에 시작되었다. 레인저(Ranger)라는 우주선에서 지구로 보낸 달 표면의 영상에서 달 표면에 관한 더 많은 정보를 얻기 위해서 비디오카메라에 의하여 수집된 아날로그 영상을 디지털 영상으로 변환한 후 컴퓨터를 통해 일련의 처리과정을 거쳤다. 이러한 디지털 영상처리기법의 발전은 미국의 캘리포니아에 있는 NASA의 Jet Propulsion Laboratory에서 행해진 일에 많은 영향을 주었으며, 디지털 영상처리기법은 급속히 확장되어 행성의 영상뿐만 아니라 천문학, 지질학, 농학, 지도 작성법, 생물학, 의학 등의 다른 분야에도 적용되게 되었다.

의학영상에서 영상처리의 적용은 많은 관심을 갖는다. 특히, 진단영상분야에서 초음파 영상, 디지털 방사선학, 핵의학 영상, 컴퓨터 단층촬영 영상, 자기공명 영상학에 성공적으로 적용되어져 왔으며, 그 후로 디지털 영상처리는 물리학, 수학, 공학, 컴퓨터과학을 포함하는 여러 분야에서 중요한 분야로 자리 매김하였다.

3. 의료영상처리 분야

영상처리는 시각적 이미지를 포착, 수정, 강조하고 변형시키고 압축하는 기술에 관한 응용프로그램이라고 정의할 수 있다. 영상처리는 디지털 영상처리를 의미하는데, 현대사회에의 여러 영역에서 수행되며, 방법과 기술은 이 영역 어디에서나 아주 유사하다. 따라서 의료영역에서 사용하는 방법도 주로 과학 및 산업분야의 여러 응용프로그램에서 인용한 것이다.

디지털 영상처리란 컴퓨터를 이용하여 영상을 다루는 학문이며, 수많은 분야에서 사용되는 기술들의 총칭이다. 좁은 의미의 디지털 영상처리란 영상의 질을 높이거나 영상이 갖고 있는 두드러진 특징들을 더욱 두드러지게 하거나, 다른 영상의 일부분으로부터 새로운 영상을 만들어내고, 영상을 압축하거나, 영상을 획득하는 동안이나 획득한 후에 변질된 영상을 복원하는 분야이다. 반면에 넓은 의미의 디지털 영상처리는 컴퓨터를 이용하여 영상을 생성하고 처리하는 분야, 영상을 해석하고 인식하는 분야, 영

표 7-2 의료영상처리 분야

구분	의 미
영상조작	• 잡음이 많은 영상의 개선, 부정확한 초점에 의한 흐려진 영상의 복원, 인체의 외형에 따른 기하학적 교정, 히스토그램 조작에 의한 콘트라스트의 향상 등 [예] 잡음제거, Sharpness/Contrast 개선, 기하학적 교정
영상분석	• X-ray 등의 modality를 통해 검출된 물체의 크기를 측정하거나, 전자 현미경 등에 의한 세포 분석 등 [예] 세포분석, 병변위치 및 크기 측정
영상인식	• 영상 내에 존재하는 물체의 종류와 개수를 인식 [예] 물체의 개수 및 종류 인식, CAD system
영상전송	• 영상을 유선이나 무선으로 전송하는 분야 [예] 영상압축기술, 대용량 고속 전송기술

상의 통신 및 전송 등 영상과 관련된 모든 분야를 총칭하고 있다.

의료에서 디지털 영상처리 분야는 영상조작(Image Manipulation), 영상분석(Image Analysis), 영상인식(Image Recognition), 영상전송(Image Transmission) 등 4가지 부분으로 나눌 수 있는데, 그 의미는 위의 표 7-2와 같다.

그림 7-3은 영상처리에서 영상복원의 예를 보여주고 있다. 영상복원은 영상의 질을 개선시키는 것으로 이미 알고 있거나 측정되어지는 영상의 결점들에 근거하여 처리를 행하는데 영상의 질이 저하된 경우 질의 저하를 제거 또는 최소화하는 것으로 주로 필터 기법을 사용하여 원치 않은 부분을 제거하는 영상처리 기법이다.

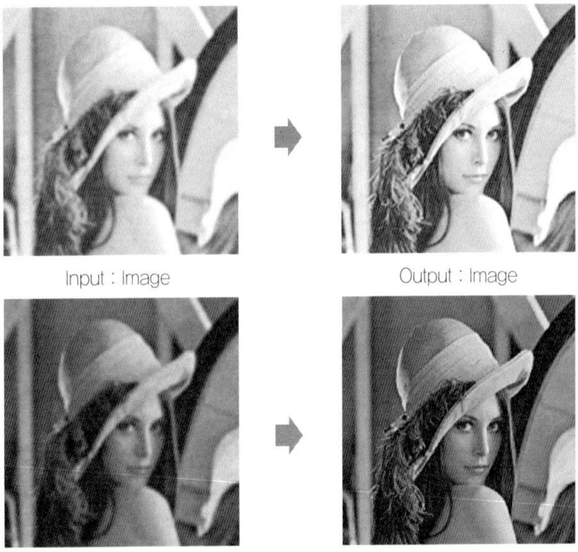

그림 7-3 영상복원(Image Restoration)

디지털 영상처리는 컴퓨터그래픽스와 공통적인 개념을 갖지만 연구하는 주된 분야가 서로 다르다. 컴퓨터그래픽스는 2차원과 3차원의 영상 데이터를 갖고 주로 합성된 영상을 만들어내지만, 디지털 영상처리는 2차원 데이터에 제한된 경향이 있었으나 최근 들어 볼륨 가시화나 모핑(Morphing)기법의 출현으로 서로의 차이는 불분명해지고 있다.

여기서 모핑은 메타모핑(Metamorphing · 변형)의 약자로, 서로 다른 형상의 이미지를 변환시킬 때 그 공백을 채워주는 데 사용되는 컴퓨터애니메이션 기법이다.

모핑에 대한 연구는 1960년대 초 인공위성에서 바라본 지구의 곡면이나 기계 내부에서 작동하는 센서의 결점을 정확히 알아내기 위해 시작됐다. 그 후 일정 기간 일어나는 변형을 시각적으로 확인함으로써 변형 과정과 결과를 예상하기 위해 두 개의 이미지를 보강하는 방법으로 발전됐다. 최근 컴퓨터기술의 급격한 발전으로 디지털 영상처리에 대한 관심이 더욱 많아졌으며, 영상처리에 관계되는 첨단기술의 발전으로 성장 가능성이 더욱 기대되고 있다.

4. 의료영상처리 목적

의료영상시스템으로 영상을 얻은 뒤 판독자들이 그 영상을 보다 잘 판독할 수 있도록 영상을 가공할 수 있다. 컴퓨터단층검사(CT)나 자기공명영상장치(MRI)에서처럼 3차원 영상을 얻은 경우에는 이 3차원 영상을 처리하여 판독자가 쉽게 3차원 구조를 인지할 수 있도록 시각화하는 것이 필요하다.

의료영상을 보면서 진단 정보를 추출할 때 판독자가 이것을 일일이 수행하는 것이 무척 지루하고 시간이 많이 소요되는 경우가 있다. 예를 들면 혈액영상에서 백혈구 수를 세는 일은 판독자가 일일이 수행하기가 무척 번거롭다. 이러한 종류의 일을 컴퓨터가 알아서 한다면 판독의 효율이 올라갈 수 있을 것이다.

의료영상에서 영상처리는 특정한 진단 정보를 정량적으로 추출하는 과정을 말한다. 예를 들어 혈관 영상에서 혈관의 협착 정도를 정량적으로 판독한다면 진단에 보다 더 정확을 기할 수 있을 것이다. 이와 같이 의학에서 영상처리 목적(Goals of Image Processing)

표 7-3 의료영상처리 목적

분 류	의 미
시각화 (가시화)	영상을 보다 잘 판독할 수 있도록 영상을 가공 [예] CT나 MRI 3차원 영상 재구성
자동화	반복적이고 지루한 작업 자동화 [예] 혈액 영상에서 백혈구 수를 세는 일
정량화 (양자화)	특정한 진단 정보를 정량적으로 추출하는 과정 [예] 혈관 영상에서 혈관의 협착 정도 자동 측정

은 시각화(Visualization), 자동화(Automation), 정량화(Quantification) 3가지로 분류하는데, 그 의미는 위의 표 7-3과 같다.

7-2. 의료영상 계측 및 기기

1. 의료계측시스템 개요

의료계측(Medical Instrumentation)은 도구나 장비를 통하여 인체 또는 대상물로부터 필요한 정보를 추출하는 과정이라 할 수 있다. 인간의 감각기관을 통하여 직접 측정할 수 없거나 측정이 가능하지만 정량화가 어려울 경우, 여러 장비나 도구를 통하여 원하는 정보를 추출함으로써 의학적 의사결정을 지원하는 과정을 총칭하여 의미한다. 따라서 21세기에 이르러 컴퓨터 및 정보공학의 발달은 의료기기와 의료정보시스템의 통합화 추세가 가속화되어 원격진료 및 재택진료와 같은 미래 의료 환경에 대응하기 위해서도 생체신호의 종류 및 의료장비를 통하여 얻을 수 있는 정보에 대한 지식이 요구된다.

2. 의료계측시스템 구성

의료계측이 다른 일반적인 계측과 다른 점은 신호의 발생원이 생체조직이거나 생체조직에 내재된 에너지라는 것이다. 의료계측은 계측대상에 따라 접근방법이 매우 다양하지만 일반적으로 그림 7-4와 같이 측정 대상(Measurand), 전극 및 센서(Electrode & Sensor), 신호 처리 및 획득(Signal Conditioning & Acquisition), 출력 표시(Output Display), 보조 요소(Auxiliary Elements)로 구성된다.

센서(Sensor)는 측정대상으로부터 에너지 또는 정보를 다른 형태로 변환시켜준다. 이 신호는 계측자(Measurer)가 생체에 대한 정보를 얻어낼 수 있도록 증폭, 잡음제거 등 신호 처리 과정을 거쳐 표시된다.

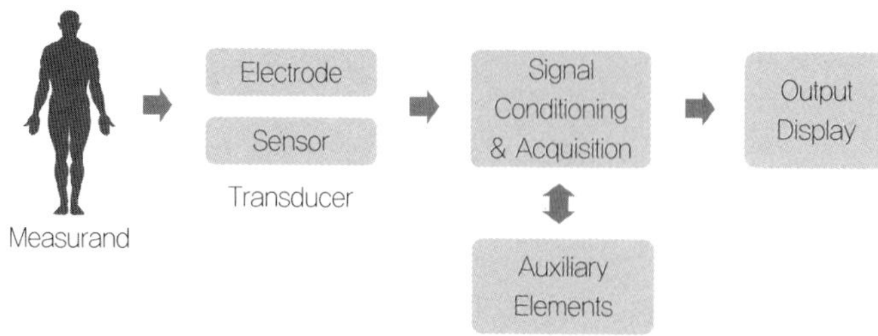

그림 7-4 의료계측시스템 구성요소

측정대상은 물리적 변수(Physical Parameter)로 힘, 압력, 음파, 유량, 온도 등이 있으며, 화학적 변수(Chemical Parameter)로는 산소, 이산화탄소 등의 각종 기체의 농도 및 혈액, 소변, 뇌척수액 등의 체액에서 각종 이온들의 농도가 있다.

전기적 변수(Electrical Parameter)에는 여러 기관(심장, 뇌, 근육, 신경)에서 발생하는 생체전위(Biopotential)로서 심전도(ECG), 뇌전도(EEG), 근전도(EMG), 신경전도(NCV) 등이 있다.

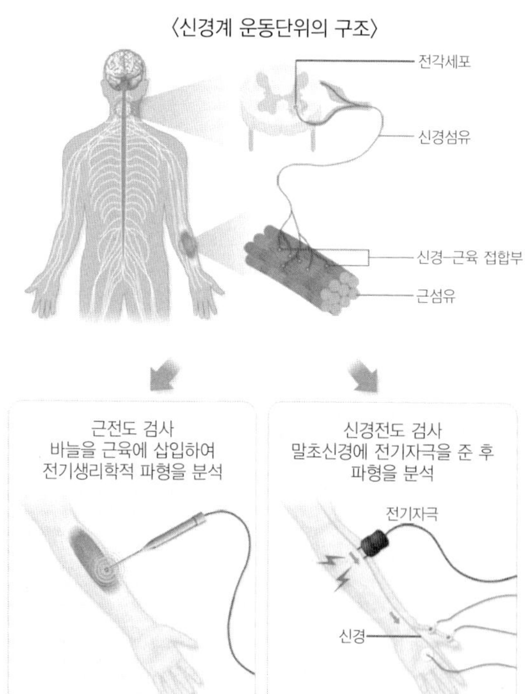

그림 7-5 근전도와 신경전도 검사

표 7-4 의료계측 기기 기술 내용

계측기기	기술내용
심전도	심전도는 심장이 박동하면 심근에 발생한 미소한 활동전위차를 생체표면에 부착한 전극으로 측정하여 시간에 따른 변동곡선을 기록하여 표시하는 기기를 말하며, 이 때 얻은 곡선을 심전도라 한다. 심전도에 나타난 심장박동으로 인한 전기적 파형(심전도)을 분석하여 부정맥, 협심증, 심근경색 등의 허혈성 심장질환, 심방과 심실의 비대, 확장 등의 진단을 할 수 있다.
뇌파도	뇌파도는 뇌의 생리학적 활동에서 발생하는 미약한 뇌파신호의 전위차를 머리 표피에 장착한 전극으로 측정하여 뇌파신호의 주파수 성분을 분석하여 뇌종양, 뇌혈관장애, 두부 외상을 동반한 중추신경계의 기능 상태를 알아내는 검사기기이며, 이 때 얻은 뇌파신호를 뇌전도라 한다. 뇌파도는 간질병 진단, 치매, 무의식기간의 평가, 혼수상태환자의 뇌사확인 등에 사용한다.
근전도	근전도는 근육의 생리학적 활동에서 발생하는 미약한 전위차를 근육표면에 부착한 전극으로 측정하여 발생한 전기신호의 주파수 성분을 분석하여 근육질환 및 근육을 지배하는 신경의 상태를 진단하는 장치이며, 이 때 얻은 전기신호를 시간에 따라 기록한 것을 근전도라 한다. 근전도는 근피로도, 근회복도, 근육수축력검사, 근육통증진단과 인식생리학 연구에 이용한다.
신경전도	신경전도는 운동난위에시 발생하는 근육질환, 말초신경 질환, 신경근 질환 그리고 신경-근육 접합질환을 진단하는데 사용한다.
혈당도	혈당도는 인체의 혈당을 측정하는 기기로서 혈당은 혈액 속에 함유되어 있는 포도당으로, 간에서의 포도당 공급량과 말초조직에서의 포도당 이용량과의 균형으로 조절되고 있는데, 이는 간의 작용을 중심으로 하여 각종 호르몬(인슐린 · 글루카곤 · 아드레날린 · 코르티손 · 갑상선호르몬 등)의 상호작용으로 유지되고 있다. 당뇨병의 경우에는 혈당이 높아지고, 반대로 췌장에 종양이 있을 때는 심한 저혈당이 된다.
혈압도	혈압도는 인체의 혈압을 측정하는 기구이다. 수은기압계를 사용하는 리바로치형 혈압계와 아네로이드 기압계를 사용하는 타이코스형 혈압계가 대표적인 것인데, 모두 기압계, 압박대 및 송기구의 3부로 되어 있다. 이것을 팔의 위쪽 부위에 감고, 송기구로 충분히 공기를 보내면 상완동맥이 압박되는데, 이 때 혈류를 변화 또는 저지하는 압력을 기압계로 읽는다.

의료계측 기기에는 심전도(ECG : Electrocardiograph), 환자감시장치(PMS : Patient Monitoring System), 혈압측정기, 혈류측정(Blood Flow Measurement), 호흡계측기(Pneumograph), 근전도(EMG : Electromyograph), 신경전도(NCV : Nerve Conduction Velocity), 뇌파도(EEG : Electroencephalograph), 농도측정(Concentration Measurement) 등이 있다.

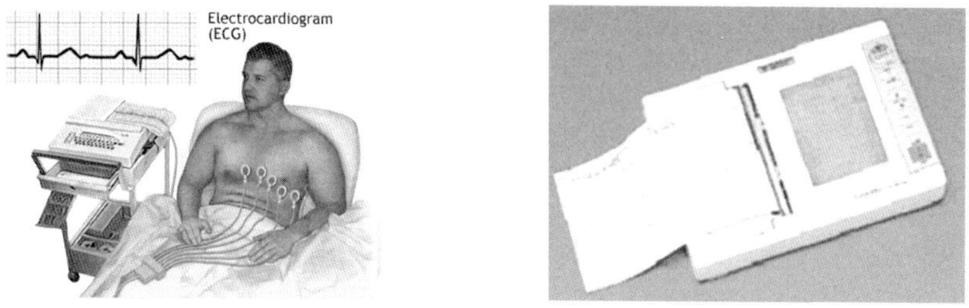

(a) 심전도(ECG : Electrocardiograph)

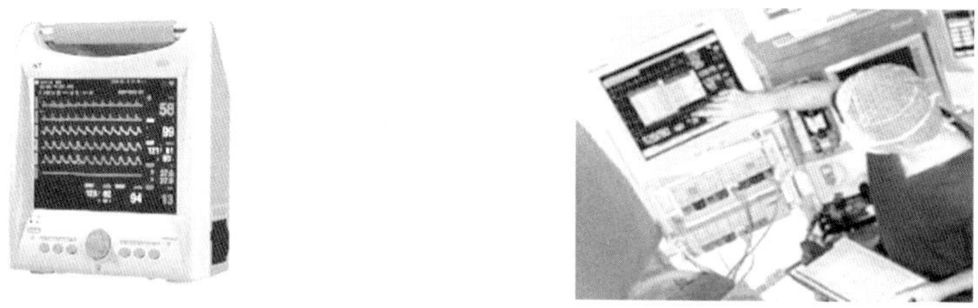

(b) 환자감시장치(PMS : Patient Monitoring System)

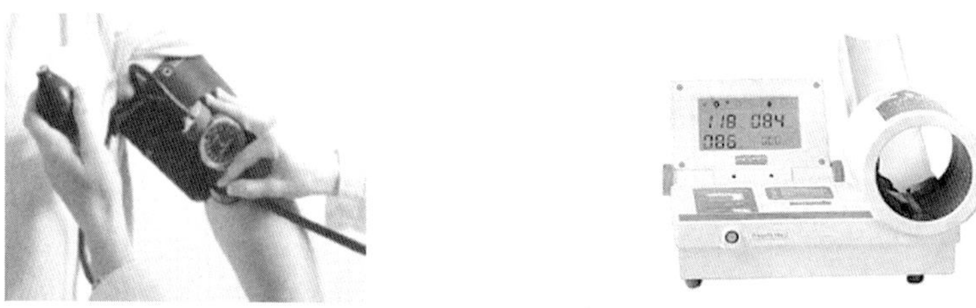

(c) 혈압측정장비(Blood Flow Measurement)

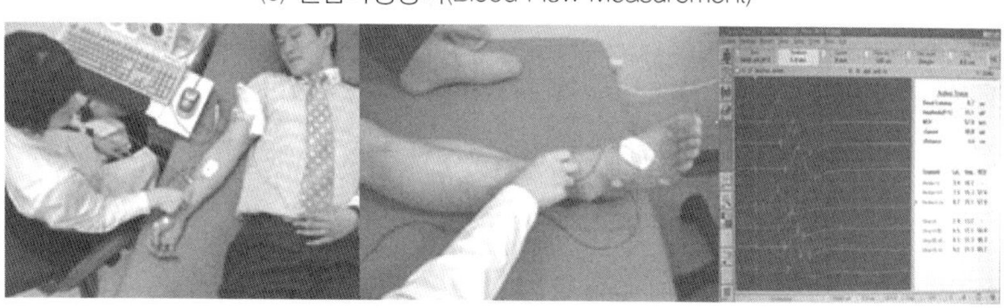

(d) 신경전도(NCV)

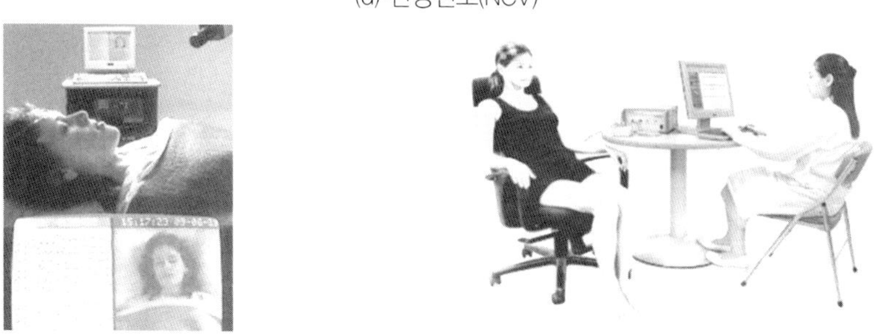

(e) 뇌파도(EEG : Electroencephalograph)

그림 7-6 의료계측기기

3. 의료계측기기의 특성

의료계측기기의 사용자를 위하여 기기의 성능을 정량적으로 표시하는 기준이 필요하다. 이 기준은 얼마나 정확하게 기기가 원하는 입력을 측정할 수 있는가와 출력이 간섭입력과 변형입력에 얼마나 종속적인가 등을 분명하게 나타내어야 한다. 기기의 성능은 보통 입력주파수에 따라 동적특성(Dynamic Characteristic)과 정적특성(Static Characteristics)으로 평가할 수 있다.

표 7-5 의료계측기기의 특성

구 분	의 미
동적특성	• 계측기기는 대부분의 계측대상이 시간의 함수로 표현되기 때문에 기기에 대한 동적 특성의 이해가 필요하다. • 측정량을 나타내기 위해서 미분 또는 적분 방정식이 필요하며, 비선형성과 통계적 가변성은 일반적으로 무시한다.
정적특성	• 기기의 직류입력 또는 매우 낮은 주파수 성분의 입력에 대한 성능을 나타내며 이는 비선형 통계적 효과 등을 포함한 측정의 질을 평가한다. • 특성을 나타내는 파라미터는 정확도, 정밀도, 해상도, 재현성, 선형성 등이 있다.

7-3. 의료영상시스템

1. 의료영상의 역사

1895년 독일의 뷔르쯔부르그(Wurzburg) 대학 교수이며, 연구소장인 뢴트겐(Wilhelm Conrad Röntgen, 1845-1923)은 스스로 채워진 관에 전기를 통과시킬 때 나타나는 음극선 형광을 연구하다 작은 스크린으로부터 흘러나오는 이상한 빛을 발견했다. 그는 이러한 새로운 현상을 연구해 뼈의 윤곽을 볼 수 있었다. 뢴트겐은 알려지지 않은 빛에 'X-레이' 라는 이름을 붙였다.

뢴트겐은 X-선을 발견하여 이를 의학적으로 이용한 이래 X-선을 이용한 촬영장비는 의료영상시스템의 대명사처럼 되었다. X-선은 인체와 같은 연부조직(Soft Tissue)을 잘 투과하기 때문에 X-선을 이용하여 인체내부를 투시할 수 있게 되었고, 인체 내부의 많은 정보를 필름 상에 나타낼 수 있게 된 것이다. 뢴트겐 부인의 손을 찍은 X-선 촬영과정은 다음 그림 7-7과 같다.

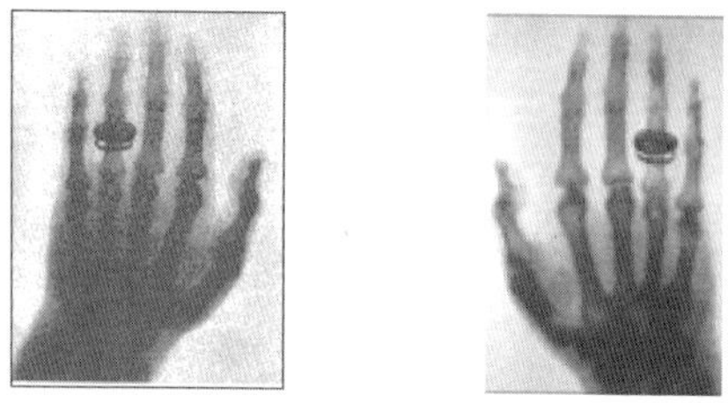

[뢴트겐 부인의 손 사진]

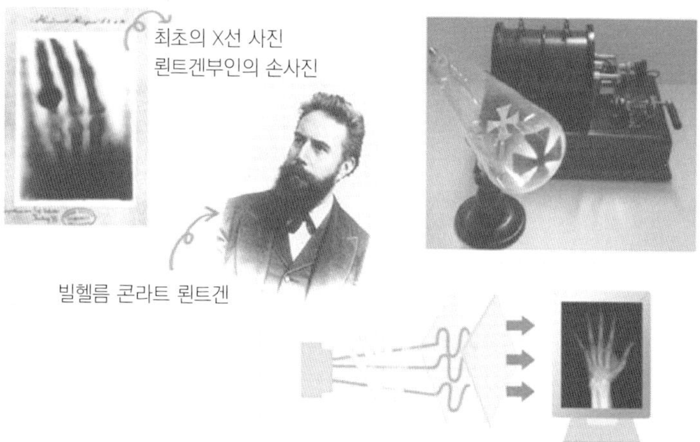

그림 7-7 뢴트겐 부인의 손을 찍은 X-선 촬영과정

현재에도 많이 사용하고 있는 X-선 진단영상은 X-선이 통과하는 인체 내부의 각종 상태정보가 중첩되어 필름 상에 표현되는 것이기 때문에 이를 판독하는데 어려움이 많다. 따라서 이러한 문제를 극복하기 위하여 중첩 영상이 아닌 단층영상을 얻고자 하는 연구가 시작하게 되었다.

1963년 미국 물리학자인 코맥(Allan M. Cormack, 1924~1998)은 투영 데이터(Projection Data)로부터 단층 영상(Slice Image)을 구할 수 있다는 것을 수학적으로 증명하였다. 그러나 투영 데이터로부터 단층 영상을 얻기 위해서는 많은 연산이 필요한데 이를 위한 컴퓨터가 당시에는 없어 복잡한 연산을 하지 않고 단층영상을 얻을 수 있는 방법이 개발되었는데, 이것이 운동단층촬영법(Motion Tomography)이었다.

1972년 영국 하운스필드(Godfrey N. Hounsfield, 1919~2004)는 세계에서 최초로 인체 머리의 단면 영상을 소개하였다. 이후 X선을 이용한 전산화단층촬영술(CT : Computerized axial Transverse Scanning)이 개발되었다. X선을 이용한 CT가 임상적으로 널리 사용되기 시작한 이후에도 의학계에서는 새로운 형태의 인체 내 정보를 얻을 수 있는 단층 영상의 필요성이 계속 대두되었다.

X-선, CT 소개 이후에도 인체 내부의 정보를 새로운 형태로 표현할 수 있는 단층영상에 대한 새로운 단층영상촬영 장비인 단광자방출형단층촬영장치(SPECT : Single Photon Emission Computerized Tomography), 양전자방출형단층촬영장치(PET : Positron Emission Tomography), 자기공명영상장치(MRI : Magnetic Resonance Imaging) 등으로 발전하였다. 의료영상시스템은 디지털 의료영상을 효율적으로 저장하고 전송하는 PACS(Picture Archiving and Communications System)와 이에 대한 세계표준규약인 DICOM이 등장하였다.

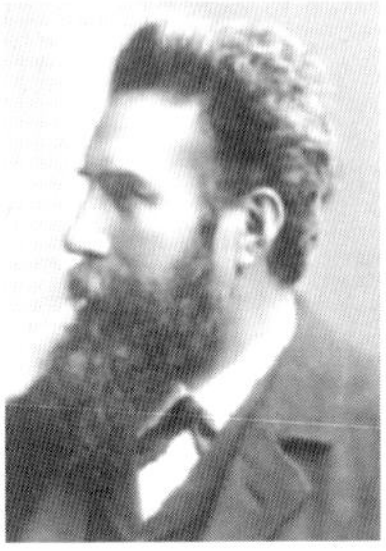
W. C. Röntgen

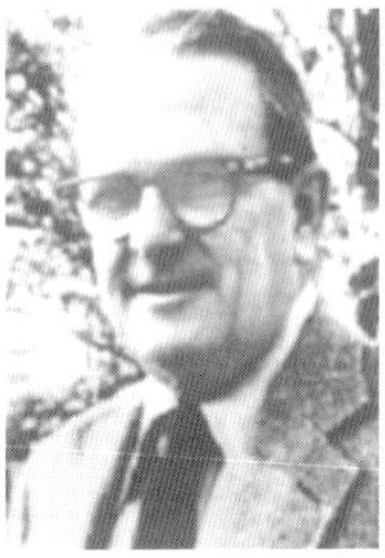
A. M. Cormack

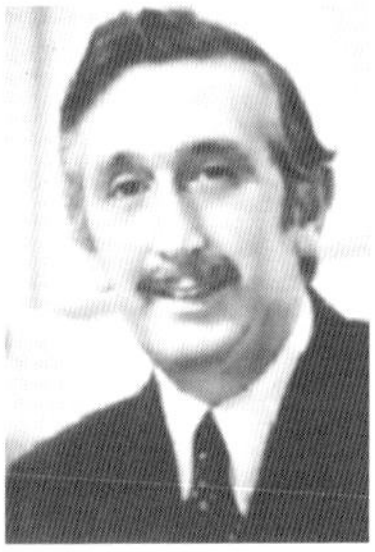
G. N. Hounsfield

2. 의료영상장치의 종류

의료영상장치는 일정한 파장을 물체에 쪼여 주면 물체의 밀도나 성질에 따라 입사된 파장이 반사되거나 투과되는 성질을 이용하여 인체 내부의 영상을 획득한다. 의료영상장치는 사용되는 파장에 따라 그 종류가 구분되는데 X-선이나 CT는 인체에 쪼여 투과되는 빛으로부터 영상을 얻는다. 산부인과나 정형외과에서 주로 사용하는 초음파는 파장이 짧은 음파(초음파)를 입사시켜 물체표면에 반사되어 나오는 반사파로부터 영상을 얻는다. PET는 방사선 물질을 인체에 투여할 때 생기는 감마선을 이용하고, MRI는 전자기파를 분자에 쪼여줄 때 라디오파로부터 영상을 얻는다.

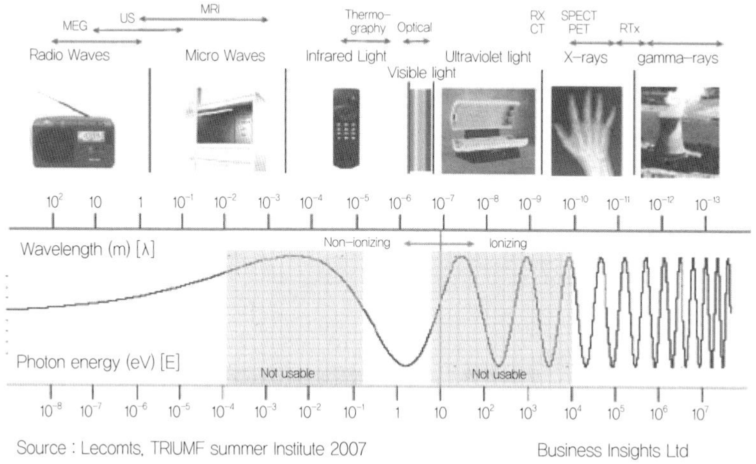

그림 7-8 의료영상에 사용된 스펙트럼 파장

표 7-6 의료영상장치의 종류

구 분	종 류
X-선 의료영상장비	• X-ray 촬영기 • CT(Computerized Tomography) • 혈관조영촬영(Angiography) • DSA(Digital Subtraction Angiography) • CR(Computed Radiography) • DR(Digital Radiography)
자기공명영상장치	• NMR/MRI • 자기공명 혈관조영술(MRA) • 분광영상법(Spectroscopic Imaging) • 기능적영상법(Functional Imaging)
핵의학영상장치	• 감마 카메라, Anger 카메라 • 단광자 방출 단층촬영장치(SPECT) • 양전자 방출 단층촬영장치(PET)
초음파 스캐너	• A-mode, M-mode, TM-mode, B-mode • 도플러
기타 영상장비	• 전자내시경, 전자 현미경, 디지털 카메라 및 캠코더 등

최근에는 기술이 발달하여 병원에서 필름이 사라지고 X-선이나 CT 등에서 촬영한 영상은 디지털화되어 PACS라는 컴퓨터에 저장되어 관리된다. 의료영상장치에는 X선 의학영상장비, 자기공명영상장치, 핵의학영상장치, 초음파 스캐너, 기타 영상장비로 구분할 수 있으며, 구체적인 종류는 위의 표 7-6과 같다.

3. 방사선의 종류

방사선이란 에너지를 가지고 있는 일종의 보이지 않은 광선이다. 일상생활에서 흔히 경험하는 전자레인지의 극초단파, 라디오와 TV의 전파, 레이더, 병원에서 진료에 이용되는 X-선 등 모두가 방사선의 일종이다. 이와 같이 우리가 방사선과 함께 생활을 해도 문제가 없는 것은 우리 주위에 있는 방사선의 양이 특별히 관심을 두지 않아도 될 만큼 매우 적은 양이기 때문이다. 병원에서 가슴에 X-선을 1회 촬영할 때에 약 0.3밀리시버트(mSV)의 방사선을 받는다. 그리고 70만mSV 방사선을 한꺼번에 전신에 받으면 다양한 증세를 보이다가 조기 사망에 이른다고 한다. 여기서 시버트(Sivert)는 방사선의 형태와는 관계없이 어떠한 방사선이든지 그 방사선으로 인한 일정한 생물학적 효과만을 나타내는 단위이다.

방사선은 특성에 따라 알파선, 베타선, 감마선이 있다. 알파선은 가벼운 가스인 헬륨이라는 원소의 원자핵이다. 알파선도 입자로 되어 있기 때문에 알파입자라고도 한다. 이 입자는 베타선보다 수천 배나 무겁지만 크기는 훨씬 작다. 베타선은 전등을 켠다거나 라디오와 TV에 사용하는 전류와 같은 것이다. 감마선은 X-선이나 빛과 같은 전자기파로서 물질을 투과하는 능력이 보통 X-선보다 훨씬 강하다. 방사선은 종류에 따라 물질을 투과하는 투과력이 각각 다르다.

방사선 발생에 따른 분류는 자연방사선과 인공방사선이 있다. 자연방사선은 땅속의 광물질에서, 우주에서, 전자기기에서, 음식물에서, 우리 몸속에서, 심지어 담배에서도 발생한다. 자연방사선은 방사선을 내는 물질인 우라늄의 매장량이 많고 적음과 해발고도 차이 등에 따라 지역별로 상당한 차이가 있다.

인공방사선은 인위적 행위에 의해 발생되는 방사선을 의미한다. 즉, 병원에서 검사에 쓰이는 진단방사선과 치료에 쓰이는 치료방사선, 공항에서 사용하는 보안 검색장치나 TV 등과 같은 전자제품에서 발생하는 방사선, 원자력발전소와 같은 곳에서 발생하는 방사선 등을 인공방사선이라고 부른다.

4. 방사선의 의료영상

방사선의료영상획득에는 일반검사, 투시검사, 초음파검사, 컴퓨터단층검사, 자기공명촬영장치, 혈관검사, 핵의학 검사 등이 있다. 일반검사(General Radiography)는 병원에서 행하는 일반적인 X-선 검사로서, X-선 발생장치를 이용하여 생성된 X-선을 인체에 투과해 암실 작업을 거쳐 결과를 필름에 영상화하는 것을 말한다.

투시검사(Fluoroscopy)는 뢴트겐이 X-선을 의학에 응용한 이래 현재에 이르기까지도 필름에 사진을 나타내는 방식으로, 방사선 발생장치를 이용하여 생성된 X-선을 연속적으로 방사하여 그 결과를 TV나 모니터 또는 필름에 출력하는 검사를 의미한다. 이 검사는 생체를 투과한 X선을 형광물질에 맞추어 거기에 나타난 영상을 관찰하면서 진단하는 방법이므로 일반적으로 식도, 위, 십이지장, 대장검사에 많이 이용하며 내부장기인 간, 담낭, 신장에 조영제를 투여하여 검사하기도 한다. 여기서 조영제란 일반적인 엑스선 영상으로 잘 나타나지 않는 장기의 구조나 형태 등 내부의 모습을 잘 나타나게 하는 특수약품이다. 일반적으로 식도, 위, 소장, 대장 등은 황산바륨이라는 약품을 사용하며, 비뇨기계, 혈관계, 담, 췌관 등은 비이온성 주사제를 사용한다.

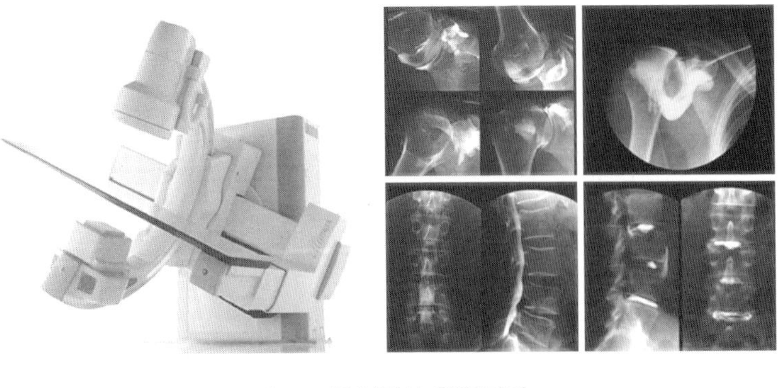

그림 7-9 투시검사 촬영기기

디지털 X-선 촬영 장치는 기존의 문제점을 해결하기 위해서 X-선 영상을 필름에 나타내지 않고 직접 컴퓨터에 저장하는 디지털 X-선 촬영장치의 개발이 활발히 이루어져 왔다. 이와 같은 장치에는 대표적으로 디지털감법혈관조영술(DSA : Digital Subtraction Angiography), 전산디지털촬영장치(CR : Computed Radiography), 디지털방사선 촬영장치(DR : Digital Radiography) 등이 있다.

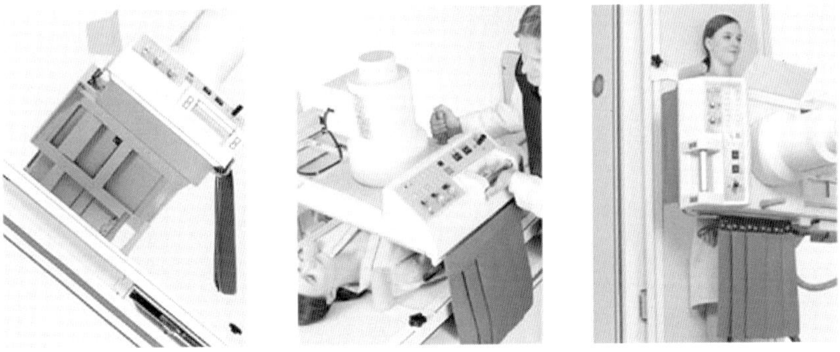

그림 7-10 일반 X-선 촬영기기

DSA는 영상신호를 컴퓨터에 입력하기 때문에 혈관에 조영제를 주입한 후 같은 부위를 시간차를 두고 여러 장 촬영하면 시간경과에 따라 영상의 변화를 효율적으로 볼 수 있을 뿐만 아니라, 다른 시간에 촬영한 두 영상의 차를 구하게 되면 혈관만을 촬영할 수 있게 된다. 즉, DSA는 방사선 촬영 및 투시촬영 영상을 처리하기 위해 특별히 설계된 고해상도 디지털영상시스템이다.

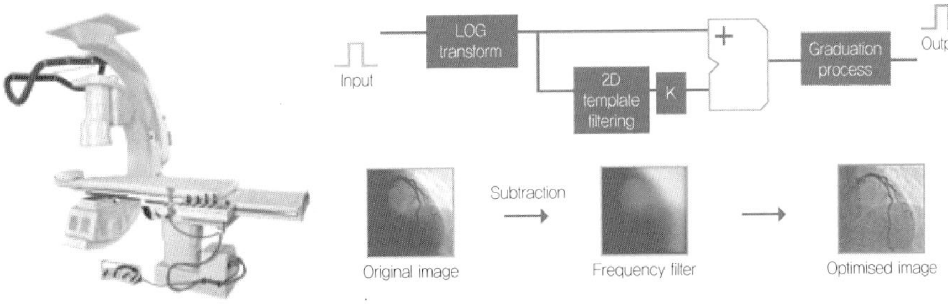

그림 7-11 디지털감법혈관조영술(DSA)

CR은 X-선 필름대신 CR전용 IP(Image Plate) 카세트에 X-선을 직접 조사하여 이미지 판독기(Image Reader)를 통해 디지털방사선영상을 구현하는 영상처리기(Imaging Processor)로 구성된다. 이미지 플래트는 X-선량을 직접적으로 검출하는데 사용한다. 이미지 플래트는 고분자 재료 위에 특수한 휘진성 형광체를 도포한 것이다. 이미지 플래트로부터 읽힌 영상정보는 컴퓨터로 입력되기 때문에 여러 가지 영상처리를 쉽게 수행할 수 있다.

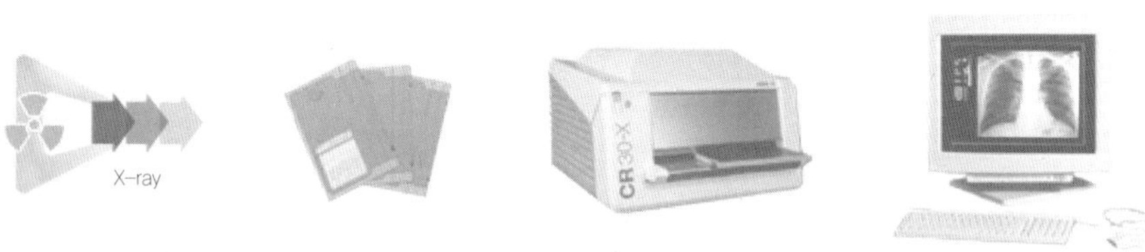

그림 7-12 전산디지털촬영(CR)

DR은 현상이 필요한 X-ray 필름대신 DR Detector에 X-ray를 직접 조사하여 디지털 방사선 영상을 바로 구현하는 시스템이다. 즉, X-선량을 직접 전기적인 신호로 변환하는 소자를 써서 X-선 영상을 디지털로 얻고자 하는 것이다.

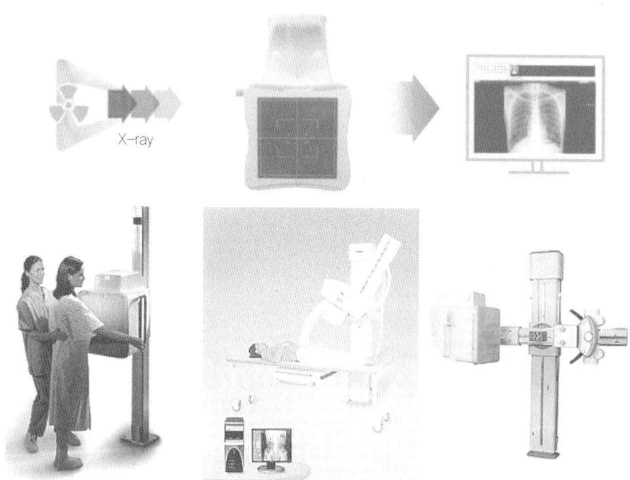

그림 7-13 디지털방사선촬영(DR)

초음파검사(Ultrasonography)는 인체 내부에 초음파 펄스 인가한 후 인체 내부에서 반사되어 돌아오는 반향파(Echo)를 감지하여 영상을 구성하는 장치이다. 즉, 인체에 무해한 초음파(음파의 일종)를 몸 안에 투과시켜 반사되는 음파를 영상으로 변환해 모니터에 나타내는 검사이다. 인체에 무해하다는 장점으로 주로 산부인과에서 많이 사용하고 있으며, 내과적인 진단(간, 담낭, 신장, 췌장, 방광 등)에도 많이 사용한다. 초음파검사는 진단하는 방식에 따라 A-mode(Amplitude-mode), M-mode(Motion-mode), TM-mode, B-mode(Brightness-mode), 도플러법(Doppler Ultrasonography) 등으로 분류된다. 음파는 전자파와 마찬가지로 에너지를 공간적으로 이동시키는 파동의 일종이다.

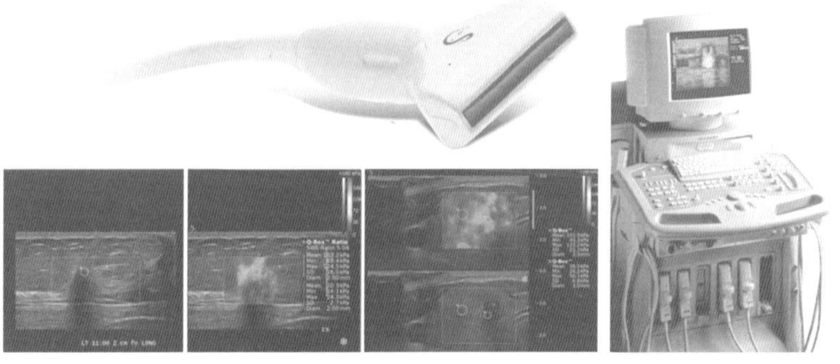

그림 7-14 초음파검사 기기

A-mode는 단일 초음파 펄스를 매질에 인가한 후 음향 임피던스 불연속면에서 반사되어 돌아오는 반향파 신호를 오실로스코프에서 수평축을 시간축으로 하여 나타내는 방식이다. M-mode는 인체 내 장기 중 움직이는 것을 검사하는데 사용하는 방식으로 초음파 펄스를 인체 내부에 인가한 후 반사되어 되돌아오는 반향파에 수평축을 시간축으로 하여 나타내는 방식이다. TM-mode는 M-mode 방식을 2차원적으로 변환하는 것이다.

B-mode는 인체 내부의 단면상을 영상으로 보여주는 방식이다. 도플러법은 심장운동이나 혈류속도를 검사하기 위한 방법으로, 연속파 초음파를 심장에 투사하면 반응파가 박동에 따라 나타내는 도플러 효과로 주파수가 변화하는 것을 이용한 초음파 검사법이다. 주로 인체 장기, 임산부의 태아 등의 형태와 동태를 관측하는데 사용된다.

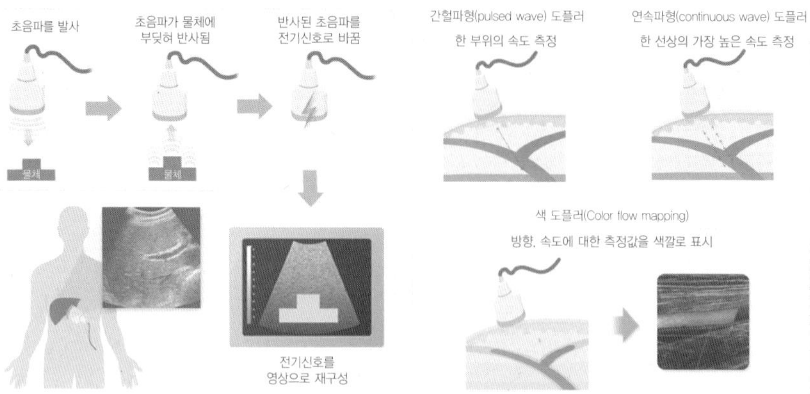

(a) 이면성 초음파　　　　　　　(b) 도플러 초음파

그림 7-15 초음파검사의 원리

컴퓨터단층검사(CT : Computed Tomography)는 X-선을 인체의 여러 각도에 투과시켜 투과된 X-선 양을 컴퓨터로 측정하여 인체의 횡단면을 컴퓨터가 수학적 연산을 이용하는 방식으로 영상을 재구성해 인체조직을 상세하고도 명료하게 나타낼 수 있는 시스템이다. 이것은 정상조직과 병변조직을 정확히 구분할 수 있도록 단면영상을 얻는 단층촬영 방식이다. 즉, 회전하는 X-선과 검출기를 이용해 인체내부 단면을 잘라내 영상화하는 장치이다. 이 촬영은 X-선과는 달리 인체의 원하는 부위를 칼로 썰어 보듯이 단면적인 2차원 영상으로 겹치는 부분이 없고 작은 조직들과 밀도의 차이를 쉽게 판별할 수 있다.

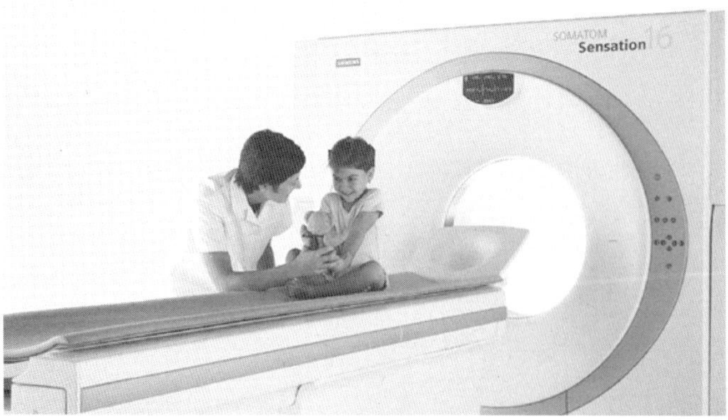

그림 7-16 컴퓨터단층검사(CT) 장치

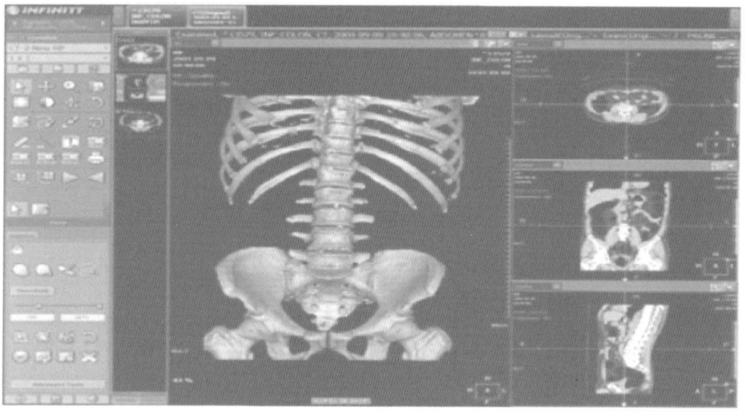

그림 7-17 기존 2D로 보던 CT를 3D로 뼈만 한눈에 보여주는 영상

자기공명촬영장치(MRI : Magnetic Resonance Imaging)는 자장이 발생하는 커다란 자석 통속에 인체를 들어가게 한 다음 인위적으로 고주파 신호를 발생시켜 인체 부위에 있는 수소 원자핵을 자기공명 시킨다. 그런 후 전파를 절단하면 수소 등 원자핵 에너지가 밖으로 방출하는데 이러한 에너지를 신호로 바꾸어서 컴퓨터로 처리하여 영상화한 장치를 자기공명영상장치라고 한다. 즉, 인체의 80%를 차지하는 수분의 주요 성분인 수소 원자핵을 자기공명영상화 하여 환부의 정확한 진단과 상태를 분석해 주는 의료장비이다.

혈관검사는 혈관에 볼펜심과 같은 얇고 긴 도관(Catheter)을 약간의 피부절개 후 몸속에 삽입하여 그 관을 통하여 조영제라는 약을 넣어 검사한다. 주로 뇌혈관, 사지혈관의 이상 진단이나 내부 장기에 생긴 종양, 암세포의 번식 저지에 많이 이용되고 있다.

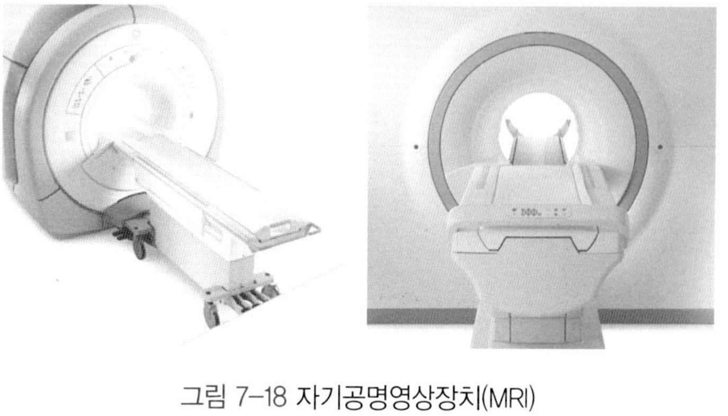

그림 7-18 자기공명영상장치(MRI)

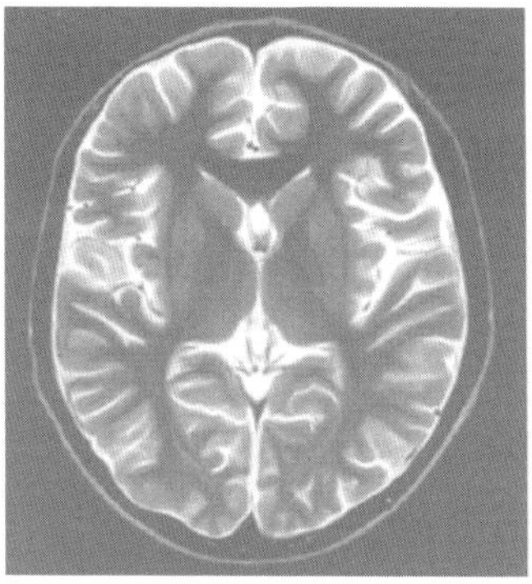

(a) 가로단면 뇌영상

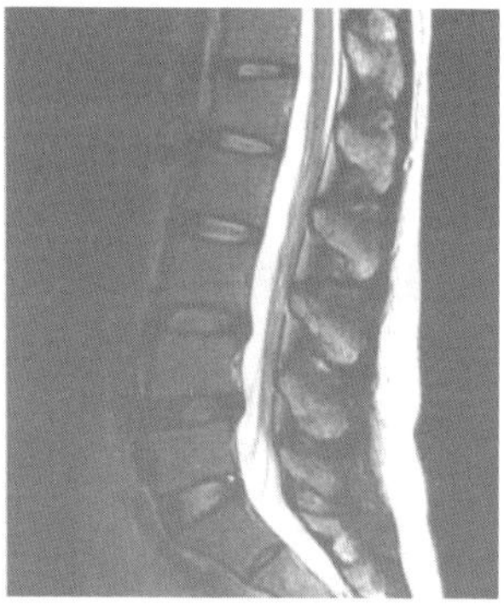

(b) 세로단면 허리 영상

그림 7-19 자기공명촬영(MRI) 영상

핵의학 검사(Nuclear Medicine)는 인체 내에 방사선 동위원소 및 방사선 의약품(Radiopharmaceuticals)의 특이한 성질을 이용하여 신체의 해부학적, 생리학적 기능을 진단 · 평가하는 검사를 의미한다.

핵의학 검사는 인체 내에 동위원소를 주입하고 일정 시간 간격으로 촬영을 하면 동위원소가 인체 내에서 확산되는 시간적인 변화를 볼 수 있는 동적인 영상을 얻을 수 있고 또한 동위원소의 양을 정량적으로 볼 수 있게 해주기 때문에 주로 내부 장기인 간, 신장, 심장의 기능 평가나 뼈의 세부골절, 암 전이 판정 등에 많이 이용되고 있다. 이와 같은 장치에는 감마카메라, 단광자방출형단층촬영장치(SPECT), 양전자방출형단층촬영장치(PET)가 있다.

감마카메라는 발명자의 이름을 따서 앵거카메라(Anger Camera)라 불리기도 한다. 이 장치는 인체 내에서 체외로 방출되는 감마선을 감지하기 위해 섬광검출기(Scintillation Detector)를 2차원 배열 구조로 구성되어 있다. 이와 같은 2차원 배열 구조 때문에 이차원 영상을 얻기 위한 기계적인 주사(Scanning)동작이 필요하지 않아 고속의 촬영이 가능하여 인체 장기의 동적인 검사에 사용할 수 있다.

SPECT는 동위원소 중에서 붕괴하면서 한 개의 광자를 방출하는 방사성 동위원소의 단면 분포를 촬영하는 기계이며 구조는 감마카메라와 매우 유사하다.

PET는 서로 반대 방향으로 방출되는 광자를 감지하여 영상을 구성하는 장치이다. 양전자를 방출하는 동위원소들은 단광자를 방출하는 동위원소에 비해 대개 원자번호가 낮고 약품에 화학적 특성이 거의 변하지 않기 때문에 이들 동위원소들의 분포 영상을 얻게 되면 인체의 생리적 또는 생화학적인 과정을 관찰할 수 있게 된다.

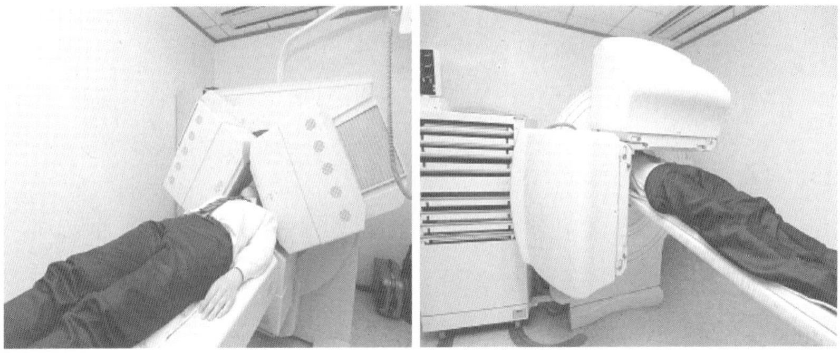

(a) 뇌관류 SPECT 검사 (b) 심장관류 SPECT 검사

그림 7-20 SPECT 검사장면

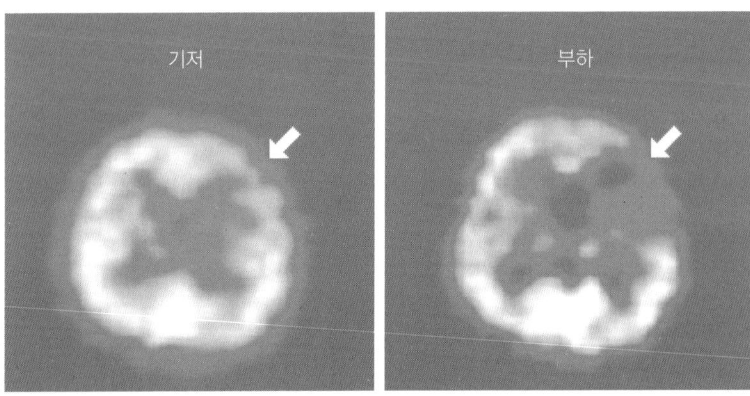

(a) 뇌혈관 질환에서 뇌관류

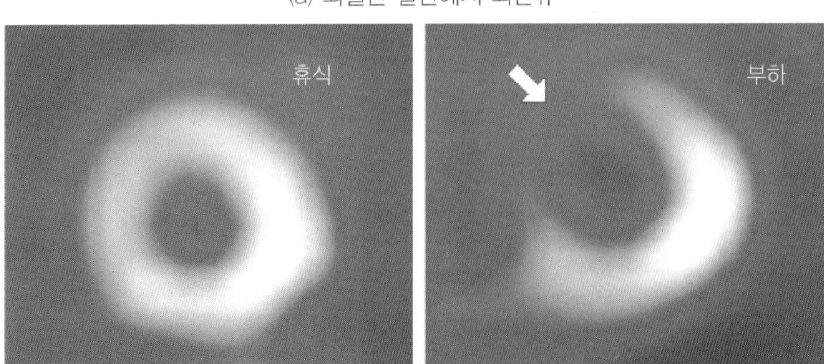

(b) 심혈관 질환의 심근관류

그림 7-21 SPECT 촬영 영상

최근에는 PET와 CT를 결합한 PET/CT가 암을 조기에 발견할 수 있다고 하여 많이 이용하고 있는 추세이다. PET-CT는 양전자방출촬영기(Positron Emission Tomography)인 PET이라는 검사법에 단층촬영기(Computed Tomography)인 CT를 장착하여 두 가지를 한 번에 이용할 수 있는 진단법이다. 이 검사법에서 PET은 신체의 기능 이상을 볼 수 있는 진단법이고, CT는 신체의 해부학적 구조를 자세하게 볼 수 있는 진단법이라 할 수 있다.

암과 같은 질병이 있는 경우에는 몸의 대사활동에 이상이 생기게 되는데, PET은 이러한 기능 이상을 발견할 수 있게 해주지만, PET만으로는 어느 위치에 정확히 이상이 있는지를 알기가 어렵다. 반면에 CT는 구조적인 이상을 검사할 수 있어 몸의 구조를 자세하게 보여주기 때문에 CT를 바탕으로 하여 PET을 보게 되면 몸의 어떤 부위에 이상이 있는지를 알 수 있다. 따라서 PET/CT는 암의 조기발견, 전이여부, 병소의 위치를 기존에 이용하는 PET보다 정확하고 신속하게 볼 수 있는 것이다. 또한 구조적인 이상은 크기가 어느 정도에 이르러야 발견하기가 쉬운 반면에 기능적 이상은 크기가 커지기 전에도 발견하기가 쉬워 CT와 PET의 결합이 유용하게 활용되는 것이다.

PET-CT의 장점은 암의 정확한 위치를 알 수 있다는 것이며, 이를 통해 어떠한 방식으로 암을 치료하는 것이 더 좋은지를 결정할 수 있어 임상적으로 매우 유용하다. 또한 검사 시간을 단축시킬 수 있으며 간소화할 수 있다는 장점도 있다.

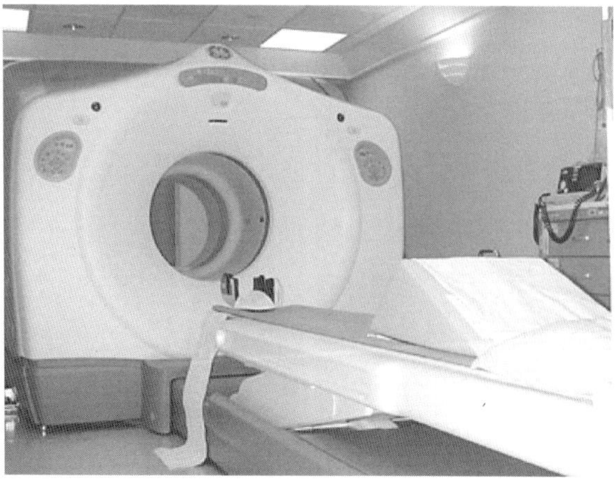

그림 7-22 PET/CT 기기

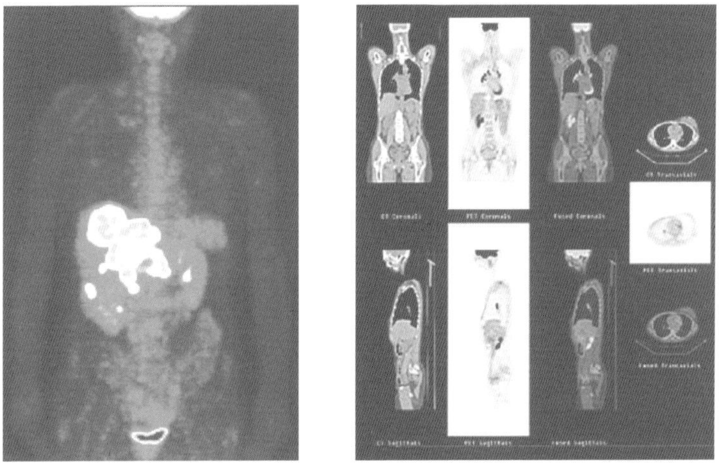

그림 7-23 PET/CT 촬영 영상

7-4. 의료영상저장전송시스템

1. PACS의 개요

1) PACS의 등장배경

인간은 필요에 의해 과학 기술이 발전되어 왔는데, 정보사회에서는 발전된 기술이 살기 좋은 사회를 만들어 가는 원동력이 되었다. 따라서 병원도 여기에 예외일 수 없고 사회의 전반적인 흐름에 따라 궁극적인 인류의 목표인 인간을 귀하게 여기는 사회는 결국 정보통신의 발달로 인하여 의료영상저장전송시스템(PACS : Picture Archiving and Communications System)과 원격진료(Telemedicine)의 탄생을 가져왔다.

현대의학의 발전은 정확한 임상 진단을 하는데, 그 의존도가 높아질 것이다. 특히 컴퓨터단층촬영(CT), 자기공명영상(MRI) 장치 등의 의료영상장비들의 도움은 의사의 청진기와 같이 필수적인 것이 될 것이다. CT는 인체 내부의 단층 영상이나 3차원적 입체 영상을 만들어 줄 수 있는 방법으로 일반 X-선 촬영에 비해 상세 검진이 가능하다.

MRI는 자장을 발생하는 커다란 자석통속에 인체를 들어가게 한 후 고주파를 발생시켜 인체 부위에 있는 수소 원자핵을 공명시켜 그 원자핵의 분포와 원자핵을 함유하는 각종 조직들의 고유한 물리, 화학적 특성을 컴퓨터를 이용하여 영상화하는 장비이다. CT는 횡단면 촬영이 가능하지만, MRI는 원하는 방향으로 얼마든지 단면 촬영할 수 있는 특징이 있다.

환자 진료시 이와 같은 의료장비들을 통해 환자의 이상 부위를 촬영하고, 그것을 필름으로 인화하여 방사선과 의사가 소견서를 쓰고 필름과 소견서를 가지고 다시 주치의에게 통보하여 최종적으로 임상진단을 내리기까지 많은 시간과 인력이 투입되므로 비효율적인 자원 운영이 되어 병원의 재정에도 결코 바람직하지 못한 결과를 초래하였다. 1990년대 중반 삼성의료원이 개원 초부터 PACS를 성공적으로 도입하여 운영하고 있으며, 점차 국내 병원에서도 도입이 확산되어가고 있는 추세에 있다.

기존 필름 기반의 영상관리 시스템에서 필름을 보관하기 위하여 저장 공간과 비용이 소요된다. 1,000병상을 보유한 대학 병원의 경우 필름 보관을 위해 연간 32평 이상의 저장 공간이 필요하며, 기존의 필름의 저장과 매년 증가해 가는 필름의 보관 및 관리에 대한 해결책이 필요한 상황에서 미래 지향적인 디지털 의료 환경의 구축이 필수적이다.

디지털 병원은 환자의 질환, 처방, 과거병력 등의 기록을 전산화하고, 특히 의학영상 등 모든 검사결과를 전산화하여 의료진이 여러 곳에서 동시에 환자에 대한 모든 기록을 한 눈에 볼 수 있도록 하여 진료의 질을 향상시킬 수 있는 것이다. 디지털 병원의 최대의 관심사는 PACS와 원격진료이며, 향후 병원의 생존과 직결되는 무한경쟁 시대의 전략적 시스템으로 대두되었다.

2) PACS의 발전과정

PACS와 유사한 개념으로 사용되는 용어

- DIN/PACS(Digital Imaging Network/PACS)
- HIPACS(Hospital-integrated PACS)
- PACS보다 넓은 의미
  - MDIS(Medical Diagnostic Imaging Support)
  - IMAC(Image Management and Communication)
  - TDRS(Total Digital Radiology Service)
  - IDSS(Intergrated Diagnostic Support System)
  - CCMI(Comprehensive Computerized Medical Imaging)

PACS와 유사한 개념은 PACS로부터 생성되는 디지털 영상정보와 병원정보시스템이나 방사선과정보시스템으로부터 생성되는 환자와 임상에 관한 문자정보를 연결하는 통합적이고 전병원에 적용되는 포괄적인 병원정보시스템을 의미한다. PACS와 유사한 개념으로 사용되는 용어는 위와 같다.

PACS의 발전 과정은 1990년 1월 미 육해공군 의무 장성들이 공동으로 금세기 초에 미군의료기관 전체를 통괄하여 필름 없는 의료영상체제구축을 목표로 하는 MDIS 시스템 사업을 설립하였다. 1991년 가을에 연방의료기관을 위한 MDIS 시스템에 관한 계약이 Loral 社 및 Siemens 社와 체결되었다. 영상의 질적 향상, 생산성 향상과 영상관리 향상을 위한 MDIS 시스템 사업의 목표는 다음과 같다.

첫째, 기업체와 계약을 통하여 국방의료편제와 연방기관에 적합한 임상적으로 효율적인 필름 없는 의료영상기술을 구축한다.
둘째, 필름 없는 방사선과업무를 위한 가격효율성(Cost Effectiveness)과 질(Quality)에 대한 새로운 표준을 정하기 위하여 이 계약에 따라 실현된 규모에 대한 경제성을 개척한다.
셋째, 국방의학편제에 의료영상체제를 적용하는데 있어 견인차 역할을 한다.

1991년 말부터 미국 내 워싱턴주의 매디간 육군병원, 오하이오주의 Wright-Patterson 공군병원, 텍사스주의 Brooke 육군병원과 아리조나주의 Luke 공군병원에 MDIS 시스템이 구축되기 시작하였다. 그중에 매디간 육군병원이 대형 병원급으로는 세계 최초로 병원 전체에 걸쳐 PACS를 구축하였다.

국내에서는 삼성서울병원이 1994년 개원과 동시에 정형외과, 신경외과, 응급실과 중환자실을 중심으로 1,100병상 급에서 1/3 정도를 필름 없이 PACS를 사용하는 진료가 시작되었다. 삼성서울병원 PACS는 전술한 미군병원의 PACS와 같은 Loral 社 제품의 PACS를 사용하였다. 한편, 서울대학교병원과 서울중앙병원이 국산 PACS를 개발하기 시작하였고, 대한 PACS학회가 창설되어 PACS에 대한 관심이 커지기 시작하였다.

그 후 분당재생병원에서 국내 PACS제품(KCC 社)의 PACS를 전체 병원에 도입함으로써 Filmless PACS를 구현시켰다. 그러나 대부분의 병원들은 예산이나 PACS 인력 부족으로 Filmless PACS 대신에 소단위 규모의 부분적인 PACS만을 도입하여 PACS에 대한 지식과 경험을 축적하여 나갔다.

1997년과 1998년에 걸쳐 한국은 경제적으로 외환위기를 겪게 되었으며, 달라 환율이 단기간에 2배 가까이 급등하면서, 수입에 전적으로 의존해 오던 필름 값이 폭등하게 되었다. 이는 삼성의료원에서 완전히 필름 없이 전 임상과에서 진료를 PACS를 이용하게 된 계기가 되었다. 많은 의료 기관들은 필름 수급이 원활하지 못하여 필름 없이 진료를 하게 되면서 필름의 대체품인 PACS 도입을 적극적으로 검토하게 되었다.

대한 PACS학회는 보건복지부와 대한방사선학회와 협의하여 1999년 11월부터 PACS에 대한 보험수가를 인정받게 되었다. 이에 국내 PACS 업체들은 PACS 도입에 따른 경제성을 부각하면서 적극적인 마케팅을 하게 되었고, 병원들도 PACS 도입 시 수익이 좋아진다는 점을 인식하여 대형 병원들은 물론 중소형 병원들도 PACS 도입을 시작하게 되었다.

2000년도 초에 일산백병원이 개원과 동시에 국내업체(마로테크 社) PACS를 이용하여 국산으로는 2번째로 Filmless PACS를 임상 운용하고, 400병상 이하의 중소형병원으로는 최초로 우리들병원이 국산(메디페이스 社) PACS를 임상 운용하게 되었다. 의료보험수가가 부분적인 PACS에는 적용이 안 되고 전체적인 Filmless PACS에만 적용이 되기 때문에, 국내 병원들은 부분적인 PACS는 경제성이 없다고 판단하게 되어 전체적인 Filmless PACS를 경제적으로 설치하기 시작하였다.

2001년 11월까지 400병상 이상의 대형병원 110개 중 27개 병원(25%)이 그리고 400병상 이하의 중 · 소형병원 260개 중 39개(15%)가 Filmless PACS를 설치 · 운영하는 것으로 알려졌다. 현재 PACS는 2D는 물론 3D와 의료정보를 종합 지원하는 시스템으로 발전했고, 영상의학과뿐 아니라 치과, 심혈관, 정형외과 등으로 적용범위가 확대되고 있다. 국내 PACS 시장은 현재 병원급을 중심으로 급성장하여 선진국보다 높은 PACS 보급율(약 65%)을 보이고 있으며, 현재는 국내 병원급 PACS 시장은 포화상태로 시장 성장이 주춤한 반면 의원급에서는 시장 확대의 여지가 있다고 하겠다.

2. PACS의 정의

병원정보시스템(HIS)은 주로 문자 정보를 취급하며, 전반적인 병원 관련 업무를 처리하는 시스템이다. 예를 들어 환자의 도착부터 의사면담, 방사선 촬영, 진료 및 처방 등의 환자진료 흐름관련 정보(처방전달시스템)라든가, 원무행정 등의 병원관리와 그에 관련된 정보를 취급하고, 의료보험 수가 계산이나 청구 작업 등을 다루게 된다.

RIS(Radiology Information System)은 HIS의 한 부분으로 방사선과에서의 문자 정보를 다루는 정보 시스템이다. 즉, 의료영상 획득, 의료영상 분석, 의료영상 관리, 의료정보 관리 등 주로 방사선과에서 방사선 촬영에 의한 의료영상과 그 관련 정보를 취급한다.

PACS의 정의는 의학 분야, 특히 방사선과 의료영상들을 디지털 상태로 획득 한 후, 고속의 통신망을 이용하여 디지털 이미지(Digital Image)전송, 저장 및 조회, 병원정보시스템(HIS/OCS)과의 통합을 포함하는 포괄적인 개념의 시스템이다. 병원 내에서 매일 발생하는 방대한 양의 의료영상에 대한 획득, 저장, 조회 등을 빠른 속도로 지원하는 고성능의 시스템을 말한다. 의료영상저장전송시스템은 그림 7-24와 같다.

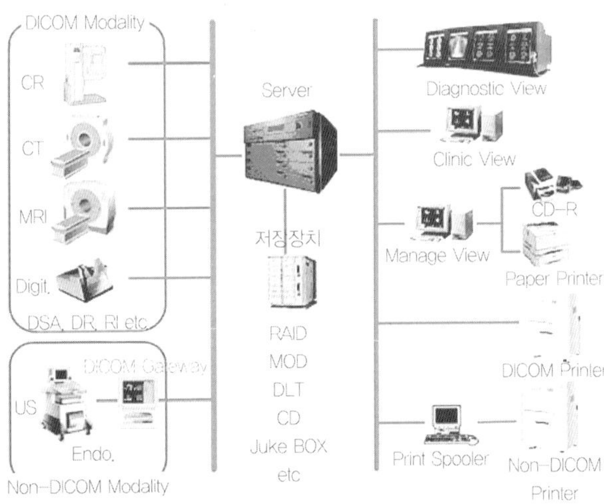

그림 7-24 의료영상저장전송시스템

한편, PACS는 방사선 진단에 관계된 각종 영상진단장치들과 네트워크, 영상저장장치, 영상표시용 워크스테이션 및 데이터베이스 등을 포함한 의료영상종합시스템이다. 이 시스템은 촬영 당시부터 필름이 발생하지 않은(Filmless) 전산디지털촬영장치(CR : Computer Radiography), 디지털 방사선 촬영(DR : Digital Radiography)장치를 이용한 PACS와 기존의 필름을 전용 스캐너를 이용하여 디지털화하는 것을 목표로 개발되었다.

CR은 기존 X-선 필름 대신 X-선량을 직접 검출할 수 있는 영상플레트(Image Plate)를 사용한다. 그러나 DR은 평판형검출기(Flat Panel Detector)를 사용하는 시스템이다. CR은 1980년 기존의 Film/Screen 방식을 개혁한 신기술로서 고감도 영상판을 이용하여 환자의 부위를 촬영한 후 CR에 읽히게 하여 환자 정보와 환자 이미지 정보를 획득하여 그 신호를 디지털 신호로 변환하여 PACS와 연동할 수 있는 시스템이다.

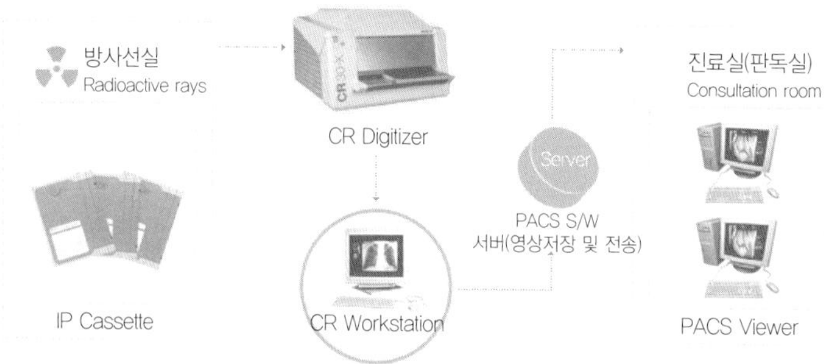

그림 7-25 CR과 PACS의 연동시스템

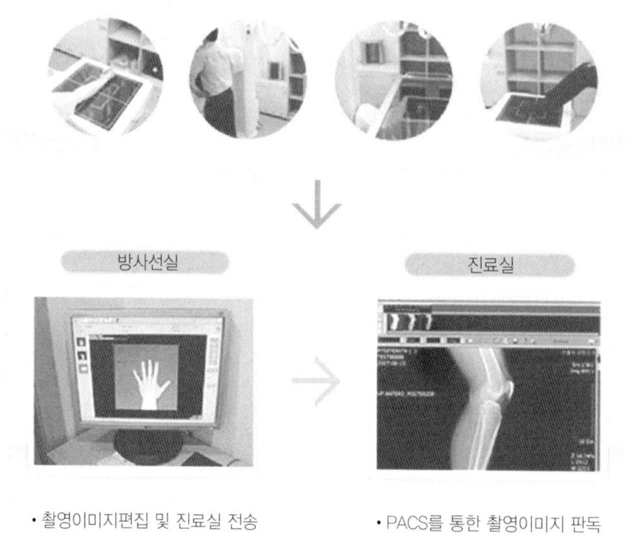

그림 7-26 DR Flow 시스템

의료영상은 과거에는 주로 진단 방사선과 영상을 의미하나, 최근 들어 심혈관 촬영, 핵의학 검사, 초음파, 내시경, 관절경, 조직병리사진, 안저 촬영 등 대부분의 임상에서 사용하는 의료영상을 포함하고 있다. PACS가 병원업무에 도움이 되고 의료진이 불편 없이 사용하기 위해서는 HIS와 시스템적으로 인터페이스 되어야 하고, 그리되면 환자 기본정보, 검사 정보, 검사 결과 정보 및 입 · 퇴원 정보 등을 두 시스템 간에 주고받을 수 있게 된다.

PACS는 한 의료기관내의 X-선 영상, 초음파영상, 컴퓨터단층촬영(CT)과 자기공명영상(MRI), 핵의학영상과 전술한 임상에서 얻어지는 디지털 진단 영상들을 컴퓨터와 2km 이내의 근거리통신망(LAN)을 이용하여 컴퓨터에 저장 관리하고 전송하여 조회하는 총체적 시스템을 말한다. PACS는 영상획득장치를 통해 생성된 의학영상을 디지털 데이터로 변환시켜 저장 · 관리하고, 이를 네트워크로 연결된 단말기를 통해 조회하는 시스템으로 현재 영상정보의 매체로 사용되는 필름을 대체할 수단으로 사용되고 있다.

PACS는 기존 필름 시스템의 문제점으로 지적됐던 분실위험, 공간점유, 인력투입, 원본영상 재현의 어려움 등을 보완해 주고 진료시간을 단축함으로써 의료생산성을 높여준다. 또한 체계적인 영상자료 구축으로 의학연구 및 교육의 기초자료를 제공해주며, 통신망을 통한 원격영상진단시스템(Teleradiology System) 구축도 가능하게 된다.

이와 같이 원격영상진단시스템은 2km 이상의 원거리에 떨어져 있는 의료기관 간에 원거리통신망(WAN : Wide Area Network)을 통하여 디지털진단영상들을 전송하여 협의진료에 이용하는 시스템을 의미한다.

Teleradiology는 통신망을 상업적으로 지원하는 통신회사의 정보망과 통신장비를 이용하며, PACS는 병원 자체의 전산망을 이용한다. 원거리상의 디지털 전송을 수행하는 Teleradiology가 PACS 보다 기술적으로 어려울 것으로 오해받을 수 있다. 그러나 Teleradiology는 통신회사에서 제공하는 원거리 통신망에 두 대 또는 수대의 단말기가 연결되어, 일일 수십 또는 수백 건 이내의 매우 제한된 영상들만을 전송하여 판독을 의뢰하는 시스템인 반면에 PACS는 병원규모에 따라 수 십대 이상 수백대의 영상조회용 워크스테이션들이 하나의 근거리통신망(LAN)에 연결되어 운영되어야 하며, 연간 수십만 건에서 수백만 건에 달하는 방사선 검사들을 데이터베이스화하여 저장, 관리하는 시스템으로 Teleradiology보다 훨씬 고성능 시스템을 요구한다.

원격의료는 대화식 원격통신을 이용해 진단, 치료, 각종검사 등의 환자진료 행위, 자문행위, 의학교육, 의료정보나 환자정보의 전송 등을 행하는 것을 말한다. 원격의료는 회상회의(Teleconferencing)와 원격영상진단전송시스템(Teleradiology)의 두 가지

기술이 복합되어 사용되며, 이밖에 PACS와 HIS까지 연결을 고려하여 구축되어야 한다. 원격의료는 의료업계에서 지향하는 미래의 병원시스템이라 할 수 있으며, Teleradiology는 원격의료를 만드는 기본기술 중 하나로 서로 떨어진 지역 사이의 의료영상전송을 담당하는 시스템인 것이다.

앞으로는 의료기관에서 X-ray, CT 등 의료데이터를 스마트폰, 태블릿PC 등을 활용해 의료현장에서 실시간으로 진단할 수 있는 최첨단 의료기기인 모바일팍스시스템(Mobile PACS System)이 조만간 상용화될 전망이다. 이 시스템은 X-ray, CT 등 의료데이터를 실시간으로 스마트폰을 통해 진단할 수 있으며, 이에 따라 의사나 환자가 자신의 진단 결과를 스마트폰을 활용해 실시간으로 조회, 공유할 수 있게 되어 보다 효과적인 치료가 가능해질 수 있을 것으로 기대된다.

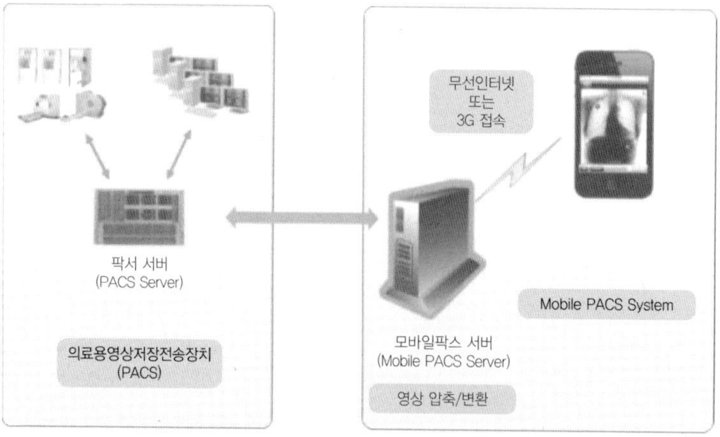

그림 7-27 모바일팍스시스템 개념도

3. PACS와 HIS 연동

의료기관의 업무는 크게 진료, 진료지원, 원무, 일반관리 등으로 분류되며, 이들 상호간 유기적인 협조를 통해 환자진료와 병원 운영이 이루어진다. 병원의 규모가 크면 클수록 조직 간 정보교환은 복잡해지기 마련이므로 이를 신속 · 정확하게 이용하기 위해서는 병원 내 각종 컴퓨터시스템을 도입해야 한다.

병원 내 컴퓨터 운용환경에서 PACS 시스템이 성공적으로 운용되기 위해서는 단순히 필름의 역할을 대신하는 디지털 저장장치와 영상표시 단말기의 설치만으로는 불가능하며, 기존 의료인이 담당하던 타 시스템과의 정보교환을 가능하게 하여 전체적인 업무 흐름을 일괄적으로 지원할 수 있어야 한다.

의료기관에서 사용하는 정보시스템은 크게 문자 데이터관리 중심의 병원정보시스템(HIS : Hospital Information System)과 의료영상 데이터를 관리하는 영상저장전송시스템과 원격진료시스템으로 구분할 수 있다. HIS에는 처방전달시스템, 보험청구 및 관리 시스템 등이 대표적인 예이며, 국내 많은 의료기관들이 HIS를 설치 운용중이다.

HIS와 PACS의 연동은 디지털 진료를 수행하는데 반드시 필요한 과정이며, 환자의 원활한 실시간적 진료를 시행하는데 있어서 가장 중요한 요소라고 할 수 있다. HIS는 환자의 모든 정보를 관리하는 것으로 환자의 과거 질환에 대한 정보와 투약 내용 등 모든 기록을 알 수 있도록 정보를 제공하며, PACS는 영상의 저장 및 전송 등을 관리하는 것으로 병원정보시스템과 원활한 연동이 이루어져야 최상의 의료서비스를 제공할 수 있다. HIS와 PACS의 연동은 인터페이스 프로그램을 분리하여 서로 다른 프로세스가 각 시스템의 데이터베이스 서버에 접근하게 되며, 인터페이스 프로그램 사이에 데이터 전달은 HL7 표준 포맷으로 이루어짐으로써 HL7 표준을 준수하는 다른 시스템들과의 연동이 가능하다.

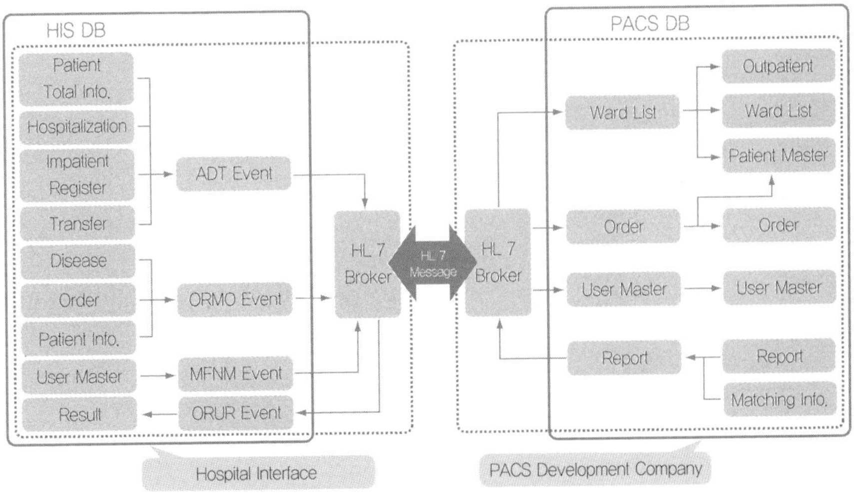

그림 7-28 HL7 based HIS Interface

HIS와 PACS의 연동은 PACS의 운영에 있어서 필요한 데이터를 HIS로부터 전달받고, 전달받아 처리된 결과 데이터를 HIS로 전달해 줌으로써 상호 데이터를 동기화시키는 것을 의미한다.

표 7-7 PACS와 HIS연동 비교

구분	PACS	HIS
대상	영상관리, 판독관리	환자정보 관리
내용	DB의 최적화, 영상전송, 영상획득, 처리, 압축	DB의 최적화
연동	표준프로토콜-HL7 사용	프로토콜로 HIS & PACS 연동

PACS와 OCS의 작업흐름과정은 OCS에서 발생된 오더(Order)정보를 인터페이스를 통해서 PACS로 전송하며, PACS에서는 영상의학과에서 촬영된 영상정보를 조회하는 오더 정보와 매칭하여 판독실로 정보를 전송한다. 판독실에서는 영상에 대한 결과를 작성 후 OCS 인터페이스를 통해서 판독 결과를 전송한다. 외래에서는 판독 결과와 OCS의 입원, 외래, 예약정보를 전달받아 함께 진료에 이용한다.

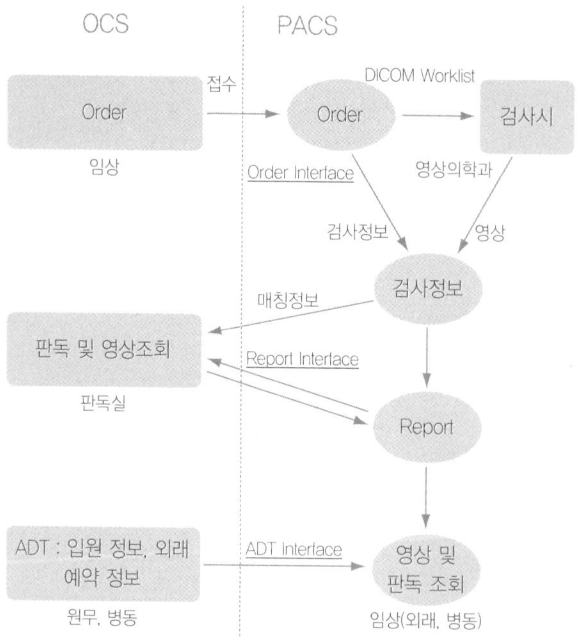

그림 7-29 PACS와 OCS의 작업 프로세스

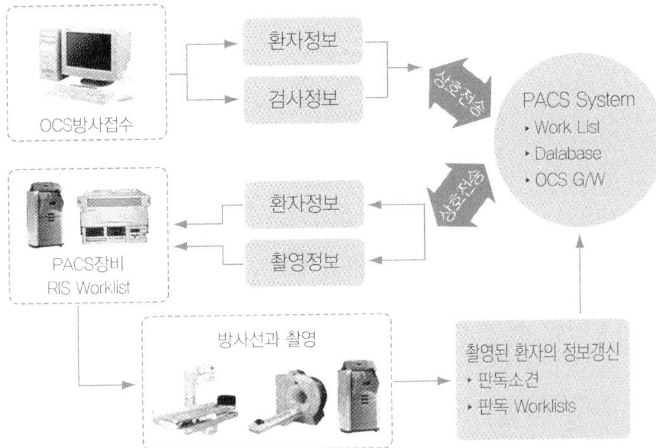

그림 7-30 OCS와 PACS 연동시스템

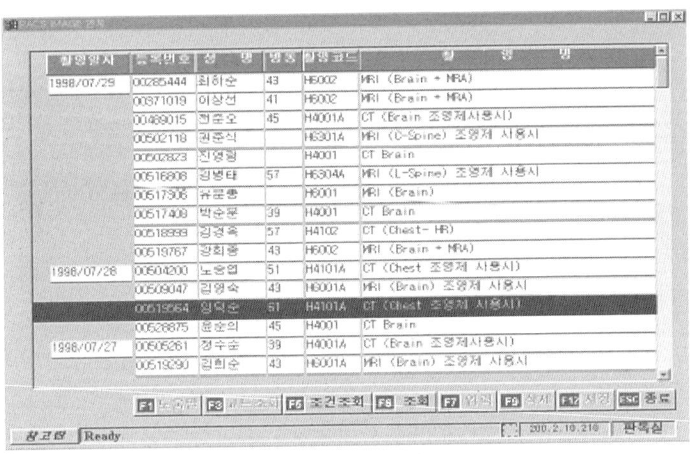

그림 7-31 OCS와 PACS 연동화면

4. PACS의 의미

1) Picture(의료영상)

Picture는 의료기관에서 발생하는 모든 의료영상을 의미한다. 의료영상은 과거에는 CT, MRI, DSA, 초음파 검사, 핵의학 검사 등의 진단방사선과 정지 영상을 의미하였으나, 최근 들어 심혈관에서 사용되는 동영상은 물론, 핵의학 검사, 내시경 검사, 관절경 검사, 조직병리검사, 안저 검사 등의 대부분의 임상에서 사용하는 칼라 영상들을 모두 포함한다.

의료영상은 디지털과 아날로그 형태가 있다. 진단 방사선과에서는 CT, MRI, DSA 등 16bit 흑백영상을 사용하여 Window level 조절이 가능해야 하므로, 의료장비로부터 직접 디지털 인터페이스 하는 것이 바람직하다. 그러나 아직 내시경, 초음파, 관절경 등의 임상에서 사용하는 장비는 아날로그를 많이 사용하기 때문에, 아날로그/디지털 변화기를 사용하여 영상을 디지털로 만들어야 한다.

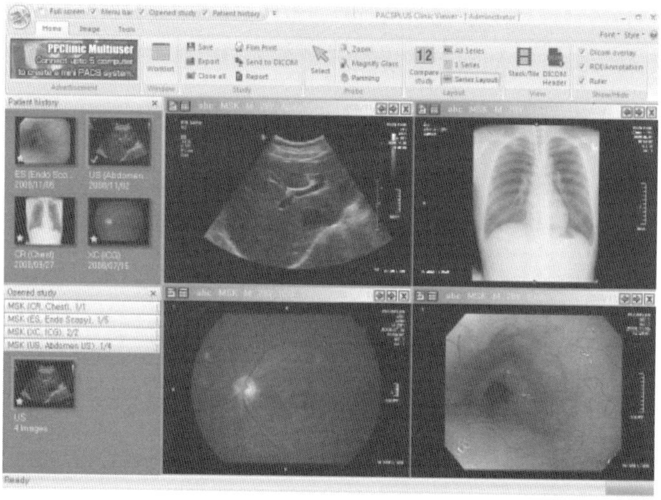

그림 7-32 PACS의 의료영상

2) Archiving(저장)

의료영상들을 디지털 상태로 받아 컴퓨터에 저장하는 것을 의미하며, 저장에는 저장(Archiving)과 백업(Backup)의 개념이 있다. 저장장치는 조회빈도와 저장기간에 따라 단기저장장치와 장기저장장치로 구분된다.

단기저장장치는 주로 영상정보의 조회가 많이 이루어지는 영상을 저장관리 하는 장치이다. 보통 6개월 분량의 영상을 저장관리 하는데 재진의 시간적인 범위와 입원기간 등을 고려하여 설계하므로 병원마다 약간씩 설계형태와 용량은 차이가 있다. 무엇보다도 단기저장장치는 진료와 치료에 직접적으로 시간적 연계선상에 위치하므로 시간적 공간적 개념이 없이 자유롭게 빠르게 조회되어야 하며, 이를 위해 고속의 하드디스크 어레이(Hard Disk Array)를 사용한다.

장기저장장치는 주로 영상의 보관 개념을 가지고 운영하는 경우가 많다. 재진이나, 병원 재방문, 과거 영상의 조회빈도가 급격히 떨어지는 영상을 따로 보관하고 필요시 영상을 단기영상장치로 불러서 조회하는 기법을 운영하고 있다. 장기저장장치로는 자기디스크 또는 광디스크나 디지털 테이프를 이용한다.

저장(Archiving)과 백업(Backup) 모두 같은 저장장치를 사용하므로 외견상으로는 분별이 안 된다. 하지만 기술적으로 저장과 백업은 큰 차이가 있다. 저장(Archiving)은 의료영상이 생성되면 소프트웨어적으로 데이터베이스를 갖고 장기저장장치에 차례로 저장이 되며, 의료진이 필요한 경우 조회를 원하면 중간에 사람 손을 거치지 않고 자동으로 단기저장장치나 워크스테이션으로 옮겨와 조회가 되는 것을 말한다.

반면에 백업(Backup)은 기술자나 관리자가 일정 기간이 되어 쌓인 영상들은 한 번에 모아서 장기저장장치로 복제하는 것을 말한다. 따라서 백업을 사용할 경우는 일정 기간 이전의 영상들을 의료진이 워크스테이션에서 자동으로 조회할 수 없고, 반드시 중간에 기술자나 관리자가 백업 저장된 영상들을 찾아 미리 단기저장장치나 워크스테이션에 옮겨 주어야 하기 때문에 빠른 시간 내에 자동 처리가 불가능하다.

3) Communications(전송)

의학영상을 네트워크를 통해서 데이터를 상호전송 및 수신을 의미하는 것이 전송이다. 의료영상에서는 DICOM(Digital Imaging and Communications in Medicine)을 지원하는 통신프로토콜을 준수하여야 한다. DICOM은 영상정보와 통신명령어가 짝을 이룬 표준프로토콜이다.

DICOM은 미국방사선의학회와 미국전기공업회는 의료 영상 장비의 표준화를 위해 1983년 ACR-NEMA(American College of Radiology National Electronics Manufacturing Association) 디지털 영상전송 표준 위원회를 발족하였다. 1985년 ACR-NEMA 표준 버전 1.0(출판번호 300-1985)이 북미방사선학회(RSNA)에서 처음으로 발표되었으며, 이어 1988년에는 버전 2.0(출판번호 300-1988)이 발표되었다.

이후 객체지향 정보 모델을 사용하는 등 큰 수정이 가해지면서 새로운 명칭을 필요로 하게 되었고, 그 결과 1992년 북미방사선학회 회의에서 DICOM이라는 명칭의 표준이 처음으로 제안되었다. DICOM은 1993년 3차 표준안인 첫 데모 버전이 발표된 이후 현재까지 이 표준안을 사용하고 있다.

DICOM을 사용해야만 DICOM 지원이 되는 영상 장비들 간의 연결이 가능하고 국제적으로 공인된 표준 PACS Protocol 이므로 높은 호환성이 보장되며, 개방형 표준을 따르는 타 회사의 PACS와 Teleradiology 간의 호환성이 가능하다.

DICOM 표준안은 의료장비와의 연계부문에서 상당히 복잡하며, 기술적으로 데이터 접근방식 및 필름 프린트 방식, 병원정보시스템에서 예약환자 리스트를 받는 방식, 동영상 처리 방식과 압축방식 등의 중요한 요소들이 있다.

4) System(시스템)

PACS는 의료장비와 같이 단순한 장비나 제품이 아닌 시스템이다. 많은 의료진들이 PACS를 장비나 제품적인 측면만 고려하여 시스템을 도입하고 있다. 일반 컴퓨터나 의료장비 차원에서 보면, PACS는 컴퓨터 하드웨어, 소프트웨어 그리고 네트워크 시스템으로 구성된다. 여기서 가장 중요한 것은 소프트웨어와 서비스이며, 특히 타 기종과의 인

표 7-8 PACS의 프로젝트 관리

단 계	프로젝트	내 용
1단계	추진계획수립	① 도입 목적 설정 ② 타당성조사 ③ 기술적 요구사항/병원 인프라 파악 ④ 상세 계획 및 일정표 작성
2단계	업 체 선 정	① 업체 제안서 입수 ② 기존 병원 사이트 방문 ③ 제안서 평가 ④ PACS R&D 투자 계획 분석
3단계	PACS 설치	① Site Preparation ② Networking ③ Interface(modality, HIS 등) ④ PACS 설치
4단계	시스템 운영	① 시스템 운영 평가 ② 지속적인 운영교육 ③ 적절한 유지보수 ④ 시스템 Upgrade 여부 파악 및 준비

터페이스는 물론 프로그램 관리 등을 포함한 시스템적인 사고의 의미를 가져야 한다.

소프트웨어 부분에는 OS(Operating System), DBMS, 개발 도구, 그리고 응용 프로그램이 있다. OS, DBMS, 개발 도구들은 외국에서 수입되는 부분이고, 국내 PACS 업체들은 주로 PACS 응용프로그램을 개발하며, 이렇게 개발된 프로그램은 하드웨어와 소프트웨어 그리고 네트워크 형태에 따라 시스템 구성이 달라지는 것이다. 이러한 장비와 제품을 병원 설정에 맞게 구성하기 위해서는 표 7-8과 같이 프로젝트 관리가 필요하며, 또한 시스템 설계와 설치 계획에 따라 프로젝트 운영 팀과 관리자가 필요하다.

한편, PACS와 의료장비 및 HIS와 연계하기 위한 시스템 통합기술과 인터페이스 기술이 필요하다. 또한, 의료진에 대한 교육과 시스템에 대한 이해 및 적절한 서비스가 뒤따라 주어야 한다. 그리고 이를 위해서는 의사, 간호사, 방사선과, 파일 관리자 등 거의 모든 의료진이 과거 아날로그 필름 환경에서 새로운 디지털 네트워크 환경에 쉽게 적응하도록 하기 위해서는 교육과 훈련에 많은 시간과 비용을 투자해야 한다.

또한 설치된 시스템에 문제가 생길 경우, 병원 진료에 큰 차질을 초래할 수 있으므로 시스템의 보증과 유지보수에 대한 계획이 있어야 한다. 이처럼 PACS 시스템을 원활히 가동하기 위해서는 PACS 회사는 물론 병원 의료진과 기술진이 모두 한 팀이 되어 움직여야 한다.

5. PACS의 효과와 활용방안

1) PACS의 기대효과

병의원에서 필름을 검색하는데 많은 시간과 인력이 필요하며, 국내 대학병원의 경우 매일 평균 6.45명의 수련의들이 필름을 찾기 위해 매일 약 48분의 시간을 보내고 있다고 알려져 있으며, 필름은 한 명의 의사만이 사용할 수 있고 손상 시에는 다시 복원하기 어려운 점과 필름의 활용도가 낮은 단점을 갖고 있어 디지털화 된 영상자료의 시스템이 절대적으로 필요한 시점이다.

필름을 디지털 영상자료로 데이터저장장치에 압축 저장하게 되면, 작은 공간에 많은 양의 필름을 영구히 저장할 수 있어 현재의 보관상 공간 문제와 향후 증가될 영상자료 발생 문제를 해결할 수 있으며, 저장된 영상자료는 환자의 차트 번호와 각 영상순서 번호를 기준으로 색인 DB를 가진 컴퓨터를 이용하여 검색함으로써 검색시간을 획기적으로 줄일 수 있는 효과가 있다. 또한 디지털화 된 필름 정보는 화질의 손상 없이 무한 복제가 가능하므로 한 필름을 병원의 PACS 망을 통해 여러 명의 의사들이 동시에 이용할 수 있고 광역통신망을 이용하여 멀리 있는 원격지와 영상 및 환자의 데이터를 주고받을 수 있다.

PACS 기대효과는 1999년부터 Full PACS가 보험수가에 적용되어 경제적 측면에서 병원경영의 합리화와 필름비용 및 환경오염 문제의 해결, 영상정보의 공유를 통한 정보공유의 실현, 재원일수 단축으로 인한 병상 증설 효과, 필요한 필름만 프린트하여 기존 필름시스템에 비해 경제적인 효과와 영상 데이터베이스를 이용하여 연구의 기초자료로 활용할 수 있다. 생산성 향상 측면에서는 외부고객의 환자와 보호자의 만족, 내부고객의 만족, 신속 정확한 판독 그리고 필름 분실 방지 등의 효과를 기대할 수 있다. 이와 같이 PACS가 가져다 주는 효과를 비용과 이익 측면에서 정리해 보면 다음 표 7-9와 같다.

표 7-9 PACS의 비용과 이익측면 효과

비 용		이 익	
직접비용	간접비용	직접효과	간접효과
• 하드웨어 • 소프트웨어 • 운영비 • 유지비	• 인건비 • 기존필름 처리비용 • 직원교육 • 업무흐름의 재조정	• 보험수가 환급 • 필름 및 부대비용 절감 • 필름 보관 공간 활용 의사 · 수련의 시간 절약	• 병상회전율 증가 • 업무능률 향상 • 방사선사 및 의료진들의 근무의욕 고취

PACS의 도입으로 병원에서 이루어지는 의료영상은 물론 병원정보시스템으로 인하여 병원의 의료서비스 수준이 향상되어 대기시간이 길어지던 환자진료가 환자의 당일 검사 및 당일 진료가 가능하게 되었다. 따라서 이로 인하여 나타나는 장 · 단점을 살펴보면 다음 표 7-10과 같다.

표 7-10 PACS의 도입의 장 · 단점

구분	내 용
장점	① 최근 영상은 수초이내에, 1년 이상의 과거영상은 수분이내 조회 ② 여러 장소에서 같은 영상을 조회 ③ 화면 밝기, 측정, 확대 등 다양한 정보와 편의성 제공 ④ 필름 보관 및 필름관리에 소요된 의료 인력을 효율적으로 재배치 ⑤ 영상데이터 복수 보관시 분실 또는 훼손 없이 영구적 보관 가능 ⑥ 필름보관 장소, 암실 등의 공간을 다용도로 활용 가능 ⑦ 공기오염, 폐기물 처리로 인한 비용 절약 및 환경오염 방지 ⑧ 신속하고 정확한 정보검색으로 진보된 교육 및 연구환경 제공 ⑨ 타 병원과의 정보교환이 용이
단점	① 영상자료 노출이 쉽게 발생 ② 전체 시스템 마비시 진료 업무에 지장을 초래 ③ 병원 간 프로그램의 표준화 미비에 의한 의료전달 체계의 어려움 ④ 컴퓨터 사용 미숙자에 대한 교육이 필요 ⑤ 높은 초기 투자비용이 초래 ⑥ 지속적인 재투자가 필요 ⑦ 화재 및 수해에 따른 재해 예방 대책이 필요

PACS 도입으로 인한 일반적인 기대 효과로는 여러 임상과에서 동시에 같은 의료영상 조회 가능하고, 필름 관리로 소모되는 시간, 공간 및 인력이 절약되며, 필름 분실로 인한 재촬영 건수가 감소한다. 그리고 환자 대기 시간 단축과 불량 필름으로 인한 재촬영 빈도의 감소로 환자에 대한 방사선량 감소, 또한 필름 분실의 감소로 의료 분쟁의 불이익 불식시키고, 따라서 병원의 대외적인 이미지 향상 및 의료 서비스 향상으로 환자 만족도가 증가한다. 상기 내용을 중심으로 환자측면, 병원측면, 사회적 측면에 미치는 기대효과를 정리하면 다음 표 7-11과 같다.

환자에 대한 의료서비스 향상 효과로는 환자가 내원하는 시점부터 진료과정 중 거쳐야 하는 제반 절차에서 환자에 대한 직접적인 서비스 향상이 이루어진다. 또한, 미래 지향적으로 진료 및 건강 검사를 위하여 내원 진료뿐만이 아니라 주민의 건강 상황을 지속적으로 감시하는 주민건강 관리체계로 발전하는 기반을 구축하는 기본 수단이 된다.

표 7-11 PACS 도입으로 인한 일반적인 기대 효과

환자측면	병원측면	사회적측면
• 환자대기시간과 재원일수 절감을 통한 진료비 단축 • 재촬영비 절감	• 인건비 절감 • 필름관련 장비 및 소모품 절감 • 필름공간 절감	• 필름현상액 등 소모품 수입 비용 절감 • 현상액, 정착액 환경오염 처리 비용 절감
• 당일진료를 통한 시간과 교통비와 기회비용 절감	• 방사선과 검사건수 절감 • 재원기간 단축 및 병실증설 효과 • 환자대기시간 단축 및 당일진료가능	• 의료자원의 효율적인 활용도 증가 • 국민의료비 지출감소
• 질병 조기진단으로 의료비 절감	• 필름분실에 따른 재촬영 비용 절감 • 고객서비스 향상 • 필름폐액처리시설과 수거비 절감 • 환기 및 공조시설비용 절감 • 미관위한 인테리어 비용 절감 • 방사선과 생산성 향상 • 병원 생산성 향상	• 건강수준 향상으로 인한 의료비 절감
• 방사선영상의 개인소유 가능 • 타병원 방문 시 이전 검사의 중복검사비용 절감	• 방사선과 전문의의 근접지원 가능 • 의료인력의 재교육 • 판독과 촬영시간 등의 재조정	• 필름분실로 인한 의료분쟁방지 • 방사선검사 전송을 통한 의료기관 질 관리 및 중복검사 방지
• 새로운 의료서비스 혜택	• 의학영상 연구활성화 및 연구비 획득 • 새로운 의료서비스 개발 • 원격진료지원 통한 수익증대	• 초고속통신망 사업연계 및 전의료기관 기관 기능강화 • PACS 국산화 통한 수입대체 효과 및 수출증대 기대

표 7-12 환자에 대한 의료서비스 향상 효과

구 분	기대효과	비 고
대기시간 최소화	• 예약진료, 환자 집중시간 분산 • 진찰실 대기시간 단축 • 진료 진행과정 이동안내 • 진료관련 문의, 변경, 확인, 조치 등 ONE-STOP 처리	• 총 대기시간 : 2시간 → 30분 • 환자 1,340명/일×1.5시간/일 = 2,010시간/일 절약
향상된 진료수혜	• 처방분석 → 치료패턴 발전 • 처방이력 사전검토 후 진료 • 각종검사기록 활용 용이 • 복합 상병에 대한 관련 진료과 협진	• 처방연구 • 세심한 처방 • 특징별 처방 • 협진
소프트웨어	• 진료과정 사전 준비 • 진료편이/안전 • 검사, 진료자료의 안전관리, 〈재검방지〉 • 긍정적 사고야기	• 환자예우 • 치료심리 • 착오방지

2) PACS의 활용방안

PACS의 활용 방안은 경제적측면의 활용방안, 관리적측면의 활용 방안 그리고 임상적측면의 활용 방안으로 구분해서 살펴보면 다음 표 7-13과 같다.

표 7-13 PACS의 활용방안

구 분	내 용
경제적측면의 활용방안	① 방사선과 의사 및 임상의들의 시간 절약 ② 필름 비용의 대폭적인 감소 ③ 필름 보관실 공간의 대폭적인 축소 ④ 필름 보관 및 관리를 위한 인력 및 시간 절약 ⑤ 전통적인 필름시스템에서 소요되는 소모품이나 운영비용의 절감 ⑥ 본원과 떨어져 있는 진료부서의 운영을 경제성 있게 질적 향상 가능
관리적측면의 활용방안	① 방사선과 업무 단순화 ② 입원과 외래환자의 의뢰건수 증가 ③ 재원 기간 단축 ④ 필름 분실로 인한 피해 방지 ⑤ 필름분실이나 지연으로 인한 재촬영 건수 감소 ⑥ 병원 전체의 생산성의 향상 ⑦ 임상의, 방사선과의, 방사선사들의 병원 지원 및 근무의욕 고취 ⑧ 장기간 필름 보관시 물리적 현상에 의한 필름 파손 방지 ⑨ 음성 인식 시스템
임상적측면의 활용방안	① 자료 요구시 영상과 임상정보에 쉽게 접근 가능 ② 영상의 공유 ③ Multimodality Image Display ④ 영상 데이터베이스 구축 ⑤ 원격진료 지원 가능 ⑥ 영상처리(Image Processing)

6. PACS의 구성

PACS의 구성은 영상획득부(Image Acquisition), 영상저장부(Image Storage), 영상조회부(Image Display), 네트워크(Network)로 크게 4가지 부문으로 분류할 수 있는데, PACS의 구성 형태는 그림 7-33과 같고, PACS의 구성 요소에 대한 역할은 다음 표 7-14와 같다.

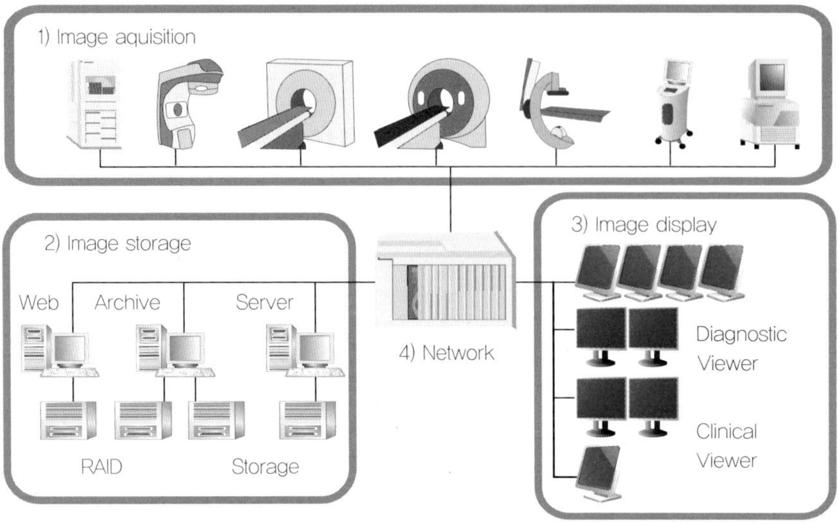

그림 7-33 PACS의 구성 형태

표 7-14 PACS의 구성 요소에 대한 역할

구성요소	역 할	비 고
영상획득부	방사선 영상 촬영기로부터 image data를 digital로 영상 data를 획득하는 부분	• DICOM Modality • Non-DICOM Modality
영상저장부	획득한 의료 영상을 규약된 프로토콜(DICOM)에 맞게 저장장치에 보관하여 필요한 진료부서에 Image를 전송하기 위한 부분	• Long Term Storage • Short Term Storage • Back-up Storage
영상조회	의료 영상을 진료용 영상 조회 장치를 통하여 판독, 검색 후 필요시 Image Film에 출력하는 부분	• 영상 압축/해제 • 영상의 다양한 조회/검색 방법
네트워크	저장된 의료 영상을 고속의 Network을 통하여 대량의 영상 데이터를 신속히 전송해야 하는 네트워크 통신망	• Dryview Imager • Laser Printer

1) 영상획득부

영상획득부(ImageAcquisition)는 CT, MRI, DSA, 초음파검사(Ultrasonography), 핵의학검사(Nuclear Medicine), 내시경검사, 조직병리검사 등을 디지털 상태로 받아

중앙의 저장용 컴퓨터로 보내 주는 부문이다. CT, MRI, DSA, 핵의학검사 등은 최근 모든 장비 자체에서 DICOM 표준 방식을 따르는 디지털 형태로 영상을 내주고 있다. 이들 영상은 별다른 인터페이스 장비 없이 직접 중앙의 컴퓨터에 저장이 가능하다.

일반 촬영의 경우는 CR(Computed Radiography)을 통해 간접적으로 디지털 영상을 받는다. 또한 DR(Direct Radiography)을 통해 일반촬영도 CT, MRI처럼 직접 디지털로 받을 수 있게 되었다. 초음파나 내시경 같은 아날로그 영상을 디지털로 변환하기 위해서는 중간에 변환보드(Video frame grabber)를 사용하여 DICOM 표준 포맷으로 디지털 신호로 변환시킨 후 입력한다.

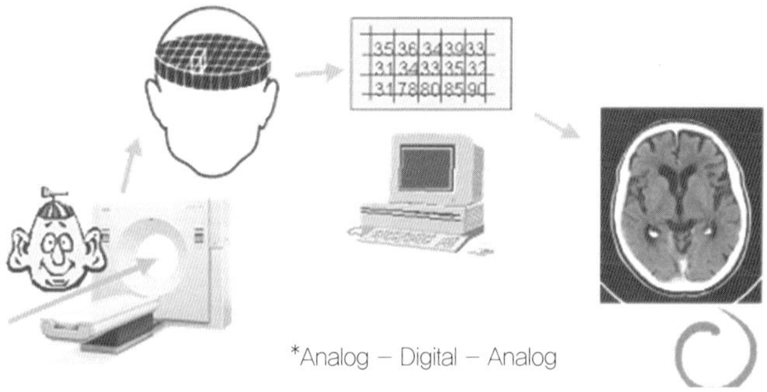

그림 7-34 아날로그/디지털 신호변환 개념

이와 같이 영상획득장치와 영상변환장치는 다양한 영상기기로부터 디지털 영상을 전송 받아 표준형식(DICOM)으로 저장하는 역할을 하며, 또한 촬영시의 조건을 나타내는 정보들을 분석하여 검사단위로 데이터베이스에 등록하고 병원정보시스템의 접수정보와 영상데이터를 정합하는 기능을 수행한다. PACS 환경에서 사용되는 영상획득장치와 변환장치는 다음 표 7-15와 같다.

장비로부터 획득한 영상의 전송 실패에 대비하여 최소한 24시간 이상 분량의 영상데이터를 영상획득용 컴퓨터에 저장 가능하여야 하며, 평균적으로 3~7일정도 보관하고 있어야 한다. 또한 HIS-PACS Interface가 보편화 되면서 HIS로부터 DICOM Worklist 방식을 통해 검사리스트와 정보를 전달 받아 의료장비에서 키보드로 입력하던 과정이 생략되어 오타에 의한 데이터베이스의 일관성을 한층 높이게 되었다.

표 7-15 PACS 영상획득 및 관련 장치

아날로그영상 획득장치	디지털영상 획득장치	영상변환장치
단순 X-선 투시조영촬영 혈관조영 핵의학검사	전산화단층촬영 자기공명영상 초음파 검사 디지털투시촬영 디지털혈관조영	A/D변환기 필름디지타이저 Video Frame Grabber Video Detector DASM

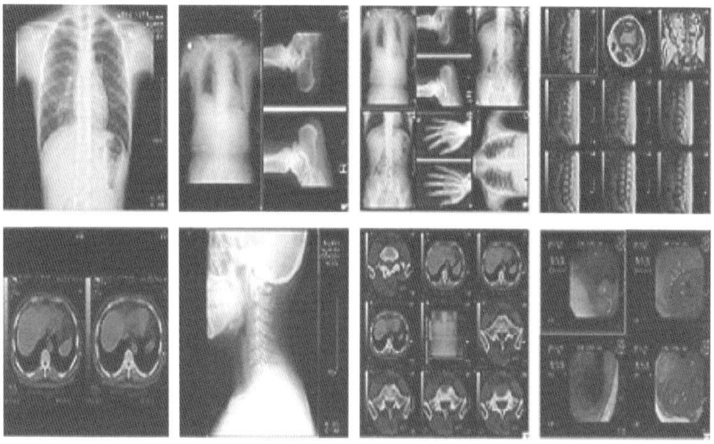

그림 7-35 다양한 의료영상 획득 화면

2) 영상저장부

영상저장(Image Storage) 및 데이터베이스는 기존 필름 보관실 기능을 컴퓨터로 처리하는 부분이다. 영상저장부는 획득된 영상을 단기 또는 장기간 저장하며, 사용자 요청시 신속하게 전송하는 기능을 수행한다. 입력된 의료영상들을 디지털로 저장하고 데이터베이스를 이용하여 관리하는 부문이다. 이용 빈도에 따라 단기저장장치(Short-term Storage)와 장기저장장치(Long-term Storage)로 구분할 수 있다.

(1) 단기저장장치

단기저장장치는 주로 영상정보의 조회가 많이 이루어지는 영상을 저장관리 하는 장치이다. 보통 6개월 분량의 영상을 저장관리 하는데 재진의 시간적인 범위와 입원기간 등을 고려하여 설계하므로 병원마다 약간씩 설계형태와 용량은 차이가 있다. 무엇보다도 단기저장장치는 진료와 치료에 직접적으로 시간적 연계선상에 위치하므로 시간적 공간적 개념이 없이 자유롭게 빠르게 조회되기 때문에 고속의 하드디스크 어레이(Hard Disk Array)를 사용한다.

단기저장장치는 디스크 배열(Disk Array)이나 RAID(Redundant Array of Independent Disks)기법을 이용한다. RAID는 여러 개의 하드 디스크에 일부 중복된 데이터를 나눠서 저장하는 기술이다. 복수 배열 독립 디스크로도 불린다. 데이터를 나누는 다양한 방법이 존재하며, 이 방법들을 레벨이라 하는데, 레벨에 따라 저장장치의 신뢰성을 높이거나 전체적인 성능을 향상시키는 등의 다양한 목적을 만족시킬 수 있다.

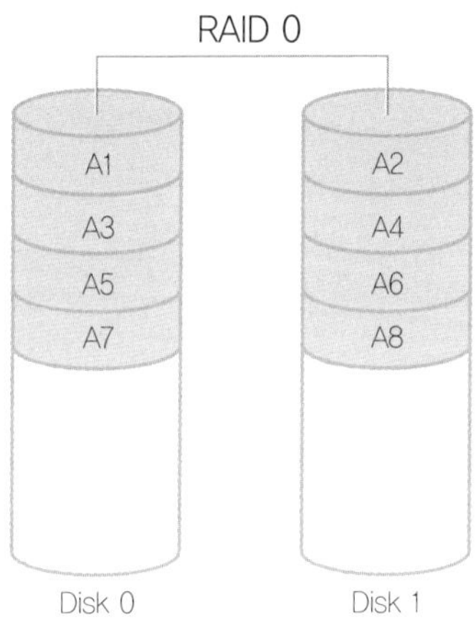

그림 7-36 표준 RAID 레벨

RAID는 여러 개의 디스크를 하나로 묶어 하나의 논리적 디스크로 작동하게 하는데, 하드웨어적인 방법과 소프트웨어적인 방법이 있다. 하드웨어적인 방법은 운영 체제에 의해 디스크가 하나의 디스크처럼 보이게 한다. 소프트웨어적인 방법은 주로 운영체제 안에서 구현되며, 사용자에게 디스크를 하나의 디스크처럼 보이게 한다.

디스크어레이는 한 개 이상의 하드디스크 드라이브가 소프트웨어 혹은 소프트웨어와 하드웨어의 조합을 통해 서로 연결돼 운용되는 것으로 일종의 외장디스크라고 할 수 있다.

예를 들어 외장디스크 500MB의 2개 있는데 이걸 하나의 파일시스템으로 1,000MB로 구성하고 싶다면 일반적인 방법으로는 불가능하다. 하지만 디스크어레이 장비를 사용하면 하나의 디스크로 OS에서 인식시킬 수 있다. 또한 서버 본체에 디스크를 장착하는 것은 어느 정도 한계가 있기 때문에 서버에 따라 다르겠지만 보통 10~16개가 한계이다.

하지만, 외장 디스크 어레이에 디스크 어레이 컨트롤러(Disk Array Controller)를 부착하면 서버에 연결해서 수십 수백개까지의 디스크 공간을 확보할 수 있다. 이와 같이 디스크 확장의 하드웨어적인 기법을 통틀어서 디스크 어레이라고 한다. 디스크 어레이 컨트롤러는 물리적 디스크 드라이브를 관리하고 논리적 단위로 표현하는 장치이다. 하드웨어 레이드를 수행하기 때문에 레이드 컨트롤러(RAID Controller)나 레이드 카드(RAID Card)라고도 불린다. 요즘은 서버 본체에는 하나나 두 개 정도의 운영체제(OS) 디스크만 설치하고, 디스크어레이를 사용하여 외장으로 붙이는 기술이 일반적이라고 할 수 있다.

(2) 장기저장장치

장기저장장치는 주로 영상의 보관 개념을 가지고 운영하는 경우가 많다. 재진이나, 병원 재방문, 과거 영상의 조회빈도가 급격히 떨어지는 영상을 따로 보관하고 필요시 영상을 단기영상장치로 불러서 조회하는 기법을 운영하고 있다. 현재 대부분 병원에서는 장기저장장치로는 DLT(Digital Linear Tape), DVD(Digital Video Disk) Jukebox, CD Jukebox, AIT(Advanced Intelligent Tape)를 이용한다. 그러나 백업저장장치로는 자기테이프 CD형태의 저장장치를 이용하고 있으며, 일부 병원에서는 장기저장장치로도 사용하고 있다.

최근 수개월간의 단기저장장치에 있는 영상들은 2~3초 정도의 빠른 속도로 검색이 가능하다. 그 이전의 장기저장장치에 있는 영상들은 물리적으로 영상을 검색하는데 수분가량이 소요된다. 따라서 검색 속도를 빠르게 하기 위하여 미리 과거 영상들을 장기에서 단기로 이동시키는 Pre-fetching 기술이 활용되며, 이 과정에서 병목 현상이 생길 수도 있다.

그러나 최근 컴퓨터 저장기술이 괄목할 만한 발전으로 중소형병원에서는 장기저장장치로 저가의 자기디스크 어레이를 사용하기 시작하였고 대형 병원들도 이를 적극 검토하고 있다. 이렇게 디스크 어레이를 장기저장장치로 사용할 경우 Pre-fetching 작업이 필요 없고 수초 내로 신속하게 조회할 수 있는 장점이 있다.

저장장치의 저장 공간을 활용하고, 네트워크 전송 속도와 조회 속도를 빠르게 하기 위하여 영상압축 기술이 활용된다. 보통 판독 전 영상은 2:1 혹은 3:1 이내의 무손실 압축(Lossless Compression)기술이 활용되며, 판독 후에는 10:1에서 30:1 정도의 손실 압축 기술을 사용한다. DICOM JPEG 기술이 많이 활용되며, Modified JPEG 또는 Wavelet 기술을 이용하기도 한다. 손실성 영상압축이 영상화질에 영향을 주는가에 대한 많은 임상 연구가 진행되고 있으며, 흉부와 골격 촬영의 CR과 DR 영상들은 10:1 또는 30:1 이내의 압축을 사용하며, CT와 MR의 경우는 5:1에서 7:1이내의 압축을 사용하는 추세이다.

3) 영상조회부

영상조회부(Image Display)는 PACS에서 사용자와 직접 연결되어 인터페이스 하는 영상 출력 조회 시스템이다. 과거 필름과 종이에 의지하는 정보를 이제 모니터를 통해 관찰할 수 있다.

방사선 영상을 통한 질병진단은 영상이 표현된 상태에 따라 많은 영향을 받는 복잡한 작업이므로 영상 판독과정을 방해하는 어떤 단계나 지연도 허용되지 않는다. 따라서 방사선과 의사에 의해 판독과정이 행해지고 임상의사에 의해 영상조회가 행해지는 사용자 터미널의 요구조건은 매우 까다로울 수밖에 없다.

임상적인 관점에서 방사선과에 설치되는 일차 진단용 터미널은 고해상도의 영상을 출력할 수 있어야 하며 사용이 편리해야 한다. 그리고 반응시간이 빨라야 하며 생산성이 높아 사용자가 진단 및 조회업무를 성공적으로 수행하도록 보조해야 한다.

영상출력방식으로는 PACS Viewer 또는 PACS Workstation으로 기존의 Hard copy 필름 대신에 영상들을 컴퓨터 모니터상의 Soft Tcopy로 판독한다. Viewer는 진료에 필요한 여러 기능들을 지원한다. 일반적으로 Viewer는 진단용과 임상용으로 구분한다. 진단용 Viewer는 방사선과 전문의들이 사용하는 것으로, PC의 사양이 높고 모니터는 2K 정도의 해상도를 갖는 2~4모니터 Workstation으로 구성된다.

최근에 소프트웨어 기술의 발달로 과거와 같은 4-모니터 대신에 2-모니터 Workstation이 일반화 되었다. 임상용 Viewer는 전체 시스템의 경제성을 고려하여 HIS용 PC를 사용하고 있다. 임상용 Viewer에서도 화질을 잘 보기 위해서는 고가의 고해상도 흑백모니터를 사용하기도 한다. PACS 서버 기능에 따라 영상을 조회하는 경우는 두 가지가 있다. 관계형 데이터베이스를 이용하여 PACS의 서버를 직접 접속하는 경우와 웹 서버를 이용하여 조회하는 경우이다.

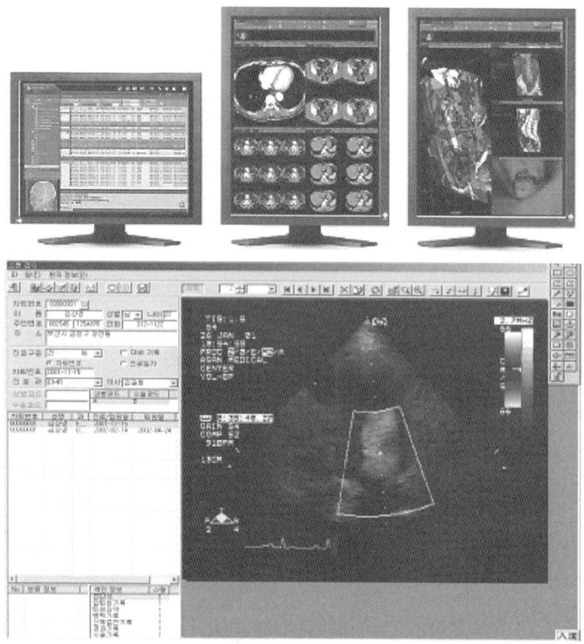

그림 7-37 PACS 시스템 View 화면

Viewer를 통한 환자정보(ID, 성명, 성별, 나이)와 검사 정보조회가 가능하여야 한다. 검사 장비별, 검사일자별, 임상과별, 주치의별, 병동이나 외래별, 판독 상태 등에 따라 조회할 수 있다. 환자나 검사를 선택할 경우 과거 촬영 검사까지 검색이 가능하며, 백업이 필요한 경우 환자별 또는 검사군 별로 영상과 데이터베이스를 저장매체에 복사가 가능하다. 잘못 처리된 정보와 미확인 환자의 추후 정보 변경을 위한 기능이 필요하다. 특정 검사에 표시를 하여 향후 표시된 검사들만 쉽게 조회하는 기능과 단기저장에 상당 기간 보관할 수 있는 기능도 지원된다.

가장 많이 이용되는 기능은 윈도우 레벨(Window Level)과 영상 확대 기능 그리고 판독 결과 조회이다. 한 화면에 여러 영상을 볼 수 있는 화면 분할 기능과 여러 검사를 동시 비교하는 기능, 또는 흉부 CT의 경우에서 서로 다른 윈도우 레벨로 폐와 심혈관을 비교하는 기능, 동화상 모드 기능, 화면 반전 기능들이 지원된다.

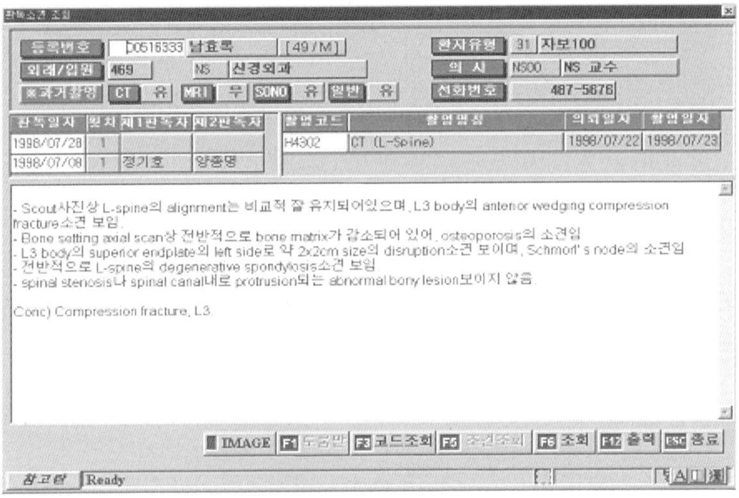

그림 7-38 의료영상 판독 소견 조회

최근에는 전자차트와 연동하여 보다 편리한 환자별 영상 관리와 촬영 및 검사 Order 프로세스를 조회하는 형태로 발전하고 있다.

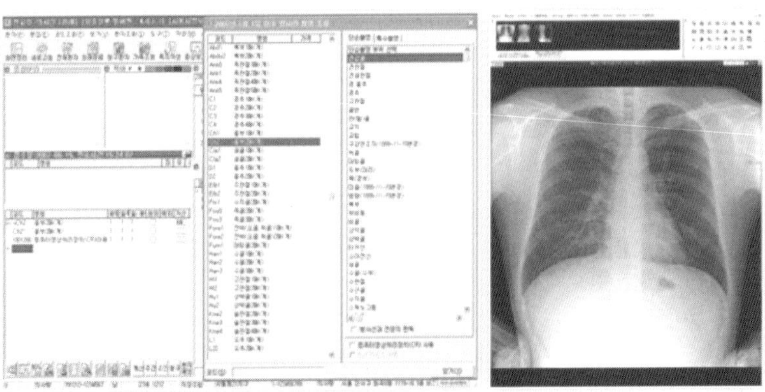

그림 7-39 의료영상 관리 조회 화면

4) 네트워크 통신

PACS 시스템을 운영하는데 있어서 네트워크는 인체의 신경망과도 같은 것으로 영상정보를 고속으로 신뢰성을 가지고 전송하기 위해 매우 중요하다. 네트워크는 병원 내외의 한곳에서 다른 곳으로 영상, 환자정보와 판독 결과 등을 전달하기 위한 것으로, 병원 내의 경우에는 영상획득 장치로부터 영상저장 장치로 또는 영상저장 장치로부터 영상조회 장치로 정보를 전달하는 네트워크를 의미하고, 병원 밖으로는 원격진료(Teleradiology)를 지원하는 네트워크를 의미한다. 네트워크의 가장 중요한 목적은 정보 생산성(Information Productivity)을 증가시켜 사용자가 필요로 하는 정보를 효율적으로 접근하여 이해하고 이용하도록 지원하는데 있다. 디지털 의료영상 정보의 공유에서 가장 큰 역할을 수행하는 것이 바로 네트워크 시스템이다. 네트워크를 설계할 때에는 서비스의 품질, 영상 정보의 이용자 수와 사용량, 확장성 등을 고려하여야 하며 안정성 확보를 위해 중요 거점간의 통신 선로는 이중화하는 것이 바람직하다. 의료영상들은 의료장비에 따라 보통 200KB에서 16MB 이상까지 파일 크기가 크므로 빠른 통신망을 사용하여야 한다. CR 영상(평균 8MB)은 2~3초 내에 조회되어야 하므로 최대 전송속도가 6~8 Mbyte/sec 정도를 낼 수 있어야 한다.

특히 고속 대용량 영상정보 전송을 위해 진단용 조회 장치의 경우에는 네트워크 백본(Network Backbone)은 ATM 또는 100Mbps 또는 기가비트 이더넷(Gigabit Ethernet) 등의 고속 네트워킹 기법을 많이 사용하는 추세이며, 통신프로토콜은 DICOM을 지원하는 것이 세계 표준 방식이다.

표 7-16 네트워크 종류별 데이터 전송속도

종 류	전송속도
RS232	56Kbps 이하
RS422	10Mbps 이하
이더넷	10Mbps
고속 이더넷	100Mbps
Gigabit 이더넷	1Gbps
FD야	100Mbps
T1전송선	1.544Mbps
E1전송선	2.048Mbps
T3전송선	45Mbps
ATM	155Mbps, 622Mbps, 2.5Gbps

7. PACS 의료영상의 미래

컴퓨터와 정보통신의 발달은 문자정보의 처리기술뿐만 아니라 다양한 영상처리와 전송 및 저장기술을 발달시키게 되었다. 이에 따라 PACS는 실시간적 방사선진단이 이루어지는 시스템으로 발전하게 될 것이다. 이러한 시스템은 인터넷을 이용하는 인터넷 뷰 시스템(Internet View System)이다.

인터넷 뷰는 인터넷을 이용하여 의학영상을 검색처리하는 Internet Teleradiology (인터넷 원격방사선영상진단시스템) 시스템이다. 즉, 의학영상의 표준처리인 DICOM에 기반한 디지털 영상기술과 인터넷 서비스의 핵심이라 불리는 WWW 기술을 접목시켜 인터넷이 연결된 곳에서는 어디서나 의학영상을 검색, 전송하고 처리할 수 있게 하는 시스템이다. 따라서 기존의 PACS, Teleradiology 구현에서 항상 큰 문제점 중의 하나인 비용 문제와 사용, 실치의 어려움을 해소할 수 있게 되었다.

병원업무와 특히 방사선과의 업무를 신속하고 효율적으로 처리하기 위해 개발된 기존의 PACS와 Teleradiology 장비들은 대부분 표준 규약을 따르기 보다는 업체마

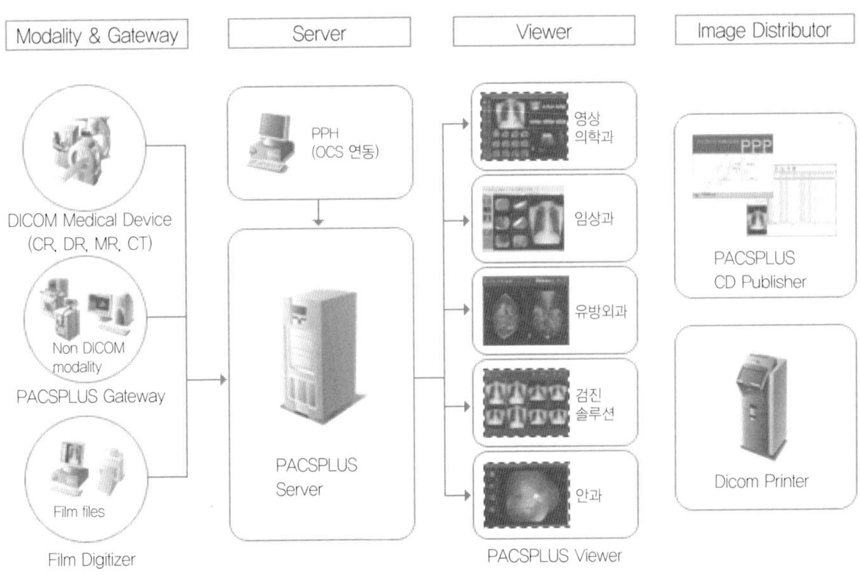

그림 7-40 Real PACS 구성도

다 고유한 저장 방식을 사용함으로써 서로 자료의 교환이나 연동이 매우 어려웠다.

또한 가격도 매우 고가이며 유지, 보수에서도 많은 어려움들이 노출되었다. 그러나 인터넷 뷰 시스템은 모든 분야에서 DICOM 표준 방식만을 사용함으로써 정보의 교환과 처리 효율을 극대화 할 수 있다.

통신회선은 인터넷을 사용하고 자료전송방식으로는 DICOM 규약을, 사용자 환경으로는 WWW 기술을 채택하여 인터넷에 연결되어 WWW 서비스를 받을 수 있는 곳이라면 전 세계 어디서나 쉽고 간편하게 의료영상을 검색할 수 있다.

현재는 의사가 아닌 간호사나 일반인이 자신의 의료영상을 검색한다는 것은 거의 불가능한 일이었으나 인터넷 뷰 시스템을 도입할 경우에는 누구나 의료영상을 매우 쉽게 검색할 수 있다. 이러한 접근 방법의 장점으로는 초기 설치비용의 극소화, 유지 보수의 단순화 등을 들 수 있으나 아직까지는 기반 기술의 미성숙으로 일반적인 접근 방식에 비해서는 성능이 떨어지는 것이 현실이다. 그러나 향후 인터넷을 이용한 영상 검색은 보편화할 것이고 또한 연구가 계속 진행됨에 따라 이러한 접근 방식은 점진적으로 자리를 잡아갈 것이다. 일반적인 방법과 인터넷 기술을 이용한 방법의 장 · 단점은 다음 표 7-17과 같다.

표 7-17 일반적인 방법과 인터넷 기술을 이용한 방법의 장 · 단점

구분	장 점	단 점
일반적인 방법	• 고속의 LAN을 사용하여 영상전송 속도가 빠르다. • 영상의 화질이 좋다. • 의학 영상처리를 위한 전용 모니터와 보드를 사용하여 12/16Bit 영상을 그대로 표현할 수 있어 화질이 좋다.	• 전용 장비만을 사용하여야 함으로 가격이 고가이다. • 설치와 유지보수가 어렵다. • 초기 투자비용과 유지 보수에 매우 많은 비용이 필요하다.
인터넷 기술을 이용한 방법	• WWW 서비스 검색도구와 DICOM/WWW 변환장치만 있으면 가능하여 낮은 가격에 구현할 수 있다. • 설치와 유지보수가 매우 용이하다. • 모든 설계 변경이 서버측에서 이루어지는 네트워크 컴퓨터 개념을 따르므로 이용자측에서는 전혀 유지보수에 신경 쓸 필요가 없다.	• 국내 인터넷 회선이 대용량의 의학영상을 전송하기에는 용량이 크게 부족함으로 HTTP 프로토콜 특성상 불필요한 시간 소모가 발생하여 전송 속도가 늦다. • 12/16Bit 영상을 처리하는 기술이 아직 개발되지 않아서 영상의 화질이 떨어진다.

의학영상 기술이 발전됨에 따라 PACS를 기반으로 한 의학영상의 3차원(3D) 가상현실 모델 생성시스템의 개발은 단순 투영영상에서 단면 재구성 영상, 그리고 3차원 입체영상으로 해부학적 또는 생리학적 구조를 더욱 잘 관찰하고 이해할 수 있는 동영상 및 실시간시스템으로 발전할 것이며, 나아가 2차원(2D) 영상과 3차원 영상을 결합하는 영상융합기술로 발전할 것이다. 여기서 3차원 영상을 진단에 활용하는 과정을 살펴보면, CT나 MRI를 촬영하면 신체의 단면인 2차원영상이 얻어진다. 이 2차원 영상은 DICOM이라는 표준 포맷으로 PACS서버로 전송되어 저장된다. PACS에 저장된 영상은 3D 워크스테이션으로 보내져 3차원으로 변환되어 보여준다.

영상융합 기술은 두 개의 영상을 하나의 영상으로 결합하면 의료영상기기는 그 종류에 따라 영상이 담고 있는 정보에 차이가 있게 된다. CT나 MRI로부터 얻어진 영상은 해부학적 정보를 담고 있는데 반하여, PET영상은 장기나 조직의 기능적 정보를 담고 있다. 따라서 동일한 부위에 대해 촬영한 CT영상과 PET영상을 결합하면 더 정확한 진단이 가능한 기술이다.

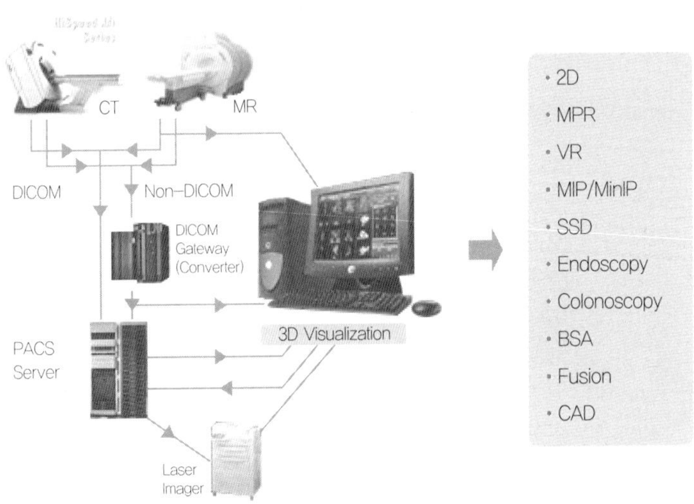

그림 7-41 3D영상 PACS 구성도

현재까지 의료영상이 질병의 정확한 진단에 중점을 두었다면, 미래의 의료영상 기술은 의료영상을 이용하여 질병을 예방하는데 초점을 맞추고 있다. 이를 위해서 세계적으로 분자단위까지 영상을 관찰함으로써 분자영상(Molecular Imaging) 기술에 대한 연구가 활발히 진행되고 있다. 분자영상기술을 치료에 이용하는 연구도 진행 중에 있는데 내부에 치료약을 담고 있는 나노입자를 몸속으로 투여해서 전달과정을 초음파 영상으로 모니터링하여 정밀한 치료를 가능하게 하는 시대가 열릴 것이다.

7-5. 원격의료시스템

1. 원격의료의 개요

1) 원격의료의 개념

정보통신 기술의 발전은 의료분야에도 적극적으로 활용되고 있으며, 이러한 기술적 배경에 의하여 활성화되고 있는 대표적인 분야가 원격의료 및 재택진료이다. 환자가 진료를 받는 시점에 병원 등의 현장에 있어야 한다는 공간적 시간적 제약조건을 해소시켜주는 새로운 형태의 진료 방법으로, 진료체계의 커다란 변화와 함께 그 범위를 크게 넓힐 것으로 예상되고 있다.

현재의 진료의 형태를 보면, 비록 교통수단의 발전으로 인하여 그 범위가 확대되기

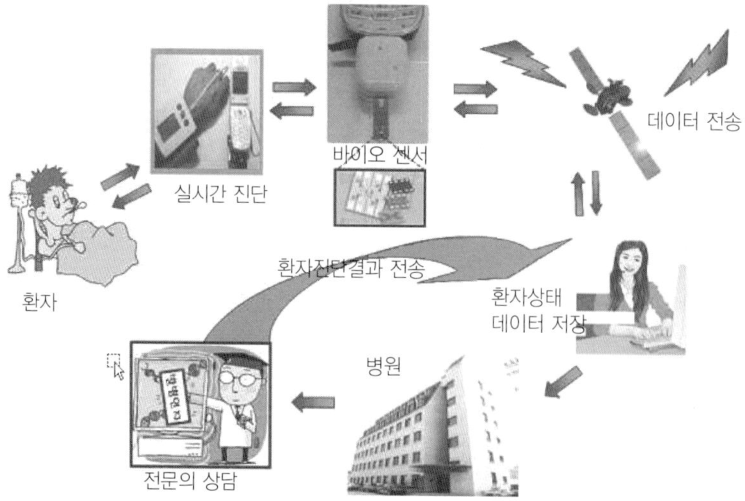

그림 7-42 원격의료의 개념

는 하였으나, 아직 그 혜택의 범위가 넓게 퍼져 있다고 말하기 어렵다. 우리나라를 포함한 세계 도처에서 도서지역, 산간벽지 등 의료취약의 주민들은 적절한 때에 요구되는 적절한 의료서비스를 받지 못하는 경우가 매우 많다. 또한 사회가 고도로 발달하고, 경제적 여유가 생기면서 의료서비스에 대한 욕구가 증가하고 각종 성인병, 만성질환 및 암 질환처럼 전문의를 필요로 하는 질병의 발생이 증가하면서 전문의에 대한 수요가 폭증하고 있음에도 불구하고 공급은 이에 미치지 못하고 있는 실정이다. 대부분의 전문의들이 대도시 등의 인구밀집지역에 위치해 있기 때문이기도 하다. 멀티미디어 정보통신기술에 기초한 원격의료의 일반적인 개념은 그림 7-42와 같다.

환자의 지역적인 분포와 의료진의 분포가 크게 차이가 나고 있는 이른바 수요자와 공급자 간의 불균등한 분포가 의료분야에도 존재하고 있는 것이다. 컴퓨터와 정보통신기술의 지속적 발전은 의료진의 이러한 분포의 불균등성을 점차 극복하여 나아갈 것이다. 원격의료 및 재택진료는 의료서비스의 많은 부분들에서 지리적인 종속성을 극복하여 이러한 문제점을 해결하여 나아가고 있다.

원격의료에 관한 연구와 시도는 최근에 발생된 새로운 것은 아니며, 비록 실용적인 관점에서 유용성은 높지 못하였으나, 전화기와 팩시밀리를 이용한 상담의 형태의 원격진료의 개념은 이미 40여년 전부터 시도되었다. 1960년대부터는 미국항공우주국(NASA)은 우주공간에서 수개월간 생활하는 우주비행사의 건강을 감시하여 왔으며, 또한 원격방사선분야에서도 1970년도 초기부터 보고되고 있다. 이러한 원격의료가 오늘날에 있어 새롭게 부각되기 시작한 것은 원격의료를 뒷받침해주는 정보통신기술의 발달과 더불어 의료서비스에 대한 제공자와 수요자들의 진료체계의 변화에 대한 새로운 인식의 결과라 할 수 있다. 원격의료가 발달한 미국에서 활발하게 응용되고 있는 예는 다음과 같다.

1. 재택 진료소 등에 원격의료를 적용하여 환자이동 및 운송에 필요한 시간과 비용을 크게 절감하고 있다.
2. 벽지의 응급상황의 환자데이터를 큰 종합병원의 전문가에서 전송하여, 진단과 치료를 할 수 있게 되었다.
3. 의사들이 지역적 종속성을 벗어나 환자기록과 진단영상을 서로 교류함으로써 공동 의학 연구나 토론 등이 가능해 졌다.
4. 정보통신망을 이용한 의료종사자들에 대한 교육으로 시간과 공간의 제약을 극복하여 교육의 폭을 확대시키고 있다.

원격의료는 전 세계 수많은 사람들의 삶의 질을 바꾸어줄 수 있는 잠재력을 지니고 있다. 전문 의료서비스를 받기 위해 멀리 떨어진 병원에 가야만 하는 환자들에게 전문적인 의료서비스를 보다 편리하게 받을 수 없던 과거에는 전혀 생각하지 못했던 새로운 수단을 제공한다. 응급상황에서는 이러한 접근수단은 삶과 죽음을 갈라놓는 결과를 발생시키기도 한다.

긴급하게 진단과 처방이 필요한 환자에게 있어서 원격의료는 매우 중요한 역할을 한다. 원격의료는 또한 양질의 의료서비스의 혜택이 잘 미치지 않은 시골마을이나 개개인에게 폭넓은 의료서비스를 받게 해줄 수 있다. 게다가 낙후지역의 의료종사자들에게 지속적인 교육을 시킬 수 있으며, 원격지의 전문가와 함께 환자를 진료할 수 있는 수단을 제공하기도 한다.

2) 원격의료의 정의

원격의료는 정보통신기술을 활용하여 의사가 원격지의 환자에게 의료서비스를 제공하거나 먼 거리의 서로 다른 장소의 의사간에 의료정보와 교환에 의한 의료서비스 실시 또는 교육을 하는 것으로 정의할 수 있다. 의료법상(2002년 3월 신설) 원격의료의 정의는 다음과 같다.

원격의료의 정의

의료인 가운데서 의사와 치과의사, 그리고 한의사가 컴퓨터 화상통신 등 정보통신 기술을 활용하여 원격지의 의료인에 대하여 의료지식 또는 기술을 지원하는 것을 의미한다.

원격의료는 의료통합에 있어서 현재 법률적으로 정의가 필요한 많은 문제점을 가지고 있으며, 각 병원마다 다양한 요구를 하고 있어 학회뿐만 아니라 정부 차원에서 이러한 기술들이 더욱 발전할 수 있도록 폭넓은 지원이 요구되고 있다.

원격의료는 텔레비전, 통신, 컴퓨터, 공학 등의 기술, 즉 정보통신의 다양한 기술들과 의료서비스가 융합된 응용분야라고 할 수 있다. 의료서비스는 여러 종류의 장비와 결합된 정보통신기술을 통해 전달된다. 넓은 의미에서 원격의료는 의학영상, 소리, 동영상, 환자기록과 같은 전자화된 의료 데이터를 한 지점에서 다른 지점으로 주고받는 것을 의미한다. 이러한 데이터 전송은 전화선, ISDN, 네트워크 전용선, ATM, 인터넷, 인트라넷 그리고 인공위성 등을 이용하여 의료데이터 전송이 이루어질 수 있을 것이다.

원격의료는 현재에도 피부과학(Dermatology), 종양학(Oncology), 영상의학(Radiology), 외과(Surgery), 심장학(Cardiology), 정신의학(Psychiatry) 그리고 재택진료 등 많은 분야에서 실용화가 진행되고 있으며, 앞으로 더욱 발전할 것이다. 원격진료의 가장 대표적인 한 부분은 재택진료라고 할 수 있으며, 만성질환자의 지속적 관리, 재택 노령자의 관리를 위해서는 환자의 상태를 집에서 수시로 모니터링할 필요성이 발생한다.

환자가 병원에 가는 횟수를 줄이기 위하여, 의료 인력이 환자를 방문하는 횟수를 줄이기 위하여, 환자의 상태를 신속하게 모니터링하고 지속적으로 모니터링하기 위하여 재택진료의 필요성은 점차 크게 인식되고 있다. 특히 급속하게 증가하는 고령인구의 증가와 함께 상대적으로 이들을 관리할 의료인력 층의 감소를 의미하고 있다.

우리나라도 이미 65세 인구가 11%를 초과하는 고령화 사회에 접어들었으며, 고령화가 급속하게 진행되고 있다. 2020년경에는 초 고령사회에 이를 것으로 예상되어 노인 인구에 대한 의료 수혜의 관점에서 재택진료가 관심 있게 연구되고 있다.

3) 원격의료의 필요성

원격의료는 환자로부터 의료정보를 계측하는 진료기술과 발생된 의료 정보를 적절하게 전송하고 관리하는 기술을 결합한 것이다. 기존의 진료의 방법과 다른 원격의료의 필요성을 요약하면 다음과 같다.

첫째, 의료의 위치 종속성을 극복할 수 있다. 기존의 진료는 환자가 병원 등의 의료기관을 방문하여 그곳에서 진찰과 여러 가지 검사 등을 통하여 의료정보를 만들어내고 이에 따라서 치료를 한다. 즉, 환자는 의사와 각종 의료기기가 있는 병원 등에 가지 않고는 진료 받는 것이 불가능했다. 그러나 의료기술의 발전과 의료기기의 광범위한 보급으로 의료정보를 발생하는 위치와 이것을 이용하여 진단을 내리는 의사의 위치가 반드시 같아야 할 필요성이 없어졌다. 단지 의사가 치료를 위한 결정을 내릴 수 있도록 적절한 시간 내에 필요한 정보가 전송되기만 하면 되는 것이다.

즉, 통신의 기능을 이용하여 의사와 의료기기 또는 환자가 항상 같은 곳에 있어야 한다는 위치의 종속성을 극복할 수 있다. 이와 같은 위치의 종속성 극복 이외에 전송된 정보의 실시간 처리가 반드시 필요하지 않은 경우에는 서로 다른 시간에 원격진료시스템을 사용할 수 있어 환자와 의사가 반드시 같은 시점에 정보를 교류해야하는 시간적 종속성을 해결하여 나아가고 있다.

둘째, 필요한 의료정보를 정확하고, 신속하며, 편리하게 얻을 수 있다. 의료정보는 대부분 환자의 생명과 건강을 다루기 때문에 신속한 정보의 전송을 필요로 한다. 예를 들어, 응급환자가 소규모 병원에서 진단 후에 수술이 필요하여 종합병원으로 이송되는 경우를 생각하여 보자. 환자가 후송되는 동안에 환자에 대한 임상 검사 결과, X선 촬영사진 등의 각종 의료정보가 환자가 가고 있는 종합병원으로 전송된다면, 종합병원에서는 이미 환자가 도착하기 전에 환자에 관한 정확한 정보를 파악하고 수술에 필요한 모든 준비를 마칠 수 있어 환자가 도착하는 즉시 바로 수술에 들어갈 수 있다.

집에서 거주하는 만성 환자의 경우에는 환자의 상태를 지속적으로 모니터링하여 병원으로 보내면, 환자가 스스로 악화된 상태를 느끼기 전에 병원에서 지속적으로 전송되어온 환자의 진료정보에 근거하여 환자를 병원에 오게 할 수 있어 환자의 이상을 조기에 처치 및 치료할 수 있다.

셋째, 의료의 범위를 확대한다. 현재의 의료의 범위는 대부분 병원 또는 의료 기관 내에서 이루어지는 것으로 인식되고 있다. 그러나 환자 및 건강 상태가 좋지 않은 사람들은 우리의 생활 주변 곳곳에 존재하고 있으며, 이들이 병원에 오지 않고도 건강 상태 및 이상 유무를 측정할 수 있다면, 진료를 위한 공간을 집, 사무실, 자동차 등의 이동 공간과 같은 우리의 생활 주변까지 확대할 수 있다.

4) 원격의료의 효과

기존 의료체계에 원격의료가 도입됨으로 해서 얻어지는 기대 효과는 환자, 의료기관, 국가의 입장에서 살펴볼 수 있다. 환자의 진료 접근성 향상에 따라 진료상의 편의를 확보할 수 있으며, 의료제공자는 의료서비스의 시간과 지리적 영역을 확대 및 환자들의 새로운 욕구충족, 국가는 국민의료비 절감, 의료자원 이용의 효율성 제고, 국민건강 수준 향상 등의 효과를 얻을 수 있다. 구체적인 효과는 다음 표 7-18과 같다.

원격의료가 크게 활용될 수 있을 것으로 기대되는 부분이 전쟁 중의 손상을 입은 군

표 7-18 원격의료의 기대 효과

구 분	효 과
국가	• 국민전체의 건강수준 향상 • 의료보험재정 절감 • 국가차원의 의료자원 이용의 효율성 증대
환자	• 진료 접근성 향상 • 방문검진 및 입원 없이 조기진단 가능 • 조기퇴원 • 불안감해소 • 의사의 진료계획에 대한 순응도 증가 • 거동 불편한 환자 및 노령 환자의 진료가 용이 • 환자의 원거리 여행 해소(교통비 및 이동상의 불편 해소)
의료제공자	• 환자수의 증가 • 의료서비스 제공에 지리적 범위 확대 • 환자들과 보다 양질의 진료시간 유지 • 환자에 접근성 향상 • 환자에 대한 감시능력 향상 • 임상진료시간의 사용 효율성 증가 • 의료서비스 전달의 비용 효과성 증가 • 보건의료전달체계의 새로운 수단 제공 및 긍정의 효과 유발

인에 대한 진료 등 병원 밖의 현장에서의 진료이다. 군인이 상처 입은 현장에서 군의관과 전문 의료진을 직접적으로 연결시켜 줌으로써 군인의 생명을 구하는데 크게 도움을 줄 수 있다.

미국 국방부의 통계에 따르면 원격의료는 군인의 사망률을 약 30~50% 정도 감소시킨다고 하였으며, 원격의료는 환자의 치료를 위한 긴급한 순간마다 적절하게 정확한 의료정보를 제공해 준다.

지역 내의 환자에 대한 일반적인 진료는 일반의가 담당하는데, 환자의 증상이 특이하거나, 혼자의 판단이 어려운 경우에는 원격진료를 통해 진료 정보를 교환하여 원거리의 전문의와 의견을 교환할 수 있다. 이와 같은 과정은 진단에서 오진의 확률을 줄일 수 있으며 환자에게 정확한 진단과 보다 적절한 치료 방법을 제공하여 의료의 질적 향상을 기대할 수 있다. 또한 원격의료는 지속적으로 의학교육의 기회를 제공한다. 특히 개업 후 의료현장에 종사하는 과정에서 상대적으로 취득하기 어려운 최신 의료정보 및 의학계의 동향에 대한 최신 지식 등을 체계적인 과정을 통하여서 지속적으로 학습 받을 수 있다.

원격의료 및 재택진료는 여러 가지 각도에서 지출되는 의료비용을 줄일 수 있다. 환자가 병원을 방문함으로써 발생하는 이동 및 후송비용 등의 관련 비용을 줄일 수 있으며, 경증 환자 및 만성 질환자에 대하여서는 병원에 계속 입원시키지 않고 집에서 관리하게 되어 입원기간을 단축시켜 비용을 절감할 수 있다. 의료진이 환자를 방문하는 경우에도 재택진료를 이용한 지속적인 모니터링을 통하여 의사 또는 간호사 등의 개호 인력의 방문 횟수를 줄일 수 있다.

5) 원격의료의 장점

원격의료에 의한 재택진료의 장점은 도서지역과 산간벽지 등의 의료진들에게는 새로운 정보에 쉽게 접근할 수 있도록 해주며, 환자들은 시간과 공간을 초월하여 진료를 받을 수 있다는 것이다. 대부분 대도시의 생활권에 집중되어 있는 의료진들이 개원 또는 진료를 주저하게 되는 도서지역과 산간벽지 등의 원격지에서 의료서비스 지원자들의 수를 늘여줄 수 있을 것으로 기대하고 있다. 원격의료의 장점으로는 의사와 환자 측면에서 살펴보면 다음 표 7-19와 같다.

표 7-19 원격의료의 장점

의사측	환자측
• 의료인의 효율적인 시간 활용 • 진료영역의 확대 • 지속적인 진료 • 영상자료데이터베이스 구축 • 신속, 편리한 진료의뢰 및 자문 • 자료의 공유	• 전문의사와 신속한 접촉 • 시간절약 • 지속적인 진료 • 진료 자문이 용이 • 조기진단 • 의료비의 절감

2. 원격의료의 유형

원격의료는 전달정보의 종류, 정보의 전달 이유 또는 목적에 의한 기능적 분류, 정보가 전달되는 원격의료 실시시점에 따른 분류 방법 등에 따라 그 유형을 구분할 수 있다.

1) 정보의 종류에 의한 분류

원격의료는 오늘날 대부분 텍스트, 음향, 동영상 등의 모든 데이터를 포함하는 멀티미디어 자료의 형태로 제공된다. 오늘날의 원격의료가 전통적인 원격의료보다 가치가 있는 것은 임상정보 및 영상자료를 전달할 수 있으며, 이러한 정보를 이동컴퓨터 및 통신장치를 활용하여 시간과 공간을 초월한 의료정보를 교환함으로써 원격의료를 실시할 수 있다.

2) 원격의료의 기능적 분류

원격의료의 기능적 분류는 다음 표 7-20과 같은 다양한 분야에서 활용될 수 있다.

표 7-20 원격의료의 기능적 분류

구 분	의 미
원격상담에 의한 진료	원격지 의사가 정보통신망을 통하여 현지 의사에 대한 의료지식 또는 기술에 대한 상담(1:1 또는 1:N 상담)을 하는 것
원격검진에 의한 진료 및 처방	심전도, 혈압, 맥박, 체지방, 혈당 등의 원격측정 결과를 의사가 정보통신망을 통하여 분석하고 그 결과에 따라 원격지의 환자에게 진료 및 처방을 실시하는 것
원격상담	의사가 정보통신망을 통해 원격지의 환자에게 상담하는 것
원격수술	원격지의 의사가 현지의 의사에게 상담 또는 지시를 하여 현지 환자의 수술을 실시하는 것
원격처치	원격지의 의사가 현지에 의사 또는 의료인을 통하여 처치를 실시하는 것
원격의사교육	원격지의 의사의 강의, 원격지 의사의 수술 등을 정보통신 기술을 활용하여 의사 및 의대생에 대한 의학교육을 실시하는 것
원격간호	원격지의 간호사가 현지의 간병인 또는 보호자를 통하여 상담 또는 환자에게 간호를 실시하는 것

최근 미국에서는 방사선과, 심장내과, 외과, 피부과 등의 전문의들이 원격의료를 도입하는 경향이 증가하고 있으며, 미국원격의료연합회(American Telemedicine Association)에서는 교도소 재소자, 군인 또는 우주인 등에 대한 보건의료서비스를 원격의료 활동의 영역으로 고려하고 있다.

3) 원격의료의 실시시점에 의한 분류

원격의료는 실시간(real-time) 방식 및 비동기식(Asynchronous) 방식으로 가능하다. 실시간 원격의료는 의사와 환자 상호간에 비디오 의한 실시간 상담을 통하여 가능하며, 이때 의사는 원격의료를 위하여 실재 하여야 한다. 그러나 비동기식 방식의 원격의료는 저장 및 전달(Store-and-forward) 기술을 활용하여 오디오, 비디오, 정지화상, 데이터 등을 송신하거나 수신하는 시점이 서로 다를 수 있으며 이러한 방식은 실시간 원격의료의 방식보다 시간을 절약하고 비용 효과적으로 의료 서비스를 제공할 수 있는 장점이 있다.

이상과 같은 여러 가지 유형으로 가능한 원격의료의 실행은 다음 그림 7-43과 같이 계층적인 형태로 표현할 수 있다. 즉, 하드웨어 및 네트워크 하부구조 위에서 정보통신 기술서비스가 의료의 각 분야별(심장내과, 피부과, 방사선과 등)로 다양한 형태의 필요한 정보를 상호간에 실시간 또는 비동기식으로 전달함으로써 원격의료가 실행될 수 있다.

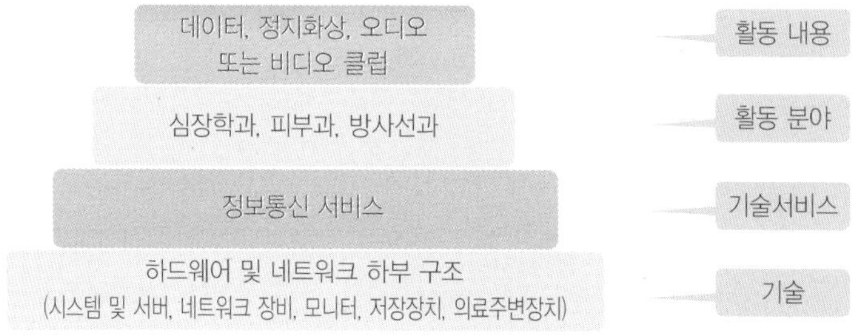

그림 7-43 원격의료의 계층적인 환경

3. 원격의료의 활성화

원격의료를 도입하여 활성화 하는데 있어서 그 요인으로는 기술적 요인, 경제적 요인, 제도적 요인, 사회 · 문화적 요인으로 구분하여 살펴볼 수 있다. 기술적 요인으로는 원격의료를 위한 정보통신 기술의 발전 즉, 인터넷 통신망, PACS, 처방전달시스템, 무선 및 이동통신 기술 등과 이들의 유기적인 결합에 의한 하부구조 마련, 의료정보 전달매체의 품질 및 표준화, 보안성 등이 제시되고 있다.

경제적 요인으로는 정보통신 기술의 비용, 원격의료의 가격 수준, 통신비용 및 일반 관리비용의 부담수준, 원격의료의 투자수익률 등이 제시되고 있다. 그러나 최근 통신 비용의 부담수준은 점진적으로 완화되고 있는 실정이다.

제도적 요인으로는 원격의료 결과에 대한 책임소재, 원격의료 이용에 대한 관련기관들의 지침, 원격의료 이용에 따른 개인의 비밀유지 등이 제시되고 있다.

사회 · 문화적 요인으로는 환자의 수용자세, 의사의 수용자세, 의료기관의 원격의료를 위한 조직적 차원의 배려 및 수용자세 등이 중요한 것으로 나타났다. 원격의료의 도입을 위한 투자의사의 결정기준은 다음 표 7-21과 같다.

표 7-21 원격의료의 도입을 위한 결정기준[1]

구 분	내 용	요인	비율(%)
원격의료 시범사업 실패요인	• 정보통신기술의 수준	기술	–
	• 정보통신기술의 비용	경제	–
	• 환자의 수용의식 미흡	사회	–
	• 원격지와 현지 의사간 신뢰성 부족	사회	–
원격의료 활성화를 위한 극복 할 점	• 원격의료 결과에 대한 책임 소재	제도	29.2
	• 통신비용의 부담	경제	15.3
	• 일반관리비	경제	12.5
	• 의료제공자(의료기관/의사)의 수용성	사회	8.30
	• 원격의료의 투자 수익률	경제	6.90
	• 원격의료에 대한 관련기관의 지침 불명확	제도	4.20
	• 의료취약지역 대한 인프라 구축 미흡	기술	4.20
	• 원격의료에 대한 규제	제도	4.20
의료정보전달기술 투자결정기준	• 기술 하부구조의 갱신 비용	경제	66.4
	• 의료기관의 네트워크 대역폭 소비수준	기술	60.1
	• 기술에 대한 내부의 전문지식 부족	기술	47.0
	• 투자수익률	경제	45.7
	• 보안성	기술	37.2
	• 의료정보 전달매체의 품질 및 표준화 성과	기술	25.2
	• 외주비용	경제	18.5

1) 조재국 외 5인 「'94년 원격진료 시범사업 분석 평가」, 한국보건사회연구원, 1995 Bashshur R, Sanders J. and Shannon G. Telemedicine Theory and Practice. Springfield, II, 1997. IDC's Enterprise Technology Trends Survey, 2002.

미국의료정보학회인 HIMSS에서 1996년에 보건의료관리자를 대상으로 조사한 결과에 의하면, 응답자의 76%가 원격진료 프로젝트를 수행하고 있거나 향후 적극적으로 수행할 계획이 있다고 답하였다. 이는 1995년의 조사결과인 64%보다 12% 증가한 것이며, 또한 연방정부는 원격진료 분야에 1억 불을 지원하여 원격진료 활성화에 많은 노력을 기울여 왔다.

미국의 원격진료시장은 2000년 무렵에는 약 2억 8천 3백만 달러의 규모로 성장하게 될 것으로 예측된다. 정보기술은 지역적으로 떨어져 있는 의료기관간에 정보를 교환할 수 있을 정도로 비약적인 발전을 하였지만 불행하게도 법제도 분야는 괄목할만한 진전이 이루어지지 않았다.

원격진료의 주요 활용분야는 HIMMS 조사결과, 환자 기록사항이나 필름을 이미지 형태로 송수신 하겠다고 한 응답이 54%, 원격지의 의사와 협진을 하겠다는 응답은 36%, 원격지에 있는 환자진료에 이용하겠다는 응답은 34%, 원격교육에 응용하겠다는 응답은 21%, 원격지의 외과적 수술을 관찰하겠다는 응답은 17%, 기타 8%로 조사되었다.

4. 원격의료의 활용

원격의료는 매우 다양한 목적을 가지고 이용될 수 있는데, 원격방사선 같은 분야는 이미 30여년의 역사를 지니기도 하였지만 일부 분야는 최근에 와서야 실행될 수 있었던 것들이다. 원격의료의 발전에 가장 큰 역할을 주도했던 곳은 미국 국방성으로 전쟁

원격의료 활용 분야

- 응급환자의 초기 평가와 진단, 이송단계에서의 자료 전송
- 치료, 진단 및 수술환자의 추적조사, 투여약물 검사
- 전문의가 없는 지역 환자에 대한 진료 및 상담
- 환자 병력에 의한 일상적인 건강 상담 및 검사
- 진단의료영상의 전송
- 만성질환의 관리
- 의료정보의 전송
- 공중보건, 예방의학 및 환자교육

에서 발생하는 외상환자를 신속히 치료하기 위하여 원격의료가 시작되었다. 그리고 이후 민간으로 기술이 이전되면서 가정에서의 원격의료가 급속히 발전해 가고 있으며, 사용자는 빠른 속도로 증가하고 있다. 원격의료의 활용분야를 나누어 보면 다음과 같다.

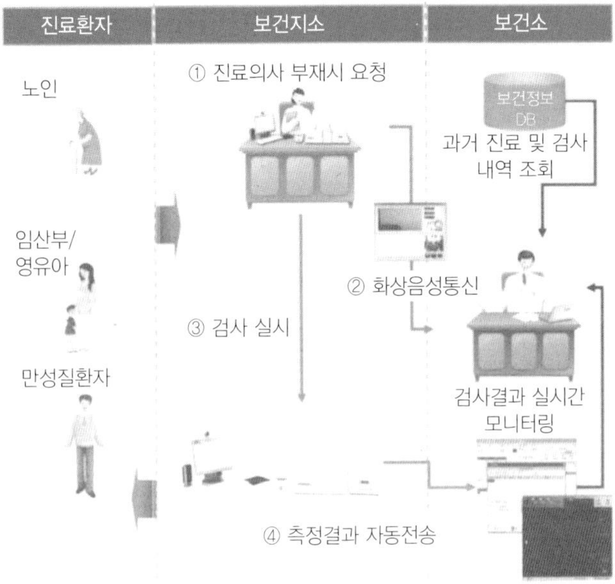

그림 7-44 원격영상진료서비스

원격의료는 원격진단, 원격치료, 원격회의, 원격자문, 원격수술, 재택진료 등의 형태로 활용분야가 다양하다. 이러한 원격의료는 의료인을 중심으로 한 형태이고 그 외에도 일반사람들이 직접 활용할 수 있는 의료서비스 제공도 원격의료에 포함시킬 수 있을 것이다.

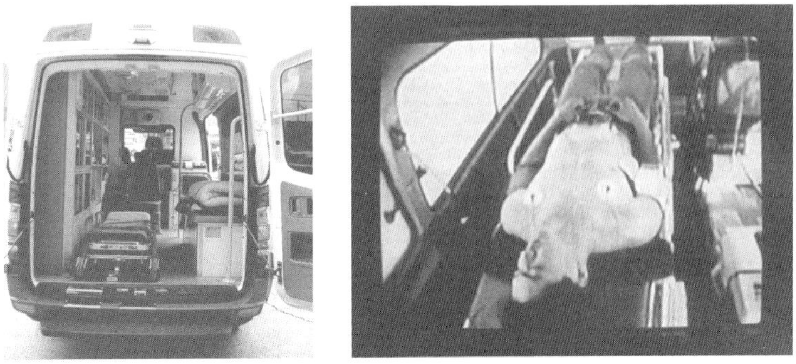

그림 7-45 원격진료시스템 구급차

전문 의료서비스를 받기 위해 멀리 떨어진 병원에 가야만 하는 환자들에게 전문적인 의료서비스를 보다 편리하게 받을 수 없던 과거에는 전혀 생각하지 못했던 새로운 수단을 제공한다. 응급구조 상황에서는 이러한 접근수단은 삶과 죽음을 갈라놓는 결과를 발생시키기도 한다.

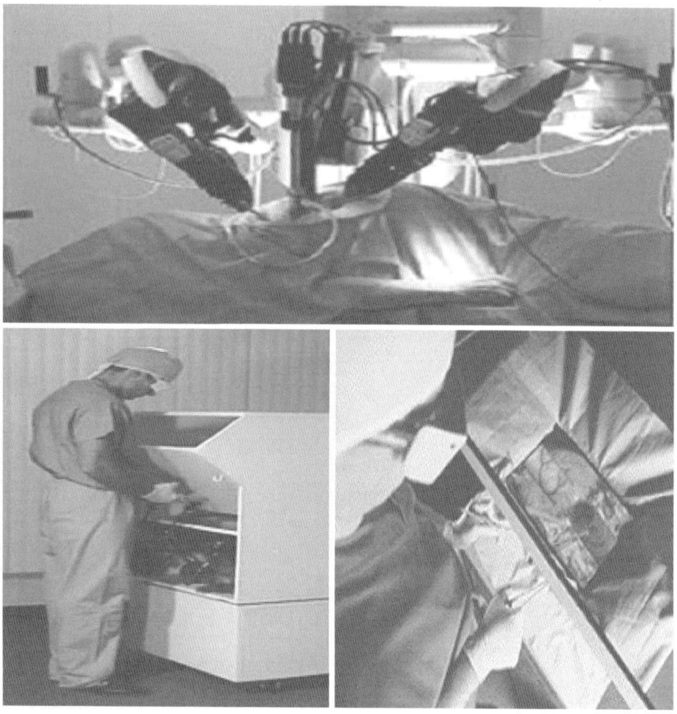

그림 7-46 원격수술 사례

1) 재택진료

재택진료는 원격의료의 가장 대표적인 부분으로 원격진료시스템을 활용하여 환자가 집안에서 진단에 필요한 각종 생체 정보를 계측하여 전송함으로써 의료기관의 진료를 받는 것이다. 진료 내용은 기본적인 경우에는 주로 1차 진료의 범위를 벗어날 수는 없으나, 만성 질환자와 같이 특수한 경우에는 특수한 생체 기능을 측정할 수 있는 모니터를 환자 집안에 설치하여 지속적인 진료를 하는 등 그 폭이 상당히 넓다고 할 수 있다. 별도의 장비가 필요 없는 가장 간단한 형태는 인터넷상의 사이버 병원 또는 가상 병원을 통한 재택진료이다.

의료기관의 의사를 직접 연결하여 진료를 받는 대신에 가상병원에서 제공하는 각종 의료정보를 활용하는 것이다. 우리나라에서도 대부분의 병원들이 홈페이지들을 통하여 각종 의료정보를 제공하는 것 이외에 병원내의 진료에 관련된 많은 부분을 점차 인터넷상에 올려 환자와 접하려는 시도를 진행하고 있다.

최근에는 노령 인구의 만성질환 관리 목적으로 재택(집)에서 간단하게 이용하는 원격환자모니터링(RPM : Remote Patient Monitoring) 혹은 텔레헬스(Telehealth) 기술이 발전함에 따라, 홈 케어 기관, 질병 관리 업체, 임상 실험기관 사이에서 이 기술의 수요가 증가하고 있다.

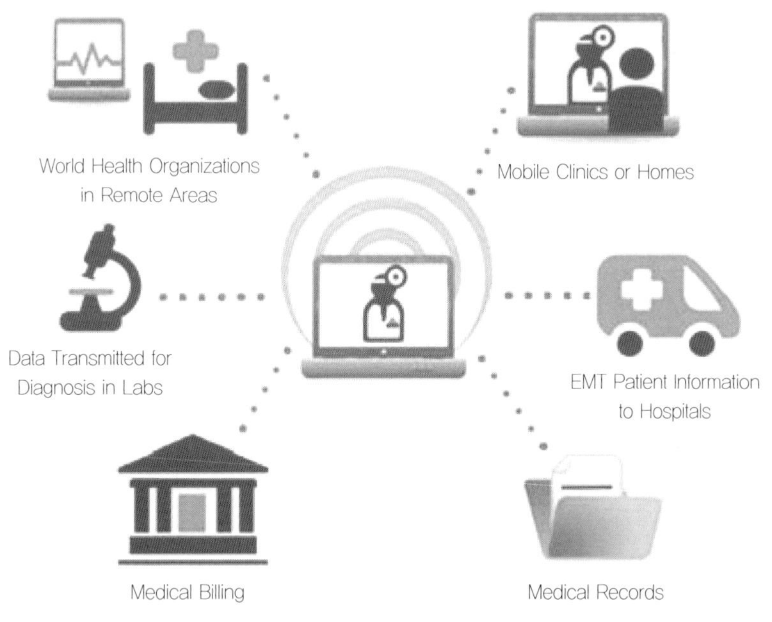

그림 7-47 원격 환자모니터링시스템

가상병원의 형태는 초기의 단순 문자형 정보 제공에서 멀티미디어 의료정보 제공 및 상호 교환적 정보 제공의 수준으로 발전하고 있으며, 생체 신호 등 다양한 형태의 진료의 방법을 개발하여 나아가고 있다.

재택진료의 가장 대표적인 경우는 집안에 진료를 위한 소형의 진단 장비를 설치하여 이를 통하여 각종 진료를 시행하는 경우이다. 이 소형의 재택진료 장비는 심전도,

혈압, 체온 등 기본적인 생체 변수를 측정하는 시스템에서부터 출발하고 있다. 특히 일반 가정으로의 컴퓨터 및 ADSL 등 인터넷 통신망의 접속은 이러한 재택진단시스템의 효용성을 더욱 높여 주고 있다.

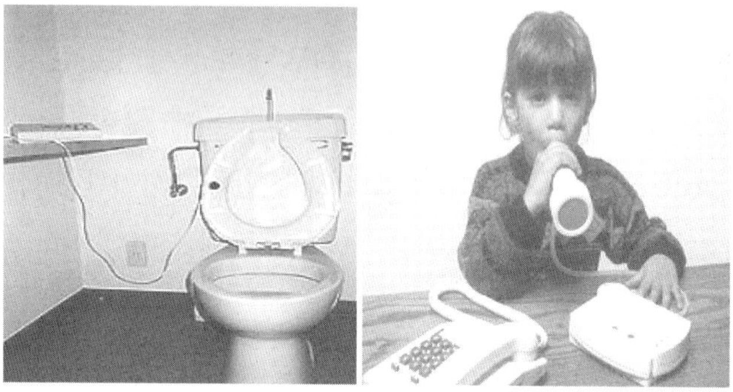

그림 7-48 재택진료 사례

재택진료의 가장 발전된 부분은 일상생활 중에 생활을 구속하지 않으면서 자연스럽게 의료정보를 계측하는 무구속 생체 계측 기술을 이용한 재택 의료정보 모니터링이다. 예를 들어, 매일 이용하는 변좌를 이용하여 환자의 체온, 체중, 심전도 및 혈압 등을 측정하여 모니터링할 수 있으면 환자의 별도의 의식적인 참여 없이도 환자의 상태를 지속적으로 모니터링할 수 있어 환자의 상태 변화를 조기에 알 수 있으며, 장기간의 데이터를 쉽게 관리할 수 있다. 산모가 태아의 상태를 원격진료를 위한 모니터링하는 시스템의 활용 사례는 다음 그림 7-49와 같다.

의료기관에서 진단과 수술 등 치료를 받은 다음에 계속적인 치료에 재택진료시스템을 활용하는 분야가 일차적으로 가장 널리 활용될 것이다. 특히 진료의 '상담' 부분은 원격 상담형 재택진료로 소화할 수 있을 것이다.

현재 정부에서 추진하는 주치의 제도에 재택진료시스템을 활용토록 하면 주치의 제도를 쉽게 정착시킬 수 있을 것이다. 이를 위한 기기로는 의사의 경우 데이터베이스 서버 및 컨퍼런스 소프트웨어와 비디오 캡처 보드가 장착되고 마이크가 장착된 오디오 헤드셋 등을 갖춘 진료용 PC와 컬러 비디오카메라 등이, 환자 쪽에는 컨퍼런스 소프트웨어와 마이크가 장착된 오디오 헤드셋 등을 갖춘 환자용 PC 정도이다.

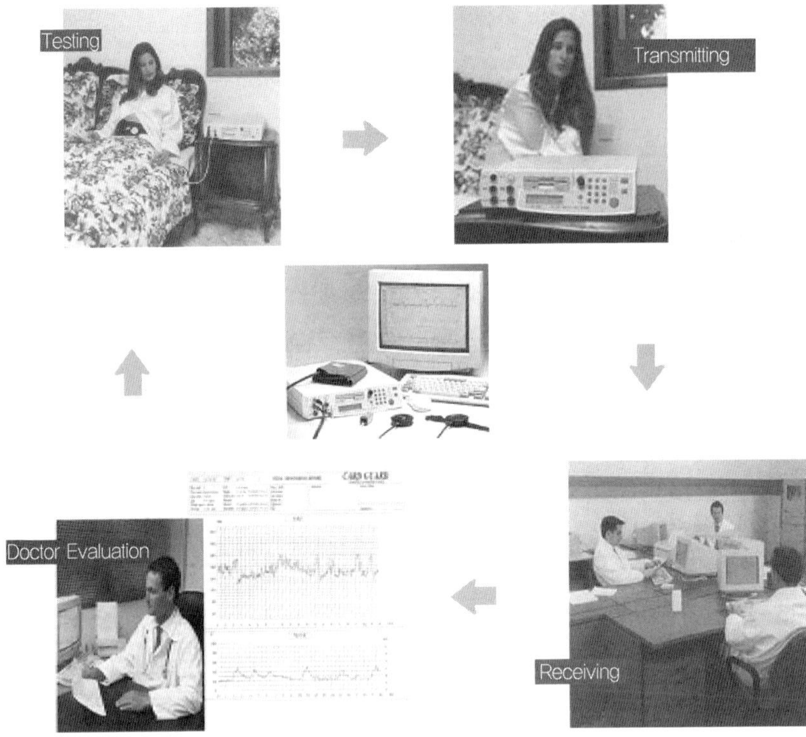

그림 7-49 원격진료 태아의 모니터링시스템

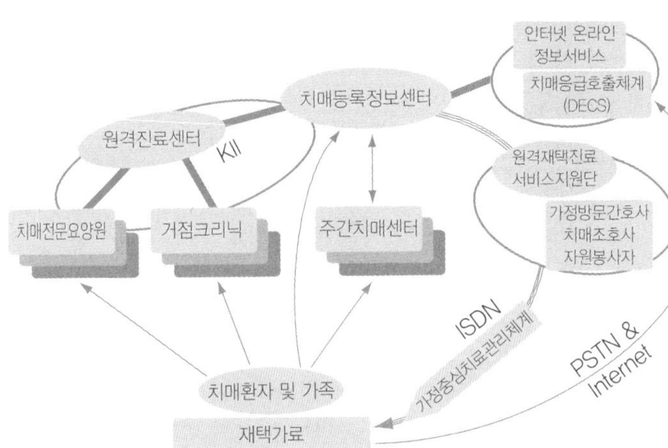

그림 7-50 원격치매진료시스템

2) 원격진료회의

원격진료 회의는 음성과 동영상으로 상대방의 얼굴을 보면서 동시에 의견을 나눌 수 있는 원격 화상회의를 의료분야에 적용한 것이다. 원격의료에 있어서 회의를 통해 어떤 일을 수행할 것인지를 결정해야 하는데, 원격진료시스템을 통하여 화상회의만 수행할 것인지 아니면 진단에 필요한 의료정보의 교환을 함께 할 것인지 결정하고 알맞은 기능의 진료회의 도구를 사용해야 한다.

원격진료회의 도구는 사용 범위를 확정한 후 H.32X 계열을 사용할 것인지 고화질 코덱을 사용할 것인지를 결정해야할 것이다. 또 하나 중요한 점은 화상을 촬영하는 카메라의 품질에도 진단 정확도가 크게 좌우된다는 점도 간과해서는 안 될 것이다. 최근에는 개인용 컴퓨터에 장착된 화상회의시스템을 이용하여 원격진료회의를 시행하기도 한다.

3) WEB PACS

PACS(Picture Archiving and Communications System)는 DICOM 규격에 따라 이미지 데이터를 저장, 관리하고 있으며 10Mbps와 100Mbps급의 Ethernet을 통해 의료영상획득기기들, 진단방사선과, 각 임상 의사들을 하나로 연결하는 시스템이다. PACS는 관계형 데이터베이스를 이용하여 의료영상을 저장하거나 요청에 따라 검색하여 전송해주는 일을 한다.

데이터베이스에는 환자데이터가 단기 및 장기 저장의 두 가지 형태로 관리되고 있는데 단기 저장은 하드디스크 등에 의해 저장되고 장기 저장은 DAT등과 같은 테이프 매체를

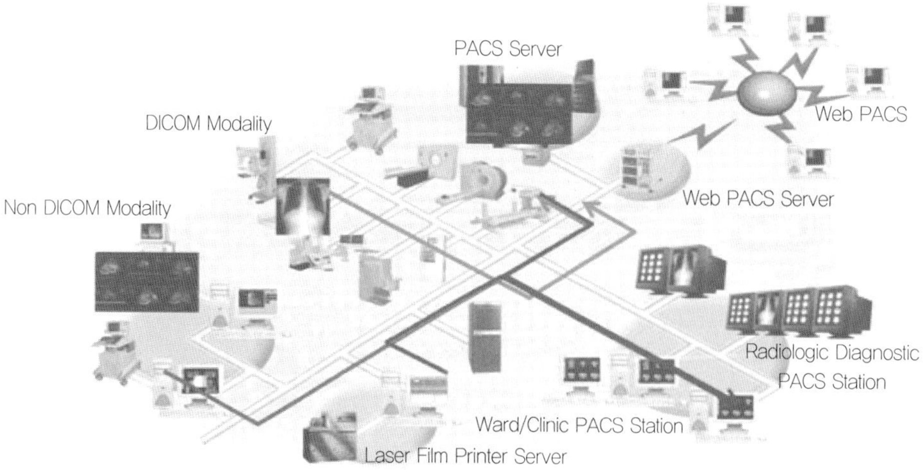

그림 7-51 Web PACS 시스템 구성

통해 영구 보존된다. PACS 서버는 DICOM 규격을 준수하여 설계되며 의료영상 획득 장치와 데이터베이스 및 판독실, 외래 등을 Ethernet으로 연결하여 의료영상의 저장과 요청, 제공 등의 기능을 수행하며 최적의 조건으로 의료영상을 관리하여준다.

각 영상획득 장치에서는 각 제작사에서 지원하는 DICOM 표준의 저장 프로그램에 의해 별도의 인터페이스 장치 없이 직접 PACS 서버에 의료영상을 전송 및 저장할 수 있으며, 판독실, 외래의사 및 진단방사선과 의사들은 GUI(Graphic User Interface)로 개발된 Image Viewer를 이용하여 자신의 연구실 또는 회의실에서 저장된 의료영상데이터를 전송 받아 판독하고 즉시 저장할 수 있다.

Image Viewer에는 기본적인 영상처리기능을 제공하여 판독 또는 열람 중에 전송 받은 영상을 원하는 기능으로 처리하여 볼 수 있게 되어 판독에 정확성을 기할 수 있게 된다. 또한 환자의 비밀을 보장하기 위해 허가된 사용자만이 사용자 ID와 Password를 입력해야만 열람을 할 수 있게 설계된다. 이들 PACS는 초기에 단일 의료기관내에서 사용하도록 개발된 것이 일반적이다. 그러나 PACS가 기본적으로 LAN등을 이용한 정보 통신망을 이용한 것이기 때문에 그 기능을 자연스럽게 단일 기관 밖으로 확대시킬 수 있다.

Web PACS는 인터넷을 통하여 다 지역 간의 의학영상의 저장 및 전송을 가능하게 하는 시스템이다. 방사선 전문의가 자신의 병원에서 촬영한 환자의 영상을 자신의 진료실뿐만 아니라 집이나 혹은 타 지역에 방문 시에도 볼 수 있게 해주는 시스템이다. 또한 단계별 진료 기관간의 환자 이송이나, 지역적으로 떨어진 분원형태의 의료기관과의 긴밀한 컨설팅을 위하여서는 WAN(Wide Area Network)을 통해 의료영상과 의료정보를 교환해야하는 경우가 빈번히 발생하므로 최근에는 원격 PACS까지를 포함하여 개발하고 있는 추세이다.

4) 원격영상진단

원격영상진단(Teleradiology)은 원격 PACS를 이용하여 정보통신망을 통해 한 곳에서 촬영한 환자의 영상을 다른 곳으로 전송하여 진단하는 방식이다. 영상 진단 장비만 있고, 방사선과 전문의가 없는 경우에 영상을 방사선과 전문의에게 전송하여 판독하는 경우가 대표적인 경우이며, 전문 영상 진단 장비를 갖추지 않은 병원에 영상을 촬영하여 보내는 영상 촬영 전문 병원의 경우도 이를 적극적으로 활용하는 경우라고 할 수 있다.

미국에서는 원격의료의 75%를 원격방사선에 의한 원격영상진단이 차지하고 있으며, 원격의료에서 원격방사선이 빨리 확산되는 가장 큰 이유는 보험에서 지불을 하고 있으며 비용이 적게 드는 저장전송방식을 사용할 수 있다는 점이다. 최근 들어 원격방사선은 기술적인 면에서 비약적으로 발전하여 필름 없는 방사선과를 지향하고, 필름 처리시간을 감소시키고, 고가장비인 Film Digitizer 사용을 불필요하게 만들며, 촬영된 방사선화상을 PACS나 원격방사선 서버에 직접 저장시킬 수 있다.

우리나라도 원격영상진단이 확산되려면 일반적으로 기관 내에 원격 PACS가 미리 설치되어 있어야 하며, 데이터교환 기관간의 데이터 프로토콜이 일치해야한다. 또한 의료기관간의 의료수가가 우선 제정되어 있어야 한다. 원격영상진단에는 진단방사선 분야가 가장 활발하고 피부영상 및 내시경 영상을 이용한 다른 임상 분야로도 많이 확대 되어 가고 있다. 그림 7-52와 같은 보건소원격방사선영상시스템을 이용하면 보건소에서 받은 흉부 X선 검진 내용을 디지털영상파일 형태로 메인컴퓨터(서버)에 저장한 뒤 종합병원 진단방사선과 전문의 등에게 전송해 진단을 받은 후 집에서 검진결과를 확인할 수 있다.

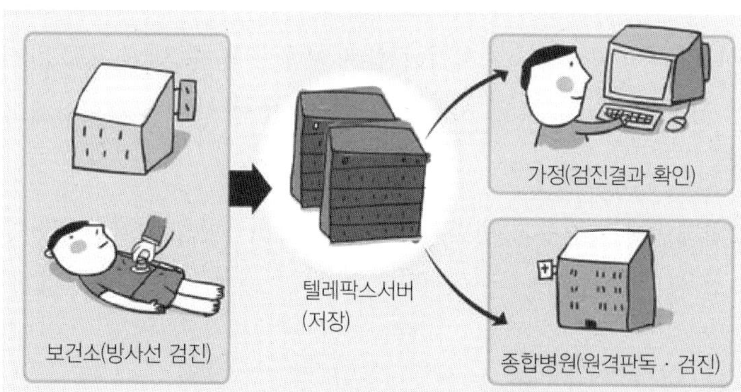

그림 7-52 보건소원격방사선영상시스템

5) 원격의료교육

원격교육은 지역의료인들에 대해서 상대적으로 높은 수준의 전문가들이 원격 의료시스템을 통해 재교육을 실시하는 시스템이다. 원격교육은 양방향일 필요는 없지만 일대 다 접속의 통신시스템이 필요하다. 지속적인 원격교육을 통해 의료 수준의 불균형과 지역 의료시설의 활성화를 이룰 수 있게 된다. 최근에는 인터넷의 발달로 화상회의 형식이나 기타 다양한 원격교육 방식의 의료관련 웹 사이트가 많이 활용되고 있다.

미국 조지아 주의 원격의료프로그램은 모든 거주자에게 교육과 의료혜택을 주기 위해 채택한 1992년 조지아 원격교육과 원격의료법안(Georgia Distance Learning and Telemedicine Act)의 통과로 시작되었으며, 조지아주 원격의료망은 159개 지역을 연결하는 60개 사이트로 이루어져 있다. 텍사스 주는 지방 소병원에 원격의료자문과 지속적인 의료교육을 제공하기 위해 주 단위 원격의료를 이용하고 있다. 성안토니오의 텍사스대학 보건과학센터(University of Texas Health Science Center)는 남텍사스 원격교육과 원격보건(the South Texas Distance Learning and Telehealth)의 기반 구조망을 운영하고 있다.

6) 인터넷 가상병원

인터넷 사용이 일반화 되면서 보통 사람들이 가상병원을 이용한 원격의료를 누구나 쉽게 활용할 수 있다는 점에서 가장 활용도가 높은 원격의료 형태이다. 가상병원을 접할 대상은 투석 환자, 심장 질환자, 암 환자, 수술 후 환자 등이다.

인터넷의 인기 속에 각 병원들은 증상에 대한 간단한 설명과 함께 환자들에게 전자

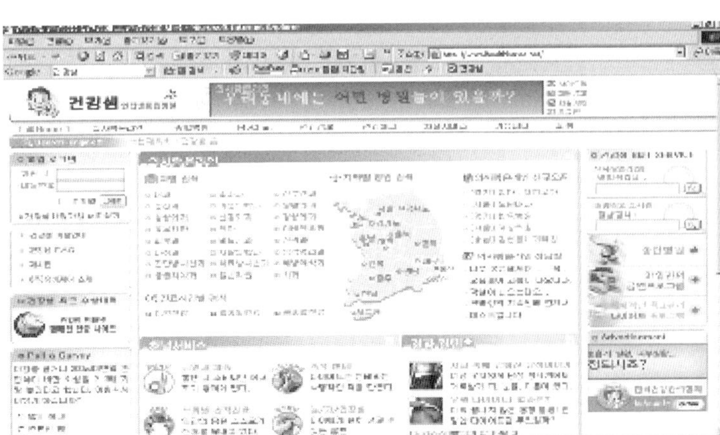

그림 7-53 인터넷 가상병원

메일을 통한 상담에도 응답해준다. 현재 대부분의 가상병원에는 가장 기본적인 상담만이 이루어지고 있고 가정의학적인 정보들을 싣거나 고혈압, 당뇨, 신장병 등에 대한 기초적인 교육 등이 이루어지고 있다.

특히, 자신의 건강관리에 능동적으로 치료지침, 임상실험, 토론그룹 등의 정보에 대한 접근을 활발하게 하고 있으며, 이와 같은 가상병원을 통한 진료관리는 의료기관의 일차 진료 기능을 상당부분 대체할 것으로 생각된다. 향후는 이들 가상병원을 더욱 더 활성화하는 것이 바람직할 것으로 생각된다.

5. 원격의료시스템

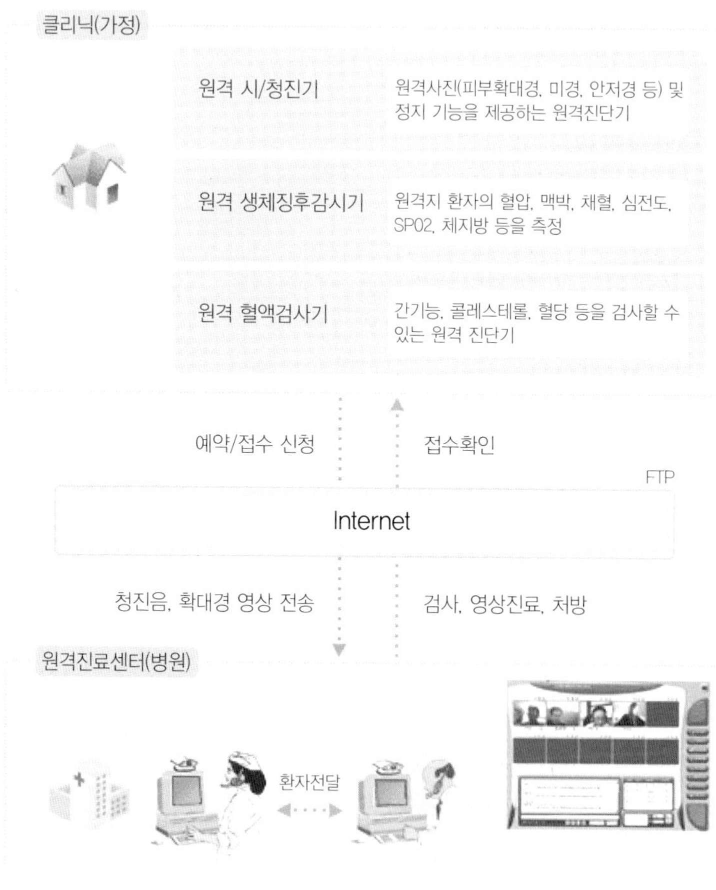
클리닉(가정)
원격 시/청진기
원격사진(피부확대경, 미경, 안저경 등) 및 정지 기능을 제공하는 원격진단기
원격 생체징후감시기
원격지 환자의 혈압, 맥박, 채혈, 심전도, SP02, 체지방 등을 측정
원격 혈액검사기
간기능, 콜레스테롤, 혈당 등을 검사할 수 있는 원격 진단기
예약/접수 신청
접수확인
FTP
Internet
청진음, 확대경 영상 전송
검사, 영상진료, 처방
원격진료센터(병원)
환자전달

그림 7-54 원격의료시스템

원격의료란 환자 및 정보가 먼 거리로 떨어져 있거나 시간적으로 많은 차이가 발생하는 등 여러 가지 문제로 이해 도달할 수 없는 경우 의료정보 및 전문적 조언의 제공을 가능하게 하여주는 전자적 시스템이라고 할 수 있다.

원격지의 의료종사자와 환자, 의료인과 의료인, 의료기관과 의료기관 사이에 정보통신 기술을 활용한 의료행위를 말하는 것이다. 이러한 원격의료는 고해상도 모니터, 카메라, 전자청진기 및 각종 생체 계측 장치를 형태로 구성되어 있어, 의사와 환자 간 쌍방향 음성, 화상 및 진료 정보의 교환을 통하여 진료를 지원한다.

원격의료에서 요구되는 사항은 다음과 같고, 원격의료시스템을 구축하기 위한 기술은 표 7-22와 같다.

원격의료에서 요구사항
• 화상회의, 대규모 파일전송, 컴퓨터에 의한 실시간 데이터 시각화를 위한 고속네트워킹 • 의학 및 교육 응용을 위한 네트워크화 된 슈퍼컴퓨팅 지원 • 네트워크에 의한 공동협력 및 교육을 위한 시스템 • 인증, 프라이버시, 자금이체 등을 지원하는 프로토콜 및 기술 • 병원, 대학, 정부연구소의 정보시스템 간 상호연동 • 긴급구조대가 사용하는 무선 멀티미디어 통신 가능 휴대용 장비 • 음성 명령과 전자펜 등의 사용하기 쉬운 멀티미디어 사용자 인터페이스 • 네트워크 라인을 통한 전자적 의료 행위를 허가하는 규제 환경

표 7-22 원격진료시스템을 구축하기 위한 기술

원격의료에서 이용되는 기술	원격의료시스템의 응용기술
• 환자의 의료정보를 수집하기 위한 생체정보 계측 기술 • 자료기록용 컴퓨터 하드웨어 및 소프트웨어 이용 기술 • 자료전송용 통신 시스템, 통신망 및 위성이용 기술 • 의사 및 전문가의 자료해석을 위한 컴퓨터장비 이용기술	• 임상기술(Clinical) • 의료교육(Medical Education) • 정보관리(Information Management) • 의료행정서비스(Administrative Service)

1) 정보전송의 하드웨어

원격의료의 핵심은 원격지의 데이터를 전송하는 것이다. 데이터의 전송을 위하여서는 정보의 제공자 역할을 하는 서버 또는 중앙장치와 이것에 접속하여 정보를 입력하거나 관찰하려는 데이터 단말기에 해당하는 장치 및 이들 간을 연결하여 주는 정보통신망이 필요하다.

전송하고자하는 데이터는 데이터의 단말장치를 통하여 입력되고, 데이터의 전송회선을 통하여서 전송되어 서버 또는 센터 장치로 보내진다.

(1) 데이터 단말장치

데이터의 단말장치는 주 전산기를 사용하는 경우에 데이터의 입력과 출력을 위하여 접속하여 사용하던 입출력장치를 말하는 것인데, 요즈음과 같이 중앙 집중 시스템 대신에 분산 시스템을 사용하는 경우에는 통신망에 접속하여 데이터를 입력하고 출력하는 컴퓨터를 이러한 장치로 분류할 수 있다.

특히 PC의 발달로 PC를 데이터 단말장치로 이용 가능하게 되었으며, 더욱 지능적인 단말장치를 구성할 수 있게 되었다. 즉 간단한 데이터의 처리나, 연산 등 중앙의 대형 컴퓨터나, 서버의 지원이 없이도 처리 가능한 모든 종류의 데이터는 단말 PC에서 처리가 가능하게 되어 중앙 컴퓨터의 부담을 줄일 수 있다. 따라서 중앙의 컴퓨터는 소형의 서버로 대치하거나, 집중적인 계산 업무에 전담하여 사용하고 있다.

이 데이터 단말장치가 PC로 구성되는 경우에는 필요한 데이터를 입력하고, 그 결과를 출력하는 이외에도 중앙의 서버와 데이터를 주고받을 수 있도록 송신과 수신을 담당하는 통신기능을 포함하고 있어야한다. PC경우에는 접속되는 통신회선의 종류에 따라서, 모뎀 또는 네트워크 카드 등 정합한 접속보드로 전송로에 접속하여 사용한다. 최근에는 무선 인터넷이 보급됨에 따라 개인휴대용단말장치(PDA)와 같은 모바일 PC를 이용하여 실시간으로 Server에 접속, 의료정보 및 환자정보 등을 볼 수 있다.

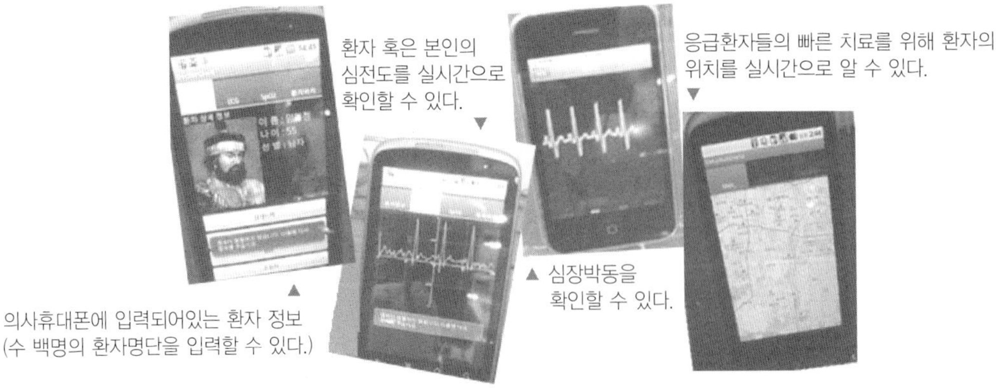

그림 7-55 휴대용 단말장치를 통한 환자정보 확인

(2) 서버(SERVER)

서버(Server)는 단말장치에서 보내온 데이터를 처리하여 다시 전송하거나, 보관하여 주는 역할을 하는 장치를 말하며, 또는 중앙처리 장치라고 한다. 정보통신망 기술의 발달로 종전의 호스트라고 불리는 중앙 집중 처리장치에서 요구되었던 기능보다는 서버의 부담은 많이 줄어들었다. 부가적으로 통신기능을 갖는 시스템이 서버 또는 중앙처리시스템으로 적합하다.

이 서버는 일반적으로 대용량의 주 메모리를 갖고 있어, 각각의 단말기에서 처리하기 어려운 프로그램을 동작시켜 결과를 도출하여 내고 있으며, 대규모의 데이터베이스 등을 구축하여 각각의 단말 장치에서 입력되는 정보를 통합적으로 관리하고 이를 요구하는 각 단말장치에 제공하고 있다.

이 서버는 또한 대규모의 하드디스크 등의 보조 기억장치를 가지고 있어 주요 프로그램과 대용량의 데이터를 저장하고 있으며, 자기 테이프를 장치를 이용하여 기록된 데이터를 백업하여 줄 수 있는 기능을 갖고 있다. 서버장치의 경우에도 단말장치와 데이터를 주고받기 위한 통신기능을 갖고 있어야 하며, 서버의 종류와 통신망의 종류에 따라서 다르나, 때로는 통신서비스를 제공하는 통신제어 장치를 포함하기도 한다.

(3) 정보통신망

정보통신망(Information Networks)은 단말장치부터 서버까지, 또는 단말장치 간에 데이터를 주고받기 위해서는 이들 장치 간에 전송회선이 설치되어 있어야한다. 데이터를 전송하는 전송회선은 모뎀과 전화선을 이용하는 경우도 있으나, 별도로 설치된 전용의 통신망을 이용하는 경우가 대부분이다.

원격의료를 통해 전달되는 정보의 종류에는 음성, 문자, 비디오, 팩스, 생체신호, 정지영상 및 동영상 등의 멀티미디어정보로 전송된다. 정보의 전달 방식은 상호작용방식과 저장전송방식으로 구분할 수 있는데 상호작용방식은 실시간으로 이루어지고, 저장전송방식은 실시간의 제한을 받지 않는 것이다. 의료분야의 PACS, 원격방사선, 원격병리는 모두 이 방식을 주로 사용한다.

원격의료를 위한 정보통신망에서 각각의 통신매체의 최대전송속도를 대역폭(Bandwidth)이라하며, 단위는 bps(bits per second) 즉, 단위시간당 전송할 수 있는 정보의 양으로 나타낸다. 대역폭은 원격의료 전송망에 커다란 영향을 준다. 동화상의 통신 품질은 통신매체를 통해 전달되는 해상도와 프레임 속도로 나누어 평가할 수 있는데, 일반적으로 보는 영화나 텔레비전은 30fps(frame per second)이고, 25fps까지는 우리 시각에 커다란 차이가 없는데 그 이하로 내려가면 동작이 점차적으로 끊겨서 나타나게 된다.

일반적인 전화망과 같은 협대역시스템은 비용이 저렴한 대신에 동영상을 전송하기에는 역부족이며, 영상과 같은 대용량의 데이터 전송을 위해서는 광케이블이나 위성시스템을 이용하는 광대역 시스템을 사용한다. 이러한 정보통신망은 매우 다양하여 원격의료시스템을 구축하는 목적과 사용방법에 따라 효율적인 통신망을 선택하여야 한다. 원격의료를 위한 정보통신망 전송 성능은 다음 표 7-23과 같다.

표 7-23 정보통신망 전송 성능

구 분	POTS	ISDN	Leased line	Cable	ADSL
대 역 폭	56Kbps	64~384Kbps	56~155Mbps	40Mbps	6.1Mbps up 640Mbps down
전 송 형 식	Analog	Digital	Digital	Analog	Digital
프레임 비율	5~10fps	15~25fps	15~30fps	30fps	30fps

2) 원격의료시스템의 구성요소

가장 기본적인 원격의료서비스에서는 전화기와 직접 연결할 수 있는 인터페이스 장비를 이용하여 일반적인 전화선을 통해 오디오와 정지영상을 송수신 한다. 핸드셋, 캠코더, 카메라, 모니터 정도의 장비가 사용된다. 인터넷 또한 데이터와 텍스트, 정지영상 그리고 제한적이기는 하지만 동영상비디오를 송수신할 수 있도록 해준다. 원격의료시스템의 구성 요소는 그림 7-56과 같다.

원격의료시스템은 서비스의 종류나 사용 목적에 따라 매우 다양한 형태로 구성될 수 있지만 기본적인 원격의료시스템의 구성요소는 비슷하다. 최근에는 멀티미디어 기술의 발전으로 단말장치에서, 음성, 그래픽, 화상 데이터의 입출력이 가능하게 되었으며 의료정보의 특성에 맞는 정보의 표현이 가능하게 되어, 데이터의 입력과 출력이 보다 쉽고, 사용하기 편리하게 되어가고 있다. 원격의료를 위한 데이터의 종류는 멀티미디어화 되어 가는 추세로서 일반적인 데이터의 종류와 수집 장치는 표 7-24와 같다.

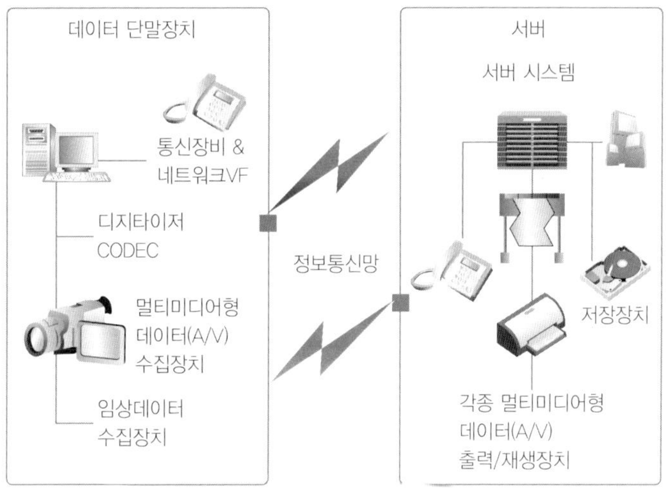

그림 7-56 원격의료시스템의 구성 요소

표 7-24 데이터의 종류 및 수집 장치

정지영상	동영상	소리	텍스트
스캐너	비디오카메라	마이크	스캐너
스틸카메라	비디오 플레이어	CD Player	키보드
CD Reader	LD Player DVD Player	Audio Player	-

출력장치로는 프린터, 필름 프린터, CRT모니터, 액정모니터, 플로터(Plotter), 스피커 등이 있고, 저장 또는 재생 장치로는 하드디스크, 플로피디스크, Zip디스크, Jazz 디스크, 디지털오디오테이프(DAT), Compact Disk, MOD, DVD등이 있다.

X-선 사진과 같은 필름형태의 정보는 X-선 스캐너와 같은 디지타이저를 이용하여 획득하며, 동영상과 오디오는 고해상도의 비디오카메라와 비디오, 오디오 레코더, 마이크 등을 이용하여 획득된다. 디지털전용 시스템이 아니라면 아날로그 형태의 데이터는 아날로그/디지털 변환시스템 등의 디지타이저로 디지털 형태로 변환된 후 압축된다.

이미지 또는 오디오와 같이 밴드 폭과 용량이 큰 데이터는 전송과 저장의 편의를 위해 CODEC이라는 하드웨어 시스템을 이용하여 압축을 하거나 압축된 데이터를 재생할 수 있다. 원격의료의 한 분야인 원격회의나 영상조작은 최근에는 대부분 비디오폰이 장착된 컴퓨터시스템을 이용하여 쉽게 해결할 수 있게 되었다. 원격지의 의사가 환자 데이터를 원격지에서 직접 수집하기 위해서 수많은 장치가 원격의료시스템에 포함될 수 있다.

전자청진기(Electronic Stethoscope)는 오디오 채널을 통해 환자의 심장 소리를 제공해주며, 원격병리시스템에는 진료하는 의사가 원격지 환자의 환부를 자세히 들여다보고 확대나 위치이동을 제어해 줄 수 있는 전자현미경(Electronic Microscope)이 있다.

영상(필름)디지타이저는 획득된 아날로그 영상을 디지털 정보형태로 변환시켜주는 장치를 말한다. 이러한 디지타이저에는 TV 카메라 디지타이저, CCD 스캐너 디지타이저, 레이저 스캐너 디지타이저 형태로 구분된다. 필름 디지타이저는 병원에서 환자의 상태를 파악하는데 가장 널리 쓰이는 X-선을 비롯하여 자기공명장치(MRI), X-선을 이용한 전산화단층촬영기(CT), 초음파 장치에서 필름으로 만들어진 이미지를 스캐닝하여 고해상도의 디지털 데이터로 변환시켜주는 장치이다.

CODEC 시스템은 여러 가지 형태의 데이터를 압축하고 해제하는데 사용되는 것으로서 용량을 많이 차지하는 음성이나 동영상 데이터를 저장하거나 전송하기 위해 개발된 시스템이다. 용도에 따라 비디오 및 오디오 CODEC 등으로 불리며, 통신을 위한 필수적인 시스템으로 사용된다. 또한 이러한 CODEC은 각종 디지타이저, 스캐너, 영상획득시스템을 통칭하여 사용하기도 한다. 일반적인 CODEC은 아날로그 동영상 신호를 압축된 영상파일로 변환하는 방법이나, 아날로그 음성신호를 디지털화 된 음성으로 변환하는 기법을 포함한다.

6. 원격의료 현황 및 전망

의료행위는 환자로부터 수집한 여러 가지 의료자료가 관찰, 이를 바탕으로 추론하여 진단, 치료하는 의사결정 과정을 거쳐 행위가 이루어진다. 의료행위 과정에서 상당한 부분은 정보를 다루는 작업이며, 또한 의료행위 자체가 많은 정보를 발생시킨다.

이들 정보가 그 동안 의사가 대부분 독점하고 환자와 보험단체 및 국가가 일부를 공유할 정도로 폐쇄적으로 취급되었다. 아직도 의료정보의 상당수는 개인의 인권과 관계되기 때문에 폐쇄적으로 취급되었으나, 지금까지와는 달리 필요한 사람에게 상당 부분을 공유하는 것이 의료 발전에 필수이다.

의료정보의 특징 중의 하나가 시의성이 강하다는 것이며, 필요한 정보가 필요할 때 신속히 활용될 수 있어야 한다는 것이다. 이런 특징을 살려 의료정보가 의료 발전에 활용되려면 정보 전달체계의 혁명적 발전이 필요하고 이것이 초고속망이다.

즉, 의료에서 발생되는 정보는 어느 것이나 초고속망을 통해 필요한 사람에게 전달될 수 있다면 이는 의료의 혁명적 발전을 가져올 수 있다. 현재의 정보통신 기술의 발전이 이를 가능하도록 하고 있으며, 특히 의료에서 중요한 데이터의 많은 부분이 영상 데이터인데 이 영상 데이터까지 초고속정보망을 통해 어려움 없이 전달될 수 있다는 것이다.

현재 원격의료가 활발히 추진되고 있는 미국 등 선진국에서는 원격의료가 실용화 단계에 있으며, 미국의 경우 20여개 주(洲)에서 원격의료 프로젝트를 수행하고 있다. 그 중 오클라오마주에서는 1995년부터 50개의 농촌지역 병원과 대도시지역 병원을 연결하여 세계에서 가장 큰 규모의 원격의료서비스를 시행하고 있다. 또한 VISTAnet 및 MICA(Medical Information Communication Application)프로젝트를 수행한 캘리포니아 샌프란시스코 대학에서도 부속병원 간에 X선 영상을 송수신하는 광통신망을 추진 중에 있다.

메이요 클리닉의 원격의료는 3개 지역(플로리다주 잭슨빌, 아리조나주 소콧대일, 미네소타주 로체스터)의 의사, 연구자, 교육자 그리고 행정가의 상호통신을 위한 위성비디오시스템의 설치로 시작하였으며, 1995년에는 원격의료시스템을 통하여 3개 지역간 700건 이상의 심장수술자문을 실시하였다.

유럽에서는 유럽연합(EU)의 지원 하에 COVORA 프로젝트, Eural PACS 프로젝트, TELEMED 프로젝트, GEHR 프로젝트, LILORD 프로젝트 SAMMIE 프로젝트 등을 추진하여 방사선영상처리, 의료영상전달처리, 의료정보기술, 멀티미디어기술 등을 연구하여 원격의료를 추진하여 왔으며, 독일, 노르웨이 등에서는 일부 상용단계에 이르고 있다.

일본에서는 1973년 나가사키와 이쯔시마에 심전도영상을 전송하여 의학적으로 판독하는 실험수준의 노력을 실시하였으며, 그 후 낙도와 본토의 의사간에 원격의료를 정보 슈퍼하이웨이 구축의 일환으로 정보화 추진 연대본부를 정부 내에 설치하여 병원과 가정을 통신으로 연결하는「재택의료시스템」계획과 의원 및 전문병원을 연결하여 CT 등의 의료영상을 전문의가 원격으로 판독하려는「원격방사선진단시스템」계획을 추진하고 있다. 또한 당뇨병, 재택진료, 암 정보 네트워크, 순환기병 네트워크, 해외여행자 의료정보서비스, 환자소개시스템, 재택고령자건강상태원격감시, 재택환자진료지원시스템, 재택재활지도지원시스템 등을 일부 지역에서 가동 중이거나 시험가동중이다.

우리나라에서는 1990년과 1994년~1995년에 3차 종합병원과 의료취약지역의 보건의료 간에 공중교환전화망을 이용한 원격의료영상진단 및 원격진료를 시범 실시한 바 있으며, 당시 정보기술, 사회경제환경, 법제도 등의 미흡 등으로 활성화되지는 않았다. 그러나 오늘날 정보통신 기술 및 사회경제의 여건이 호전되면서 대부분의 3차 종합병원을 중심으로 PACS를 도입하여 활용하고 있으며, 2002년 월드컵 축구대회에서는 세브란스병원이 한국통신과 정보통신부에서 지원하여 개발한 HMRET(High Quality Multimedia Real Time Emergency Telemedicine)를 이용하여 상암동 주경기장과 응급진료센터 간에 화상을 통한 원격의료서비스를 실시한바 있다.

또한 초고속정보통신망을 활용하여 국가전산망 계획 하에 보건복지망을 설치하자는 것이며, 정부는 이 망을 활용하여 보건의료 분야의 정보화를 조속히 확산시키기 위한 사업을 시행하고 있다. 1995년에는 보건소정보시스템, 감염병감시정보시스템, 응급의료정보시스템, 통합외래진료예약시스템, 혈액유통관리정보시스템, 장기이식정보시스템, 원격치매진료시스템, 의료보험정보망 등 의료관련 시스템, 원격진료시스템, 재택진료시스템 등이 개발되어 일부 활용되고 있다.

국내의 민간에서 개발한 원격진료시스템으로는「드림케어」라는 이름으로 가정, 사업장, 의료기관 등에 설치된 건강측정 단말기를 통해 측정된 고객의 혈압, 혈당, 맥박, 체온 등을 인터넷을 통해 전송하는 방법과 이 데이터를 활용하여 원격지의 의료진이 고객 및 그 가족의 건강 상태를 지속적으로 관리하는 서비스이다. 이러한 원격의료서비스 구성도는 그림 7-57과 같다.

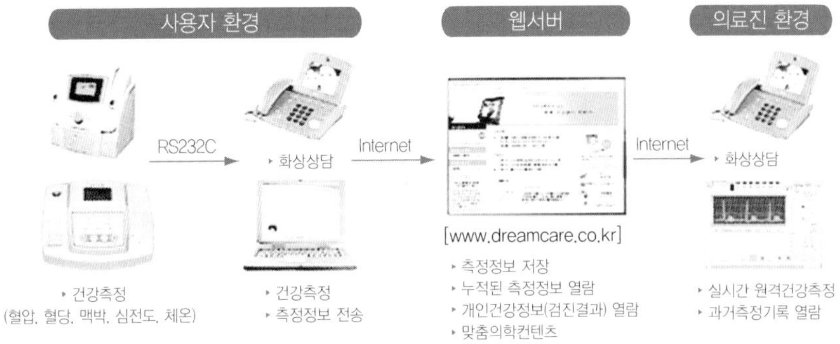

그림 7-57 원격의료서비스 구성도

최근에는 차별화된 진료서비스를 위하여 어디서나 환자정보에 접근하여 신속 정확하게 진료 받을 수 있도록 하는 모바일 환경의 진료지원 서비스를 수행하기도 한다. 기존의 병원정보시스템은 진료가 이루어지는 의료현장과 떨어진 별도의 데스크탑 PC에서 진료정보의 조회와 이를 출력한 자료를 이용하여 진료가 이루어졌으나, 모바일진료 형태의 다양한 인프라와 PDA 단말기를 이용하여 진료현장의 환자 바로 곁에서 항상 최신의 자료로 정확한 진료를 수행할 수 있게 하는 최적의 진료환경을 제공하는 것이다. 최근에는 대중화된 휴대폰에 외장형 측정기기를 연결하여 혈당, 보행계수, 식사,

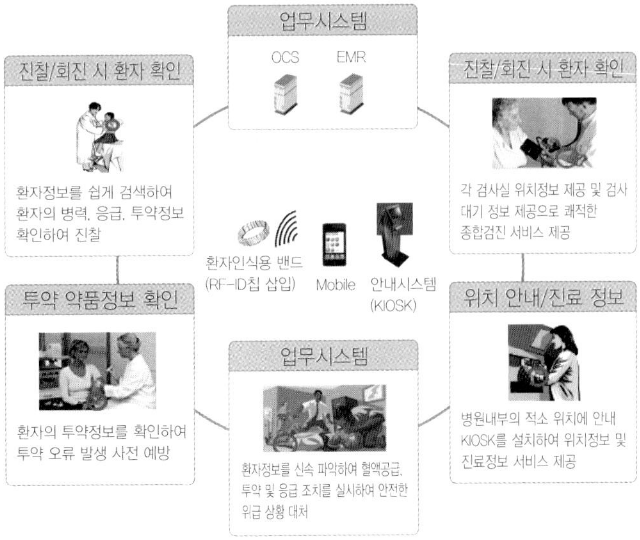

그림 7-58 유비쿼터스 원격의료 개념도

약물 등 각종 건강지표를 측정하고 측정결과를 필요한 경우 유 · 무선으로 주치와의 연결하여 전문의로부터 서비스를 받도록 지원하는 유비쿼터스 원격의료의 형태로 발전하고 있다.

의료산업이 개방된 의료시장 환경 하에서 원격의료서비스는 환자의 원격의료 수요의 유형 및 규모 등에 따라 활용되어 그 경쟁이 치열해질 것으로 전망된다. 그리고 국가 간 원격의료의 경쟁력은 의료의 특성상 의료지식 및 기술의 우월성이 우선적으로 작용할 것이며, 이를 지원하는 정보통신기술 및 서비스 능력은 차 순위의 경쟁력 요소라 할 수 있다. 이러한 관점에서 볼 때 개방된 의료시장 하에서는 기존의 의료시장에서 경쟁력을 가진 의료기관들이 세계시장을 선점할 것이라는 전망이 나오고 있다. 또한 원격의료를 통한 해외 시장 진출은 의료기술, 축적된 의료정보 및 의료지식 등에 의한 경쟁력, 진출 국가의 원격의료 수요의 형태, 규모, 내용, 의료사회의 문화, 법 및 제도, 대상국가의 정보통신 기술 기반 및 활용 수준 등을 충분히 분석하여 철저하게 대비해야 할 것이다.

연습문제

Exercises

주관식

1 생체신호의 종류와 생체처리 신호의 과정을 설명하시오.

2 의료영상처리 분야 4가지를 설명하시오.

3 의료영상처리 목적을 설명하시오.

4 의료계측시스템의 의의와 구성요소를 설명하시오.

5 의료영상의 역사적 배경을 설명하시오.

6 PACS의 등장배경에 대해서 설명하시오.

7 PACS 도입시 기대효과에 대해서 설명하시오.

8 PACS의 정의에 대해서 설명하시오.

9 다음 용어들이 갖는 의미를 설명하시오.

- RIS(Radiology Information System) :
- CR(Computer Radiography) :
- DR(Digital Radiography) :
- CT(Computed Tomography) :
- MRI(Magnetic Resonance Imaging) :
- Teleradiology :
- Teleconferencing :

10 PACS라는 용어가 갖는 근본적인 의미에 대해서 설명하시오.

11 PACS의 구성 요소에 대한 역할을 설명하시오.

12 원격의료의 정의에 대해서 설명하시오.

13 원격의료가 활발하게 응용되고 있는 이유를 설명하시오.

14 원격의료의 기능적 분류에 대해서 설명하시오.

15 원격의료의 필요성에 대해서 설명하시오.

16 원격의료의 효과 및 장점에 대해서 설명하시오.

17 원격의료의 활용 분야를 사례를 들어 설명하시오.

18 원격의료시스템에 요구되는 사항과 구축을 위한 기술에 대해서 설명하시오.

19 원격의료의 현황과 향후 활용 전망에 대해서 설명하시오.

20 유비쿼터스 원격의료 개념도를 설명하시오.

연습문제 Exercises

객관식

1 영상처리에 있어서 정보 추출을 위하여 획득한 신호를 정리하는 전 처리 과정의 단계는?

① 신호획득단계 ② 신호변환단계
③ 파리미터추출단계 ④ 신호해석단계

2 서로 다른 형상의 이미지를 변환시킬 때 그 공백을 채워주는 데 사용되는 컴퓨터 애니메이션 기법은?

① 메타모핑기법 ② 신호변환기법
③ 영상인식기법 ④ JPEG 기법

3 X-선을 인체의 여러 각도에 투과시켜 투과된 X-선 양을 컴퓨터로 측정하여 인체의 횡단면을 컴퓨터가 수학적 연산을 이용하는 방식으로 영상을 재구성하여 나타내는 방사선영상시스템은?

① 디지털감법혈관조영술(DSA) ② 전산디지털촬영장치(CR)
③ 컴퓨터단층검사(CT) ④ 디지털방사선촬영장치(DR)

4 다음에서 생체신호처리 단계가 올바른 것은?

① 신호획득단계-신호변환단계-파라메터추출단계-신호해석단계
② 신호획득단계-파라메터추출단계-신호변환단계-신호해석단계
③ 신호획득단계-신호해석단계-파라메터추출단계-신호변환단계
④ 신호획득단계-파라메터추출단계-신호해석단계-신호변환단계

5 다음에서 의료영상처리의 목적이 아닌 것은?

① 시각화 ② 자동화
③ 정량화 ④ 일반화

6 다음 중 PACS와 관계가 먼 것은?

① MDIS(Medical Diagnostic Imaging Support)
② IMAC(Image Management and Communication)
③ CDSS(Clinical Decision Support System)
④ CCMI(Comprehensive Computerized Medical Imaging)

7 PACS의 필요성과 거리가 먼 것은?

① 필름관리 문제 ② 필름 등 소모품 비용
③ 공간부족 문제 ④ 진단의 정확성 향상

8 다음 중 PACS의 구성요소와 거리가 먼 것은?

① 영상검색부 ② 영상획득부
③ 영상저장 및 관리부 ④ 영상표시부

9 PACS의 도입 시 기대효과와 거리가 먼 것은?

① 인건비절약 ② 재촬영비용절감
③ 고객만족 ④ 영상장비 도입비용 절약

10 다음 설명 중 올바르지 않은 것은 ?

① PACS는 미국의 MDIS 시스템 사업이 그 시초이다.
② PACS는 아직 국내에서 보험수가가 인정되지 않는다.
③ 한국의 PACS 보급률은 세계 1위이다.
④ PACS는 미국 국방 분야의 필요성에서 시작되었다.

11 PACS의 단기저장 방법과 장기저장 방법의 차이점을 설명하였다. 올바르지 않은 것은?

① 단기저장장치는 고속/고가의 저장장치가 주로 사용된다.
② 단기저장장치는 접근빈도가 높은 영상에 주로 사용된다.
③ 장지저장장치는 무손실압축을 주로 이용한다.
④ 장기저장장치에는 단기저장장치에 비해 저속/저가의 장비가 많이 사용된다.

12 PACS 시스템에 대해서 잘못된 것은?

① 의학영상의 전송 및 저장시스템이다.

② 신속한 영상정보의 전달
③ 영상 처리 및 분석이 가능하여 진단 알고리즘의 자동화가 필요하다.
④ 고속의 통신망이 필요하다.

13 PACS를 구성하는 경우에 데이터와 영상을 효율적으로 교환하고 전송할 수 있도록 마련한 표준안은?

① JPEG ② GIF
③ DICOM ④ BMP

14 PACS에서 Archiving이란?

① 의료기관에서 발생하는 모든 영상을 말한다.
② 의료영상들을 디지털상태로 받아 컴퓨터에 저장하는 것을 말한다.
③ 영상을 획득하는 기술을 말한다.
④ 의료영상을 전송하는 것을 말한다.

15 RIS는 어떤 시스템을 말하는가?

① Radiology Information System
② Radiology Interface System
③ Radio Information System
④ Radio Interface System

16 PACS에서 DICOM을 사용해야 하는 이유 중 거리가 먼 것은?

① DICOM 지원이 되는 영상장비들 간의 연결이 가능해진다.
② 높은 호환성을 보장한다.
③ 영상의 질이 높아진다.
④ 개방형 표준을 따르는 타 PACS와 호환이 가능하다.

17 PACS에서 국제 표준인 DICOM을 따르지 않는 경우 발생하는 문제점과 거리가 먼 것은 ?

① 개방형 PACS와 연결과 확장이 불가능하다.
② 시스템 확장이 자유롭다.
③ 타 시스템과 정보교류가 어렵다.
④ 시스템유지관리가 어렵고 비효율적이다.

18 PACS에 관한 설명 중 틀린 것은?

① PACS는 2Km 이상의 원거리의 의료기관간의 통신망을 통하여 전송하는 시스템이다.
② 보통 병원자체의 통신망을 사용한다.
③ PACS는 Teleradiology보다 월등한 성능의 시스템을 필요로 한다.
④ 의료영상으로 최근에는 병원에서 발생하는 거의 대부분의 영상을 포함한다.

19 PACS에서 Picture의 의미와 거리가 먼 것은?

① 의료기관에서 발생하는 모든 영상을 의미한다.
② X-ray영상만을 의미한다.
③ 여러 영상들을 디지털화하여 사용한다.
④ CT, MRI, DSA 등의 영상도 포함된다.

20 PACS의 구성 요소 중 영상획득부와 거리가 먼 것은?

① CT ② MRI
③ DSA ④ EEG

21 PACS의 영상획득부에서 아날로그 영상을 디지털로 변환하기 위해 필요한 것 중 거리가 먼 것은 ?

① Frame grabber ② Video acquisition gateway
③ OCS ④ Image processing board

22 PACS의 영상저장부에 관한 설명 중 틀린 것은?

① 단기저장장치는 압축률을 높여 많은 양의 정보를 저장한다.
② 단기저장장치는 접근빈도가 높은 영상에 주로 사용된다.
③ 장기저장장치는 단기에 비해 상대적으로 저가의 시스템을 사용한다.
④ 장기저장장치에는 많이 쓰이지 않는 영상을 저장한다.

23 PACS의 서버기능에 따라 영상을 조회하는 방법을 나눈 것 중 알맞은 것은?

① Client-Server 접속과 웹서버를 이용한 조회
② Client-Server 접속과 무선접속
③ Client-Server 접속과 CDMA 접속
④ Client-Server 접속과 방송시스템을 이용한 접속

24 생산성 향상 측면에서 PACS의 도입효과와 거리가 먼 것은?

① 환자와 보호자 등 외부고객만족 ② 내부고객만족
③ 비밀의 유지 ④ 신속 정확한 판독

25 Teleradiology의 도입에 따른 기대효과와 거리가 먼 것은?

① 지역간 의료 질적 차이를 극복하고 한 차원 높은 진료를 가능
② 의료영상의 체계적인 분류
③ 의료진(방사선과 전문의)의 시간, 공간 제약 극복
④ 응급상황 대응

26 PACS의 발전방향과 거리가 먼 것은?

① 컴퓨터를 이용한 보조진단
② 3차원 영상기술 활용
③ 연구 및 교육정보 제공
④ 특성을 살리기 위해 병원정보시스템과의 독립적인 발전

27 다음의 설명 중 올바른 것은?

① 의료장비에서 나오는 영상의 DICOM header에는 환자의 자세한 정보를 포함한다.
② HIS의 국제표준은 DICOM이다.
③ 국내병원의 HIS는 통일된 프로토콜을 사용한다.
④ PACS, HIS의 인터페이스로 HL7-DICOM을 사용하는 것이 좋다.

28 PACS시스템에 대한 설명 중 올바른 것은?

① PACS는 다른 의료장비와 같은 한 제품을 말한다.
② PACS에서 가장 중요한 부분은 소프트웨어 부분이다
③ 국내 PACS업체들은 대부분 하드웨어 시스템을 개발한다.
④ PACS는 장비이므로, 주로 전산담당자들이 다루어야 한다.

29 PACS는 무엇의 약자인가?

① Picture Architecture and Communication System
② Picture Archiving and Computer System
③ Picture Archiving and Communication System
④ Picture Architecture and Computer System

30 다음은 정보시스템의 약자이다 틀리게 된 것은?

① HIS : Hospital Information System
② OCS : Order Computing system
③ RIS : Radiology Information System
④ PACS : Picture Archiving and Communication System

31 다음에서 원격의료 활용 사례가 아닌 것은?

① 재택 진료소 등에 원격의료를 적용하여 환자이동 및 운송에 필요한 시간과 비용을 크게 절감하고 있다.
② 벽지의 응급상황의 환자데이터를 큰 종합병원의 전문가에서 전송하여, 진단과 치료를 할 수 있다.
③ 의사들이 지역적 종속성이 국한되어 환자기록과 진단영상을 서로 교류함으로써 공동 의학연구나 토론 등이 가능해졌다.
④ 정보통신망을 의료종사자들에 대한 교육으로 시간과 공간의 제약을 극복하여 교육의 폭을 확대시키고 있다.

32 다음에서 원격의료의 의사측면에서 장점인 것을 모두 고르시오.

가. 의료인의 효율적인 시간 활용 나. 진료영역의 확대 다. 지속적인 진료
라. 영상자료데이터베이스 구축 마. 조기진단 바. 의료비의 절감

① 가, 나, 다, 라 ② 나, 다, 마, 바
③ 나, 다, 라, 마 ④ 가, 나, 라, 마

해설 • 의료인의 효율적인 시간 활용 • 진료영역의 확대 • 지속적인 진료
• 영상자료데이터베이스 구축 • 신속, 편리한 진료의뢰 및 자문 • 자료의 공유

33 다음에서 원격의료의 환자 측면에서 기대효과가 아닌 것은?

① 진료의 접근성 향상 ② 방문검진 및 입원 없이 조기진단 가능
③ 조기퇴원 ④ 불안감이 증가

해설 • 진료 접근성 향상 • 방문검진 및 입원 없이 조기진단 가능 • 조기퇴원
• 불안감 해소 • 의사의 진료계획에 대한 순응도 증가
• 거동 불편한 환자 및 노령 환자의 진료가 용이
• 환자의 원거리 여행 해소

정답 Answer!

01. ②	02. ①	03. ③	04. ①	05. ④	06. ③	07. ④	08. ①	09. ④	10. ②
11. ③	12. ③	13. ③	14. ②	15. ①	16. ③	17. ②	18. ④	19. ②	20. ④
21. ③	22. ①	23. ①	24. ③	25. ②	26. ④	27. ④	28. ②	29. ③	30. ②
31. ③	32. ①	33. ④							

제 8 장

전자의무기록시스템

8-1. 전자의무기록의 개요

1. 전자의무기록의 등장배경

의무기록은 환자가 의학적 도움을 받은 후에 환자의 건강과 질병을 설명한 것이다. 일반적으로 기록내의 소견은 의사나 간호사가 작성한다. 기록내용에는 환자 질병과 관련된 발견사항, 고려사항, 검사결과, 치료정보 등이 담겨있다.

기원전 5세기에 의료보고서에서 히포크라테스가 말하는 의무기록의 목적은 다음과 같다.

의무기록의 목적

① 의무기록은 질병의 경과를 정확하게 반영해야 한다.
② 의무기록은 질병을 일으킬 수 있는 원인을 나타내야 한다.
※ 이 당시는 의학적 관점에서 볼 때, 기록에 질병의 원인을 분명하게 명시하기 보다는 질병에 앞서 일어난 여러 가지 사건을 기술한 내용을 담고 있다.

오늘날 병원에서 의무기록은 환자의 임상진료와 관리에 관련된 모든 정보의 집합체이다. 의무기록은 임상의사의 기억을 보조하는 정보 저장소이며, 의학적 의사결정 과정의 직접적인 도구이고, 임상 경험과 의학 지식 축적의 보고이며, 역학 및 임상의학 연구 수행의 핵심적 기반이다.

의료정보의 근간은 환자 진료정보이지만 환자 진료내용 자체를 정보화시키는 데는 기술적인 문제들이 많았다. 이를 극복하면서 환자 진료내용을 정보화시키기 위한 전자의무기록의 개발도입이 필수적이라 하겠다.

의무기록의 목적은 일차적으로 환자 개개인의 임상진료를 위한 것이지만, 집단적 관점에서 본 의무기록의 목적에는 법적, 행정적, 재정적 자료를 기록하기 위한 것과 의학 연구 수행 등도 포함된다.

국내에서는 1990년대에 신설된 병원들을 주축으로 병원 전체를 네트워크 환경으로 구축하고 전산시스템도 단순 원무 및 보험청구 중심에서 한 단계 발전하여 처방전달

표 8-1 의무기록서식과 전자의무기록시스템

의무기록서식	전자의무기록시스템
진단요약색인기록지	환자진료이력조회
입퇴원기록지	입퇴원관리시스템
퇴원요약지	퇴원요약시스템
병력기록지	병력관리시스템
신체검진기록지	검사결과시스템
경과기록지	진료관리시스템
수술기록지	수술실관리시스템
의사지시기록지	처방입력시스템
협의진단기록지	협의진단시스템
임상병리검사보고서	임상병리시스템
조직병리검사보고서	조직병리시스템
임상관찰기록지	검사결과시스템
방사선기록지	방사선관리시스템, PACS
심전도검사보고서	검사결과시스템
뇌파검사보고서	검사결과시스템
마취기록지	마취관리시스템
회복실기록지	회복실관리시스템
수혈기록지	혈액관리시스템
산전기록지	간호정보시스템
신생아기록지	신생아관리시스템

시스템(OCS)을 도입하는 형태로 병원전산 환경이 발전하였다. 2000년 초반부터 PACS시스템과 RIS시스템이 도입되기 시작했다. 최근에는 전자의무기록(EMR)시스템 도입으로 PACS도 EMR의 한 부분으로 포함되어 가고 있다.

그 결과 OCS 환경 하에서는 환자의 인적사항, 처방내역, 검사결과 등이 이미 텍스트 형태로 입력되어 진료 중에 활용할 수 있게 되었다. 따라서 전산에 입력되지 않은 의료진의 진료기록, 간호기록 등을 컴퓨터에 입력하면 네트워크 환경에서 의무기록 내용을 검색할 수 있는 보다 진보된 EMR시스템이다. 또한 다양한 의학연구를 신속, 정확하게 하기 위해서는 진료정보를 전산을 이용하여 체계적으로 관리할 필요성이 증대되고 있다. 의무기록의 전산화로 의무기록이 정보시스템으로 변환되는 내용을 살펴보면 위의 표 8-1과 같다.

이러한 의료정보시스템은 각 시스템끼리 원활하게 병원 내에서 연동해야 하며, 업무와 진료 그리고 환자 서비스에 효율적으로 제공되어야 한다. OCS와 EMR 구축시기, 목적 및 처리정보의 비교는 다음 표 8-2와 같다.

표 8-2 OCS와 EMR 비교

구 분	OCS	EMR
구축시기	90년대 초/중반	90년대 말 이후
목적	정보기술을 이용한 업무 효율 및 서비스 개선	정보기술을 이용한 진료의 질적인 향상
처리정보	환자정보, 보험/원무정보, 병명, 처치/처방 등	OCS + 증상, 문진내역, (가족)병력 등

기존의 의무기록은 종이문서에 기반 하여 정보 접근의 비효율성, 중복기록, 기록자간 기록방식의 비일관성, 보관(공간) 및 관리상 제약 등의 수많은 한계점을 갖는다. 따라서 극도로 분절화 되고 일관성 없는 종이문서기반 의무기록의 많은 문제들을 전자의무기록 시스템의 개발로 해결할 수 있다. 종이문서기반 의무기록과 컴퓨터기반 의무기록의 특징은 다음 표 8-3과 같다.

표 8-3 종이문서기반 의무기록과 컴퓨터기반 의무기록의 특징

구 분	특 징
종이문서기반 의무기록	① 정보접근의 비효율성 ② 중복기록 ③ 기록자간 기록방식의 비일관성 ④ 자료의 누락 ⑤ 기록내용의 모호성
컴퓨터기반 의무기록	① 식별의 용이성과 정확성 ② 상세하고 완전한 기록 ③ 판독시간의 단축 ④ 자료 접근성 향상 ⑤ 자동화되고 정형화된 입력과정 ⑥ 객관적이고 완전한 기록을 재생 ⑦ 컴퓨터의 자문을 통하여 의료의 질적 향상 ⑧ 자료의 공유 및 의사 소통량 증가 ⑨ 자료의 재생산성 및 가공능력 향상 ⑩ Alarm & Reminder ⑪ 접근성 vs 보안성

의무기록을 영구 보존하는 대부분의 병원에서는 진료 후 일정기간이 지나면 비활용 의무기록을 기존에는 마이크로필름에 보관하였으나, 최근에는 광디스크 또는 컴팩트 디스크 등에 수록하여 보관하고 있다. Tablet Monitor(테블릿 화면)를 이용한 EMR 챠트 작성은 그림 8-1과 같고, 작성된 전자의무기록의 검색 화면은 그림 8-2와 같다.

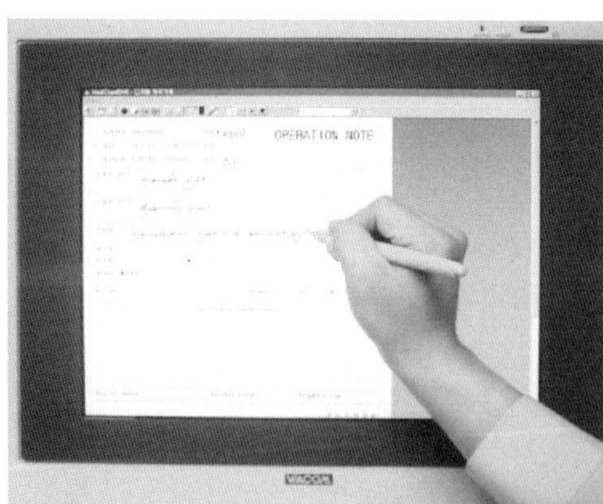

그림 8-1 Tablet Monitor를 이용한 챠트 작성

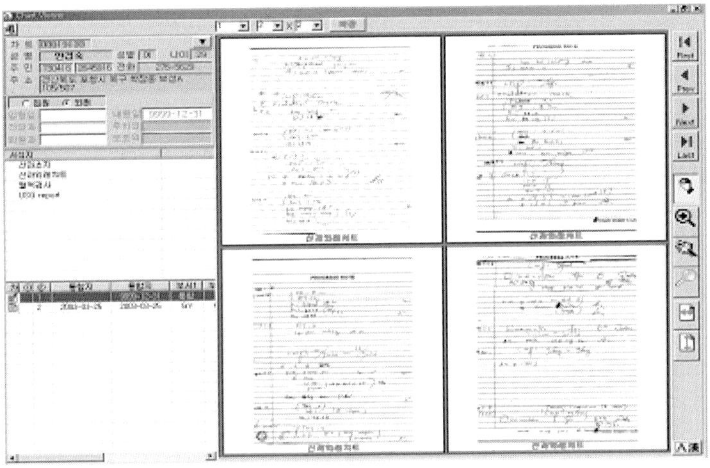

그림 8-2 전자의무기록의 챠트 검색화면

2. 전자의무기록의 정의

의무기록(Medical Record)이란 환자의 질병에 관계되는 모든 사항과 의료진이 시행한 검사와 처치내용 및 그 결과에 관한 제반 내용을 체계적으로 기록한 문서이다. 의무기록은 적시에 작성되어야하고 환자상태를 입증하기에 충분한 자료 즉, 진단이나 의료행위를 시행하는 이유와 치료의 타당성을 입증할 수 있는 충분한 자료와 정확한 근거 서류로서 만들어져야 한다. 또한 의무기록은 환자의 진료를 누가, 무엇을, 왜, 언제, 어디서, 어떻게 제공하였는가를 기록하여 그 병원에서 어떤 의료서비스를 제공하고 있는가에 대한 가시적인 증거이다. 미국의학연구소(IOM : Institute of Medicine)는 전자의무기록을 「완전하고 정확한 자료, 개인의 의학적 이상 반응에 대한 경고 기능, 다양한 의학 지식에 기초한 체계 위에 세워진 전자형식의 의무기록」이라고 정의하고 있다. 병원에서 일반적

전자의무기록의 정의

전자의무기록의 정의는 병원에서 사용되는 종이 또는 문서양식에 기록되어온 모든 의료 기록을 없애고, 모든 데이터를 전산매체에 저장하는 방식을 말한다. 따라서 환자의 진료행위를 중심으로 발생한 업무상의 자료나 진료 및 수술 · 검사 기록을 전산에 기반한 입력 · 정리 · 보관하는 시스템을 통칭한다.

인 전자의무기록(EMR : Electronic Medical Record)의 일반적인 정의는 위와 같다.

전자의무기록은 환자진료에 필요한 정보의 조회가 가능해야 하며, 진단 및 처치에 도움이 되고 치료방법을 결정할 수 있어야 할 뿐만 아니라 주의 사항의 환기 및 위험성의 평가가 가능한 정보들이 보관되고 관리되어야 한다.

EMR시스템은 처방전달시스템(OCS), 각종 의료검사정보처리 자동화 및 의료영상저장전송시스템(PACS)과 함께 병원에서 의료서비스 관련 기록의 정보화 기반을 완성하게 한다. 이러한 정보화 기반을 통하여 진보된 미래지향적 의료서비스의 제공과 경제적 병원의 경영 및 보유 정보의 부가가치를 높여주는 병원정보화의 핵심부분이다.

현행 의무기록은 여러 가지 현실적으로 이용하기 어려운 문제들을 안고 있으며, 정보기술의 발전 방향과 의료기관에 적용되는 정보기술의 추세에 따라서 전자의무기록의 개발은 필연적인 결과라고 할 수 있다.

의무기록의 정보화는 과거의 기록에서 현실을 해결하고 미래를 대비하게 하는 연결고리의 역할과 기능을 제공하여야 한다. 기록은 건강 상황 표현에 유연하여야 하고, 운용상의 불편과 비효율을 배제해야 하며, 정보의 활용면에서는 적절히 통제되고 원활하게 공유할 수 있어야 한다. 또한 의료정보 거점인 병원별 다양한 정보화 수준을 수용하여 여타 단위 정보체계에서 발생하는 정보를 통합적으로 운용하는 기능을 수행해야 한다.

전자의무기록의 주요 내용은 환자의 기초정보부터 병력사항, 약물반응, 건강상태, 진찰 및 입 · 퇴원기록, 방사선 및 화상진찰 결과, 기타 보조연구결과 등이므로 처방전달시스템, 임상정보시스템, 의사결정지원시스템, 보건의료정보망과 의료영상전송시스템을 모두 포함하는 의료정보학의 꽃이라 할 수 있다.

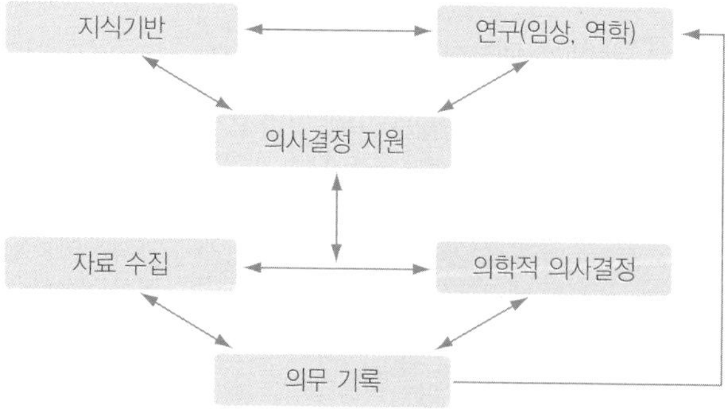

그림 8-3 전자의무기록의 핵심적 역할

3. 전자의무기록의 필요성

전자의무기록은 병 · 의원에서 발생되는 모든 진료기록이 보존되는 시스템이다. 따라서 단순히 진료기록의 보존차원에서만이 아니라 축적된 자료를 중심으로 하는 고객관계관리(CRM : Customer Relationship Management)로 활용이 가능해진다. 병 · 의원도 경영을 하는 곳임을 감안하여 마케팅 관점에서 CRM 뿐만 아니라, 올바르고 정확한 진료를 하기 위한 의사결정을 지원하는 관점에서도 구축의 필요성이 요청되고 있다.

전자의무기록의 기술 개발은 컴퓨터 기술이 급속히 발전됨에 따라 컴퓨터의 가격은 급격히 하락하면서 성능이 향상되어 진료정보를 종이에 저장하는 것보다는 컴퓨터에 저장하는 것이 보다 경제성이 있다.

정보기술의 급격한 발전으로 의사들이 직접 입력하지 않으려는 저항을 최소화할 수 있어야 한다. 한 예로 입력보조수단으로 음성인식장치가 개발되고 있으며, 현재 미국에서는 음성입력을 데이터베이스 파일로 전환하려는 연구도 활발히 진행되고 있다.

음성으로 입력한 내용을 체계적으로 검색하기 위해서는 모든 내용이 데이터베이스 방식으로 전환되어야 한다. 이를 위해 144,000개의 의학용어와 Webster's Dictionary

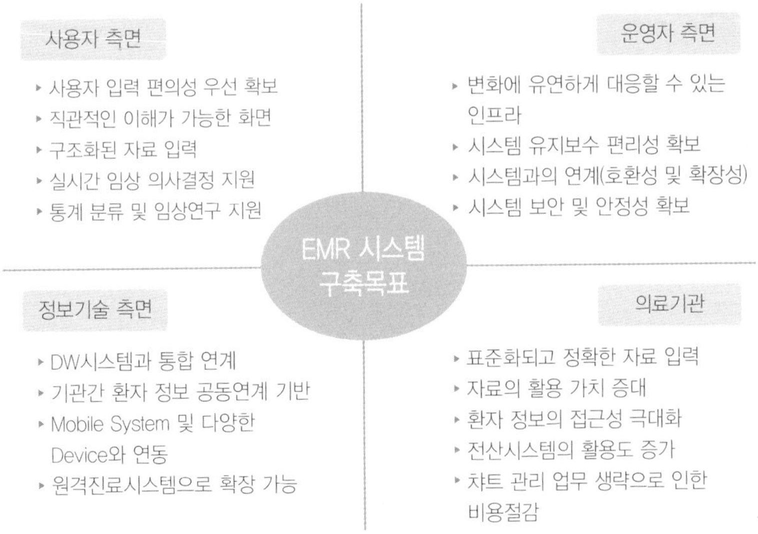

그림 8-4 전자의무기록시스템의 구축 목표

(웹스터 사전)의 전 내용이 전산으로 입력되면 구축된 전자사전에서 의사가 음성으로 입력한 내용에 대해 자동적으로 코드를 부여하여 데이터베이스 파일로 전환시킨다. 이와 같은 방식으로 구축할 경우 현재의 진단명 중심의 검색뿐 아니라 증상 중심의 정보 검색이 이루어질 수 있는데, 앞으로 10년 이내에 이러한 음성인식장치가 실용화될 것으로 추정되고 있다. 전자의무기록시스템 구축 목표는 사용자, 운영자, 정보기술, 의료기관 측면으로 구분하여 살펴보면 위의 그림 8-4와 같다.

최근 의료사고가 증가함에 따라 의무기록의 법적인 가치의 증가로 임상적인 치료의 내용이 체계적으로 관리되어야 하나, 현행 의무기록 방식에서는 기록 미비와 검사 기록지의 누락이 많으므로 진료행위를 한 바로 그 시간대에 의무기록이 정리되어야 하며, 누락을 방지하기 위하여 의무기록 전산화의 필요성이 증가되고 있다.

사람들의 일상생활에 컴퓨터가 깊게 들어감에 따라 사용자들의 컴퓨터에 대한 거부감이 완화되어서 의료분야에서 컴퓨터의 이용이 용이하게 되었다. 노인들은 주로 만성질환의 문제를 가지면서 유병률이 높음에 따라 병원을 많이 이용하므로 의무기록이 두꺼워지게 된다. 이러한 노인 환자들이 응급환자가 되는 경우 진료정보의 신속한 전달이 필요하거나 기존의 의무기록 방식으로는 이를 실현하기가 용이하지 않으므로 전산화된 의무기록을 활용하는 응급의료 정보체계의 필요성이 증대되고 있다.

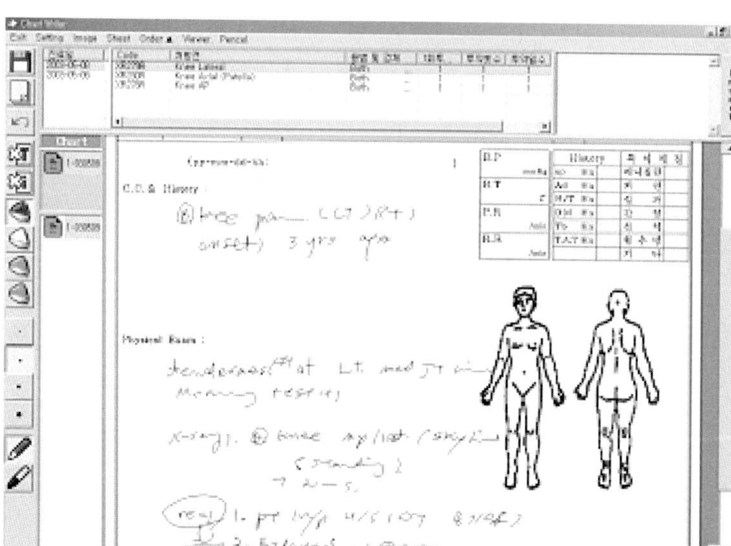

그림 8-5 EMR의 챠트 Viewer

의무기록의 디지털화는 환자중심건강기록시스템의 구축을 진정으로 가능하게 한다. 기존의 종이기반의무기록시스템은 의료기관간의 정보교환이 불가능한 비표준화된 언어로 작성되어 있어서 각각 흩어져 있는 한 개인의 임상기록 전부를 통합 재구성하는 것이 불가능하다.

전자의무기록시스템의 개발을 위해서는 사용자 요구분석과 정보시스템의 분석 및 설계가 필요하며, 임상진료 정보와 의학지식의 공학적 모델링과 표준화도 함께 수행되어야 한다. 전자의무기록은 현재 개별적으로 개발되고 있는 병원정보시스템, 임상정보시스템, 의료정보데이터베이스, 의사결정지원시스템, 보건의료정보망 그리고 의학 지식기반의 구축 등에서 가장 핵심적인 하부구조를 형성하고 있다.

지난 20년간 해외에서 개발된 (컴퓨터 기반) 전자의무기록시스템의 주요 사례로서 COSTAR (Computer Stored Ambulatory Record), RMRS(Regenstrief Medical Record System), TMR(The Medical Record) 등이 있으며, 각각의 구체적 내용은 다음 표 8-4와 같다.

표 8-4 전자의무기록시스템 개발사례

사 례	의 미
COSTAR	• 임상 진료의 향상과 행정, 경영, 제정 정보기능을 통해 진료 지원 기능 제공이 목적 • 메사추세츠 제너럴 병원에서 바넷 등에 의해 1960년대에 개발 • 최초의 전산화된 외래환자 진료를 위한 의무기록 시스템
RMRS	• 인디애나 대학 의료원에서 맥도널드 등이 개발 • 1974년부터 위셔드 메모리얼 병원에서 사용 • 환자진료 후에 담당 의사는 방문기록지에 경과기록과 문제 목록을 갱신하고 치료약과 검사 처방 등을 기록하고 사무원이 추후에 컴퓨터에 입력
TMR	• 듀크대학을 중심으로 종이 의무기록을 완전 대체하는 목표 하에 1975년 개발 • 약물 처방은 의사가 스스로 수행하도록 되어 있고, 약물 상호작용이나 알레르기, 정확한 처방용량과 관련된 문제들을 컴퓨터 프로그램이 실시간으로 검증해주어서 진료의 질을 향상

4. 전자의무기록의 효과

기존에 의무기록은 종이문서에 기반하여 관리상의 문제로 의무기록을 분실하거나 변형되어 정확한 내용을 알아보기 어려운 경우가 많았으며, 또한 진료기간이 길수록 의무기록의 양이 증가하기 때문에 의무기록을 보관할 수 있는 공간 확보의 문제도 대두되었다. 이에 대하여 컴퓨터시스템을 통하여 작은 공간에 많은 양을 저장할 수 있으며, 철저한 백업관리를 통하여 장기간 의료정보를 보관할 수 있다는 장점이 있다.

한편, 기존의 종이문서 기반 의무기록에서는 의료정보를 조회하기 위해서는 배열장에 보관된 의무기록을 찾아서 원하는 정보를 일일이 찾아야 했기 때문에 정보접근에서 비효율적이었다. 또한 의무기록의 기록자 간에 비일관적인 기록 방식으로 자료가 중복되거나 누락되는 등 자료 내용의 신뢰성이 떨어지기도 한다. 이에 반하여 전자의무기록시스템은 컴퓨터시스템의 데이터베이스 특성을 활용하여 데이터의 불필요한 중복과 누락을 방지하며, 보다 일관성 있는 자료를 입력하여 필요한 사용자들에게 정

표 8-5 전자의무기록의 기대효과와 의미

효과	의미
데이터 접근성 향상	① 필요시 쉽게 원하는 자료를 찾을 수 있음 ② 동시에 여러 명이 이용할 수 있음(이용도 향상) ③ 응급환자의 경우 즉시 의무기록을 이용하여 신속한 진료가 가능 ④ 검사결과를 신속 조회 가능하여 환자의 불필요한 대기시간을 감소
자료의 질 향상	① 자료의 표준화로 이용자가 이해하기 쉽다. ② 입력 오류방지로 진료정보의 질을 향상시킬 수 있음 ③ 문제지향성 의무기록의 실현이 용이해져 정보의 체계적인 관리가 가능
의사결정 · 의료의 질 보장의 활성화	① 진료시 환자에 대한 의사결정을 신속 · 정확하게 할 수 있음 ② 질 향상 활동 대상을 쉽게 선정과 자료수집이 용이 ③ 선정된 대상 자료의 접근성과 다양성이 양호 ④ QA 활동이 활성화되고, 지속적인 관찰이 용이
다양한 형태의 데이터 검색	① 컴퓨터에 저장된 텍스트문자, 그래픽 정보 등 다양한 정보를 사용자가 원하는 다양한 형태로 조회 · 분석이 가능 ② 신속 · 정확한 의료정보 조회가 가능, 각종 통계정보의 추출이 가능
의학 연구 수준 향상	① 의사들의 연구가 활성화될 수 있음 ② 의무기록의 많은 귀중한 정보를 데이터화할 수 있음 ③ Hospital Based Research를 훨씬 손쉽게 할 수 있음 ④ 의무기록 검토 없이도 원하는 결과를 얻을 수 있음
비용절감 효과 (경제적 효과)	① 의무기록을 보관할 공간과 인력, 운송수단 등이 필요 없음에 따라 막대한 비용을 줄일 수 있음 ② 효율적인 업무에 시간과 장소를 활용할 수 있음 ③ 의료행정과 관리부분의 효율성을 높일 수 있음

보를 제공한다는 장점을 가지고 있다.

전자의무기록(EMR)의 효과는 단순히 Paperless나 의무기록 관리를 위한 목적이 아니고, 기록 방식의 표준화와 정형화를 통하여 의무기록을 효율적으로 작성하고 추출하는 등의 개선 효과를 기대할 수 있는 시스템이다.

전자의무기록시스템 사용으로 얻을 수 있는 구체적인 기대효과로는 데이터 접근성의 향상, 자료의 질 향상, 의사결정 및 의료의 질 보장의 활성화, 다양한 형태의 데이터 검색, 연구수준의 향상, 비용절감효과 등으로 그 의미는 표 8-5와 같다.

5. 의무기록사의 역할

오늘날 의료분쟁의 증가와 사보험 가입자의 증가로 인하여 환자본인을 포함한 병원외부 요구자에 의한 의무기록 사본 발급 요구가 급속도로 증가하고 있고, 보건복지서비스에 대한 국민적 기대가 높아지면서 보건통계 및 연구를 목적으로 하는 의무기록정보의 요구 등이 다양화 되면서 이를 관리하는 업무 또한 더욱 복잡하고 법적 전문성 등을 요구하고 있다.

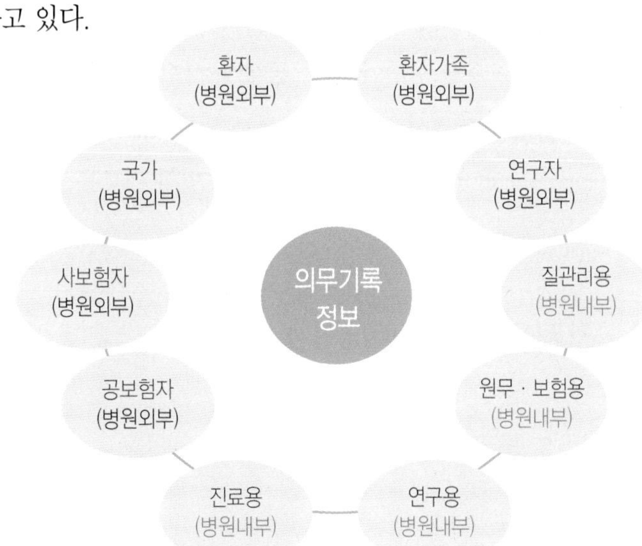

그림 8-6 의무기록정보의 요구자

특히, 의무기록 사본발급에 있어 환자의 입장에서 보면 의무기록 사본발급의 편리성에 가치를 두는 것이 유리한 경우가 있고 편리성 보다는 까다로운 환자 본인의 동의절차 확인이 더 유리한 경우가 있기 때문에 의무기록 사본발급 업무에 대한 민원이 계속되고 있다.

이는 의무기록 사본의 활용도가 많아지면서 환자는 필요에 의해 의무기록 사본을 본인외 가족과 기계적 장치(메일, 팩스)를 이용해 받는 것이 편리한 경우가 있는가 하면 전통적 가족관의 해체에 따라 의무기록이 가족 간의 재산권 및 이혼 등의 분쟁과 사보험자 및 기타 이해관계의 대립자간의 분쟁에서 중요한 증거자료로 사용하게 되면서 본인의 의지에 반한 사본발급에 따른 경제적, 사회적 피해가 커지기 때문에 편리성 보다는 환자본인의 동의여부를 객관적으로 확보하여 사본발급을 하는 것이 반드시 필요한 경우가 있기 때문에 발생하는 문제이다.

또한, 정부나 연구자가 필요로 하는 의무기록정보 요구의 경우도 공공의 이익을 우선시 하여 의무기록정보 등록, 조사 및 연구에 협조하여야 하지만 관련 법률에서는 환자 개인의 정보보호를 더 우선시 하거나, 관련 법률의 명시가 불명확하거나 환자 개인의 입장에서는 원하지 않는 부분이 있기 때문에 무조건적인 조사나 등록, 연구에 협조할 수가 없는 경우가 많다.

이에 따라 의무기록사들의 의무기록정보 관리 및 보호업무는 서로 대립되는 가치충돌의 가운데에서 환자의 정보보호를 통한 국민의 경제적, 사회적 피해를 방지하고 정보유출로 인한 병원의 피해 또한 없애면서도 의무기록정보 요구자들의 정당한 요구에 편리하고 신속하게 응할 수 있도록 균형 있는 업무처리 기술과 법적 정보를 습득하여야 한다.

8-2. 전자의무기록의 구조화

1. 의무기록정보의 모델링

기존의 종이에 기반한 의무기록을 전산화하려고 시도한 초기 모델들은 한계에 직면하게 되었으며, 의료정보를 모델링한다는 것은 의무기록 자료에 정보모델을 도입하는 것뿐 아니라 동시에 임상진료 과정을 모델링하고, 환자의 상태에 대한 제반 이해와 지식을 추상적으로 모델링하는 것을 포함하는 것이다. 전통적인 의무기록에서는 수집원 지향적 의무기록과 문제 지향적 의무기록 방법으로 모델링하여 사용하였다.

1) 수집원 지향적 의무기록

수집원 지향적 의무기록 방식은 현재 사용되고 있는 종이 의무기록에서 가장 널리 사용되는 형식이다. 이 방식은 처치명령 및 과정, 간호기록, 임상병리검사, 방사선 검사 등과 같은 자료의 유형을 의미하는 것이다.

수집된 자료들은 각각 수집원별로 구분하여 기록한다. 이러한 수집원 지향적 의무기록은 각 수집원별로 분류된 자료가 시간 순서대로 정리되므로 각 유형별 변화 추이 분석에 용이하다. 여기서 수집원은 기록자를 의미하는 것이 아니라 그 자료가 얻어진 근원을 의미하며, 동시에 처치 명령, 간호기록, 임상병리검사, 방사선검사 등의 자료 유형을 의미한다.

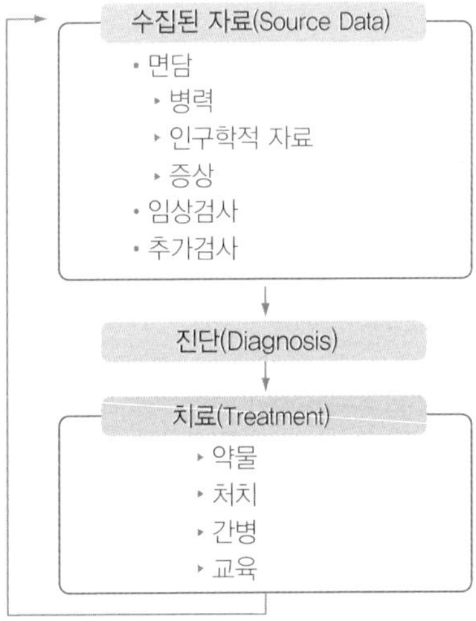

그림 8-7 수집원 지향적 의무기록 절차

2) 문제 지향적 의무기록

1960년대에 Lorenz Ward(로렌스 위드)에 의해 고안된 문제 지향적 기록 방식은 원래 의학적 의사결정 과정을 문제해결 과정으로 보고 「문제」라는 추상적인 개념을 중심으로 관련된 자료들을 구조화 한 것이다. 여기서 문제라는 개념은 진단이란 개념보다 더 광범위한 개념으로 환자를 진료하는데 있어서 폭넓게 환자 진료를 위해서 관심을 기울여야 한다는 것이다. 이러한 문제에 대한 기록은 환자의 증상 · 증후를 기초로 작성되며, 각각의 특정 문제에 대한 의사결정 단계의 모든 경과기록을 SOAP(Subject, Objective, Assessment, Plan)의 구조를 갖추어 기록함으로써 기록한 의사의 논리적 판단과정을 바탕으로 환자의 질병을 유추할 수 있다.

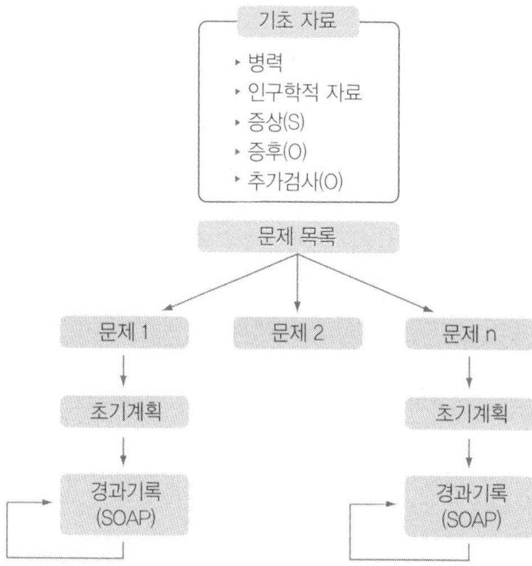

그림 8-8 문제 지향적 의무기록 절차

보건의료분야가 갈수록 세분화되고 한 환자의 진료에 다양한 전문 분야가 공동으로 참여하게 되었다. 환자의 임상정보는 여러 곳에 분산되어 있고, 기록 또한 중복이 되어, 필요할 때 찾기 어려우며, 기록자마다 개념상의 차이가 있는 비표준화된 언어로 기록하여 진정 필요할 때는 정보교환이 어려운 점이 있다. 또한 긴밀하게 협조해야 할 분야에 의사소통에 장애가 발생하고, 한 환자의 병력을 전체적으로 재구성하는 것은 점점 더 복잡해짐에 따라서 좀 더 구조화된 경과기록 방식이 필요하게 되어 SOAP 방식을 도입하여 사용하게 되었다.

SOAP의 의미

S : Subject → 주관적인 호소
O : Objective → 객관적인 관찰
A : Assessment → 질병의 평가
P : Plan → 치료 계획

2. 전자의무기록의 원리

EMR(Electronic Medical Record System)이란 미국의무기록연구소(MRI : Medical Record Institute)의 개념 정의에 따르면 종이매체에 의해 기록돼 온 모든 의료기록을 그 업무처리 구조나 정보의 범위, 정보내용에 있어 변형 없이 동일하게 전산화를 통해 업그레이드 시킨 형태를 말한다. 따라서 환자의 진료행위를 중심으로 발생한 업무상의 자료나 진료 및 수술 · 검사 기록을 전산에 기반 하여 입력 · 정리 · 보관하는 시스템을 통칭한다.

EMR의 관리대상의 의무기록 내용은 환자의 기초정보부터 병력사항, 약물반응, 건강상태, 진찰 및 입 퇴원기록 방사선 및 영상진찰 결과, 기타 보조연구결과 등이다. 다음 그림 8-9는 의사와 간호사 그리고 지원부서의 의무기록 내용을 보여주고 있다.

Doctor's Medical Record

- 입원기록(Admission Record)
- 퇴원요약(Discharge Summary)
- 외래 초재진 기록
- 응급기록(Emergency Record)
- 가족 이력(History)
- 문제목록(Problem List)
- 경과기록(Progress Note)
- 협진의뢰 및 결과(Consultation Request & Answer)
- 의사처방(Doctor's Orders)
- 마취기록지(Anesthesia Record)
- 검안보고서(Autopsy Report)

Nurse's Medical Record

- 간호기록(Nurse's Record)
- 임상관찰기록지1
- 임상관찰기록지2(투약기록지)
- 임상관찰기록지3(간호 및 처치기록지)
- 간호정보조사지
- 전과전동간호기록지
- 퇴원간호기록지(Nursing Discharge Summary)
- 특수간호기록(중환자, 신생아, 분만 등)
- 회복실간호기록지(Recovery Room Record)
- 수술간호기록지(Operation Nursing Record)
- 기타보고서(Other Special Reports)
  - Blood Cross Match Sheet
  - Diabetic Record
  - Intake & Output Record
  - Intensive Care Sheet
  - Medication & Special Treatment
  - Vital Signs
- 동의서

지원부서

- 임상병리검사결과지(Laboratory Reports)
- 방사선검사결과지(Radiology Reports)
- 진단병리검사결과지(Pathology Reports)
- 기타검사결과지

그림 8-9 EMR 관리대상의 의무기록 내용

전자의무기록시스템의 원리는 다음 그림 8-10에서 보여주고 있다. 병원에 환자가 진료실에 들어오면 우선 평소에 의사 앞에 있었던 종이차트를 이제 볼 수 없다. 대신 담당의사 책상에 놓은 컴퓨터에 진료내용을 입력한다. 이러한 종이차트가 없어진 대신 환자

각각에겐 환자번호가 주어진다. 그래서 다른 검사의 장소에 갔을 시에는 이 환자의 번호만 컴퓨터에 입력만하면 환자의 담당의사의 처치 내용이 그대로 컴퓨터 화면에 떠오른다.

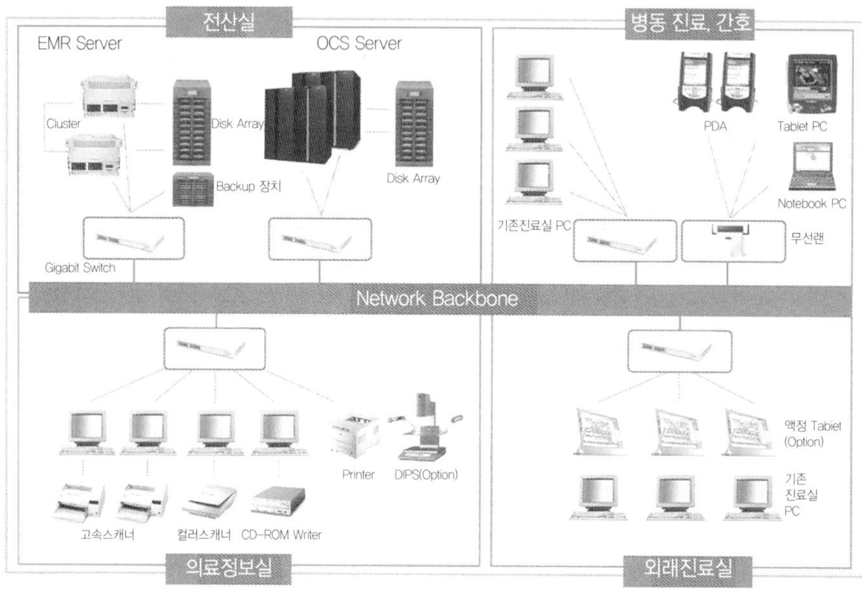

그림 8-10 전자의무기록시스템의 원리

담당의사가 진료실 내에서 입력한 내용이 병원 내 주 전산기에 저장되고, 고속통신망을 통해 병원 내 컴퓨터에 연결되기 때문에 필요하면 어느 곳이든 컴퓨터를 열어 확인 가능하게 된 것이다. 또한 검사실에서 검사한 내용들이 역시 병원의 Main Computer(주 전산기)에 저장되어 병원 내 컴퓨터 안에서는 모두 볼 수 있으며, 이제 필름의 개념이 없어진 것이다. 또한 이런 진료실뿐만 아니라 병동을 진료하는 과정에서 간호사가 간호를 하는 과정에서 필요한 정보를 찾고 또한 입력할 수 있게 병원 안에 무선 LAN을 설치하고, PDA 혹은 노트북 컴퓨터를 지급하여 언제 어디서든 환자에 대한 정보를 볼 수 있게 한 것이다. 이런 정보 역시 주전산기에 저장되어 환자에 대한 통합적 정보를 만들어내며 더 정확한 진단과 처방을 할 수 있도록 하였다.

예전과 같이 환자의 의무기록 및 처방이 수작업으로 작성되면 환자의 진료정보의 공유가 불가능하며, 작성된 진료기록은 정보화되지 못한 단순기록으로 사장되어지며, 의학적 통계자료의 추출에 많은 시간과 인력 낭비를 가져온다. 하지만 전자의무기록을 구축하여 사용하면 이러한 낭비도 없어지고 많은 비용의 절감을 가져오게 된다.

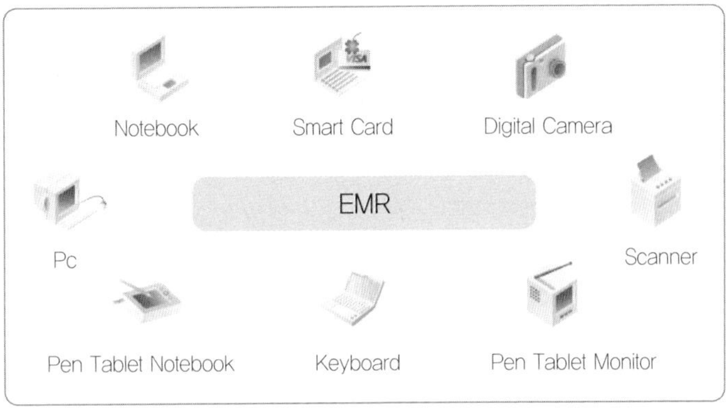

그림 8-11 EMR의 데이터 입력

3. 전자의무기록의 기능

전자의무기록시스템의 가장 중요한 역할은 의료정보를 안전하게 보관하면서 진료를 위한 정보를 제공하는 것이며, 나아가 국민들의 건강을 위하여 의료정보를 공유하여 활용하는 것이다.

미국의학연구소(IOM)에서는 전자의무기록시스템의 역할을 수행하기 위해서 환자 관련 행정지원, 처방입력과 관리, 처방 및 진료결과 관리, 의사결정 지원, 의료정보 공유와 연결성 제공, 환자지원, 건강 · 진료자료와 정보제공, 통계 및 국민건강 자료 관리 등이 이루어져야 한다고 제안하였다.

전자의무기록시스템을 구축하기 위해서는 첫째, 어떠한 데이터를 입력하고, 어떠한 데이터를 출력할 것인지 자료의 종류와 형태 등의 표준화된 내용항목과 논리적인 구조를 결정해야 한다. 둘째, 전자의무기록 자료와 사용할 전산 시스템과의 호환성 및 연계성을 확인해야 한다. 셋째, 전자의무기록의 서식 · 용어 · 정의 · 코드 등의 기본을 표준화해서 병원 내의 모든 부서에서 공통적으로 사용할 수 있도록 해야 한다.

의료정보의 표준화는 전자의무기록 개발과 시행에 필수적이기도 하지만 병원 간이나 국가 간에 의료정보를 교환하기 위해서는 세계적으로 표준화된 방식을 따라가야 한다. 위와 같은 조건으로 전자의무기록시스템이 역할을 수행하기 위해서는 자료입력(Data Capture)기능, 자료저장(Data Storage)기능, 정보처리(Information Processing)기능, 정보교환(Information Communication)기능, 자료보안(Data Security)기능, 정보제시(Information Presentation)기능 들이 필요하다.

표 8-6 전자의무기록시스템 역할 수행을 위한 필요한 기능

기 능	의 미
자료입력	종이 의무기록에서 수작업으로 기록하는 내용을 컴퓨터에 텍스트 파일이나 이미지 파일로 입력하는 기능이다.
자료저장	물리적인 저장장치에 자료를 보관하는 것을 의미하며, 자료의 백업기능이 있어야 한다.
정보처리	수집된 자료를 가공하여 사용자가 원하는 다양한 형태의 정보로 생성하여 활용할 수 있어야 한다.
정보교환	국가 내의 타 간이나 또는 국제 간 의료기관 간의 환자의 의료정보를 교환하거나 공유할 수 있어야 한다.
자료보안	접근 권한과 사용 권한을 부여받은 사람만이 자료의 접근이 가능하도록 의료정보의 보안에 관리 기능이 철저해야 한다.
정보제시	전자의무기록에 저장된 자료를 사용자가 원하는 형태로 보여주는 기능이다.

4. 전자의무기록의 구성

미국의무기록협회의 Peter Waegemann은 환자들에게 연계성 있는 진료제공을 위하여 의료제공자가 그 환자의 건강과 진료에 관한 필수 내용들을 알 수 있도록 구성되어 정리되어야 한다고 했다. EMR시스템은(진료 EMR, 간호 EMR)은 표준데이터, 서식 등의 유연한 관리를 위한 멀티미디어 정보 및 관련시스템 통합을 위한 인터페이스로 부문으로 다음 그림 8-12와 같이 구성된다.

일반적으로 전자의무기록의 업무는 의사의 진료기록을 담당하는 진료 EMR부문과 간호사의 환자기록을 담당하는 간호 EMR부문, 기존의 과거 의무기록 등을 이미지로 저장, 제공하는 영상 EMR 및 PACS , 검사결과 통합 조회를 연계하는 통합정보 EMR 부문으로 업무가 구성된다(그림 8-13 참조).

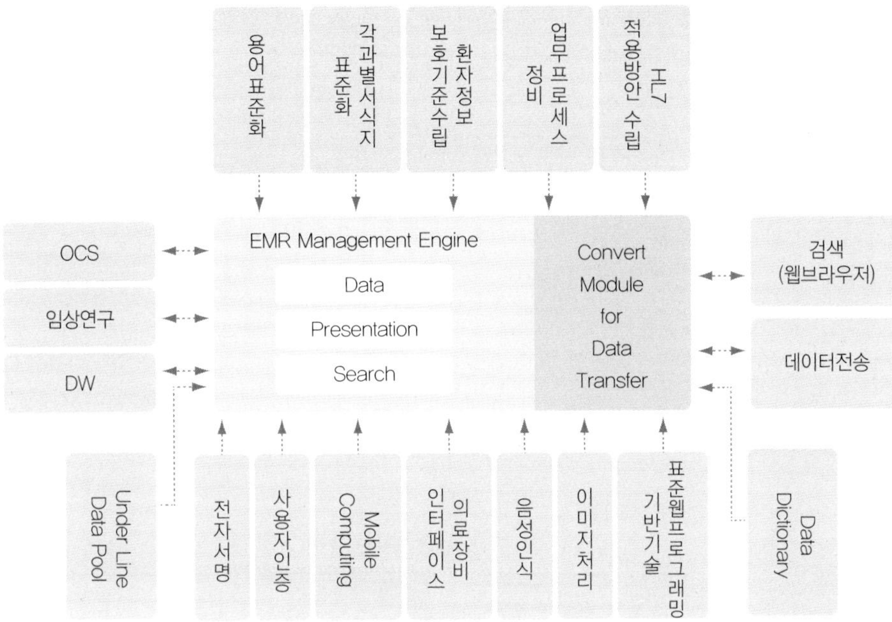

그림 8-12 EMR시스템의 구성요소

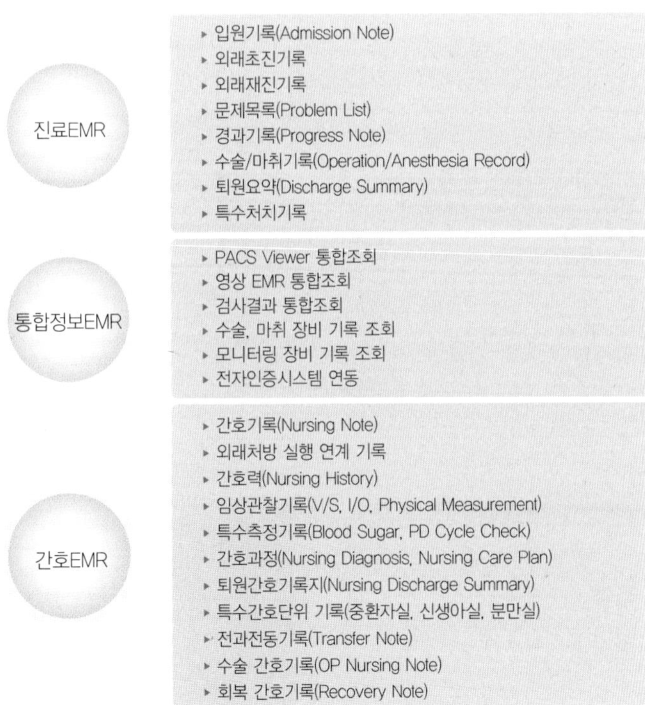

그림 8-13 EMR의 주요업무 구성

EMR시스템의 주요 화면 기능은 다음과 같고, 주요 화면 영상은 다음 그림 8-14와 같다.

EMR 시스템의 주요 화면 기능

- 완전한 Paperless Chart System 지원
- 초음파, 내시경 화면 저장 및 조회기능
- PACS와 통합조회 View 시스템
- Text EMR, 이미지 EMR, Scan, 디지털카메라 입력방법의 다양성
- 환자처치 및 간호활동기록을 통한 환자 view 기능
- 진료지원부터 검사결과 VIEW 기능
- 입원, 외래 처방전달 시스템
- 의료장비 인터페이스로 효율적인 진료시스템
- 지원부서 관리시스템
- 환자접수 예약시스템
- 진료비 수납업무
- 진료비 수납 신용카드 단말기 기능
- 물품사용, 청구, 재고관리시스템
- 의약품 입출고, 적정재고관리 시스템
- 환자수(월별, 의사별, 지역별) 통계시스템
- 진료수익(의사별, 진료과목별) 통계시스템
- 종합검진, 일반(특수)검진 시스템

▶ 간호기록

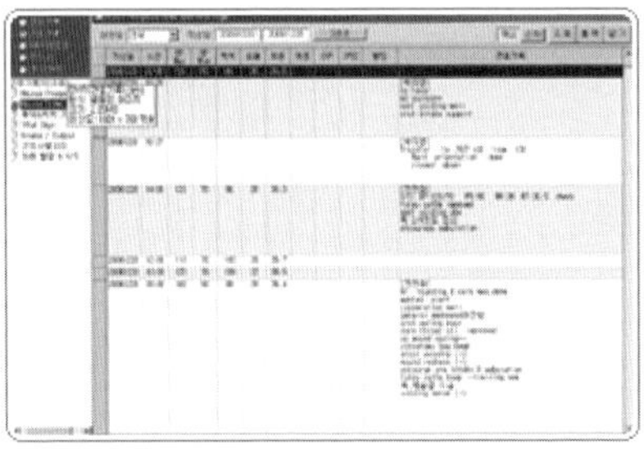

▶ 경과기록지

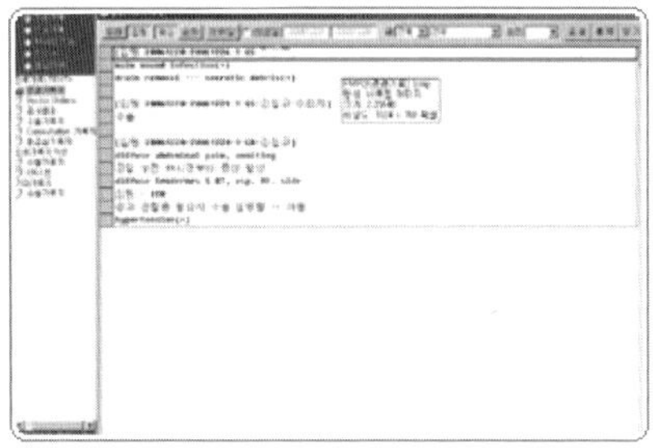

▶ 약품관리

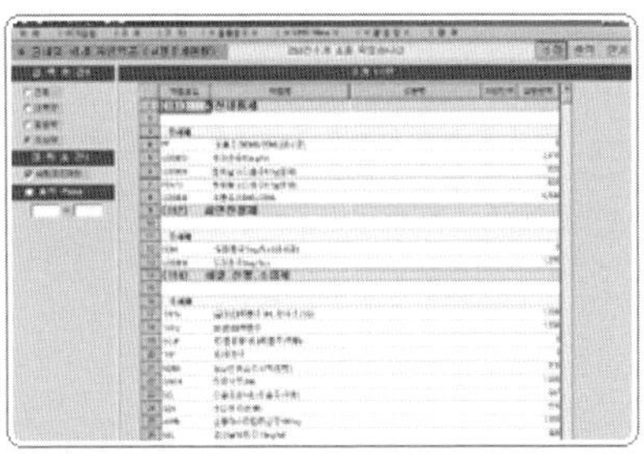

▶ 수술기록지

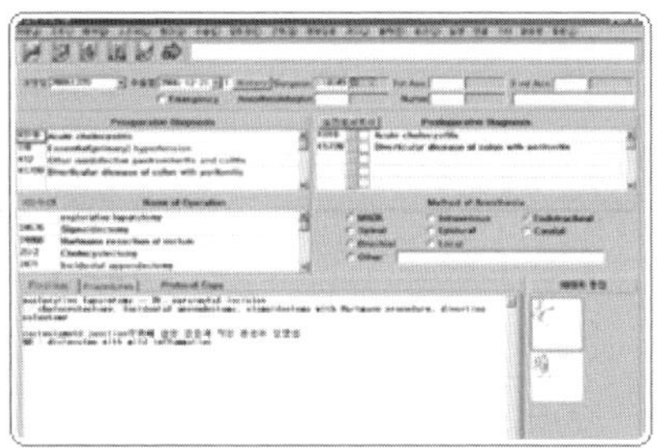

▶ 이미지 기록

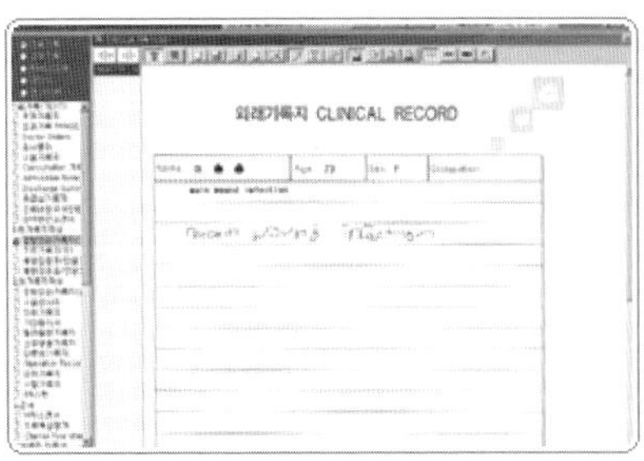

▶ 내시경 결과 보기

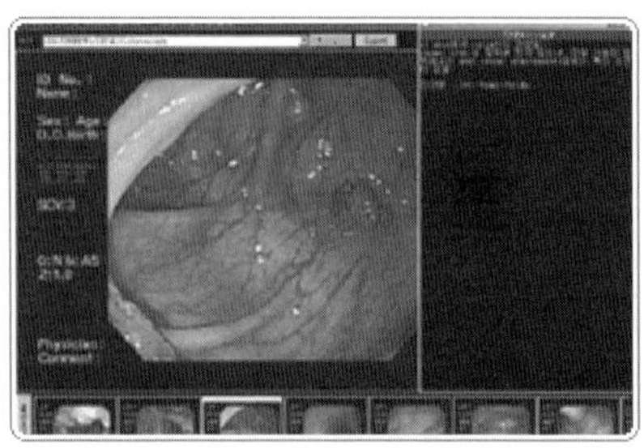

▶ 일자별 검사 결과

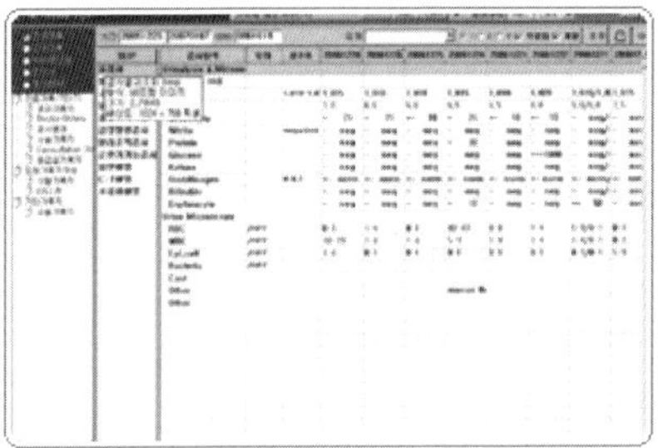

▶ Vital Sign

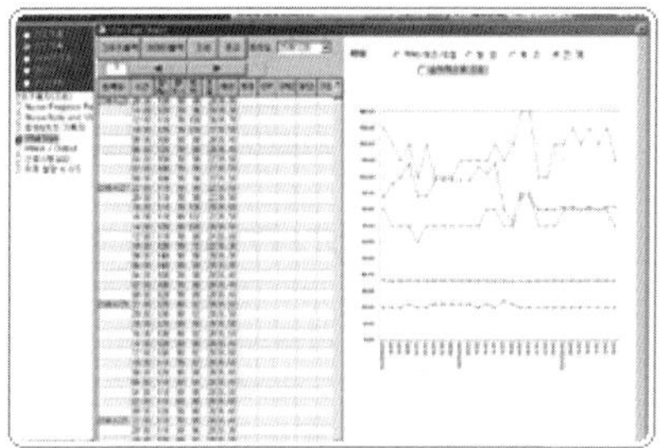

그림 8-14 EMR의 주요 화면 영상

8-3. 전자의무기록의 발전과정

1. 전자의무기록의 역사

의료서비스와 의료정보 요구는 날로 복잡해지는 한편, 컴퓨터를 이용한 정보처리 기술은 눈부시게 발전하는 것에 힘입어, 지난 25년 동안 컴퓨터 기술에 기초한 전자의무기록시스템을 개발하려는 노력이 꾸준히 진행되어 왔다.

의무기록의 역사는 히포크라테스 증례기록에서부터 찾을 수 있으며, 이는 시간흐름의 순서에 따라 기록한 후, 환자 스스로가 관찰한 증상을 중심으로 기술하고 환자가 회복되거나 사망하기 전까지의 증상 징후에 관련된 내용을 기술하였다.

표 8-7 전자의무기록의 역사

구 분	의 미
1819년	레넥(Laennec)의 청진기 발명 후 의사가 관찰 중심으로 기록
1880년	미국 William Mayo 의사는 메이요크리닉(Mayo Clinic)의 집단진료(Group Practice)중심 의무기록 : 현대적 의무기록의 원형
1907년	플럼머가 환자 1인당 하나의 "환자중심" 의무기록 체계 권고
1920년	메이요클리닉 관리부서 : 모든 의사는 의무적으로 기록해야할 데이터 셋트(Set) 지정(현재 의무기록의 기본 틀)
1940년대	구조화된 의무기록 요구
1960년대	컴퓨터 기반의 병원정보시스템 출현 문제중심의무기록(POMR : Problem Oriented Medical Record)

미국을 비롯한 선진국에서는 기존의 종이의무기록을 전산화하는 수준에서 한 단계 발전하여 기존에 의무기록에 기재되어 있는 내용보다 더 많은 환자정보를 새로운 틀에 의해 정보화 하는 CPR(Computer-based Patient Record)을 개발하였으며, 이는 전자의무기록이 발전해 나가야 할 최종 목표라 할 수 있다. CPR시스템을 개발을 위한 사전준비와 구현시 어려움은 다음 표 8-8과 같다.

표 8-8 CPR 시스템을 위한 사전준비와 구현시 어려움

구 분	의 미
CPR 위한 사전준비	① 의학용어의 통일화 작업 ② 표준화작업 추진 ③ 환자정보 노출기준 마련 ④ CPR 관련 기술과제 연구 ⑤ CPR 추진을 위한 기구 설립
CPR 구현시 어려움	① 복잡한 진료자료와 지식의 모델링이 필요 ② 의학용어의 표준화(ICD, SNOMED, MeSH, UMLS 등) ③ 인간적인 측면(Human Interface, 보안, 비밀보장 등) ④ H/W, S/W, N/W등에 소요되는 막대한 비용 ⑤ 보건의료 인력에 대한 컴퓨터 교육 훈련의 부족

전자의무기록의 최종단계인 CPR을 목표로 발전과정 중에 여러 수준의 전자의무기록의 발전형태가 나타나고 있는데, 1981년에 미국에서 설립된 미국의무기록연구소(MRI)에서는 전자의무기록의 발전 형태는 다음 표 8-9와 같이 5가지 단계로 구분하여 정리하였다. 여기서 EMR과 CPR을 구분하였다.

의무기록은 그동안 환자진료를 제공하는 의료전문인에 의해 작성된 것에서 앞으로는 환자 본인이 직접 자신의 과거, 현재의 건강과 진료를 포함하여 생활력과 건강력의 적합한 데이터를 입력하고 관리하는 환자중심의 개인건강기록(PHR : Personal Health Record)의 개념으로 정의되어 발전할 것이다.

개인건강기록(PHR)은 개인이 건강에 관한 여러 가지 결정을 내리는 데 사용할 수 있는 전자 형태의, 언제 어디서나 평생 사용할 수 있는 건강정보 리소스이다. 사람들은 헬스케어 서비스 제공업체와 개인이 제공한 PHR에서 자신의 정보를 소유하고 관리하며, PHR은 액세스 권한을 관리하는 담당자가 있어 보안이 유지되고 안전한 환

표 8-9 전자의무기록의 발전형태

형 태	의 미
AMR (Automated Medical Record)	• 보험청구, 원무관리 등의 업무를 부분적으로 전산화 • 처방입력 · 결과보고의 전산화 • 디지털 녹음방식을 통한 진보된 환자정보수집 • 방사선과, 임상병리, 약국 등의 개별 전산화 • 의무기록 정보가 부분적으로 전산화되어 개별적으로 저장
CMR (Computerized Medical Record)	• 기존의 종이 의무기록을 스캔하여 인덱스가 구성된 이미지 형태로 저장 • 서명을 포함한 의무기록지의 정보구조를 그대로 유지하게 되어 일명 의무기록영상시스템(Document Image System)
EMR (Electronic Medical Record)	• 병원정보시스템을 구축하여 네트워크 환경에서 의무기록을 검색할 수 있도록 구현한 형태 • 이 단계부터 의료정보 보안시스템을 중요하게 인식
CPR (Computer-based Patient Record) EPR(Electronic Patient Record)	• 기존의 의무기록에 환자관련정보를 포함하여 기록하는 형태 • 국가적 또는 국제적으로 표준화되어 정보의 호환성이 필요 • 이 단계에서 원격진료 및 국제적 연구가 활성화
EHR (Electronic Health Record)	• 환자의 모든 의료정보 외에 평소 건강관련 정보(예 : 식습관, 흡연습관, 예방접종 등)를 기록하는 형태 • 한 사람의 평생 모든 건강관련 정보를 필요 시 검색 가능

경에서 유지 및 관리된다. PHR은 보건 서비스 제공업체가 제공하는 법적 의무 기록과 별개의 것이며, 법적 의무 기록을 대체하는 것은 아니다.

전자건강기록(EHR : Electronic Health Record)은 디지털 형식의 개인의 의료 기록을 의미한다. 전자건강기록시스템은 컴퓨터를 사용하여 개인의 건강기록을 저장하고 이용하는 것이다. EHR은 일반적으로 컴퓨터에 저장된 것을 네트워크를 통해서 액세스하며, 이 네트워크는 여러 곳이나 여러 소스에서 제공하는 EMR(전자의무기록)으로 구성될 수 있다. EMR에 일반적으로 포함되는 여러 가지 데이터 형식 중에는 환자의 실태적 인구통계, 의무기록, 약품 및 알레르기 목록, 연구실 테스트 결과, X-레이 사진, 과금기록 및 세부 지시 사항 등이 있다. 여기서 PHR과 EHR의 주요 차이점은 PHR의 경우, 개인이 정보를 통제하지만, EHR의 경우에는 의사 또는 병원, 그리고 병원과 의사가 함께 정보를 통제한다는 것이다.

2. 전자의무기록의 현재

1) 환자 중심 건강기록

환자와 의사의 양자 구도라는 전통적 의료 시스템의 구성은 보건의료 분야의 급속한 확장과 세분화에 따라 다양한 전문분야가 함께 참여하는 복잡한 시스템으로 변화했다. 보건의료에 관련된 모든 분야는 의무기록과 긴밀한 관계를 갖고 있다. 그러나 각 해당 분야마다 서로 다른 관점에서 자료를 수집하고 기록 관리한다.

병원의 행정직이나 경영자, 혹은 보험회사는 의료인과는 다른 자료에 관심을 갖는다. 정책 입안자나 연구자들도 각각의 목적에 따라 서로 다른 관점을 갖는다. 의료인 사이에서도 의사와 간호사, 약사 등이 서로 다른 관점에서 자료를 수집하고 재구성한다.

다양한 분야의 관련자들이 매일 매일 환자에 대한 정보를 수집하고 입력하고 의사결정에 사용한다. 물론 환자들 스스로도 자신의 기록을 직접 갱신하는 일이 많아졌다.

성별이나 연령과 같은 동일한 자료도 어떻게 사용되는가에 따라 의료정보, 간호정보, 혹은 행정정보로 달리 사용될 수 있다. 흔히 간과하기 쉽지만 이러한 관련 분야 간의 관점 차이는 새로운 정보시스템을 구축할 때 상당한 갈등과 시행착오의 원인이 되는 중요한 전략적 고려사항이다. 그러나 환자의 최대 편익과 건강 향상이라는 의료의 근본적 목적에서 볼 때, 환자 중심 기록 방식이 단일한 통합 관점을 제공하는 최선의 방법이다.

2) 컴퓨터 기반 의무기록

기존 종이 기반 의무기록의 단점들이 상당 부분은 디지털 매체와 컴퓨터 기술을 이용한 의무기록시스템을 도입하면 쉽게 해결될 수 있다. 디지털 기술을 이용하면 작은 공간에 대량의 정보를 저장할 수 있고, 멀티미디어형의 데이터도 통합 관리할 수 있다. 정보 저장 매체의 가격은 날로 저렴해지고 정보처리 속도는 점점 더 향상되고 있다.

전자화된 기록은 종이 기록보다 읽기 쉽고 정확하다. 구조화된 입력 양식을 사용하면, 더욱 상세하고 완전한 기록을 얻을 수 있으며, 기록의 질도 향상된다. 일단 디지털화된 자료는 필요에 따라 텍스트뿐 아니라 도표나 플로우차트와 같이 다양한 형식으로 나타낼 수 있으며, 판독 시간을 줄여주고 정확도를 높여준다. 자료 접근성이 향상되고 24시간 어느 곳에서나 여러 사람이 동시에 자료에 접근하는 것이 가능하게 되어 보건의료시스템 간의 정보공유와 의사소통이 촉진된다고 하겠다.

전자화된 의무기록은 진료의 질을 향상시킨다. 온라인상에서 처방을 입력할 때 자동으로 활성화되도록 고안된 지능적 에이전트 프로그램들을 통해서, 각 약물과 약물 간 상호작용을 검색하고, 환자의 임상상태를 확인해서 처방중인 임상의사에게 적절한 경보나 기억 보조프로그램을 동작시켜서, 사람들이 흔히 범하기 쉬운 실수를 미연에 방지해 주는 것만으로도 진료의 질이 크게 향상되는 것이 증명되었다. 각각의 처방과 처치에 관한 정보 및 가이드라인, 문헌정보 등도 손쉽게 검색할 수 있게 된다.

전자의무기록과 연계된 지능적 에이전트 프로그램들의 유용성은 특히 만성의 복합 질병을 앓고 있는 환자 치료 혹은 에이즈의 치료와 같이 빠르게 변화하는 분야에서 더욱 효과적이다. 전자화된 의무기록은 진정으로 환자중심건강기록시스템의 구축을 가능하게 한다. 현재의 종이기반의무기록시스템으로 많은 의료기관에 정보교환이 불가능한 비표준화된 언어로 작성되어 각각 흩어져 있는 임상기록 전부를 통합적으로 재구성하는 것은 불가능한 일이다.

현재 전자의무기록을 도입한 의료기관의 경우 새롭게 발생하는 의무기록은 전산으로 입력 · 저장 · 사용하고 있으며, 과거 의무기록은 이미지 파일 형식으로 저장, 사용하고 있다. 물론 의료기관 내의 모든 기록을 전산화했다고 하지만 일부 미흡한 부분이나 전산화가 어려운 부분도 남아 있는 상태인 것이 현재의 실태이다.

궁극적으로 지능적인 전자의무기록시스템을 구축하기 위해서는 자료를 "컴퓨터가 이해할 수 있는 형태"로 가공해야 한다는 해결과제가 있다. 또한 의료정보의 보안, 사적비밀 보장, 신뢰보장 등을 지키기 위한 정책적, 제도적, 기술적 해결방법의 수립도 필수적이다.

3. 전자의무기록의 표준화

전자의무기록의 서식에 내용들을 입력할 때 의료진이 사용하고 있는 언어를 컴퓨터가 이해할 수 있는 언어로 표현할 수 있도록 하는 용어체계이다. 이러한 용어체계에는 ICD(International Classification of Disease), UMLS(Unified Medical Language

System), SNOMED(Systematized Nomenclature of Medical) 등이 있다. 이들 언어 체계는 계속 새롭게 변경되어 발전되고 있다. 따라서 각 의료기관에 맞는 용어체계를 선택하여 변환작업을 해야 할 것이다.

전자의무기록의 기반에서 의료정보의 교환과 공유를 위해서 표준용어체계인 UMLS, SNOMED 등의 임상용어, ASTM E1384와 같은 의무기록 내용, 간호정보, 영상정보, 검사정보, 약품정보, 물류정보 등이 표준화되어야 한다.

또한, 의료정보의 전송 표준을 위한 HL7(Health Level Seven), DICOM(Digital Imaging and Communication in Medicine) 등 전자적 통신을 위한 네트워크 통신 프로토콜의 표준화, 그리고 미국의 HIPPA와 같은 안전하고 효율적인 전자의무기록 사용과 관리를 위한 제도적 · 법적 장치의 표준화가 먼저 이루어져야 한다. 그 중에서 의료서비스를 표준화하는 ASTM과 의료정보의 전송 표준이 HL7을 살펴보면 다음과 같다.

첫째, 표준화기구 중 하나인 ASTM(American Society for Testing and Materials)은 1898년에 미국에서 조직되어 134개 분야에 표준화 위원회를 두고 있는 단체이며, 그 중에서 의료서비스의 표준화를 연구하고 생산자, 사용자 그리고 소비자들에게 세미나 등을 개최하여 검사방법, 규격, 분류, 안내 및 용어의 표준을 제공하고 있으며, 매년 68권의 「Annual Book of ASTM Standard」 책자를 발간하고 있다.

ASTM에서는 의료서비스에 관련된 모든 내용에 대해 E1374라는 표준안을 만들었으며 이것은 의료정보관련 표준안인 HL7과 연계하여 제정되고, 두 단체에서 나오는 표준안의 포맷과 메시지 구조가 동일하게 구성되어 있으며, 의료정보관련 표준안 중에서도 ASTM E1384의 내용은 CPR로 가기 위한 논리적인 구조와 깊이 있는 내용에 대한 표준을 제시하며 의료정보 표준화작업 중 가장 먼저 해야 할 일에 대한 상세한 지침을 기술하고 있다. 즉, ASTM은 논리적 구조의 명확화, CPR 구성요소 간의 관계의 명확화, 데이터 간의 논리적 관계의 명확화, CPR 개발 또는 구축시 참고자료 활용, CPR의 내용과 현행 챠트 내용의 대응관계를 명확화하기 위한 것으로 의료정보 표준안의 주요 목표가 되고 있다.

국내 실정에 맞게 표준화된 CPR의 세부항목과 내용은 ASTM에서 채택하고 있는 환자기록 객체 모델 방식에 의해 실체 관계를 중심으로 데이터 간의 논리 구조를 확정해야 한다.

둘째, HL7은 보건의료정보시스템 간 정보의 전자적 교환을 위한 국제수준의 유일한 사실 표준이다. HL7은 임상진료와 관리, 전달 및 의료서비스의 평가를 지원하는 데이터의 교환, 관리 및 통합을 위한 표준을 만들어주기 위하여 융통성, 비용 효과적 접근, 표준, 지침, 방법론을 제공해주고 의료정보시스템의 상호연계와 전자의무기록의 공유를 가능하게 한다는 목적이 있다.

8-4. 전자의무기록의 프로세스

1. 전자의무기록의 처리과정

의무기록 정보처리를 위한 작업 단계의 실제는 의무기록의 전산화 관리의 실례를 기술하여야 하며, 실제 전산화를 위한 세부 작업을 추진하는 과정에서 대부분의 전산 프로그래머들이 의무기록실 업무에 대하여 잘 알지 못한 실정이어서 이들에게 의무기록실 업무를 충실히 설명하여 이해시키는 일이 큰 난제 중 하나로 대두하게 된다.

전산화되어야 할 사항에 대한 정확한 규명이 우선되어야 할 것이며, 아울러 프로그래머에게 충분한 설명을 하여 이해와 협조를 받을 수 있도록 유도하여야 한다. 실무자로서 더욱 바람직한 조건은 전산에 대한 기본적인 지식과 능력이 있다면 업무추진의 속도를 가속화시킬 뿐 아니라, 전산화를 함으로써 프로그램 작성에 크게 도움이 될 수

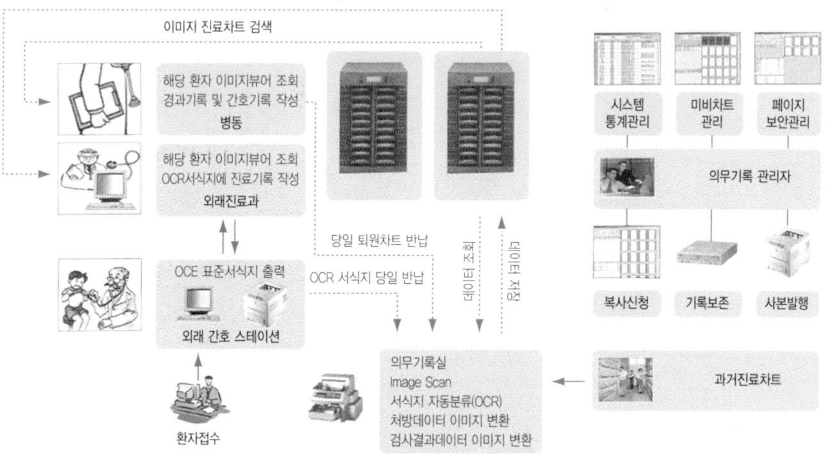

그림 8-15 전자의무기록시스템의 정보처리 관계도

있을 것이다. 전자의무기록시스템의 개발을 위해서는 사용자 요구분석 및 정보시스템의 분석이 필요하며, 임상진료 정보와 의학지식의 공학적 모델링과 표준화도 함께 수행되어야 한다. 전자의무기록시스템의 정보처리 관계도는 그림 8-15와 같고, 전자의무기록의 정보처리 단계는 다음 표 8-10과 같다.

표 8-10 전자의무기록의 정보처리 단계

단 계	의 미
1단계	의무기록지의 흐름을 단계별로 분석하여서 분석표를 작성한다.
2단계	분석된 각 업무의 목적과 성격을 기술하여 정리한다.
3단계	기술된 각 업무의 목적과 성격에 따라 세부적인 진행과정을 결정한다.
4단계	결정된 세부과정은 타 업무와의 연관성을 재검토하고 수정하여 전산 프로그래밍을 위한 업무 흐름도를 완성한 후 프로그래머에게 넘긴다.
5단계	완성된 전산 프로그램을 실제업무에 적용하면서 테스트하고 수정 · 보완되어야 할 항목들을 점검하고 이에 대한 Checklist(체크리스트)를 작성한다. 이 단계에서 종래의 수작업과 병행하여 업무를 수행하여서 전산 프로그램의 정확성과 안전성에 대한 체크를 하여야 한다.
6단계	체크리스트에 따라 프로그램을 수정, 보완 후 실제업무에 전산을 이용한다.

2. 외래진료의 의무기록 업무흐름

구 분	내 용
외래 신환진료와 의무기록 업무	① 신환 접수창구에서 환자의 인적사항, 진료과, 진료의사, 진료시간에 관한 정보를 전산 입력하게 된다. ② 환자의 병원등록번호와 진찰카드가 자동으로 생성된다. ③ 환자의 외래의무기록지가 인쇄되어 출력된다. ④ 의무기록실에서는 신환 등록 환자의 바코드 스티커가 자동생성 된다. ⑤ 생성된 바코드 스티커를 의무기록지 홀더 표지의 정해진 위치에 붙인다. ⑥ 환자는 상기 ②, ③을 가지고 진료과로 가서 간호사에게 제시하고 진료 순서를 기다린다. ⑦ 진료가 끝난 환자는 필요한 검사 또는 처방 등에 대한 수납 후 처치, 처방을 받은 후 귀가한다. ⑧ 진료가 끝난 후 의무기록지가 기록실로 반납된다. ⑨ 반납된 의무기록지는 미리 준비하여 놓은 홀더에 정리하여 철한다.

외래 구환진료와 의무기록 업무	① 구환 접수창구에서 환자의 진료과, 진료의사, 진료시간에 관한 사항이 입력된다. ② 환자는 접수증을 갖고 진료과로 가서 간호사에게 제시하고 진료순서를 기다린다. ③ 의무기록실에는 환자의 기록지 대출요구서가 자동으로 프린트 아웃된다. ④ 의무기록실에는 환자의 기록지 대출요구서에 해당하는 챠트를 검색하여 바코드 판독을 한 후 진료과로 보낸다. ⑤ 진료가 끝난 반납된 의무기록지는 바코드 판독한 후 파일링 한다.
외래 예약진료와 의무기록 업무	① 환자가 예약 접수창구에서 진료를 받고 싶은 진료과, 일시, 의사를 지정하여 예약을 한다. ② 예약에 관한 모든 사항은 예약창구에서 전산 입력된다. ③ 의무기록실에서는 매일오후 다음날의 예약 진료환자의 리스트를 출력하여서 예약 환자의 종류를 신환과 구환으로 구분한다. ④ 다음날 진료가 개시되기 전 바코드 판독을 한 후 기록지를 해당 진료과로 보낸다. ⑤ 지료가 끝난 반납된 의무기록지는 바코드 판독을 한 후 파일링한다.

3. 입원진료의 의무기록 업무흐름

구 분	내 용
신환 입원환자	① 입원 등록창구에서 환자의 인적사항, 입원과, 진료의사, 병실 등에 관한 정보를 입력한다. ② 환자의 병원등록번호와 진찰카드가 자동으로 생성되어 의무기록지가 출력된다. ③ 의무기록실에서 신환 등록환자는 바코드 스티커가 자동 생성된다. ④ 생성된 바코드 스티커를 Folder(폴더)에 부착하여 입원 의무기록일지 폴더를 만들어 입원절차를 거친 후 정해진 장소에 보관한다. ⑤ 입원 진료 후 의무기록지가 반납되면, 이미 만들어진 폴더에 기록지를 정리하여 철한 후 분석업무 절차로 넘어간다.
구환 · 재 입원환자	① 입원 등록창구에서 환자의 진료 카드를 읽으면 환자에 관한 기본 정보가 자동 입력된다. ② 의무기록지에서는 의무기록 대출요구서가 자동으로 출력된다. ③ 기록실 담당자는 해당 의무기록지를 색출하여 바코드 판독을 한 후 병동 보조원이 가져 온 대출서를 받고 의무기록지를 대출한다. ④ 환자가 퇴원한 다음날 의무기록지가 기록실로 반납되면 반납 확인을 한 후 바코드 판독을 하여 반납 정보가 입력이 되도록 한다.

4. 전자의무기록의 안전관리

국내에서도 의료기관 전자의무기록시스템(EMR) 도입이 급속도로 확산되고 있다.

EMR은 진료 중 발생한 환자의 모든 정보를 전산화함으로써 의료기관의 수기 작업을 최소화한 것으로 단순한 형식의 전환을 넘어 환자 대기시간 감소 및 정보저장의 편의성, 환자기록에 대한 의료인의 접근 용이성, 정보의 다양한 활용, 비용절감 등 유무형의 가치가 엄청나기 때문에 점점 더 도입이 일반화되어 가는 현실이다.

의료기관에서 전자의무기록이 일반화되면 가장 중요한 것이 진료정보의 안전일 것이다. 환자가 자신의 진료정보를 알리고 싶지 않은 권리가 보호되어야 하고, 당사자의 허가 없이 유출되지 않도록 환자 정보의 비밀보장이 되어야 한다.

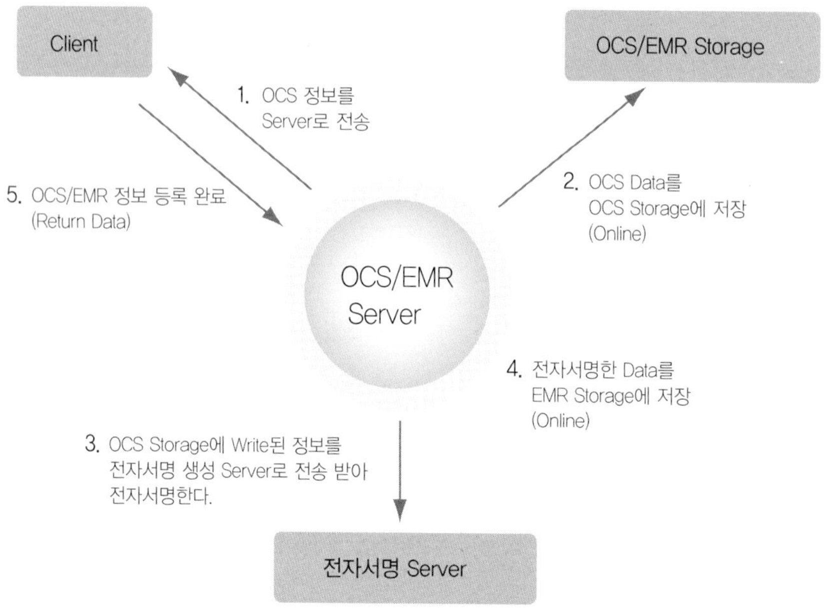

그림 8-16 의료정보보안표준에 의한 EMR의 전자서명

이에 따라 정부는 1999년 7월부터 전자서명법이 발효되었고, 이법이 의무기록정보의 전송에도 적용되므로 의료기관간에 진료정보를 교환할 수 있는 기반으로 구축되었다.

2002년 3월 정부는 전자의무기록의 의료법 개정을 "진료기록부 등을 전자서명법에 의한 전자서명이 기재된 전자문서로 작성 · 보관할 수 있다"라고 규정함으로써 전자의무기록 도입을 위한 법적근거를 마련하였다. 다음은 2008년 2월 29일 개정된 의료법 내용이다.

전자의무기록의 의료법 개정안

제22조(진료기록부등)

① 의료인은 각각 진료기록부 · 조산기록부 · 간호기록부, 그 밖의 진료에 관한 기록(이하 "진료기록부등"이라 한다)을 갖추어 두고 그 의료행위에 관한 사항과 소견을 상세히 기록하고 서명하여야 한다.

② 의료인 또는 의료기관의 개설자는 진료기록부등(제21조의 2제1항의 규정에 의한 전자의무기록을 포함한다. 이하 제33조 제2항에서 같다)을 보건복지부령이 정하는 바에 의하여 보존하여야 한다.〈개정 2008.2.29〉

제23조(전자의무기록)

① 의료인이나 의료기관의 개설자는 제22조의 규정에 불구하고 진료기록부등을 「전자 서명법」에 따른 전자서명이 기재된 전자문서(이하 "전자의무기록"이라 한다)로 작성 · 보관할 수 있다.

② 의료인이나 의료기관의 개설자는 보건복지부령이 정하는 바에 따라 전자의무기록을 안전하게 관리 · 보존하는데 필요한 시설 및 장비를 갖추어야 한다.〈개정 2008.2.29〉

③ 누구든지 정당한 사유 없이 전자의무기록에 저장된 개인정보를 탐지하거나 누출 · 변조 또는 훼손하여서는 아니 된다.

이러한 의료법 규정으로 인해 전자의무기록 도입을 위한 법적 근거를 마련하였고, 그 이후 여러 가지 세부 규칙을 준비하고 있는 실정이다. 이후 2002년 12월 30일 의료법 시행령 및 시행규칙 개정안에서 전자의무기록을 도입하기 위해서는 위 · 변조를 방지할 수 있는 장치와 백업저장장치 등을 갖추도록 하는 등 세부 시행규칙을 마련하였다.

전자의무기록의 의료법 시행규칙

제16조(전자의무기록의 관리 · 보존에 필요한 장비)

법 23조 제2항에 따라 의료인이나 의료기관의 개설자가 전자의무기록을 안전하게 관리 · 보존하기 위하여 갖추어야 할 장비는 다음 각 호와 같다.

① 전자의무기록의 생성과 전자서명을 검증할 수 있는 장비

② 전자서명이 있은 후 전자의무기록의 변경여부를 확인할 수 있는 장비

③ 네트워크에 연결되지 아니한 백업저장시스템

제18조의 2(전자의무기록의 관리 · 보존에 필요한 장비)

법 제21조의 2제2항의 규정에 따라 의료인 또는 의료기관의 개설자가 전자의무기록을 안전하게 관리 · 보존하기 위하여 갖추어야 할 장비는 다음 각 호와 같다.〈본조 신설 2003.10.1〉

① 전자의무기록의 생성과 전자서명을 검증할 수 있는 장비

② 전자서명이 있은 후 전자의무기록의 변경여부를 확인할 수 있는 장비

③ 네트워크에 연결되지 아니하는 백업저장시스템

5. 전자의무기록시스템의 문제점

병원조직을 구성하는 직종과 전문분야가 다양하여 다른 산업과 같이 단일 권한체계를 기초로 한 조직형성이 어렵고, 의사, 간호사, 약사, 의료기사 등 의료 전문 인력으로 구성된 진료부서와 행정 관리층에 의한 관리부서가 이원적인 지배체계로 공존하여 병원조직관리 상에 어려움이 있어 병원업무의 전산화가 타 업종의 전산화보다 어렵다.

특히, 의무기록을 전산화하기 위해서는 표준화된 의무기록방법이 필요하며, 의사의 업무 중 의사의 지시기록지의 전산화 및 처방전달시스템 구축은 전산화의 효과가 크지만, 의사의 지시기록지 이외의 환자의 병력, 의학적 소견 및 경과 기록지는 전산화의 효과가 크지 않다는 점이 그동안 의무기록 전산화 구축에 의사의 호응을 얻기 힘든 부분이었다.

의무기록을 전산화하기 위해서 의료진과 전산 인력의 상호 협조가 요구되는데, 의료진은 전산에 대한 지식이 적고 전산 인력은 의료에 관한 지식에 한계가 있어 상호 협조가 쉽지 않다. 의료의 특성상 의료는 환자의 생명을 다루기 때문에 항상 많은 예외성을 가지고 있으며, 의료 업무에서는 환자를 위해서는 어떤 일이라도 할 수 있기에 병원 업무를 전산화하는 것은 일반기업의 업무를 전산화하는 것에 비해 어려운 점이다.

EMR 시스템을 효과적으로 구축한 다는 것은 그리 쉬운 일이 아니다. 단순히 컴퓨터에 의무기록을 남기면 되는 것 같지만 무엇보다 병원에서 사용되고 있는 용어의 표준화가 가장 중요하다. 그리고 각 과의 특성을 살려서 시스템을 구축하여야만 효과적인 정보관리가 가능해진다. 그리고 일반적으로 EMR 구축의 가장 큰 목적 중 하나인 Paperless를 충족시키기 위해 종이를 노트북이나 데스크탑 등으로 대체하다 보니 컴퓨터 사용에 익숙하지 못한 사용자들은 거부감을 가질 수 있고, 그 거부감을 상쇄시키려다 보니 주로 모든 메뉴를 Dropdown 방식으로 프로그램을 개발하게 되면서 대단히 복잡한 프로그램이 되고 있는 것이 현실이다. 따라서 EMR시스템 개발자 중에는 기존의 종이양식을 그대로 화면에 구현하여 입력을 하는 것들도 있는데 이러한 프로그램들은 데이터에 대한 통계를 내기가 좀 어려운 점이 있다. 또 병원 중에는 막대한 예산으로 전자의무기록시스템을 구축하고서도 종이차트를 대체하지 못해 실무자나 관리자가 이중고를 겪고 있는 사례도 있다.

의무기록을 전산화하면 경과기록지에 입력한 내용이 진료비의 계산과 검사 결과의 처리 및 보고까지 사용되므로 업무의 처리와 자료의 저장이 기존의 전산화와는 전체적으로 다른 관점에서 설계되어야 한다. 의무기록을 전산화하기 위해서는 대용량의 하드웨어를 구입하고 여러 부서의 업무를 전산화하는데 소요되는 초기 비용이 크다는 점과 전산화된 의무기록의 진료정보를 어느 기간 동안 보관하는데 있어서 진료의사와 의료정보 전문가 간에 보관기간에 대한 의견이 다른 점도 고려되어야 한다.

의무기록이 전산화된 병원에서 하드웨어에 장애가 있으면 환자진료수를 수행할 수 없는 경우도 있으며 만약 저장된 정보가 손실되면 환자의 진료에 지장이 있을 수도 있다.

또한, 진료의사에서 발생하는 정보가 의무기록의 전산화에 반드시 포함되어야 하는데 이 정보를 의사가 직접 컴퓨터에 입력하기 위해서는 고급인력인 의사에 대한 많은 교육이 필요하다. 또한 의료진에서 발생하는 정보를 의료진이 직접 입력하지 않고 별도의 입력요원이 입력할 때에 입력오치가 있어 환자의 진료에 지장이 있을 수 있다.

현재 사용하고 있는 종이기반의무기록은 시간이 짧게 걸리고, 기록이 용이하며 이동이 쉽다는 장점이 있어 현재까지 사용되고 있으나, 지난 수십년 간 많은 정보통신기술의 발전과 의무기록의 용도의 변화에 적절히 대처하지 못함에 따라 여러 가지 문제점을 지니고 있다.

관리상의 문제로서 의무기록을 분석하거나 알아보기 힘들거나 부정확한 경우가 많다는 점이다. 또한, 인구의 노령화와 만성병 위주로의 질병구조의 변화, 새로운 검사, 진단 방법과 치료방법에 의하여 의무기록이 점점 두꺼워짐에 따라 의무기록을 보관할 공간이 문제시되어 왔다.

의무기록 기술 양식상의 문제로 의무기록의 기술양식이 체계적이지 못함에 따라 복합적인 질환을 가진 장기 환자인 경우 의무기록을 통한 정보검색이 시간이 걸린다는 점이다. 또한 의무기록이 기술하는 용어가 표준화되어 있지 않고 필요한 내용이 충분히 기재되어 있지 않은 점도 전자의무기록 구축을 어렵게 한 부분이다.

또한. 한 환자가 하루에 2~3개 과에서 진료를 받거나, 의사들이 의무기록을 제대로 반납하지 않거나, 의무기록실 내에서 잘못 배열시에 의무기록을 이용할 수 없다는 문제점을 지니고 있다. 환자에 대한 정보의 통합화 문제점은 환자의 입원에 관한 정보와 외래에 관한 정보가 체계적으로 연결되어 있어야 하나 그렇지 않은 경우와 또한 병원 간에 환자진료에 대한 정보의 교환이 제대로 이루어지지 않아서 불필요한 검사나 진단이 이루어지고 있다는 점이다.

8-5. 전자의무기록의 발전방향

의학 전문지식 전반에 대한 이해가 깊어지면서 최근의 의료정보시스템들은 단순한 정보처리를 넘어서 좀 더 정교한 지식 공학적 모델링을 사용하고 있다. 시스템들이 점점 더 지능적으로 진화해 가고 있으며, 전자의무기록시스템은 현재 개발되어 보급되고 있는 영상 EMR시스템과 나아가 다양한 전문가시스템, 의학적 의사결정지원시스템, 의료정보 데이터베이스들과 통합되어 지능적 통합시스템으로 발전하고 있다.

지난 25년 동안 서로 다른 환경에서 개발된 이기종의 시스템들이 객체지향기술, 인터넷 기술과 의학용어 표준화 등에 힘입어 통합되기 시작함으로써 소위 월드와이드 의료데이터베이스에 관한 논의가 활발하게 진행되고 있다.

상이한 시스템 간의 복합문서 정보들을 공통적으로 표현하여 호환성을 높이기 위해 생성언어를 정의한 국제표준 메타언어인 SGML(Standard Generalized Markup Language : 표준범용문서생성언어)과 같은 문서처리 기술의 대두는 주로 반복 자료를 다루도록 고안된 전통적 DBMS의 한계점을 극복해주고, 객체지향기술은 일부 WWW 페이지에 사용되는 문서 형식 언어인 XML(Extensible Markup Language : 확장성 생성 언어)기술과 HL7 메시징시스템과의 결합을 통해 빠른 속도로 전 세계적인 통신망인 인터넷기술과 결합하고 있다.

작은 카드에 대용량의 의료정보를 안전하게 보관할 수 있는 스마트카드 기술이나, 휴대용 PDA(Personal Digital Assistance), 무선LAN, ITI(Internet Telephony Integration) 등의 무선기술을 의료정보시스템으로 통합하는 연구가 진행 중이며 이미 상당수의 상용 제품이 선보이고 있으며, 적재적시에 필요한 의료정보를 전달하는 의료정보 전달에 관한 연구도 무르익고 있어서 범세계적인 의료통신망의 구축으로 진료의 연속성과 효율성이 향상되고 언제 어디서나 최적의 진료서비스의 혜택을 받을 수 있게 될 것이다.

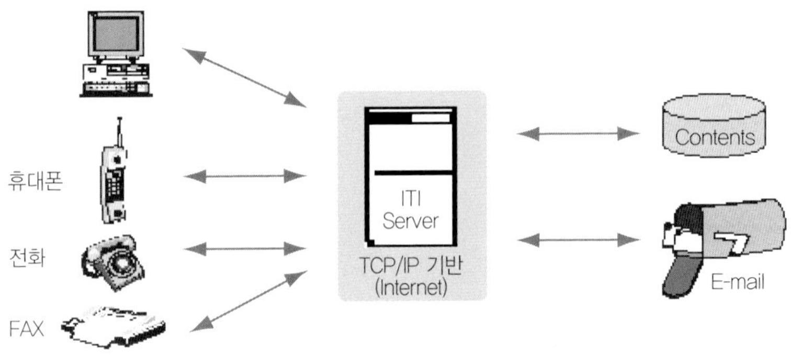

그림 8-17 ITI(Internet Telephony Integration) 기술 개념도

전자의무기록 도입을 통한 의료정보 흐름의 근본적 변화는 의료인 사이의 정보 흐름을 변화시킬 뿐 아니라, 환자에게도 의료정보를 제공하도록 촉진함으로써 새로운 보건의료서비스 전달 시스템의 구축을 앞당길 것이다.

앞으로 u-Health라는 병원에만 존재하는 의료의 개념이 모든 물리적 환경, 즉 우리 일상생활의 모든 환경 또는 언제 어느 장소에도 존재한다는 개념으로 일반화 된다면 환자, 노약자, 장애자들이 생활하는 주택을 대상으로 실시간 모니터링을 통한 재택진료 등이 가능하다는 것이다. 전자의무기록은 이러한 환자 이동에 따른 정보의 이동, 원격진료, u-Health 등을 실현하는데 기본이 되며, 또한 모바일진료시스템 환경에서 입원 및 응급, 수술, 외래환자의 모든 검사결과, 처방내역, 진료의뢰, 회신내역, 환자의 징후 등 환자의 상태파악을 위한 정보를 언제 어디서나 실시간으로 정보를 제공할 수 있는 형태로 발전할 것이다(그림 8-18 참조).

의무기록은 그동안 환자진료를 제공하는 의료전문인에 의해 작성된 것에서 이제는 환자 본인이 직접 자신의 과거, 현재의 건강과 진료를 포함하여 생활력과 건강력의 적합한 데이터를 입력하고 관리하는 환자중심 개인건강기록(PHR)의 개념으로 정의되어 발전할 것이다.

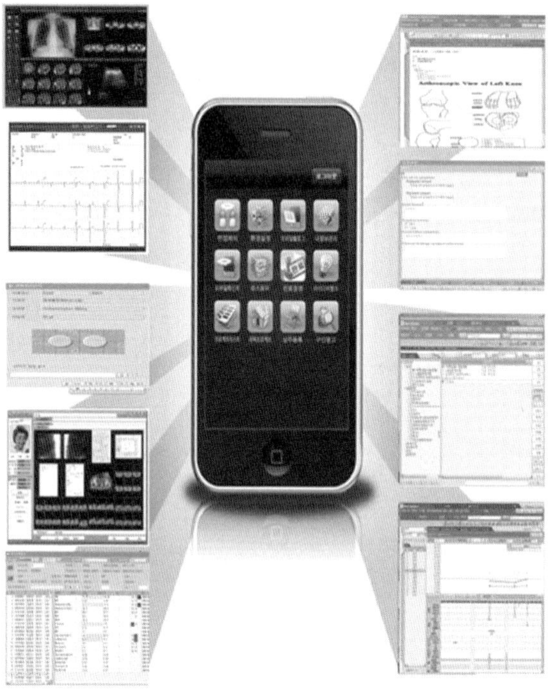

그림 8-18 Mobile OCS/EMR 실시간 입력 · 조회

연습문제

Exercises

주관식

1. 전자의무기록(EMR)시스템 등장배경에 대해서 설명하시오.
2. OCS와 EMR의 차이점을 비교 설명하시오.
3. EMR의 발전 형태를 나열하고 의미를 설명하시오.
4. EMR의 정의와 필요성에 대해서 설명하시오.
5. EMR의 정보처리과정을 설명하시오.
6. 외래와 입원진료의 의무기록 흐름에 대해서 설명하시오.
7. EMR의 현행 문제점에 대해서 설명하시오.
8. EMR의 도입 효과와 의미에 대해서 설명하시오.
9. EMR의 향후 발전 방향에 대해서 설명하시오.

연습문제 Exercises

객관식

1 다음 중 전자의무기록의 주요 내용이 아닌 것은?

① 환자가 의학적 도움을 받기 전 · 후에 환자의 건강과 질병을 설명한 것이다.
② 임상경험과 의학지식 축적, 역학 및 임상의학 연구 수행의 핵심적 기반이다.
③ 기록에는 질병경과와 관련된 발견사항, 고려사항, 검사결과, 치료정보가 담겨있다.
④ 환자의 임상진료와 관리에 관련된 모든 정보의 집합체이다.

2 환자의 진료 행위를 중심으로 발생한 업무상의 자료나 진료 및 수술 · 검사 기록을 전산에 기반한 입력 · 정리 · 보관하는 시스템을 무엇이라고 하는가?

① COSTAR　② EMR
③ TMR　④ OCR

3 다음 중 전자의무기록의 효과로 잘못 나열한 것은?

① 데이터 접근성이 용이　② 의학연구 수준의 향상
③ 단일화된 형태의 데이터 검색　④ 의사결정 및 의료의 질 보장의 활성화

4 다음은 전자의무기록의 필요성 대한 설명이다. 잘못 표현한 것은?

① 전자의무기록은 현재 개별적으로 개발되고 있는 병원정보시스템, 임상정보시스템, 의료정보데이터베이스, 의사결정지원시스템, 보건의료정보망, 그리고 의학 지식기반의 구축 등에서 가장 핵심적인 하부구조를 형성하는데 있다.
② 컴퓨터 성능이 향상 되어 진료정보를 종이에 저장하는 것보다는 컴퓨터에 저장하는 것이 보다 경제성이 있다.
③ 의료사고가 증가함에 따라 의무기록의 법적인 가치의 증가로 임상적인 치료의 내용이 체계적으로 관리되어야 한다.
④ 진료기록의 반영구적 보존과 축적된 자료의 보관은 어려우나 CRM(Customer Relation Management)으로서 활용은 용이해진다.

5 미국의무기록연구소(MRI)에서 제시한 전자의무기록의 형태가 아닌 것은?

① Automated Medical Record ② Computerized Medical Record
③ Electronic Smart Record ④ Electronic Health Record

6 전자의무기록의 데이터 접근성 향상의 효과가 가져다주는 의미가 아닌 것은?

① 필요시 쉽게 원하는 자료를 찾을 수 있다.
② 순서적으로 여러 명이 이용할 수 있다.
③ 응급환자의 경우 즉시 의무기록을 이용하여 신속한 진료가 가능하다.
④ 검사결과를 신속 조회 가능하여 환자의 불필요한 대기시간을 줄일 수 있다.

7 의무기록 Image system의 장점이 아닌 것은?

① 의무기록 조회의 용이성
② 미비기록관리의 신속성
③ 의료진의 입력 부담 경감
④ 수기 서명 후 scanning하므로 법적 문제 해결

8 다음 중 컴퓨터기반 의무기록의 특징이 아닌 것은?

① 식별의 용이성과 정확성 ② 기록자의 자율화된 입력과정
③ 객관적이고 완전한 기록을 재생 ④ 자료의 공유 및 의사 소통량 증가

9 미국에서의 외래의무기록 전산화시스템으로 메사추세츠 종합병원에서 개발된 것은?

① COSTAR ② CPR
③ TMR ④ RMRS

10 1975년 듀크대학에서 외래 환자를 대상으로 개발된 전자의무기록은?

① COSTAR ② CPR
③ TMR ④ RMRS

11 다음 내용은 전자의무기록의 발전형태이다. ( )안에 들어갈 단어는?

Automated medical record → ( ) medical record → Electronic medical record → Electronic patient record → Electronic health record

① Computerized ② Systemized
③ Integrated ④ Standard

12 다음 중 CPR system의 특징이 아닌 것은?

① data dictionary를 갖고 있다.
② 수기 서명 없이 전자서명의 법적 효력이 보장된다.
③ 다양한 검색, 조회, 출력이 가능하다.
④ 임상 연구를 위한 전산기법을 제공한다.

13 다음 중 CPR로 도약하기 위한 현안 과제가 아닌 것은?

① 많은 양의 환자 data를 입력하기 위한 의무기록 수작업
② 자료 교환을 위한 표준화 선행
③ 입력 자료의 자동 분석 및 code화
④ 환자 정보의 안전 관리 및 비밀 보장

14 의무기록 전산화의 효과가 아닌 것은?

① 비용 절감의 효과 ② 데이터에 대한 접근성 향상
③ 의사 연구 수준의 향상 ④ 환자 LOS의 단축

15 Computer based patient record의 효과를 설명한 것이 아닌 것은?

① 챠트 보관 space가 절감된다.
② 응급실 진료가 신속해진다.
③ 환자의 대기 시간이 단축된다.
④ 의무기록 내용의 비밀 유지가 훨씬 강화된다.

16 1898년 미국에서 조직되어 134개 분야의 표준화 위원회를 두고 있는 기구는?

① UPIN ② GAO
③ ASTM ④ IOM

17 ASTM의 한 부분으로 의료정보시스템 간의 데이터 교환 표준안은?

① HL7 ② CPR
③ EMR ④ ID

18 다음 중에서 전자의무기록시스템의 개선 방안이 아닌 것은?

① 가능한 텍스트 자료 축소
② 주변검사기기와 연계
③ 고해상도 이미지시스템과의 연계성
④ 수기 서명 후 스캐닝하여 법적 문제 해결

19 ASTM의 의료정보 관련 표준안 중 CPR로 가기 위한 논리적인 구조와 내용에 대한 표준을 제시하는 곳은?

① E1238 ② HL7
③ E1348 ④ UACD

20 환자의 모든 의료정보 외에 건강 관련 정보까지 포함한 한 사람의 평생에 걸친 모든 건강 관련 정보가 포함된 전자의무기록의 형태는?

① EMR ② EHR
③ EPR ④ CBPR

21 전통적인 자료수집원지향식 기록에 대한 의미가 바르게 된 것은?

가. 자료가 자료 수집원 혹은 유형별로 구분 기술
나. 구분 내에서는 주로 시간 순서로 기술
다. 문제에 관련된 의사결정 과정의 모든 내용을 구조화하여 기록
라. 진단과정에 필요한 자료의 통합이 가장 중요한 문제가 됨
마. 문진, 검진, 임상검사, 치료, 예후 등이 서로 다른 단락에 구분

① 가, 나, 다, 라 ② 가, 다, 라, 마
③ 나, 다, 라, 마 ④ 가, 나, 라, 마

22 다음 중 CPR에서 제공되는 기능 설명과 거리가 먼 것은?

① 여러 곳에서 입력되는 자료의 수집, 보관, 전달 기능
② data dictionary 기능
③ 임상 연구에 대한 전산 기법 제공 기능
④ 환자의 사생활 보호 기능

23 전자의무기록의 특징으로 옳은 것은?

가. 입력 항목에 대한 자료 사전을 갖는다.
나. 환자의 누적 진료 정보를 만든다.
다. 자료를 다양하게 검색할 수 있다.
라. 동시에 여러 사용자가 접근 가능하다.

① 가, 나, 다
② 가, 다
③ 나, 라
④ 가, 나, 다, 라

24 전자의무기록을 발전시키기 위한 표준화 기구로 옳은 것은?

가. ASTM　　나. AMA　　다. HL7　　라. WHO

① 가, 나, 다
② 가, 다
③ 나, 라
④ 가, 나, 다, 라

25 환자의 인구통계학적 정보를 위한 수집 항목으로 옳은 것은?

가. 이름　　나. 주민등록번호
다. 거주지 주소　　라. 진료비 지불 유형

① 가, 나, 다
② 가, 다
③ 나, 라
④ 라
⑤ 가, 나, 다, 라

26 전자의무기록의 발전 단계가 순서대로 나열된 것은?

가. Computerized Medical Record
나. Electronic Medical Record System
다. Electronic Health Record
라. Computer-based Patient Record System

① 가 - 나 - 라 - 다　　　② 라 - 나 - 가 - 다
③ 가 - 라 - 다 - 나　　　④ 라 - 가 - 나 - 다

27 의무기록의 데이터 구조에 대한 비교 설명으로 옳지 않은 것은?

	종이 문서 기반 의무기록	컴퓨터 기반 의무기록
①	정적(static)	동적(dynamic)
②	한 번에 한 장소에서만 볼 수 있다.	여러 지역에서 동일하게 볼 수 있다.
③	여러 정렬순서로 검색할 수 있다.	데이터의 순서가 고정되어 있다.
④	원하는 정보를 찾으려면 기록을 모두 뒤져야 한다.	데이터를 검색, 색출할 수 있다.

28 문제지향식 의무기록에 대한 의미로 올바른 것은?

① 구분 내에서는 주로 시간 순서로 기술
② 특정문제에 관련된 의사결정 과정의 모든 기록을 SOAP의 구조로 기록
③ 진단과정에 필요한 자료의 통합이 가장 중요한 문제가 됨
④ 문진, 검진, 임상검사, 치료, 예후 등이 서로 다른 단락에 구분

29 전자의무기록시스템 개발을 위해서 수행되어야 할 내용이 아닌 것은?

① 사용자 요구분석　　　② 정보시스템 분석
③ 임상진료정보의 공학적 모델링　　　④ 개발자의 의학용어 분석

30 미래의 의무기록은 환자진료를 제공하는 의료전문인에 의해 작성된 것으로 환자의 과거, 현재의 건강과 진료를 포함하여 생활력과 건강력의 적합한 사실을 모아 기록한 개념을 무엇이라고 하는가?

① Automated Medical Record
② Computerized Medical Record
③ Electronic Smart Record
④ Electronic Health Record

정답 Answer!

01. ①	02. ②	03. ③	04. ④	05. ③	06. ②	07. ②	08. ②	09. ①	10. ③
11. ①	12. ②	13. ①	14. ④	15. ④	16. ③	17. ①	18. ①	19. ③	20. ②
21. ④	22. ④	23. ④	24. ②	25. ①	26. ①	27. ③	28. ②	29. ④	30. ④

제 3 부

의료데이터 분석

제 9 장 | 의료데이터베이스

제10장 | 데이터웨어하우스

제11장 | 데이터마이닝

제9장

의료데이터베이스

9-1. 의료데이터베이스 개요

1. 데이터베이스의 개념

보건의료의 모든 의사결정에서 데이터는 중심적인 역할을 수행하므로 데이터는 신뢰할 수 있고 완전하며, 구조화가 잘되어야 한다. 컴퓨터는 이와 같은 필요성을 충족시키도록 지원되어야 한다.

병원정보시스템의 데이터베이스는 처방전이나 진료내역 및 진료비, 약품, 의료소모품 등 다양한 구조를 가진 자료를 통합하여 저장하고 관리해야 한다. 또한 자료의 종류에 따라서는 장기간 저장을 해야 하고 임상연구나 진단에 관한 의사결정을 지원하기 위하여 필요 자료 및 의학영상자료도 저장하여 필요시 즉시 추출할 수도 있어야 한다.

데이터베이스는 그 내용을 쉽게 접근하여 처리하고 갱신할 수 있도록 구성된 데이터의 집합체이다. 데이터저장의 실체(Reality)는 파일(File)이란 이름을 가지고 있으며, 파일은 컴퓨터의 파일시스템(File System)에 따라 생성되고 삭제된다. 파일에 접근할 때는 명령 매개변수에 속하는 파일 이름을 주면 된다.

파일은 데이터베이스 내에 데이터저장을 위한 최소 단위인 논리적 레코드(Logical Record)들로 작게 나누어질 수 있으며, 컴퓨터 파일체계는 데이터를 디스크에 물리적 레코드(Physical Record)로 저장한다.

파일시스템(File System)은 각각의 파일 단위로 업무와 관련된 데이터를 저장하며 이러한 파일들을 처리하기 위한 독립적인 어플리케이션과 상호 연동되어 있어야 한다.

파일시스템의 단점으로는 데이터 중복성과 데이터 종속성이 발생되는 것이다.

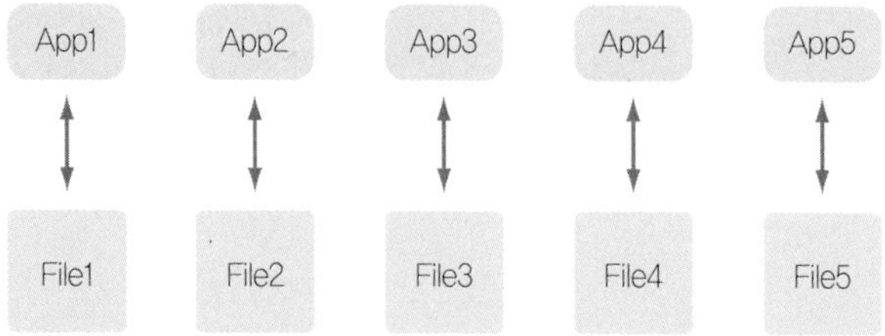

그림 9-1 **파일시스템**

파일 시스템의 단점을 극복하고 데이터를 효율적으로 관리하기 위해 출현한 시스템이 데이터베이스관리시스템(DBMS)이며, 사용자 어플리케이션과 데이터베이스 간의 인터페이스 역할을 하는 논리적인 프로그램이다. 현재 가장 널리 보급된 데이터베이스는 데이터를 다양한 방법으로 접근하고 재구성할 수 있도록 정의한 테이블형태의 데이터베이스인 관계형데이터베이스(Relational Database)이다.

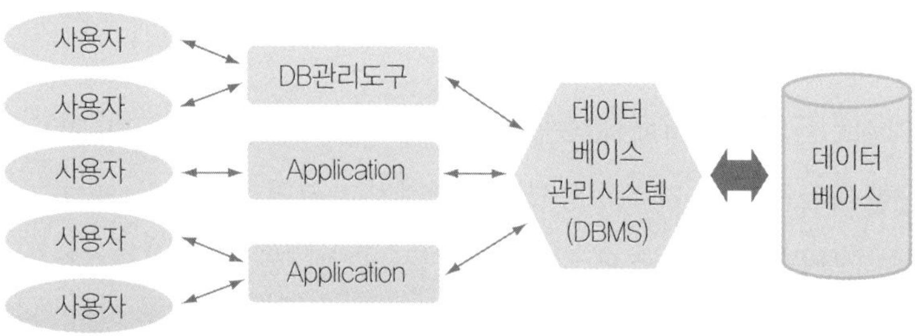

그림 9-2 **데이터베이스관리시스템**

우리 주변에는 수많은 데이터가 여러 형태로 존재하고 있다. 특히 병원의 경우에는 먼저 환자 신상 명세에 대한 사항뿐만 아니라 각 진료부서의 인적구성, 부서별 환자, 환자에 대한 데이터, 약품정보 등 수 많은 데이터가 있을 것이며, 학교의 경우에는 학생의 등록과 교과목 및 성적에 관한 데이터가 있을 것이다. 그러나 일반적으로 이들 데이터는 구조화되어 있지 못하여 기록이 중복되고 기록 양식이 상이하며, 또한 검색 및 수정에 어려움이 있는 등 효율적인 업무 추진에 많은 지장을 초래하여 왔다.

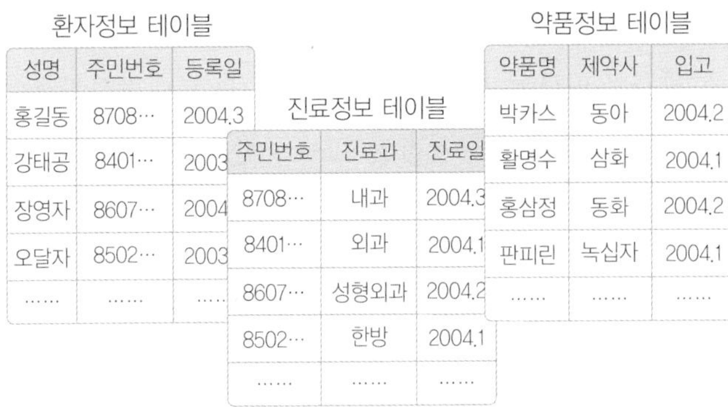
환자정보 테이블
성명 주민번호 등록일
홍길동 8708··· 2004.3
강태공 8401··· 2003
장영자 8607··· 2004
오달자 8502··· 2003
진료정보 테이블
주민번호 진료과 진료일
8708··· 내과 2004.3
8401··· 외과 2004.1
8607··· 성형외과 2004.2
8502··· 한방 2004.1
약품정보 테이블
약품명 제약사 입고
박카스 동아 2004.2
활명수 삼화 2004.1
홍삼정 동화 2004.2
판피린 녹십자 2004.1

그림 9-3 의료데이터베이스의 예

한편, 데이터 관리를 컴퓨터에 의존해 왔던 일부 영역에서도 늘어나는 데이터양의 관리가 점차 어려워져 과거의 파일시스템으로는 이를 감당하기가 어렵게 되었다. 의료기관 및 기업 등에서도 조직의 규모가 수직적 또는 수평적으로 커짐에 따라 데이터를 통합적이며, 생산적인 정보 창출을 위해서 발전적인 방법이 필요하게 되었다. 이로 인해 산업 전반에 걸쳐 보다 선진적인 데이터베이스관리시스템으로 발전하고 있다.

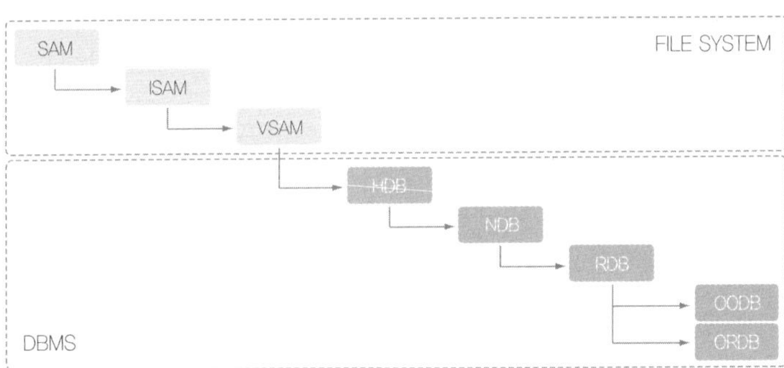

그림 9-4 데이터베이스의 발전

데이터베이스에는 다양한 정보가 수록되어 있으며, 사용자는 데이터베이스관리시스템을 이용하여 데이터의 읽기/쓰기를 제한하거나, 보고서 작성 또는 데이터의 활용도를 분석할 수 있다. 특히, 병원에서의 데이터베이스관리시스템은 병원의 조직과 업무가 변하더라도 개발된 전산화 시스템에 미치는 영향을 최소화하기 위해서는 자료 중심의 설계를 추구해야 한다. 또한 데이터베이스 설계에 요구되는 사항을 식별하고, 해결해야 하며 복구가 용이한 설계 방안을 검토하고 분석해야 한다. 설계시에는 중앙집중식 통제를 탈피하여 지역적 자치성(분산)을 극대화시키고, 독립성을 보장해야 한다. 데이터베이스 설계시 구체적인 고려 사항은 그림 9-5와 같다.

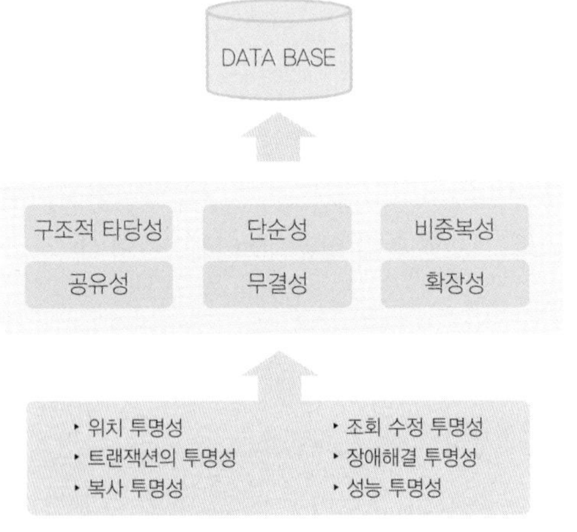

그림 9-5 데이터베이스 설계시 고려사항

데이터베이스관리시스템은 주로 대형 메인프레임에 적용되었지만, 최근에는 소형 분산 워크스테이션과 중형급의 시스템뿐만 아니라 개인용 컴퓨터에도 사용된다. 데이터베이스의 구조화된 질의 언어인 SQL(Structured Query Language)은 IBM의 DB2, 마이크로소프트 社의 Access 그리고 Oracle, Sybase, Informix, Cache 등의 데이터베이스를 대화 형식으로 직접 조회하거나 갱신할 수 있도록 만들어진 표준 언어이다.

2. 데이터베이스의 정의

데이터베이스는 보통 컴퓨터에서 신속한 탐색과 검색을 위해 특별히 조직된 정보 집합체라고 정의할 수 있다. 이러한 데이터베이스는 다양한 데이터 처리작업을 할 때 데이터의 접근 · 조작 · 삭제가 간편하도록 조합해 놓았다. 많은 데이터베이스의 정보는 자연언어(Natural Language) 원문들로 기억된다. 이용자가 문의하는 단어나 구절이 컴퓨터 기록 속에 있으면 이것을 근거로 정보의 검색이 이루어진다. 전형적인 경우에, 이용자가 잡지의 제목이나 어떤 분야의 주제 명칭 같은 것을 일련의 문자로 문의했다면 컴퓨터는 데이터베이스에서 일치하는 일련의 문자를 찾아내고 그 문자가 나오는 원자료(原資料)를 보여준다. 문의는 이용자가 데이터베이스의 정보를 검색하는 주요수단이 된다.

데이터베이스는 현실 세계에 근거를 둔 여러 데이터를 통합하는 관점에서 서로 관련성이 있는 정보의 중복(Redundancy)을 최소화하여 하나의 저장 공간에 기록함으로써 다수의 사용자로 하여금 필요한 정보를 공유하도록 하는 정보의 집합체이다. 즉, 데이터베이스는 특정 조직의 여러 응용 시스템들이 공유할 수 있도록 통합, 저장된 운영데이터의 집합으로 정의할 수 있다. 여기서 특정조직은 대학, 연구소, 정부기관, 병원 등을 말하며 응용 시스템은 인사관리, 회계업무, 원무, 진료에 관련된 시스템을 수행하는 것을 의미한다. 데이터베이스 정의가 함축하고 있는 의미는 다음과 같다.

데이터베이스 정의가 함축하고 있는 의미

- 통합데이터 : 동일데이터의 중복을 배제하여 중복을 최소화
- 저장데이터 : 컴퓨터가 접근할 수 있는 저장 매체에 저장된 데이터의 집합
- 운영데이터 : 조직의 존재 목적이나 유용성 면에서 필수적인 데이터의 집합
- 공용데이터 : 한 조직에서 여러 응용 프로그램이 공동으로 소유, 유지 가능한 데이터

3. 데이터베이스의 목적

일반적으로 데이터는 구조화되어 있지 못하여 기록이 중복되고 기록 양식이 상이하며, 또한 검색 및 수정에 어려움이 있는 등 효율적인 업무 추진에 많은 지장을 초래하여 왔다. 기존에 데이터 관리를 컴퓨터에 의존해 왔던 일부 영역에서도 늘어나는 데이터양의 관리가 점차 어려워져 과거의 파일처리시스템(File Processing Systems)으로는 이를 감당하기가 어렵게 되어 다음 표 9-1과 같은 목적으로 데이터베이스가 활용되고 있다.

표 9-1 데이터베이스 목적

구분	의 미
데이터의 독립성	• 논리적 독립성은 데이터베이스의 논리적 구조 변경이 응용 프로그램에 영향을 미치지 않는 성질을 의미한다. • 물리적 독립성은 데이터베이스의 물리적 구조 변경이 데이터베이스의 논리적 구조나 응용 프로그램에 영향을 주지 않는 성질을 의미한다.
중복성의 최소화	• 동일한 데이터가 여러 파일에 나누어 저장되는 경우를 없앨 수 있다. 따라서 데이터의 집중 관리가 가능하며 저장 경비가 절감된다.
데이터의 공유성	• 여러 응용 프로그램이 데이터베이스내의 데이터를 공동 사용하며, 신규 프로그램도 기존의 데이터를 활용할 수 있다.
데이터의 보안성	• 사고로부터 안전을 보장할 수 있으며 비밀의 유지가 가능하다.
데이터의 무결성	• 중앙 통제에 의한 갱신과 검증 프로그램의 운용으로 여러 파일의 데이터가 서로 일치하지 않는 현상인 데이터의 불일치를 없앨 수 있다. 즉, 무결성을 보장할 수 있다.

4. 데이터베이스의 특징

데이터베이스에는 다양한 정보가 수록되어 있으며, 사용자는 데이터베이스관리시스템을 이용하여 데이터의 읽기/쓰기를 제한하거나, 보고서 작성 또는 데이터의 활용도를 분석할 수 있다. 이러한 데이터베이스의 특징은 다음 표 9-2와 같다.

표 9-2 데이터베이스의 특징

구분	의 미
장 점	• 데이터의 다중 이용 기능 • 파일 수정의 융통성 확보 • 데이터관리의 용이성 • 내용에 의한 데이터의 액세스
단 점	• 전산화 비용의 증가와 시스템의 복잡화 • 프로그래머의 재교육이 필요하게 되고 패키지 운용 요원이 필요 • 병원 내 하드웨어와 소프트웨어의 추가구입 및 운용비용이 증가 • 데이터의 집중 관리로 데이터 백업 비용이 증가

5. 데이터베이스의 구성

데이터베이스는 데이터의 의미를 반영하는 특정 관계에 따라 저장된 데이터의 조직체이다. 데이터베이스 시스템 분야는 데이터가 여러 사용자에 의해 접근되고 수정될 수 있도록 하는 효과적이고 효율적인 데이터 조직을 연구한다. 정보의 창고로서 데이터베이스는 많은 응용 프로그램에 의해 사용되기 때문에 응용 프로그램의 수정 없이 데이터베이스 구조를 변경할 수 있어야 한다.

표 9-3 데이터베이스의 구성요소

요 소	의 미
데이터	데이터는 환자, 질병, 진단 또는 다른 어떤 것에 관한 있는 그대로의 사실을 의미한다. 병원은 매일 매일 엄청난 양의 데이터가 환자나 병원조직에서부터 발생되는데 가공되지 않은 데이터를 말한다.
하드웨어	데이터베이스가 물리적으로 저장될 저장장치, 저장장치와 연결된 입 · 출력 장치, 장치제어기, 그리고 입 · 출력 채널 등을 들 수 있다.
소프트웨어	물리적 데이터베이스와 사용자를 연결시켜 주는 소프트웨어를 데이터베이스관리시스템(DBMS)이라고 한다. 이 시스템은 데이터의 관리에 대한 대부분의 사항을 효율적으로 지원해준다.
사용자	개인 사용자나 규모가 작은 업체의 경우에는 한 명의 사용자가 직접 데이터베이스를 설계하고 구축한다. 그러나 대형 데이터베이스를 설계하고, 구축하여 사용하는 데는 응용프로그래머와 같은 다수의 사람들이 관여하게 된다.

9-2. 데이터베이스 모델

데이터 구조가 응용되어 만들어진 데이터베이스에 접근하는 방법의 분류가 데이터베이스의 모델로 DBMS와 직접 상통한다. 이러한 데이터베이스 모델은 데이터를 정의하고 데이터들 사이의 관계를 규정하며, 데이터의 의미와 데이터에 가해진 제약 조건을 나타내는 개념적 도구들을 말한다.

1. 관계형 모델

1) 관계형 모델의 개념

관계형 모델(Relation Data Model)은 개체(Entity) 집합과 개체 집합 사이에 어떤 특성 연관성과 더불어 다양한 관계의 의미를 잘 파악하여 표현하는 모델로 데이터베이스 설계에서 중요한 관건이다. 예를 들어 병원에서 의사라는 개체 집합과 환자라는 개체 집합 사이에 특정 의사가 특정 환자의 담당 의사라는 관계(Relation)모델이 성립할 수 있다.

개체/속성/관계의 의미

- 개체(Entity) : 데이터베이스에 저장될 실세계의 개체나 개념을 의미한다.
- 속성(Attribute) : 개체의 특성을 표현한다.
- 관계(Relation) : 두 개의 개체들 사이의 연관성을 의미한다.

일반적으로 동일한 개체 집합들 간의 하나 이상의 관계가 성립할 수 있으므로 각 관계에는 반드시 고유의 명칭을 사용하여 다른 관계들과 식별한다. 여기서 의사와 환자와의 관계모델의 성립은 그림 9-6과 같다.

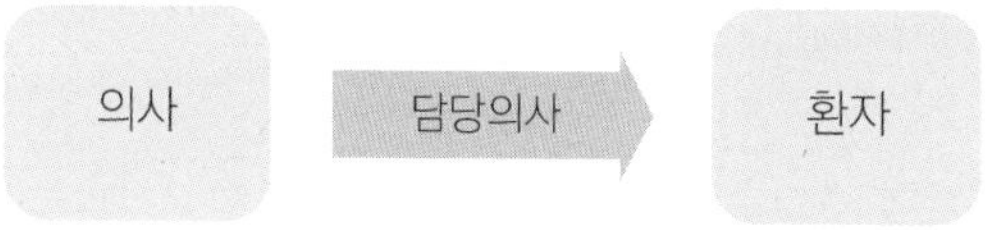

그림 9-6 의사 대 환자의 관계

관계형 모델의 기본 데이터 구조는 관계(Relation)라고 부르는 2차원 테이블(Table) 구조이며, 관계는 연관된 속성들을 모아 구성된다. 관계는 행과 열로 구성되며, 행은 튜플(Tuple), 열은 속성이라 부르며, 관계, 행과 열은 각각 파일시스템의 파일(File), 레코드(Record), 필드(Field)와 의미가 비슷하다. 또한 관계는 데이터 및 구조적 독립성을 함께 제공하므로 기존 파일시스템과 다르며, 가장 단순하고 데이터 구조가 일정한 형식적 특징을 갖는다. 관계형 모델의 장 · 단점은 다음 표 9-4와 같다.

표 9-4 관계형 모델의 장 · 단점

구분	의 미
장 점	① 데이터의 독립성과 구조적 독립성을 지원한다. ② 구조가 단순하며 사용이 편리하다. ③ 데이터의 다 대 다(n : m) 관계를 표현할 수 있다. ④ 데이터베이스 설계와 관리가 다른 모델보다 편리하다. ⑤ 다른 데이터베이스로 변환이 쉽다.
단 점	① 다른 모델에 비해 DBMS 성능이 떨어진다. ② 데이터 종속성과 구조적 종속성, 강력한 질의 처리 등을 해결하기 위해 H/W와 OS 등에 부담이 따른다. ③ 장애 발생시 회복 과정이 복잡하다.

2) 관계형 모델의 표현

관계형 모델에서 데이터베이스는 한 레코드에 저장된 데이터가 다른 레코드에 저장되어 있는 데이터를 참조할 수 있는 구조로서, 여러 파일에 분산되어 저장된 데이터들을 서로 연관시킬 수 있다. 일반 데이터베이스보다 복잡한 조작이 가능하다. 데이터베이스는 레코드의 집합이며, 레코드는 필드로 구성된다. 관계형 모델에서 사용하는 용어의 의미는 다음 표 9-5와 같다.

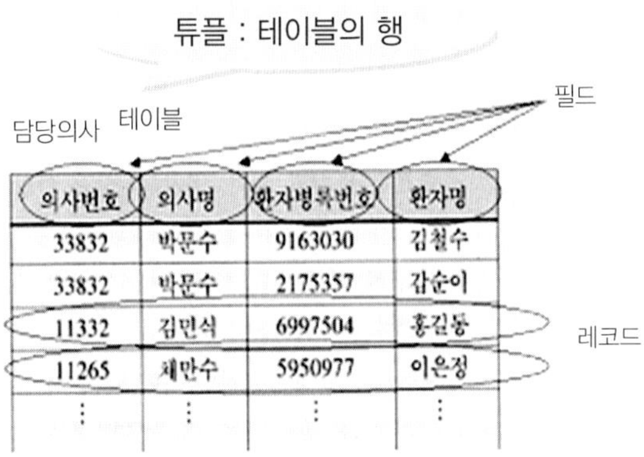
튜플 : 테이블의 행
필드
담당의사
테이블
의사번호
의사명
환자병록번호
환자명
33832 박문수 9163030 김철수
33832 박문수 2175357 감순이
11332 김민식 6997504 홍길동
11265 채만수 5950977 이은정
레코드

그림 9-7 의사와 환자와의 관계(레코드 표현)

표 9-5 관계형 모델의 용어 의미

용 어	의 미
관계(Relation)	정보를 추출하는데 주요한 역할을 하는 관계는 현실 세계를 개념 세계로 표현할 때 구성 원소 사이에 1:1, 1:n, n:m의 사상을 의미
속성(Attribute)	데이터의 가장 작은 논리적 단위로서 파일 구조상의 테이블의 열을 나타내는 데이터 항목 또는 데이터 필드와 같은 의미
튜플(Tuple)	테이블의 행을 튜플이라고 하며, 열의 수가 n인 경우 n-튜플을 의미
도메인(Domain)	속성들이 나타날 수 있는 값의 집합. 예를 들어 성별의 도메인은 남과 여를 의미
기본키 (Primary Key)	한 DB 내에서 모든 튜플을 유일하게 구별할 수 있는 속성을 의미
후보키 (Candidate Key)	두 개 이상의 조합을 이루어서 비로소 유일하게 튜플을 구별할 수 있는 키
데이터 이상 (Data Anomaly)	DB 사용시 오류의 수정, 삭제, 변동 사항들로 이를 해결하는 방식 중 하나가 정규화임

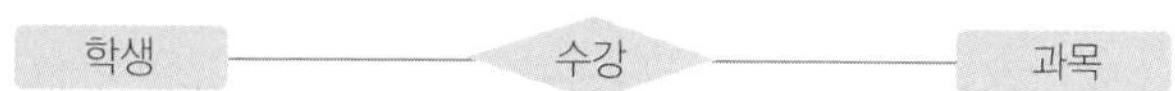

학번	성명	학과
9710001	김진희	간호
9720002	박영상	임병
9730003	조은희	치위

학생 릴레이션

학번	과목번호	성적
9710001	OA001	85
9710001	OA002	90
9720002	OA001	80
9720002	OA002	85
9720003	OA001	90
9720003	OA002	80

수강 릴레이션

과목번호	과목명	학점
OA001	교양전산	
OA002	영어회화	

과목 릴레이션

그림 9-8 관계형 모델의 예

2. 계층형 모델

계층형 모델(Hierarchical Data Model)은 서로 링크(Link)를 사용하여 자료와 자료 사이의 관계성을 표시하고 데이터베이스를 구성하는 각 레코드가 계층적 관계인 트리(Tree) 형태로 표현한 것으로, 다음 그림 9-9와 같이 데이터 관계는 개체(Entity) 관계와 속성(Attribute)관계를 갖는다. 개체는 정보의 기본 단위로 환자이며, 속성은 개체를 기술하는 특성으로 나이, 성별, 심장 등의 각각을 의미하며 값(30)은 속성의 나이 값이다.

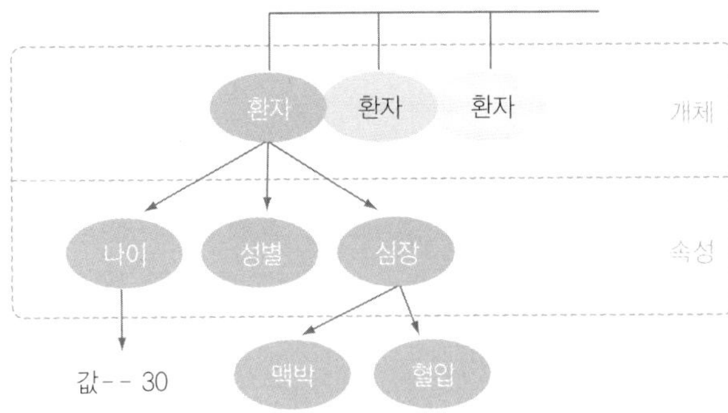

그림 9-9 개체 속성 다이어그램

이 모델은 몇 개의 자 노드(Child node)와 하나의 부 노드(Parent Node)를 가지며, 데이터 레코드 사이에서 자연적인 계층 형태를 갖는 구조에 적합하다. 계층형 모델의 장 · 단점은 다음 표 9-6과 같다.

표 9-6 계층형 모델의 장 · 단점

장 점	단 점
① 사용자가 쉽게 이해하고 사용하기 쉽다. ② 제한 사항이 많기 때문에 다른 모형보다 사용하기가 쉽다. ③ 미리 정의된 관계를 통해서 성능 예측이 단순하다.	① 제한 사항으로 자료 구조가 복잡해진다. ② 엄격한 구조로 인하여 레코드 추가, 삭제가 매우 복잡하다. ③ 전체 삭제하는 경우 세그먼트의 정보 손실이 발생한다. ④ 선형 검색 방법으로 탐색하므로, 동시에 양방향에서 대칭적 검색은 어렵다.

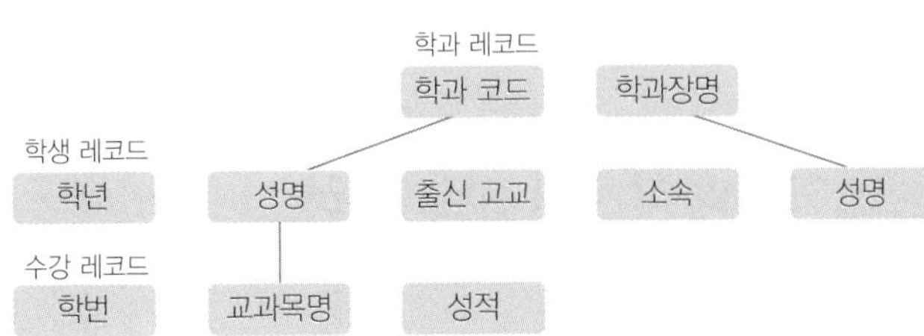

그림 9-10 계층형 모델의 예

3. 네트워크형 모델

네트워크형 모델(Network Data Model)은 계층형 모델에서 획일적인 트리(Tree) 구조 형성을 위하여 가한 제약 사항을 탈피하여, 서로 관련 있는 세그먼트(Segment)들을 그물처럼 연결하여 전체 구조를 하나의 망처럼 구성한 모델이다.

관계를 표현하는 집합으로 구성되며, 각 집합은 오너(Owner) 레코드와 멤버(Member) 레코드의 주-종관계로 표현된다. 네트워크형 모델의 장 · 단점은 다음 표 9-7과 같다.

표 9-7 네트워크형 모델의 장 · 단점

장 점	단 점
① 다양한 검색을 할 수 있다. ② 데이터 접근과 유연성이 계층 모델보다 우수하다.	① 프로그램 작성이 복잡하며, 데이터의 독립성을 유지하기 어렵다. ② 데이터베이스 구조 변경시에는 관련된 모든 응용 프로그램을 수정해야 한다.

예를 들어 3개의 레코드 형식인 학생, 과목, 교수와 지도, 강의, 등록, 수강이라는 4개의 관계를 나타내면 다음 그림 9-11과 같다.

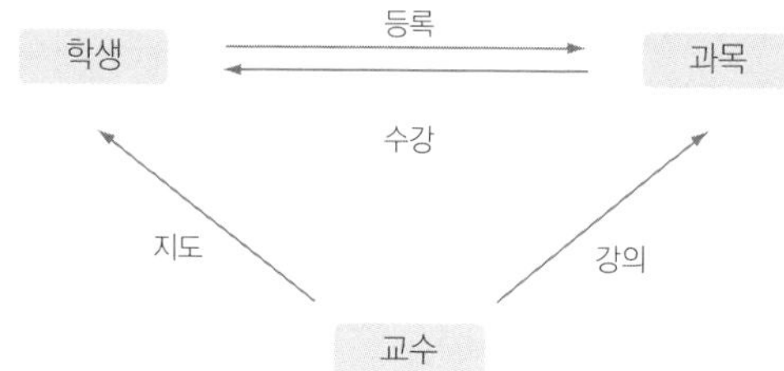

그림 9-11 네트워크형 모델의 예

9-3. 데이터베이스시스템 구성

데이터베이스를 관리하는 데이터베이스시스템은 크게 스키마(Schema), 데이터베이스, 데이터베이스 언어, 데이터베이스관리시스템(DBMS), 데이터베이스 사용자(User)와 같은 요소들에 의하여 구성, 유지, 관리된다.

1. 스키마

스키마(Schema)는 데이터베이스의 논리적 구조를 전체적으로 명시한 것을 의미한다. 스키마에는 개체 사이의 속성, 개체, 관계, 데이터의 구조와 조작 방법, 데이터 값들이 갖는 제약조건 등에 관한 정의를 포함한 의미를 갖는다.

데이터의 성질, 형식, 또는 데이터간의 관계 등 데이터 정의의 집합 즉, 데이터베이스를 구성하는 필드, 레코드, 파일의 형과 이들 간의 관계 등 데이터베이스의 전체적인 설계를 데이터베이스 스키마(Database Schema)라고 한다. 스키마는 외부스키마(External Schema), 개념스키마(Conceptual Schema), 내부스키마(Internal Schema)로 분류하며, 그 의미는 표 9-8과 같다.

표 9-8 스키마의 분류에 의한 의미

구 분	의 미
외부 스키마	데이터베이스의 논리적 구조로서, 공용의 의미보다는 어느 특정 응용에 국한된 논리적 데이터 구조이다. 전체 데이터베이스의 한 논리적 부분으로 간주할 수 있기 때문에 서브스키마라고도 한다.
개념 스키마	데이터베이스의 전체적인 논리 구조로서, 모든 응용 프로그램이나 사용자들이 필요로 하는 데이터를 종합한 조직 전체의 데이터베이스 구조로 한 개만 존재한다. 단순히 스키마라고도 한다.
내부 스키마	물리적 저장장치의 입장에서 본 데이터베이스의 구조를 말한다. 내부 레코드의 형식, 인덱스의 사용법, 저장 데이터 항목의 표현 방법, 내부 레코드의 물리적 순서 등을 기술한다.

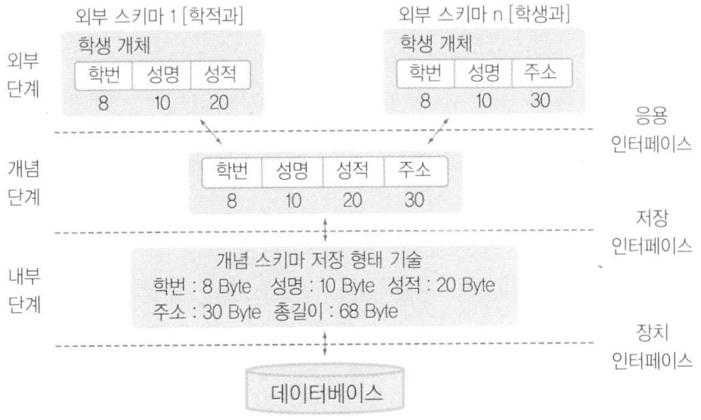

그림 9-12 데이터베이스 스키마 구조

2. 데이터베이스 언어

데이터베이스 언어는 데이터베이스를 정의하고 액세스하는 수단을 말하며, 데이터 언어라고도 하는데, 데이터 정의어(DDL : Data Definition Language), 데이터 조작어(DML : Data Manipulation Language), 질의어(Query language), 데이터 제어언어(DCL : Data Control Language) 등이 있으며, 의미는 표 9-9와 같다.

표 9-9 데이터베이스 언어의 의미

구분	의 미
데이터 정의어	데이터 정의어는 DB를 구축하는데 필요한 매크로(Macro)와 특수 명령어로 구성된 독립된 언어
데이터 조작어	데이터 조작어는 데이터 서브언어라고도 부르며, 응용 프로그램이 데이터베이스의 데이터를 사용자에게 제공하기 위한 조작 방법 등을 제공
질의어	단말 사용자가 데이터베이스 파일과 범용 프로그래밍 언어를 정확히 알지 못하므로, 사용 가능한 자연어로 구성되어 대화식으로 데이터베이스를 쉽게 이용하도록 만든 언어
데이터 제어언어	데이터 제어를 정의하고 기술하는 언어

3. 데이터베이스관리시스템

데이터베이스관리시스템(DBMS : Data Base Management System)이란 파일시스템(File system)에서 생성된 데이터의 종속성과 중복성의 문제를 해결하기 위해 제안된 시스템으로 데이터베이스 구성, 접근방법, 유지관리 등에 대한 모든 책임을 지고 있는 소프트웨어 시스템이다. DBMS는 먼저 데이터베이스 사용자가 데이터 언어로 표현한 데이터베이스 접근 요구를 접수해서 이것을 조사 분석한 후 컴퓨터가 이해할 수 있는 형태로 변환한다.

DBMS는 사용자가 데이터 파일들을 물리적으로 구현하지 못하도록 보호하고, 저장 · 검색 · 데이터의 관리를 더 쉽게 할 수 있도록 운영체제와 독립적인 인터페이스를 제공해준다. 응용프로그램과 DBMS 사이의 관계는 다음 그림 9-13과 같다.

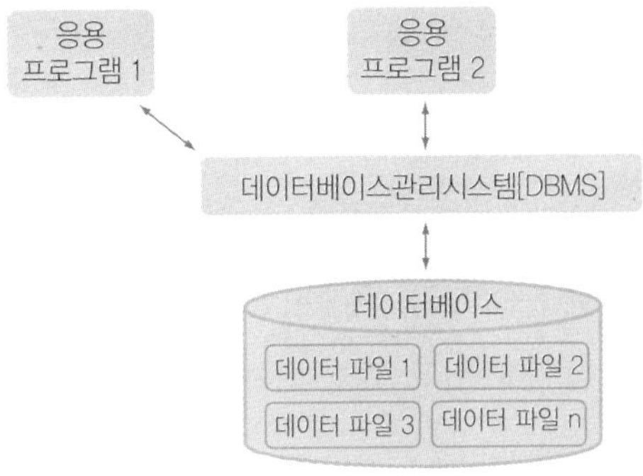

그림 9-13 데이터베이스관리시스템(DBMS)

DBMS에서 사용자의 요구를 수행할 수 있도록 관리하고 지원해 주기 위해서 제공되는 기능으로는 데이터베이스 정의기능, 데이터베이스 조작기능, 데이터베이스 제어기능이 있다.

데이터베이스 정의기능은 다양한 응용 프로그램과 데이터베이스 간의 인터페이스를 제공하는 것으로 하나의 데이터베이스를 통해서 여러 사용자들이 시시각각으로 요구하는 다양한 형태의 데이터를 제공할 수 있도록 데이터를 조작하고 데이터베이스의 구조를 정의하는 기능이다.

데이터베이스 조작기능은 데이터베이스를 이용하는 사용자의 요구에 따라 체계적으로 데이터베이스를 접근하고 데이터 조작어를 사용하여 데이터베이스를 조작하는 기능으로 데이터의 검색, 삽입, 삭제, 갱신 등의 연산 작업을 지원하는 도구를 통해 구현시키는 기능이다.

데이터베이스 제어기능은 다수의 사용자가 공용으로 데이터베이스를 사용하기 때

표 9-10 DBMS와 파일시스템 비교

DBMS	파일시스템
• 데이터 모델/조작 • 데이터 공유 • 동시성제어 • 장애복구 • 보안성 • 확장성	• 파일은 디스크에 데이터/코드/텍스트 등을 저장하는 단위 • 파일시스템은 운영체제(OS)가 기능을 담당 • 모든 데이터베이스는 파일 형태로 디스크에 저장 • DBMS를 사용하지 않고 응용 프로그램에서 직접 데이터베이스를 관리

문에 항상 그 내용을 정확하고 안전하게 유지할 수 있도록 하는 기능이다.

DBMS에는 PC에서 개인적으로 사용되는 PC용과 중형급 이상에서 여러 사용자들이 함께 사용하는 다중 사용자용이 있다. 여기에서 다루는 데이터베이스 설계는 두 경우 모두 적용될 수 있도록 다중 사용자용 데이터베이스 설계를 그 배경으로 한다.

현재 개발되어 사용 중인 상용 DBMS에는 네트워크형(Network DBMS), 계층형(Hierarchical DBMS), 관계형(Relational DBMS), 객체지향형(Object-oriented DBMS) 등 여러 종류가 있으나 최근 가장 많이 쓰이고 있는 관계형 DBMS을 위주로 다루기로 한다.

관계형 모델은 데이터와 데이터들 간에 존재하는 관계를 표현하기 위해서 테이블(Table)을 사용한다. 테이블은 릴레이션(Relation)이라고 불리며, 각각 고유한 이름을 갖는다. 각 테이블은 열(Column)들로 이루어져 있으며, 각 열은 개체나 관계의 속성에 해당하고 고유의 이름을 갖는다. 다음 그림 9-14는 관계형데이터베이스의 예이다.

성 명	면허번호	진료과목	진료요일
박찬수	2324-3427	성형외과	월, 목
박세호	5535-1234	산부인과	월, 수, 금
배영준	7890-5231	정형외과	수, 목
이영수	6455-3214	피부과	토, 일

(a) 의사 테이블

성 명	진료과목	성 별	주 소	전화번호
이영자	산부인과	여	서울시 역삼동	010-222-3333
박영호	정형외과	남	서울시 인사동	010-234-4321
조용한	내과	남	강원도 횡성군	010-345-5678
현진영	성형외과	여	목포시 연산동	010-666-7890
문태영	이비인후과	남	인천시 계양동	010-616-2304
이소희	피부과	여	광주시 화정동	010-432-3785

(b) 환자 테이블

그림 9-14 관계형데이터베이스 예

관계형 데이터베이스의 각 테이블에는 반드시 키(Key)가 하나 이상 존재하여야 하며, 각 속성(Attribute) 값은 원자식(Atomic)이어야 한다. 전자는 두 개의 동일한 행을 허용하지 않는다는 의미이며, 후자는 테이블의 각 셀에 값이 하나이상 존재할 수 없다는 것을 의미한다. 이외에도 최근 급증하고 있는 멀티미디어 데이터의 원활한 처리를 위해 고안된 데이터베이스 모델에는 객체지향 패러다임(Object-oriented Paradigm)에 근거한 객체지향(Object-oriented) 모델, 관계형 모델과 융합 모델인 객체관계(Object-Relational : ORDBMS) 모델, 테이블과 포인터의 개념을 이용한 계층형 모델, 네트워크형 모델이 있다.

9-4. 데이터 모델링

1. 데이터 모델링 개념

현실세계(Real World)에는 무한히 많은 서로 다른 객체들이 존재하고 있는데, 이들의 특성을 기준으로 그룹을 지어 구분하고 있다. 또한 현실세계에는 계속적으로 변화하고 있는 무형의 현상들도 있다. 이것을 원시적인 사실(Primitive Facts) 또는 값(Value)이라 한다.

개념세계(Conceptual World)에서는 현실세계에 대한 실체를 이해하기 위하여 추상적 개념으로 표현하는데 이 과정을 정보 모델링(Information Modeling)이라 하고 그 결과를 정보구조라 한다. 정보구조를 구성하고 있는 추상적 개념은 현실세계의 개체들을 추상화시킨 개체 타입이다. 이 개체 타입은 개체들의 공통적인 특성들을 나타내는 속성들로 구성된다.

개념세계의 정보구조는 컴퓨터가 직접 이해할 수 없기 때문에 다시 컴퓨터가 이해하고 처리할 수 있는 컴퓨터 세계(Computer World)의 환경에 맞도록 변환시켜야 한다. 이를 위해서는 정보구조로부터 논리적 개념을 이용하여 어떤 논리적 데이터구조로 표현하는 것이 필요한데, 이 변환과정을 데이터 모델링이라 한다. 이와 같이 논리적 데이터구조가 결정되면 컴퓨터가 접근할 수 있는 저장 장치 내에 데이터가 표현될 수 있도록 물리적 데이터구조로 변환시켜야 하는데, 이 과정을 데이터 구조화(Data Structuring)라 한다.

표 9-11 데이터 모델링의 의미

구분	의 미
정보 모델링	현실 세계의 실체를 데이터베이스로 저장하기 위해서 개념 세계의 개체로 추상화하는 과정을 의미하며, 이 과정에서 얻은 결과를 정보 구조라 한다.
데이터 모델링	정보 모델링에서 생성된 정보 구조를 DBMS가 이해할 수 있는 논리적인 데이터 구조로 변환하는 과정을 의미한다.
데이터 구조화	논리적 데이터 구조를 컴퓨터에 저장하도록 물리적 데이터 구조로 변환하는 과정부터 구조화라 한다.

저장 데이터베이스의 데이터는 지정된 데이터구조에 따라 실제로 저장된 것이며, 저장된 데이터는 이론적으로 현실세계를 표현하는 것이기 때문에 이 저장 데이터베이스로부터 추출되는 정보는 사실상 현실세계와 일치해야만 한다. 현실세계와 데이터베이스 관계는 다음 그림 9-15와 같다.

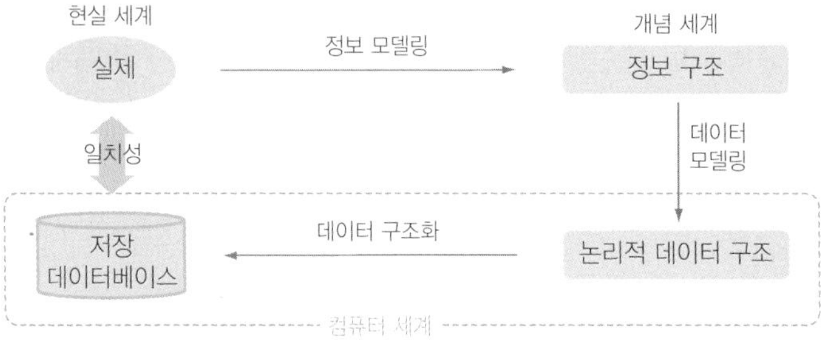

그림 9-15 현실세계와 데이터베이스 관계

2. 데이터 모델 분류

현실세계를 데이터베이스로 표현하기 위해서는 개념구조와 논리구조를 거쳐 실제 데이터를 저장할 수 있는 물리구조로 변환되어야 한다. 이 과정을 데이터베이스 설계라 한다. 이 과정에서 중요한 핵심은 데이터 모델인데, 이 모델은 그 구성요소를 추상적 개념으로 하느냐 또는 논리적 개념으로 하느냐에 따라 개념적 데이터 모델(Conceptual Data Model)과 논리적 데이터 모델(Logical Data Model)로 구분할 수 있다.

일반적으로 데이터 모델은 세 가지 구성요소를 포함하고 있다. 첫째, 논리적으로 표현된 데이터 구조(Structure)이다. 둘째, 이 구조에서 허용될 수 있는 연산(Operations)이다. 셋째, 이 구조와 연산에서의 제약조건(Constraints)에 대한 명세를 기술한 것이다.

표 9-12 데이터 모델의 세 가지 구성요소

구 분	의 미
구조	데이터베이스에 표현될 대상으로서의 개체 타입과 개체타입들 간의 관계(Relationship)를 기술한 것이다. [예] "의사와 환자" 개체타입 간의 담당의사라는 관계
연산	데이터베이스에 표현될 개체 인스턴스(Instance)를 처리하는 작업에 대한 명세로서 데이터베이스를 조작하는 기본 도구이다.
제약조건	데이터베이스에 허용될 수 있는 개체 인스턴스에 대한 논리적인 제약사항을 의미한다. 이것은 데이터 조작에 대한 한계를 규정한다.

1) 개념적 데이터 모델

데이터 속성들로 기술된 개체 타입들 간의 관계를 이용하여 현실세계를 표현하는 방법이며, 이 현실세계에 존재하는 실체(Reality)의 의미로부터 개념으로 표현한 개념세계로 사용자가 데이터를 인식하는 방식에 대한 개념을 제공한다.

현실세계를 표현하는데 가장 중요한 추상적 개념은 개체와 함께 관계를 이용하는 것이다. 관계는 타입의 모든 인스턴스들, 즉 개체 집합사이의 대응성, 즉 사상(Mapping)을 말한다. 단순한 개체나 값의 집합 그 자체로는 원하는 의미를 나타내지 못하지만 이 집합들 간에 어떤 관계를 정의해 놓고 주어진 값들을 이 정의된 관계에 따라 해석하도록 할 때 우리는 어떤 유용한 의미를 표현할 수 있고 정보로서의 역할을 부여할 수 있다.

대표적인 모델로 개체-관계(E-R : Entity-Relationship) 모델이 있으며, 이 모델은 1976년 P. Chen이 제안한 것으로 기본적으로 개체타입과 이들 간의 관계타입을 시각적으로 잘 표현한 방법이다.

그림 9-16의 E-R 모델에서 사각형은 개체타입, 다이아몬드는 관계타입, 타원은 속성, 이들을 연결하는 것은 링크(Link)로 구성되어 있다. 그리고 개체의 집합 간에 어떤 관계가 있을 때 이들 간의 사상 원소 수(Mapping Cardinality)는 일 대 일(1 : 1), 일 대 다(1 : n), 다 대 다(n : n) 유형 중에 하나에 해당한다.

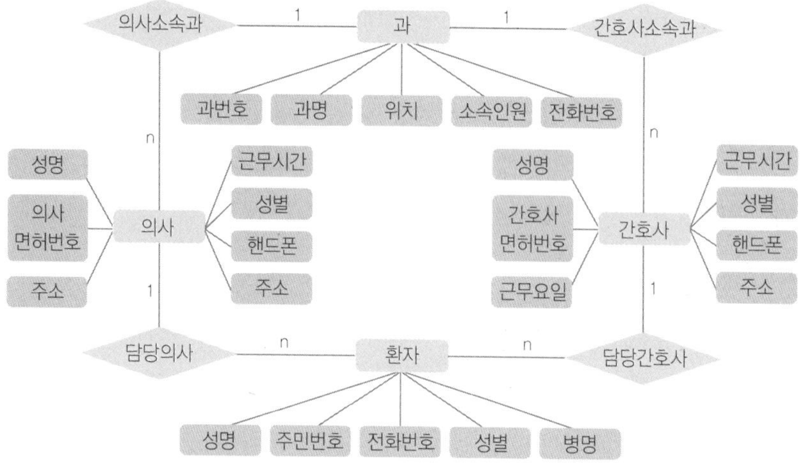

그림 9-16 **병원데이터베이스의 E-R 모델**

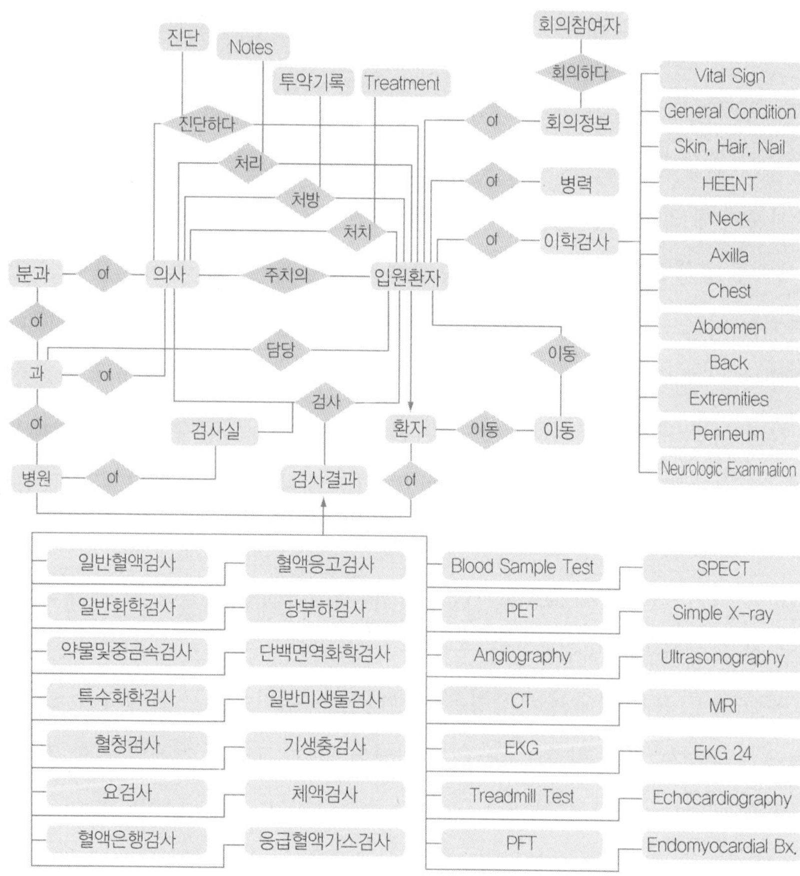

그림 9-17 **병원데이터베이스의 E-R 모델 예**

2) 논리적 데이터 모델

현실세계를 E-R다이어그램으로 표현한 E-R 관계모델은 어떤 특정 DBMS를 고려한 것이 아니고, 현실세계를 사람이 보다 잘 이해할 수 있도록 표현한 개념적인 구조에 불과하다. 따라서 개념적 구조를 저장 데이터베이스에 구현하기 위한 중간 단계로서 사용자의 입장에서 표현한 논리구조가 필요한데, 이 구조가 데이터 모델이다.

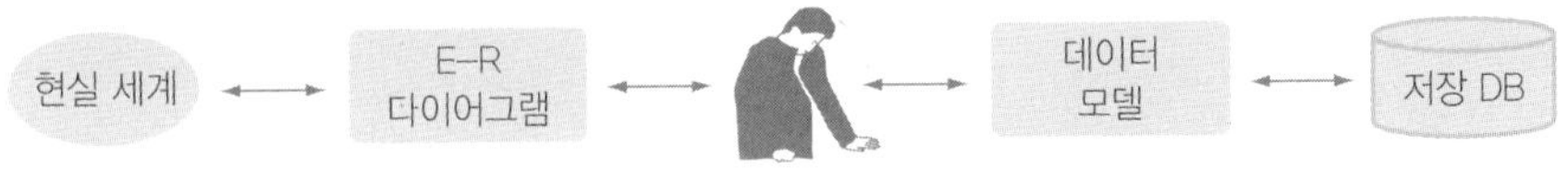

그림 9-18 E-R 다이어그램과 데이터 모델

이 모델은 데이터 필드들로 기술된 레코드 타입들 간의 관계를 이용하여 현실세계를 표현하는 방법이므로 레코드 기반 모델이라고도 하며, 데이터베이스에서 실제 물리적 저장 장치 위에 저장된 데이터베이스의 구조를 사용자 입장에서 표현한 논리적 구조이다. 데이터 모델은 크게 구분하여 관계형 데이터모델, 네트워크형 데이터모델, 계층형 데이터모델이 있다.

3) 물리적 데이터 모델

물리적 데이터모델(Physical Data Model)은 레코드 형식, 레코드 순서, 접근 경로 등과 같이 컴퓨터에 데이터를 저장하기 위한 세부 사항을 명시하는 개념을 제공한다. 대표적인 데이터 모델로는 연합(Unifying) 모델, 프레임(Frame) 기억 장치가 있으며, 컴퓨터 전문가를 위한 모델이다.

9-5. 데이터베이스 설계

데이터베이스 설계는 변화하는 사용자의 요구 사항에 부응할 수 있는 데이터베이스의 논리적 · 물리적 구조를 어떻게 만드느냐 하는 문제를 고려하여 사용자의 요구조건으로부터 데이터베이스 구조를 만들어 내는 일련의 과정을 의미한다.

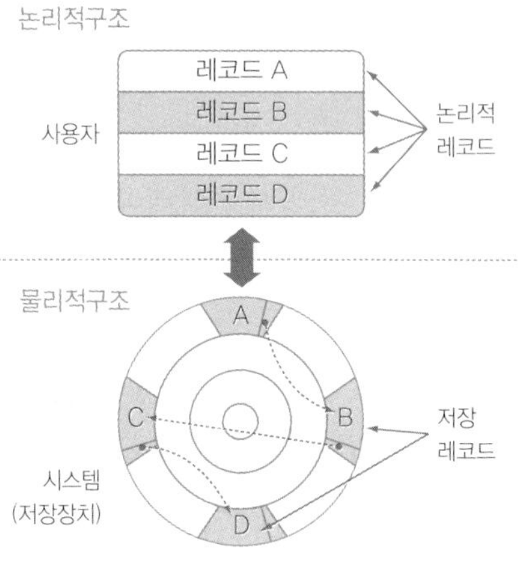

그림 9-19 논리적 구조와 물리적 구조 개념

다양한 사용자가 여러 다른 환경 하에서 필요로 하는 상이한 모든 요구를 충족시켜 주는 데이터베이스를 설계하기란 상당히 어려운 문제이다. 따라서 데이터베이스 설계

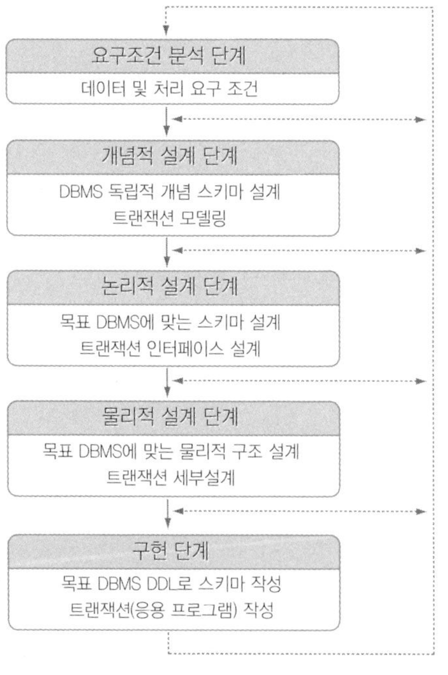

그림 9-20 데이터베이스 설계 단계

에 대한 각 단계별 이해와 관련된 개념에 대하여 살펴보도록 한다.

데이터베이스 설계 과정은 그림 9-20과 같이 요구조건 분석, 개념적 설계, 논리적 설계, 물리적 설계, 데이터베이스 구현의 순서로 나누어서 생각할 수 있다.

데이터베이스의 설계과정에서 고려해야 할 주요사항들은 일반적으로 데이터의 일관성(Consistency), 효율성(Efficiency), 회복(Recovery), 무결성(Integrity), 보안(Security) 문제, 그리고 데이터베이스의 성장으로 인한 확장성(Expansive) 등이 포함되어야 한다.

데이터베이스 설계는 실현 가능성을 검토하는 단계부터 시작하여 설계 및 구현을 거쳐서 운영 과정을 거치는 하나의 주기를 갖게 된다. 이는 그림 9-20과 같은 단계를 가지며 다음과 같이 설명할 수 있다.

1. 요구조건 분석

요구조건 분석 단계는 사용자로부터 요구 사항을 받아 분석하는 과정이다. 즉, 사용자의 요구조건을 수집하고 분석하여 사용자가 원하는 데이터베이스 용도를 파악하는 과정이다. 이 단계에서는 데이터베이스의 용도를 파악해야 하므로 데이터베이스 설계의 기본이 되는 중요한 단계이며, 요구조건의 내용은 다음과 같다.

요구조건의 내용

① 정보처리 요구 조건의 수립
② 경영 목표와 제약 조건식별
③ 요구 조건 명세서 작성
④ 요구 조건 명세서 기법 검토

2. 개념적 설계

개념적 설계(Conceptual Design)는 요구조건 분석 단계에서 생성되는 명세서를 바탕으로 특정 DBMS에 독립적인 표현으로 전체 데이터베이스의 구조를 개념적으로 설계하는 단계이다. 이때 데이터베이스의 구조를 개념적으로 기술하는 표현 방식을 데이터 모델이라 하며, 개념적 설계 단계에서는 개체-관계 모델(Entity-Relationship Model)을 주로 사용한다. 여기에서 생성되는 결과물을 개념데이터베이스 스키마(Schema)라 한다.

3. 논리적 설계

논리적 설계(Logical Design)는 개념적 설계 결과로부터 만들어진 구조(E-R모델)로부터 특정 목표 DBMS가 처리할 수 있는 데이터베이스 스키마를 생성하는 것이다. 데이터베이스 설계자는 이 단계에서 주어진 개념스키마를 관계형 데이터모델, 계층형 데이터모델, 네트워크형 데이터모델, 객체지향 데이터모델의 스키마 중 하나를 결정하여 사상(Mapping), 변환한다. 이때 설계된 스키마의 데이터 량, 처리 빈도 수, 작업량 및 논리적 레코드 접근, 데이터 전송량, 데이터베이스 크기 등을 평가하고 정제한다.

표 9-13 논리적 설계의 3가지 세부단계의 의미

구 분	단계명	의 미
1 단계	논리적 데이터 모델 변환	개념적 설계 단계에서 생성된 DBMS에 독립적인 개념스키마, 즉 정보구조를 목표 DBMS에 맞는 논리적 데이터 모델로 변환
2 단계	트랜잭션 인터페이스 설계	입출력과 기능적 형태만 정의된 트랜잭션 즉 응용 프로그램에 대한 인터페이스를 설계
3 단계	스키마 평가 및 정제	설계된 스키마를 평가하고 정제하는 것으로, 설계된 스키마를 정량적 정보와 성능평가 기준에 따라 평가

4. 물리적 설계

물리적 설계(Physical Design)는 논리적 설계 단계에서 생성된 논리 데이터베이스 스키마로부터 효율적으로 구현 가능한 물리 데이터베이스 스키마를 설계하는 단계이다. 즉, 물리적 데이터베이스의 저장 레코드 양식을 설계한다.

사용자의 처리 요구 조건을 만족시키기 위해 내부 저장 구조와 접근경로 등을 설계한다. 또한 저장 공간에 레코드 크기와 양, 파일의 증가율 등을 고려하여 레코드들이 물리적으로 집중되도록 저장해야 한다.

접근 경로는 물리적 저장 장치에 저장된 데이터 검색과 갱신을 위해 인덱스 기법을 통한 저장 구조와 탐색 기법을 고려한다. 물리적 설계 시 고려 사항은 응답 시간, 저장 공간의 효율화, 트랜잭션 처리 능력 등을 고려해야 한다.

표 9-14 물리적 설계의 3가지 세부단계의 의미

구 분	단계명	의 미
1단계	저장레코드 양식 설계	데이터의 타입, 데이터 값의 분포, 사용될 응용, 접근 빈도들을 고려하여 결정
2단계	레코드 집중 분석 및 설계	레코드 집중은 저장 공간에 레코드들이 물리적으로 집중 저장되도록 할당하여 물리적 순차성을 이용할 수 있도록 하는 것을 의미
3단계	접근 경로 설계	접근경로는 물리적 저장 장치 위에 저장된 데이터의 검색과 조작을 가능하게 하는데, 저장구조와 탐색기법이 기본 요소가 됨

5. 데이터베이스 구현

데이터베이스의 구조가 컴퓨터 내에서 정의되고 구현된 후 실제 데이터가 적재되는 단계이다. 데이터베이스 구조는 논리적 단계에서 결정한 목표 DBMS의 데이터 정의어(DDL)에 의해서 정의되며, 데이터는 기존의 데이터 파일로부터 변환시켜 적재하거나 오퍼레이터에 의해서 수동으로 적재된다. 데이터베이스는 이 순간 이후부터 사용자에 의해서 사용될 수 있으며 필요하다면 이 시점에서 응용프로그래머(Application Programmer)가 트랜잭션 수행을 위한 응용 프로그램을 작성한다.

트랜잭션이 모두 작성되고 실제 데이터가 데이터베이스에 적재되면 데이터베이스의 설계 및 구현은 끝나게 되고 데이터베이스의 운영단계로 넘어가게 된다. 여기까지 설명한 데이터베이스 설계를 단계별로 입 · 출력을 중심으로 세부적인 과정을 나타내면 그림 9-21과 같다.

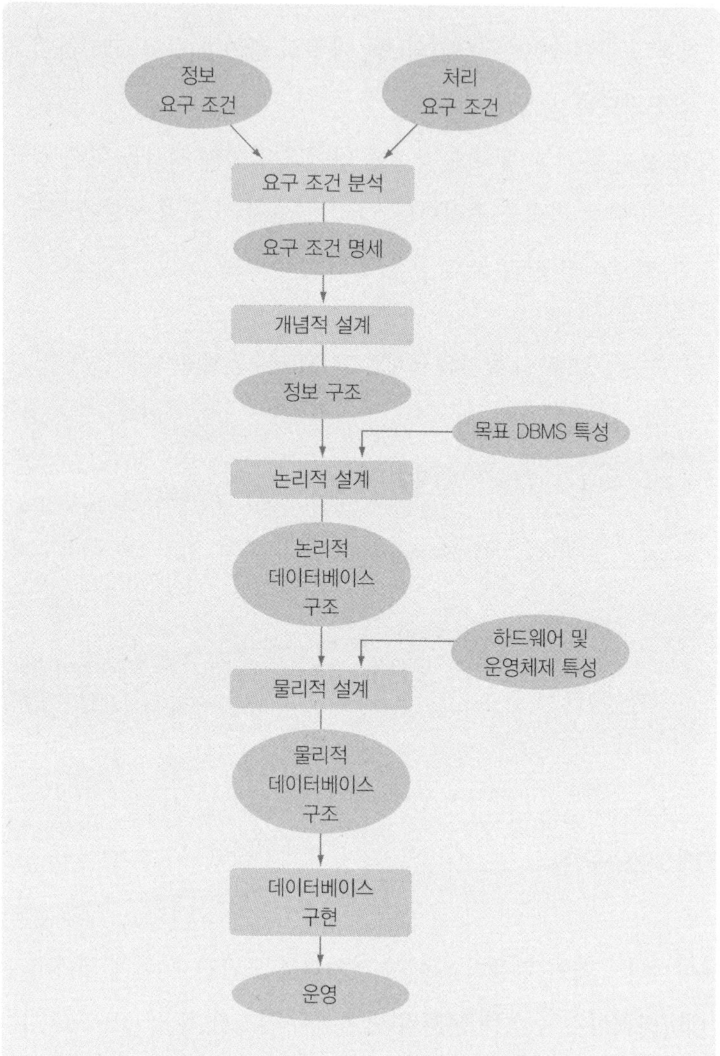

그림 9-21 데이터베이스 설계 세부과정

연습문제

Exercises

주관식

1 현실세계, 개념세계, 컴퓨터세계의 차이점을 설명하시오.

2 데이터베이스 정의와 설계시 고려사항을 설명하시오.

3 데이터베이스 목적과 장 · 단점을 설명하시오.

4 데이터베이스 구성에 대해서 설명하시오.

5 데이터 모델이란 무엇이며 그 구성요소를 설명하시오.

6 E-R다이어그램과 데이터구조도의 차이점을 설명하시오.

7 관계형 모델, 계층형 모델, 네트워크형 모델의 차이점과 장 · 단점을 설명하시오.

8 데이터베이스 스키마에 대한 정의와 분류에 대한 의미를 설명하시오.

9 데이터베이스관리시스템과 파일시스템을 비교 설명하시오.

10 데이터베이스의 논리적 · 물리적 데이터 모델을 설명하시오.

11 데이터베이스 설계과정을 단계별로 정리하고 설명하시오.

연습문제 Exercises

객관식

1 다음 중 정보시스템에서 데이터 구성이 아닌 것은?

① 엔티티(entity) ② 캐릭터(character)
③ 필드(field) ④ 파일(file)

해설 정보시스템에서 데이터의 조직적인 구조는 캐릭터, 필드, 레코드, 파일, 데이터베이스로 구성

2 데이터베이스 접근 방식에 대한 설명으로 틀린 것은?

① 최종사용자와 프로그래머들은 데이터가 물리적으로 어떻게 저장되는지를 알고 있을 필요가 없다.
② 보고서 작성 소프트웨어 또는 웹브라우저 형태의 질의 소프트에어를 포함한다.
③ 통합된 데이터베이스의 갱신과 유지는 실적에 반영된다.
④ 통합된 데이터베이스 안의 실제 물리적인 데이터는 데이터베이스관리시스템에 의하여 관리 되어진다.

해설 통합된 데이터베이스의 갱신과 유지는 레코드에 반영된다.

3 데이터베이스를 구축함으로써 얻는 이점이 아닌 것은?

① 자료의 중복이 제거된다.
② 데이터에 대한 변화 발생시 파일의 수정이 쉽다.
③ 기억 장소가 줄어든다.
④ 자료를 공동으로 사용할 수 있다.

4 단말 사용자가 데이터베이스에 대하여 정보를 요구하기 위해 사용되는 언어는?

① 데이터 정의어(DDL) ② 데이터 조작어(DML)
③ 질의어(SQL) ④ 관계어(RL)

5 데이터정의어(DDL)에 관해 바르게 설명한 것은?

① 데이터 요구를 표현할 수 있는 인터페이스를 기술하기 위한 언어이다.
② 데이터 내용을 기술하기 위한 언어이다.
③ 다른 언어와는 달리 단독으로 사용 가능하며, 주로 연산 기능을 담당한다.
④ 일반적인 프로그램에서 대부분 지원한다.

6 다음 중 스키마에 대한 정의로 옳은 것은?

① 데이터 자체에 대한 값을 말한다.
② 데이터간의 관계, 제약 조건, 성질 등을 정의해 놓은 것이다.
③ 데이터베이스 사용자가 입력하는 값이다.
④ 데이터 값에 따른 레코드 존재 유무를 확인하는 것이다.

7 개념 스키마(conceptual schema)의 설명으로 가장 적합한 것은?

① 데이터베이스의 전체적인 논리적 설계를 의미하는 것으로 데이터 객체, 성질, 관계, 제약조건에 관한 것이다.
② 데이터집단과 데이터를 관리하는 프로그램의 집합체를 말한다.
③ 데이터베이스에서 정보를 나타내는 논리적 단위로 파일시스템의 레코드에 해당하는 개념으로 사용한다.
④ 물리적 저장장치의 관점에서 본 전체 데이터베이스의 명세를 말한다.

8 다음 중 데이터베이스관리시스템(DBMS)의 특징이 아닌 것은?

① 데이터 중복의 최소화　② 데이터 공유
③ 데이터 처리 방법 간단　④ 무결성 유지

9 데이터베이스관리자(DBA)의 역할에 대한 설명으로 거리가 먼 것은?

① 데이터의 저장구조와 접근방법을 결정하는 역할을 한다.
② 시스템의 보안성과 무결성을 검사하는 기능을 결정하는 역할을 한다.
③ 응용 프로그램과 데이터베이스 사이에서 중재자로서의 역할을 담당한다.
④ 데이터베이스에 대한 백업과 회복을 위한 적절한 방법을 선택하는 역할을 한다.

10 관계 데이터 모델 용어와 관계없는 것은?

① 관계(relation)　② 필드(field)
③ 튜플(tuple)　④ 속성(attribute)

11 데이터베이스 스키마(database schema)의 속성 중에서 한 열(column)이 가질 수 있는 값들의 집합을 무엇이라고 하는가?

① 뷰(view) ② 차수(degree)
③ 도메인(domain) ④ 튜플(tuple)

12 데이터베이스에서 일반적으로 키라고 하면 무엇을 의미하는가?

① 외래 키(foreign key) ② 대체 키(alternate key)
③ 기본 키(primary key) ④ 후보 키(candidate key)

13 관계에 관한 설명으로 옳은 것은?

> 가. 하나의 관계에서 튜플의 순서는 존재한다.
> 나. 각 속성은 관계 내에서 유일한 이름을 가진다.
> 다. 한 관계에 나타난 속성 값은 논리적으로 분해 가능한 값이어야 한다.
> 라. 한 관계 내의 튜플은 중복 가능하다.

① 가, 나 ② 가, 다, 라
③ 나 ④ 라

14 기본키의 속성이 널(null) 값을 가질 수 없는 성질을 나타내는 것은?

① 최소성 ② 유일성
③ 개체 무결성 ④ 참조 무결성

15 다른 관계에 존재하는 튜플을 참조하기 위해 사용되는 속성의 값은 참조되는 테이블의 튜플 중에 해당 속성에 대해 같은 값을 갖는 튜플이 존재해야 한다는 제약은?

① 개체무결성 제약 ② 주소무결성 제약
③ 참조무결성 제약 ④ 도메인 제약

16 오너-맴버(owner-member)관계와 관련되는 논리적 데이터 모델은?

① 관계형 데이터 모델 ② 네트워크 데이터 모델
③ 계층형 데이터 모델 ④ 분산 데이터 모델

17 관계 데이터 모델에서 관계(relation)의 특성이 아닌 것은?

① 한 관계에 속하는 모든 튜플은 유일성을 가진다.
② 각 속성은 관계 내에서 유일한 이름을 가지며, 속성의 순서는 큰 의미가 없다.
③ 관계에서 튜플의 순서는 존재하지 않는다.
④ 한 관계에서 나타난 속성 값은 논리적으로 분해 가능한 값이어야 한다.

18 관계데이터베이스의 정규화에 대한 설명이다. 괄호 안에 알맞은 것은?

> "어떤 관계 R이 (①)이고, 관계의 키가 아닌 속성 모두가 R의 어떤 키에도 이행적 함수종속이 아닐 때 R은 (②)에 속한다."

① ① 1NF ② 2NF
② ① 1NF ② 3NF
③ ① 2NF ② 3NF
④ ① 2NF ② 4NF

19 정규화의 의미로 옳지 않은 것은?

① 함수적 종속성 등의 종속성 이론을 이용하여 잘못 설계된 관계형 스키마를 더 작은 애트리뷰트의 세트로 쪼개어 바람직한 스키마로 만들어 가는 과정이다.
② 좋은 데이터베이스 스키마를 생성해 내고 불필요한 데이터의 중복을 방지하며 정보의 검색을 용이하게 할 수 있도록 허용해 준다.
③ 정규형에는 제 1정규형, 제 2정규형, 제 3정규형, BCNF형, 제 4정규형, 제 5정규형 등이 있다.
④ 어떠한 관계 구조가 바람직한 것인지, 바람직하지 못한 관계를 어떻게 합쳐야 하는지에 관한 구체적인 판단기준을 제공한다.

20 데이터 정의어와 데이터 조작어를 포함한 데이터베이스용 구조화 질의 언어는?

① SQL　　② C++
③ GIGO　　④ CISC

해설 SQL(Structured Query Language)는 데이터 정의어(DDL)와 데이터 조작어(DML)를 포함한 데이터베이스용 구조화 질의 언어이다.

21 SQL 검색문의 기본적인 구조로 옳게 짝지어진 것은?

SELECT(1)　　　FROM(2)　　　WHERE(3)

① (1)관계 (2)속성 (3)조건
② (1)조건 (2)관계 (3)튜플
③ (1)튜플 (2)관계 (3)조건
④ (1)속성 (2)관계 (3)조건

22 SQL에서 검색을 위한 조건문을 기술하는데 사용되는 구문은?

① select
② where
③ if
④ when

23 데이터베이스 설계 단계의 순서로 옳은 것은?

① 구현 단계　② 논리적 설계 단계　③ 물리적 설계 단계
④ 요구분석 단계　⑤ 개념적 설계 단계

① ④-⑤-②-③-①
② ①-②-③-④-⑤
③ ④-②-⑤-③-①
④ ④-③-⑤-②-①

24 데이터베이스의 목적에 해당하지 않는 것은?

① 데이터 공유
② 데이터 보안
③ 데이터 중복허용
④ 데이터의 독립성

25 데이터베이스의 모델이 아닌 것은?

① 관계데이터 모델
② 계층데이터 모델
③ 검색 모델
④ 망데이터 모델

26 객체에 기반을 둔 데이터 모델은?

① 논리적 모델
② 물리적 모델
③ 개념적 모델
④ 관계대수 모델

27 고급 데이터 모델이 갖추어야 할 특징이 아닌 것은?

① 표현성　② 최소성
③ 중복성　④ 단순성

28 사용자의 처리 요구조건을 만족시키기 위해 내부 저장구조와 접근경로를 설계하는 과정은?

① 논리적 설계　② 물리적 설계
③ 개념적 스키마 설계　④ 중복 설계

29 데이터베이스 설계시 고려사항이 아닌 것은?

① 데이터의 일관성　② 데이터의 효율성
③ 데이터의 자유성　④ 데이터의 보안성

30 데이터베이스관리시스템이 필수적으로 구비해야 하는 기능이 아닌 것은?

① 데이터 조작　② 데이터 제어
③ 데이터 정의　④ 응용 생성기

31 데이터베이스 구조 가운데 멀티미디어 응용에 적합한 것은?

① 네트워크형 모델　② 관계형 모델
③ 객체지향형 모델　④ 계층형 모델

정답 Answer!

01. ①	02. ③	03. ③	04. ③	05. ①	06. ②	07. ①	08. ③	09. ③	10. ②
11. ③	12. ③	13. ③	14. ③	15. ③	16. ②	17. ④	18. ③	19. ④	20. ①
21. ④	22. ②	23. ①	24. ③	25. ③	26. ③	27. ③	28. ②	29. ③	30. ④
31. ③									

제10장

데이터웨어하우스

10-1. 데이터웨어하우스 개요

1. 데이터웨어하우스 배경

정보화 사회에서 오늘날의 기업은 효율적으로 경쟁하기 위해서 경쟁사들보다 시장 상황을 잘 파악할 수 있는 능력과 이를 바탕으로 중요한 사업 방향을 과학적이고 효율적으로 의사결정할 수 있는 환경을 필요로 하고 있다. 일반적으로 데이터들은 여러 가지 형태를 가지고 있으며, 그 속성 또한 저장된 데이터베이스에 따라 다양하고 방대하다.

기업의 측면에서 보면 고객, 매출, 생산 데이터들은 이기종 플랫폼과 다양한 원천으로부터 수집되는 경우가 많기 때문에 정보 관리에 어려움이 생기며, 데이터 검색과 분석을 수행하려면 문제의 심각성은 더해지고 있다. 그러나 이렇게 많은 데이터 중에서 정작 경영진이나 분석가들의 의사결정을 위한 데이터와 정보는 단순히 요약된 정보만을 필요로 한다.

또한 의사결정자들은 데이터가 어떠한 형태의 데이터베이스에 어떻게 저장되어 있는지, 그들이 필요로 하는 정보 또는 자료를 검색하는데 몇 줄의 SQL(Structured Query Language)문을 작성해야 하는지 등에 대해서는 관심이 없다. 다만 자신이 원하는 정보나 자료를 요청했을 때 신속하게 받아보기만을 원한다는 것이다.

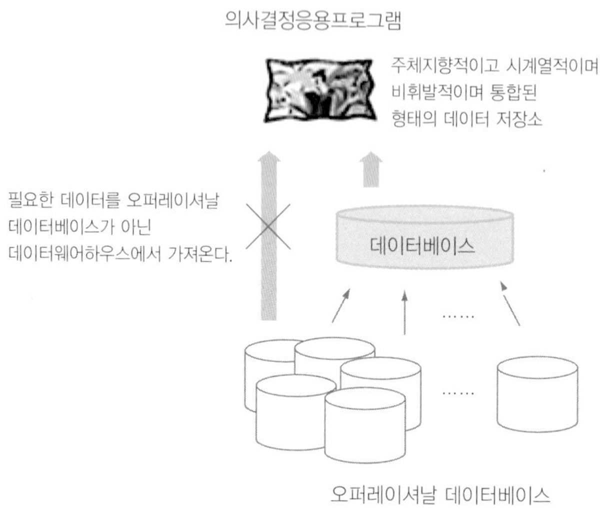

그림 10-1 데이터웨어하우스 개념도

기존의 전산 시스템 환경은 일반적으로 운영시스템과 정보처리시스템으로 나누어 볼 수 있다. 운영시스템은 기업에서는 실제 고객의 구매 상황과 물품, 매출의 상황 등의 데이터, 의료 환경에서는 환자의 기본정보, 예약상황, 각종 진료, 검사, 원무 데이터가 실시간으로 저장, 운영되는 OLTP(On Line Transaction Processing)시스템이라고 볼 수 있다. 이와 같은 시스템은 다음과 같은 문제점을 가지고 있다.

OLTP(On Line Transaction Processing)시스템 문제점

① 데이터를 신속하게 분석 예측하기 어렵다.
② 통합된 보고서를 작성하기 어렵다.
③ 비정형화된 장표를 만드는 시간이 많이 걸린다.

데이터웨어하우스는 정보처리시스템에서 운영시스템으로 데이터를 백업 받아 진료, 경영, 관리 등의 주제별 재구성 데이터를 통하여 분석하는 일종의 데이터분석시스템이다.

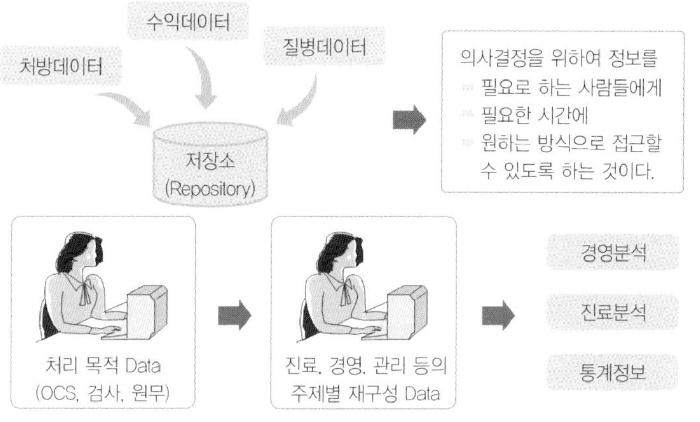

그림 10-2 의료분야 데이터웨어하우스 개념도

이러한 기존 시스템의 문제점을 보완하기 위하여 통합데이터베이스 방식의 시스템이 제안되기도 하였으나, 이러한 비정형화된 결과 생성을 위한 프로그래밍, 개발기간의 장기화 등의 단점으로 새로운 시스템을 요구하게 되었다. 기존 데이터베이스와 데이터웨어하우스의 차이점은 다음 표 10-1과 같다.

표 10-1 데이터베이스와 데이터웨어하우스 차이점

구 분	데이터베이스	데이터웨어하우스
기능	업무프로세스	의사결정
데이터 형태	기능별 상세 데이터	주제별 요약 데이터
데이터 조작	read/write/update/delete	read only
지향방향	신속한 처리	다차원 분석 제공

데이터웨어하우스가 등장할 수 있었던 기술적 요인으로는 대형컴퓨터 성능의 급속한 발전과 대용량 병렬컴퓨팅을 지원하는 관계형데이터베이스관리시스템(RDBMS)의 등장, 많은 데이터웨어하우스 도구 출현으로 인하여 데이터하우징에 소요되는 대규모 데이터를 관리할 수 있게 된 것이다. 따라서 의료분야에 있어서도 처방전달시스템(OCS), 의료영상저장전송시스템(PACS), 전자의무기록(EMR)의 도입으로 의료기관에 데이터가 통합의료데이터베이스로 축적됨에 따라 이들 데이터를 의학연구, 병원의 지식경영(Knowledge Management)에 활용할 필요가 증대되어 가기 때문이다.

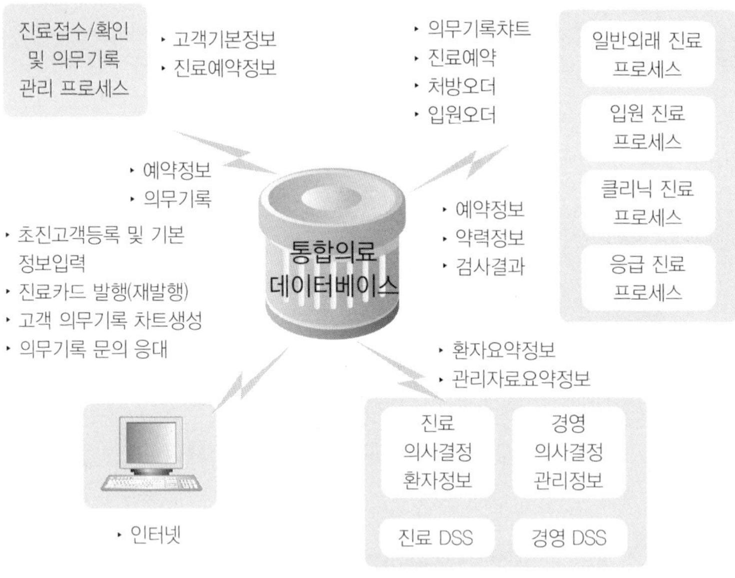

그림 10-3 **통합의료데이터베이스**

지식경영은 조직적 차원에서의 지식은 물론 개개인의 지식을 체계적으로 발굴하여 조직 내부에 축적 · 공유하고, 이 지식을 조직의 경쟁력 제고를 위해 활용하는 경영을 의미한다.

2. 데이터웨어하우스 정의

데이터웨어하우스(DW : Data Warehouse)는 1980년대 중반 IBM이 자사의 하드웨어를 판매하기 위해 처음으로 도입했던 개념으로, IBM은 「정보창고」의 의미로 인포메이션 웨어하우스(Information warehouse)라는 용어를 사용하였다. 이후 이 개념은 많은 하드웨어, 소프트웨어 및 툴(Tool) 공급 업체들에 의해 이론적, 현실적으로 성장하였다. 1980년대 후반 미국의 이몬(W. H. Inmon)에 의해 최초로 데이터 접근 전략으로 데이터웨어하우스 개념을 사용함으로써 많은 관심과 집중을 받게 되었다. 데이터웨어하우스는 여러 사람들이 다양한 정의를 내려왔으나, 한편으로는 너무 학문적이고 추상적이어서 이해하기가 어려운 부분이 많았다.

가장 대표적인 정의는 1992년 미국의 이몬(W. H. Inmon)의 것으로 그는 데이터웨어하우스를 "기업의 의사결정 과정을 지원하기 위한 주제 중심적이고 통합적이며 시간성을 가지는 비휘발성 자료의 집합"으로 정의하고 있다.

또한 1994년 켈리(Kelly)는 전사적 데이터웨어하우스를 "기업 내의 의사결정 지원 어플리케이션들을 위한 정보기반을 제공하는 하나의 통합된 데이터 저장 공간"으로 정의하고 있다. 이것은 기업 내의 상이한 많은 어플리케이션들이 동일한 정보를 공유하게 하는 웨어하우스의 측면을 강조하고 있다.

한편, 1994년 포우(Poe)는 데이터웨어하우스를 운영시스템과 연계하여 "의사결정 지원에 효과적으로 사용될 수 있도록 다양한 운영 시스템으로부터 추출, 변환, 통합되고 요약된 읽기 전용 데이터베이스"로 정의하고 있다. 이상의 정의들로 보면 데이터웨어하우스는 의사결정에 필요한 정보처리 기능을 효율적으로 지원하기 위한 통합된 데이터를 가진 양질의 데이터베이스이다. 따라서 데이터웨어하우스가 가져야할 기본적인 조건을 나열하고 이를 바탕으로 데이터웨어하우스의 일반적인 정의를 내리면 다음과 같다.

데이터웨어하우스의 정의

① 수년간의(Historical Data)
② 조직내부에서 발생한 데이터와(Internal Data)
③ 외부 데이터를(External Data)
④ 주제별로 통합하여(Subject-oriented)
⑤ 별도의 프로그램 없이(End-user Computing)
⑥ 실시간으로(On-line)
⑦ 다양한 각도에서 분석을 가능하게 하고(Multi-dimensional Analysis)
⑧ 관점에 맞게 재설계하여 구축한 통합 시스템이다(Total System).

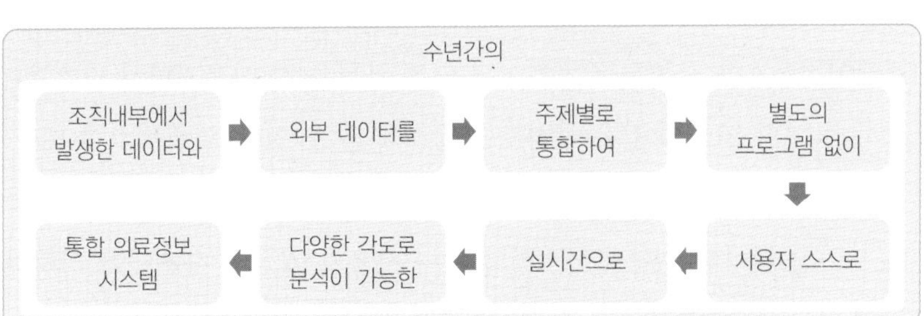

그림 10-4 데이터웨어하우스 일반적 정의 개요도

병원데이터웨어하우스 정의는 병원 내에서 산재된 수년간의 진료과정에서 축적된 내/외부 데이터를 주제별(Subject Oriented : 진료, 환자, 통계, 경영)로 통합하여 시간중심으로 저장해놓는 데이터 저장고를 말한다. 이를 통해 하나의 논리적인 뷰(View)를 창출함으로써 다각적 분석이 가능한 환경을 제공하고 경영진이 손쉽게 활용할 수 있는 의사결정 정보를 제공한다. 즉, 왜(Why)라는 물음에 대한 지식 제공을 목표로 한다.

표 10-2 **병원의 데이터웨어하우스 주제별 분석 예**

구분	주요내용
진료 연구	• 질환측정 : 질환별 발병 특징 분석, 과거 병력과의 관계분석, 동반 질환 분석 • 진단 및 검사 : 입원환자 질환별 검사결과 분석, 검사의 질환별 민감도 분석, 입원전 진단정확성 분석 • 치료 : 질환별 치료방법 분석 • 경과 및 예후 : 질환별 재입원 비율 분석
통계	• 진료 : 진료과별 진료실적, 진료과별 외래환자 진료실적, 특수크리닉 진료실적, 병상이용률 분석, 각 과별 검사실적, 진료과별 수술실적, 입원/외래환자 예약 통계 등 • 인원 : 인당 진료수익 및 부가가치율 분석, 급여 항목별 인건비 통계 분석 • 자산 : 품목별 사용/재고 통계, 약품 월별 입/출/재고 금액 분석, 부서별 기자재별 보유 수량 통계 • 청구수납 : 진료비수납현황 분석, 미수금 분석, 보험청구삭감 분석, 자체심사 분석
경영	• 수익성분석 : 수익정보 및 활동원가 계산정보를 활용한 각종 수익성 분석 • 인력현황 및 가동률 등 분석 • 재고현황 분석 : 재고정보에 대한 각종 통계분석 정보

3. 데이터웨어하우스 구성

데이터웨어하우스를 구축하는데 있어서 기본 구성은 각 사용자마다 다르겠지만 일반적으로 다음 그림 10-5와 같은 구성도를 생각해 볼 수 있다. 일반적으로 데이터웨어하우스는 메인프레임 서버에 구축된다. 다양한 온라인거래처프로그램들이나 다른 출처로부터 모아진 데이터들은, 분석적인 용도나 사용자 질의에 사용되기 위하여, 선택적으로 추출되고 조직화되어 데이터웨어하우스에 저장된다.

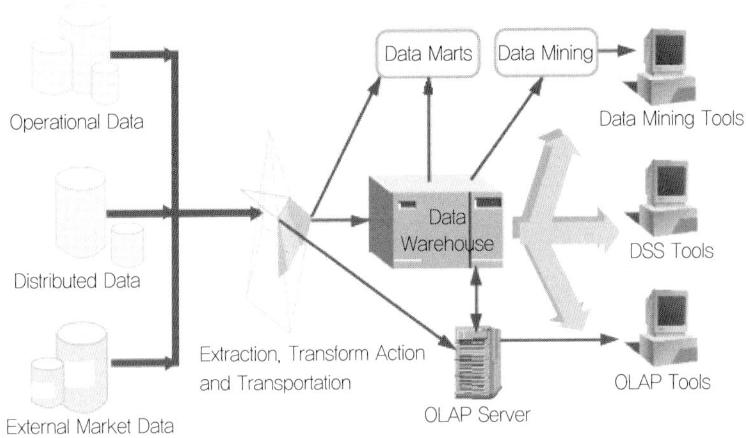

그림 10-5 데이터웨어하우스의 기본 구성

데이터웨어하우스는 유용한 분석이나 접근을 위해 다양한 출처로부터 데이터를 획득할 것을 강조하지만, 일반적으로 특화되고, 때로는 지엽적인 내용의 데이터베이스가 필요할 최종사용자나 지식노동자(Knowledge Worker)의 시각으로부터 출발하지는 않는다.

후자의 경우에 있는 사람들에게 필요한 것은 흔히 데이터마트(Datamart)라고 알려져 있다. 즉, 데이터 마트는 운영데이터나 다른 원천으로부터 수집된 데이터저장소(Data Store)로서, 특정 그룹의 지식노동자들을 지원하기 위해 설계된다.

데이터웨어하우스는 비지니스 트랜잭션(Business Transaction)을 처리하기 위한 운영시스템으로부터 선별되어 가공된 데이터들로 이루어진 데이터베이스이다. 데이터웨어하우스는 읽기전용 데이터들로 이루어져 의사결정에 도움을 주기 위한 조회만이 가능하고, 갱신이나 삭제가 일어나지 않는다는 것을 기본 전제로 한다.

데이터웨어하우스는 궁극적으로는 여러 곳에 분산되어 있는 대량의 기업 비즈니스 데이터를 하나로 통합해 의사결정지원시스템(DSS : Decision Support System)이나, 온라인 분석 시스템(OLAP : On Line Analytical Processing)의 원천(Source)으로 사용할 수 있도록 데이터를 저장 관리하는 시스템의 역할을 수행하며, 데이터의 변형 과정으로 통합된 데이터를 시계열적으로 또는 다양한 관점에서 정보 분석을 가능하게 한다.

즉, 데이터웨어하우스는 기업, 학교, 의료기관 등에서 운영하는 여러 시스템에서 발생하는 다양한 데이터에 대한 중앙 창고의 역할을 하며, 이 데이터를 수년간 모아 별도의 프로그램 없이 통합, 분석할 수 있도록 디자인한 별도의 분석 전용 데이터베이스이다.

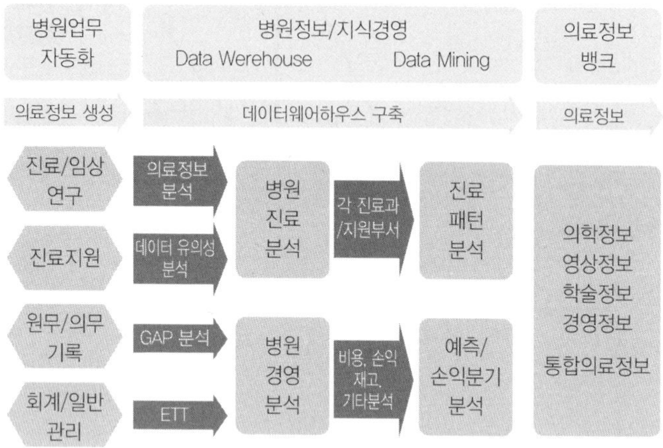

그림 10-6 의료기관의 데이터웨어하우스

4. 데이터웨어하우스 목적

데이터웨어하우스는 기존 정보를 활용해 더 나은 정보를 제공하고, 데이터의 품질을 향상시키며, 조직의 변화를 지원하고 비용과 자원관리의 효율성을 향상시키는 것을 주목적으로 하고 있다. 데이터웨어하우스는 사용자의 의사결정을 지원하기 위해 기업이 축적한 많은 데이터를 사용자 관점에서 주제별로 통합하여 운영시스템과 사용자 사이의 별도의 장소에 저장해 놓은 데이터베이스로 이해할 수 있다. 의사결정을 지원하기 위해 별도의 통합된 저장 공간을 구축함으로써 다음과 같은 목적을 가질 수 있다.

데이터웨어하우스의 목적

① 운영시스템을 보호하고 사용자 질의에 신속한 응답성능을 제공할 수 있다.
② 여러 시스템에 산재된 데이터들이 웨어하우스로 모아지고, 통합되어 사용자는 자신들이 필요로 하는 데이터가 어디에 있는지 신경 쓰지 않고 필요한 데이터를 쉽게 가져다 사용할 수 있다.
③ 데이터는 웨어하우스로 옮겨오기 전에 정제 및 검증과정을 거치게 되어 사용자는 양질의 데이터를 사용할 수 있다.

데이터웨어하우스의 목적은 데이터에 기반한 의사결정이 막연한 감각이나 불완전한 데이터에 의존하는 대신 통합된 데이터를 바탕으로 사실에 근거하여 이루어질 수 있도록 한다. 위의 세 가지 사항은 데이터웨어하우스의 의미보다는 데이터웨어하우스의 목적을 표현한 것이다. 데이터웨어하우스는 사실 여러 가지 의미로 받아들여지고 있어서 한마디로 정의하기는 결코 쉬운 일이 아니다.

10-2. 데이터웨어하우스 특징

기존의 정보처리시스템에서 정보 분석 업무를 수행할 때는 일반적으로 새로운 분석 형태와 양식이 필요할 때마다 별도로 프로그래밍을 하든지 개발 요원의 도움을 받아야 함으로 시간이 많이 걸린다. 일반적으로 기업의 전사적자원관리(ERP : Enterprise Resource Planning)와 같은 업무 운영시스템에서는 많은 부하가 걸려 있기 때문에 대용량의 분석 데이터를 처리하기 힘든 문제점이 발생한다. 데이터웨어하우스는 이와 같은 단점을 해결하고 효율적인 경영활동을 지원하기 위해 다음과 같은 개념을 바탕으로 구축된다.

데이터웨어하우스 구축의 개념

① 기존 업무운영 시스템은 성능과 안정성을 위해 시스템 자체에 최적화 되어 있으나 데이터웨어하우스는 분석하고자 하는 데이터를 중심으로 재구성하여 최적화되어 있다.
② 표준화된 분석 기준을 제공하여 항상 신뢰할 수 있는 수치를 제공할 수 있다.
③ 대용량의 데이터베이스 서버에 5년에서 10년 간 데이터를 보관함으로써 장기간의 추이 분석을 통한 의사결정을 할 수 있다.
④ 분석 전용으로 별도로 존재하는 시스템이므로 기존 업무운영 시스템에 전혀 부담을 주지 않는다.

데이터웨어하우스의 가장 일반적으로 받아들여지고 있는 정의는「데이터웨어하우스의 아버지」라고 알려져 있는 미국 실리콘 벨리의 프리즘솔루션社의 부사장인 이몬(W. H. Inmon)이 그의 저서에 기술한 것으로서, 다음 표 10-3과 같이 주제지향성(Subject Oriented), 통합성(Integrated), 시계열성(Time variant), 비휘발성(Non-volatile)의 특징을 지닌 데이터의 집합체를 의미한다.

표 10-3 데이터웨어하우스 특징별 의미

특 징	의 미
주제지향성	업무중심이 아닌 주제 중심
통합성	혼재한 DB로부터의 데이터 통합
시계열성	시간에 따른 변경 정보를 나타냄
비휘발성	데이터 변경 없이 리포팅을 위한 read only 사용

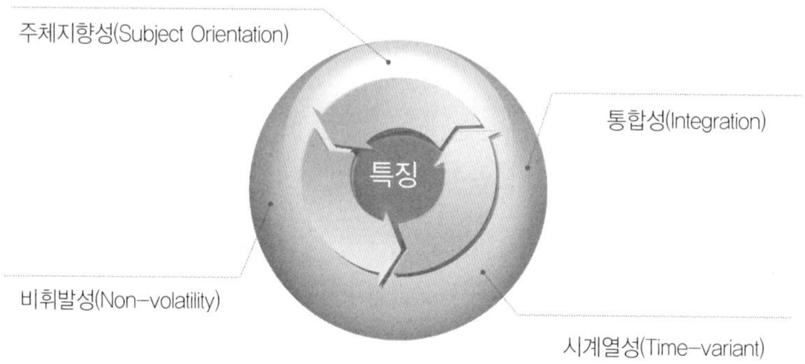

그림 10-7 데이터웨어하우스 특징

1. 주제지향성

주제지향성은 데이터웨어하우스 내의 데이터는 일상적인 트랜잭션을 처리하는 어플리케이션과 기능들을 중심으로 하는 운영시스템의 데이터와는 달리 정보 이용자 관점에서 접근이 가능한 일정한 주제별 데이터로 분류되는 특징을 갖는다.

예를 들어 금융기관에서의 운영시스템은 대출, 예금, 은행 카드, 신탁 처리 등과 같은 어플리케이션과 기능들을 중심으로 디자인 되어있지만, 데이터웨어하우스 방식에서는 고객 거래처, 상품, 활동 등과 같은 주제 영역을 중심으로 조직화된다. 따라서 데이터웨어하우스의 데이터는 의사결정시스템에 사용되지 않은 데이터는 저장하지 않는 반면, 운영시스템의 데이터는 의사결정 분석자의 의도와는 관계없는 즉시적인 요구를 만족시킬 수 있는 상세 데이터를 포함하게 된다.

의료분야에서는 기존 업무중심의 원무, 진료, 진료지원, 기타 외부자료 등의 기존 데이터에서, 통합의 관점에서 조직이 갖고 있는 정보를 업무 중심이 아닌 특정 주제 중심으로 구성하는 특징을 의미한다.

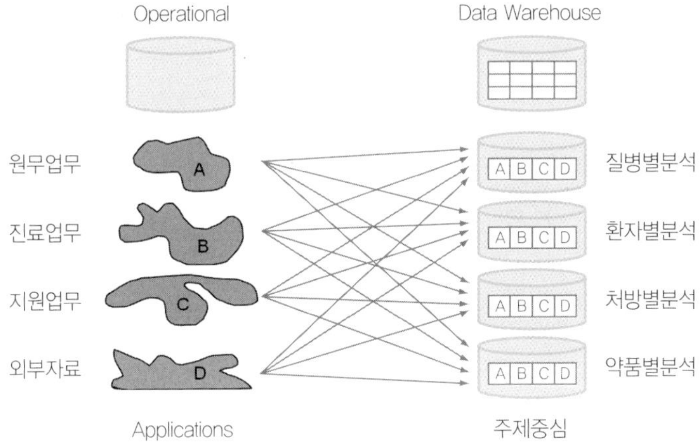

그림 10-8 주제지향성의 개념

2. 통합성

통합성은 데이터웨어하우스에 보관되는 데이터는 어플리케이션 환경에서 발생되는 다양한 운영 데이터를 표준적이고 일관된 웨어하우스용 데이터베이스로 변환되어야 한다. 이를 위해서 데이터웨어하우스 내의 데이터는 고도의 통합과 데이터에 대한 품질 보증 과정이 필요하다. 이러한 통합성은 데이터의 이름 작성 방법, 일관된 변수 측정, 일관된 코드화 구조, 일관된 물리적 특성 등 여러 가지 면에서 나타난다.

예를 들어, 기존의 어플리케이션 중심의 운영 환경에서는 남자와 여자를 남/여, Male/Female, 1/0 등으로 다양하게 적용할 수 있으나, 데이터웨어하우스에서는 이들을 통합할 필요가 있다(예 : 남자와 여자는 '남'과 '여'로 통합). 즉, 같은 성격을 갖는 데이터 표현을 단일화하는 것이다. 이러한 데이터의 통합을 위한 운영시스템의 데이터베이스 내에서 데이터 변환 작업은 데이터웨어하우스 구축의 중요한 작업 중 하나를 차지하게 된다.

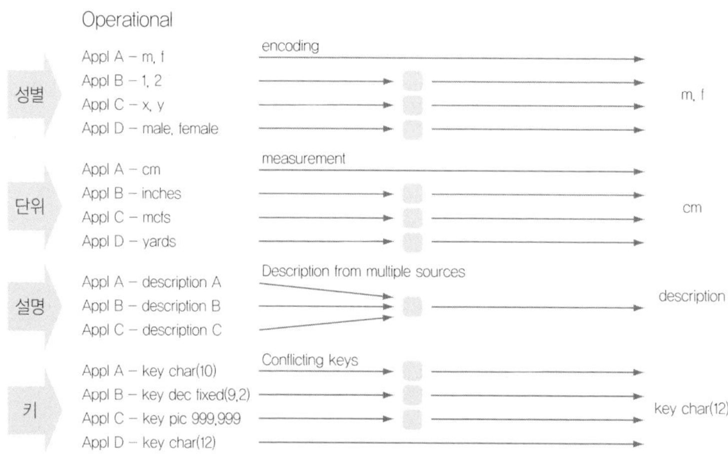

그림 10-9 **통합성의 개념**

3. 시계열성

시계열성은 데이터웨어하우스에 있는 모든 데이터는 일정 기간 동안 정확성을 유지함을 의미한다. 이러한 특성은 액세스 순간에 데이터의 정확성이 유지되는 운영시스템과는 매우 다르다고 볼 수 있다. 데이터웨어하우스에는 일정 기간 동안 데이터를 저장하여 시점별로 분석이 가능하다. 즉, 데이터웨어하우스에 저장되는 각각의 레코드에 시간이라는 필드를 갖게 하여 과거-현재-미래의 데이터를 시간의 흐름상 추세를 분석한다는 점에서 시간 가변적이라고 볼 수 있는 것이다.

데이터웨어하우스의 시계열성은 어떤 자료가 시간에 따라 변경되어야 하는 것이 아니고, 시간에 따른 변경을 항상 반영하고 있어야 함을 의미한다. 이러한 데이터웨어하우스의 데이터는 일정한 시간동안 데이터를 대변하는 것으로 스냅샷(Snapshot)이라고 할 수 있으며, 데이터의 구조상 「시간」이 아주 중요한 요소로 작용한다. 따라서 데이터 구조상에 데이터웨어하우스의 데이터에는 수시적인 갱신이나 변경이 발생할 수 없다.

즉, 데이터웨어하우스란 데이터를 정보로 활용할 수 있도록 저장해 놓은 창고라 할 수 있으며, 이와 같은 목적은 의사결정을 지원하는데 있다. 일반적으로 데이터웨어하우스의 데이터는 5~10년 정도의 장기간의 데이터를 나타내며, 운영시스템에서는 60~90일 정도의 짧은 시간 간격을 가진다.

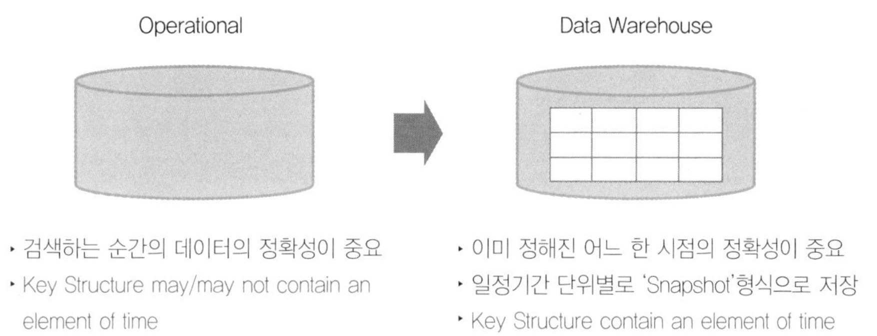

그림 10-10 시계열성의 개념

4. 비휘발성

비휘발성은 레코드 단위를 기준으로 갱신을 자주 수행하는 운영데이터와는 다른 특성이다. 데이터웨어하우스용 데이터는 한 시점에서 대량의 데이터가 적재되고 액세스 되는 반면, 데이터의 갱신이 발생하지 않는 조회전용 데이터라는 특성을 갖는 불변의 데이터 집합체이다.

데이터웨어하우스에서는 수행과정에서 단지 두 가지 오퍼레이션(Operation)을 갖게 되는데, 첫째는 데이터를 로딩(Loading)하는 것이고, 두 번째는 데이터를 읽는(Reading) 것 즉, 액세스(Access)하는 과정이다.

일반적인 운영시스템에서의 데이터 갱신과 삭제는 이루어지지 않고, 데이터웨어하우스에 일단 데이터가 로드 되면, 읽기 전용형태의 스냅 샷 데이터로 존재하게 되는 것이다. 즉, 원시데이터로부터의 로딩(Loading)과 적재된 자료에 대한 검색(Query)이며, 자료의 변경 및 삭제와 같은 휘발성(Volatile) 작업은 없다. 따라서 데이터웨어하우스에는 운영시스템에서 새로운 데이터를 주기적인 일괄작업으로 새롭게 로드 하는 작업 외에는 수시로 변하지 않는 비휘발성의 특징을 갖게 된다.

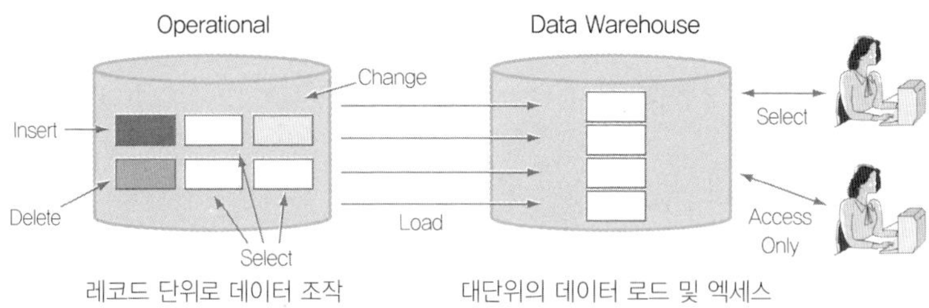

그림 10-11 비휘발성의 개념

10-3. 데이터웨어하우스 구조

데이터웨어하우징 환경에서 정보는 제조업자가 제공하는 상품으로 생각할 수 있으며, 정보의 흐름은 상품이 제조되어 고객에게 이용되기 까지의 과정과 유사한 일련의 흐름을 거치게 된다. 즉, 생산(OLTP시스템)-저장 및 분배(데이터웨어하우스)-소매(어플리케이션)과정으로 이루어진다.

정보시스템에서 정보라는 상품이 그 고객(사용자)에게 이용 가능하기 위해 다양한 요소기술과 도구(Tool)가 공급되어 각 사의 데이터웨어하우스 구축을 지원하고 있는데, 기술적인 부분을 배제시키고 사용자 관점에서 정리하면 4개의 층, 즉 데이터소스, 데이터웨어하우스, 데이터마트, 클라이언트 시스템으로 분류할 수 있다.

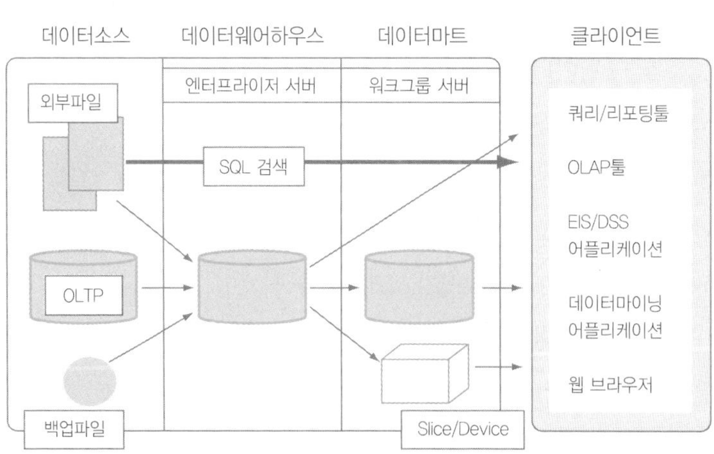

그림 10-12 데이터웨어하우스의 구조

데이터소스 층은 운영데이터와 백업 파일 등으로 구성되는 4개 층 중에서 가장 원시적인 정보의 집합장소를 말한다. 예를 들어 데이터 소스로는 업무 DB, 인사 DB, 생산 DB, 기타 DB 등이 있다.

데이터웨어하우스는 사용자에 의해 직접 사용되기도 하고 데이터 마트를 구성하는 데이터를 제공하는 역할도 한다.

데이터마트 층은 작업그룹(Workgroup)서버로 설명될 수 있는데, 관계형데이터베이스나 다차원 데이터베이스를 이용하여 구축된다. 다차원 데이터베이스로 구축된 데이터 마트는 마우스(Mouse)로 시스템을 조작하는 방식이어서 사용자 인터페이스가 우수하고, 사용자의 업무 구조를 유사하게 반영하고 있어서 개념적으로 이해하기 쉽고, 시스템의 반응속도가 빠른 장점이 있다.

클라이언트시스템 층에서 사용자는 쿼리(Query) 및 리포팅 툴(Reporting tool), OLAP 툴, EIS/DSS 어플리케이션, 데이터마이닝 어플리케이션, 그리고 웹 브라우저를 이용하여 데이터웨어하우스나 데이터마트를 이용하게 된다. 특히 웹브라우저는 인터넷의 저렴하고 광범위한 데이터통신이 가능하기 때문에 관심의 대상이 되고 있는데,

표 10-4 데이터웨어하우스 5가지 데이터 형태

구 분	의 미
메타 데이터	• 데이터를 데이터웨어하우스에 어떤 데이터를 어떻게 저장할 것인지를 세부적으로 기술하는 '설명자'의 역할 • 오퍼레이션시스템의 데이터 구조를 데이터웨어하우스로 매핑하는데 필요한 데이터를 요약하는데 사용되는 알고리즘을 포함
현재 상세 데이터	• 대개 디스크에 저장 • 가장 최근의 변경사항을 반영 • 가장 하위 레벨에 위치하므로 대부분 양이 많음
과거 상세 데이터	• 가끔씩 필요에 의해 액세스되는 데이터로서 테이프와 같은 저장장치에 수록 • 현재의 상세 데이터도 정의되는 시간 개념에 따라 과거의 상세 데이터로 바뀌게 됨
약간 요약된 데이터	• 주로 디스크에 저장 • 현재의 상세 데이터를 약간 요약한 것
고도로 요약된 데이터	• 주로 디스크에 저장 • 간결하게 요약되어 쉽게 액세스가 가능함 • 약간 요약된 데이터로부터 재차 요약된 데이터

데이터웨어하우스에 저장되어 있는 전사 혹은 부분 데이터를 공유할 수 있다는 장점 때문에 잠재시장이 커지고 있다.

데이터웨어하우징에서 중요성을 크게 차지하는 데이터웨어하우스의 구조는 일반적으로 메타 데이터(Meta Data), 현재 상세 데이터(Current Detail Data), 과거 상세 데이터(Older Detail Data), 약간 요약된 데이터(Lightly summarized data), 고도로 요약된 데이터(Hight Summarized Data) 5가지의 데이터 형태로 이루어진다.

일반적인 데이터웨어하우스 구조는 운영시스템에서 데이터를 추출하여 로드시키는 데이터웨어하우스 서버와 서버에 로드된 데이터를 다차원 모델링으로 분석, 저장하는 저장고(Repository) 그리고 데이터웨어하우스의 데이터를 다양한 방식으로 액세스하고 분석하는 데이터웨어하우스 어플리케이션으로 구성된다.

데이터 저장고를 시스템 측면에서 좀 더 자세하게 분류하면 관리하드웨어, 관리소프트웨어, 추출 · 변환 · 정렬도구, 데이터베이스 마케팅시스템, 메타데이터, 최종사용자의 접근 및 활용도구 6가지로 분류하기도 한다.

1. 데이터웨어하우스

데이터웨어하우스는 비지니스 트랜잭션을 처리하기 위한 운영계(OLTP)로부터 선별되어 가공된 데이터들로 이루어진 관계데이터베이스이다. 데이터웨어하우스는 읽기 전용의 데이터들로 이루어져 의사결정에 도움을 주기 위한 조회만이 가능하고 갱신이나 삭제가 일어나지 않는다는 것을 기본전제로 한다.

데이터웨어하우스는 중앙 집중화된 데이터의 저장고로 생각할 수 있으며, 이곳에는 실제 사용자가 필요로 하는 데이터가 다차원 분석 모델링(Multidimensional Analysis Modeling)으로 구성되어 있는 사실테이블(Fact Table), 요약테이블(Summary Table), 차원테이블(Dimension Table) 그리고 메타데이터(Mata Data)들로 구성된다.

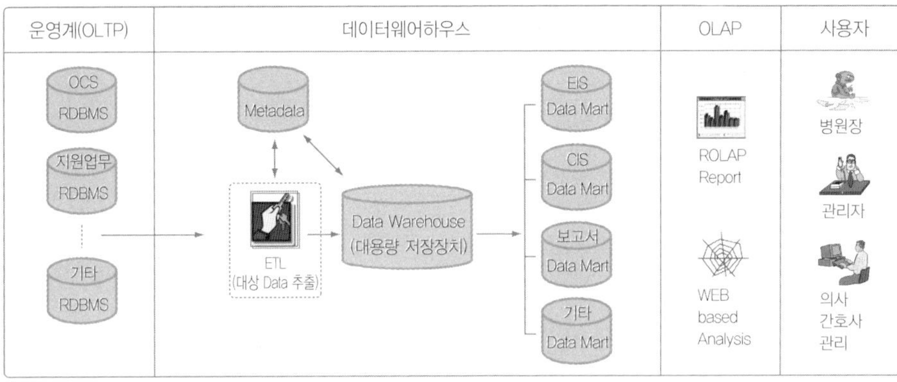

- ETL(Extraction, Transformation, Loading, ETT와 동의어)이란 OLTP으로부터 필요한 데이터를 추출(Extract)하여 변환(Transformation) 작업을 거쳐 타겟 시스템(Target System)으로 전송 및 로딩(Loading)하는 모든 과정
- 메타데이터 : 어떤 Data를 어떻게 저장할 것인가 정의하고, 데이터를 찾기 위한 인덱스 정보를 가지고 있는 데이터
- 데이터마트 : DW에 저장된 정보를 주제별(EIS, CIS 등)로 중복 저장하는 장소
- OLAP(On-Line Analytical Processing) : User가 DW나 Mart에 직접 접근하여 대화식으로 정보를 분석하고 의사결정에 활용

그림 10-13 데이터웨어하우스의 분석시스템

1) 다차원분석모델링

다차원분석모델링에서 데이터를 분석하는 방식은 기존에는 2차원, 3차원이었으나, 데이터웨어하우스에서는 하나의 사실 테이블(Fact Table)을 다차원으로 분석하기도 한다. 다음 그림 10-14는 어떤 회사의 조직에 따른 매출분석 모델의 큐브(Cube)를 다차원분석(Multidimensional Analysis)으로 모델링한 것으로 차원과 사실 컬럼(Column)을 복합하여 많은 수의 관계형데이터베이스 테이블을 만들고 이를 사용자가 액세스하도록 한다. 여기에서 큐브는 모델(Model), 차원(Dimension), 차원항목(Member 혹은 Element), 셀(Cell)로 구성된다. 차원은 큐브를 구성하는 축(Axis)이며, 매출분석 모델은 변수, 매장, 제품이라는 3개 차원으로 구성된 큐브이다. 차원항목은 각 축의 좌표에 해당하는 것이며, 매출분석모델에서 살펴보면 제품 차원은 냉장고, 세탁기 등의 항목으로, 매장 차원은 반포, 잠실, 강남 등의 항목이 있다.

셀(Cell)은 각 차원을 구성하는 항목들의 조합에 의해 만들어지는 공간을 말하며, 데이터가 저장되는 공간이다. 셀은 큐브를 구성하는 차원들이 가진 항목들의 조합 수만큼 존재한다. 모든 셀은 각 차원항목들의 조합에 의해 유일하게 참조될 수 있다. 이러한 항목들을 선택하여 큐브의 어떠한 영역이라도 참조할 수 있다.

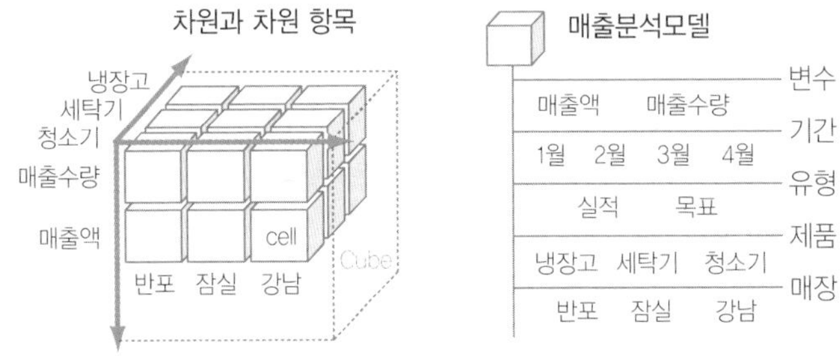

그림 10-14 다차원 분석 모델링

다차원분석모델링에서 요약테이블(Summary Table)은 사실테이블(Fact Table)을 가지고 조회하고 분석시 발생하는 로드를 줄이기 위하여 미리 많이 사용하는 차원 요소(Dimension Attribute)를 결합하여 요약테이블을 만들고 이를 통해 질의응답 시간을 줄이게 한다.

사실테이블에 저장되는 대부분의 사실은 수치데이터이며, 각 차원들의 다양한 애트리뷰트에 따라 집계될 수 있다. 즉, 월별 매출액은 분기별 매출액으로 합산될 수 있으며, 각 분기별 매출액은 연간 매출액으로 합산될 수 있다. 이처럼 대부분의 경우 집계작업은 합산을 의미한다. 마찬가지로 제품차원이나 매장차원에 대해서도 집계될 수 있다. 반포매장의 매출액과 잠실 매장의 매출액이 집계되어 강남권의 매출액을 계산해 낼 수 있다. 이러한 사실을 '합산 가능한 사실(Additive Facts)'이라 한다.

	냉장고	세탁기	제품계
반포	10	20	×
잠실	20	30	×
매장계	30	50	×

제품차원에 대해서는 재고량을 집계할 필요가 없다.

매장차원에 대해서는 재고량을 집계할 수 없다.

그림 10-15 다차원분석의 사실테이블

사실테이블은 병원에서 데이터웨어하우스시스템의 주요 주제 영역별로 수납현황, 주문 현황, 검사현황, 촬영 현황, 약품사용, 급여/인사 현황과 경영지원 현황으로 나눌 수 있다. 요약 테이블의 컬럼도 행위 일자, 의료진 내역, 환자 보험, 환자 인적사항, 처방 내역 등으로 구성된다.

차원테이블은 사실에 대한 사용자 관점을 나타내며, 차원에 관한 서술적(Descriptive) 정보를 저장하며 비정규화 된(Denormalized) 데이터구조를 취한다. 차원테이블은 필요한 정보가 모두 하나의 테이블에 저장되어 있기 때문에 질의응답 성능을 떨어뜨리는 조회의 횟수를 최소한으로 줄일 수 있다. 이러한 이유는 OLAP시스템은 데이터의 효율적인 갱신이나 저장보다는 효과적인 활용을 위해 구축되어지는 시스템이기 때문이다. 따라서 OLAP시스템을 저장 공간을 절약하기 위한 형태로 설계하는 것은 바람직하지 않다.

매장차원에 관한 정보를 가진 차원테이블은 다음 표 10-5와 같다. 매장 테이블은 매장의 권역별 분류, 시도별 분류, 담당자, 유형, 개점일, 면적과 같은 매장차원의 다양한 특성을 나타내는 정보들을 가지고 있다. 이러한 정보들은 테이블 상에 열로 나타나고 있으며, 이를 속성(Attribute)이라 한다. 차원 테이블의 내용은 전적으로 사용자 관점에서 설계되어지며, 따라서 각 속성은 사용자에게 의미가 있고 실제로 사용자가 질의를 통해 볼 수 있는 형태의 값을 가진다. 차원테이블은 사용자들이 분석을 시작하는 일차적인 장소이며, 사용자의 다양한 분석요구를 지원하도록 설계된다.

표 10-5 매장차원에 관한 정보를 가진 차원테이블

매장키	매장명	소권역	대권역	시도	담당자	유형	개점일	면적
10110	반포	강남	수도권	서울	홍길동	직영	19920109	15
10120	잠실	강남	수도권	서울	홍길동	직영	19920917	19
10210	종로	강북	수도권	서울	김동환	직영	19930402	22
10310	수원	경기	수도권	경기도	정원양	위탁	19930614	13
30110	해운대	부산	영남권	부산	양시향	직영	19950823	17
...	...	...	...	...	...	...	...	...

2) 메타데이터

메타데이터(Meta Data)에서 '메타'란 '초월'이나 '한층 높은 논리성이 있는'이란 뜻으로, 어떤 데이터가 어떤 구조를 하고 있는지, 또 어디에 있는가에 대한 정보를 메타데이터라 하며 각 도서관의 도서목록에 관한 목록이 대표적인 예이다.

메타데이터는 데이터웨어하우스에 있는 데이터에 대한 모든 정보를 포함하여 어떤 데이터를 어떻게 저장할 것인지를 세부적으로 기술하는 설명자 역할을 하며, 데이터웨어하우스의 핵심이라고 할 수 있다. 하지만 메타데이터는 데이터웨어하우스 구축시 사용되는 도구에 의해서 자동으로 구성되어 관리되고 있어 실제 사용자보다는 관리자에 의해서 데이터웨어하우스가 논리적 일관성을 가지도록 관리하는데 사용된다.

메타데이터 내용으로는 운영 데이터베이스에서 데이터웨어하우스시스템에 필요한 내용들의 연관성, 특징, 정보형태, 길이, 명칭, 알고리즘 등을 나타내고 있다. 또한 메타데이터는 분석하고자 하는 주제 영역의 내용까지 포함하고 온라인 운영시스템의 내용까지 상세하게 나타내고 있다. 또한 ETT(Extract, Transformation, Transportation) 과정에서 운영시스템의 주요 분석요소를 어떻게 데이터웨어하우스시스템으로 변경시키고 이동시키는지에 대한 알고리즘 및 조건에 대한 내용도 기술한다.

결국 메타데이터는 데이터웨어하우스가 어떻게 구축되고 있고 운영시스템에서 어떤 요소들을 요약하는지에 대한 전반적인 설명자 역할을 하는 것으로 요약할 수 있다.

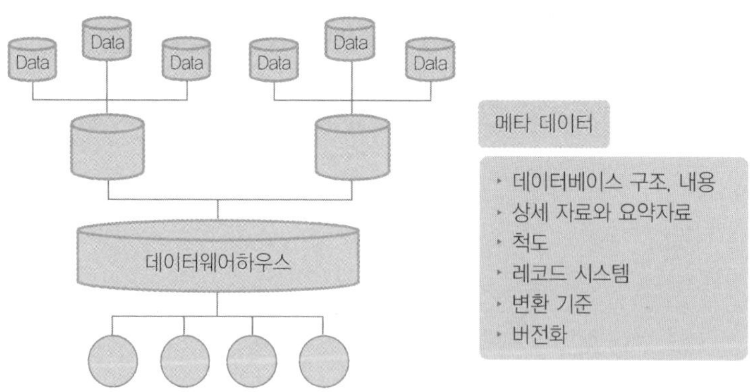

그림 10-16 메타 데이터

2. 데이터웨어하우스 어플리케이션

데이터웨어하우스 내의 데이터의 고속 접근과 분석을 지원하기 위해 전문가들이나 실제 사용자들이 사용하는 도구를 말한다. 즉, 사용자는 이 단계에서 구축된 데이터웨어하우스를 다양한 정보 분석 기술을 사용하여 액세스하며, 여기에는 통계분석 패키지나 OLAP를 사용할 수 있고 데이터마트로 데이터를 보내서 보다 정교한 분석을 할 수도 있으며, 데이터마이닝 도구를 이용하여 비즈니스 규칙을 도출할 수도 있다. 즉, 데이터웨어하우스 어플리케이션은 데이터가 데이터베이스에 들어 있는 이상 다양한 소프트웨어를 통해서 분석, 이용할 수 있는 것이다.

10-4. 데이터웨어하우스 구축

1. 데이터웨어하우스 단계

데이터웨어하우스 구축은 사용 도구와 저장 데이터베이스의 종류에 따라 조금씩 다르지만 일반적으로 우선 소스(Source) 시스템, 즉 운영시스템으로부터 데이터를 데이터웨어하우스에 로드(Load)시키고, 다차원 모델링을 통해 데이터를 테이블 내에 저장

데이터웨어하우스 구축의 수립 단계

- 1단계 : 공급(Feed)은 운영 시스템 및 외부 소스의 적절한 데이터 세트를 규명, 추출, 정화, 수정하고 데이터웨어하우스로 옮기는 모든 작업을 포함한다.
- 2단계 : 저장(Store)은 데이터 서버에 데이터를 저장하여 데이터에 대한 신속하고 효율적인 액세스를 제공하며 데이터웨어하우스에 대한 관리를 지속적으로 해나가는 단계이다. 관리는 데이터에 대한 안전한 액세스를 제공하고 데이터 용량의 증가를 처리하며 시스템 장애시 데이터의 가용성을 보장하는 등의 다양한 작업을 포함한다.
- 3단계 : 가장 중요한 단계인 사용(Use)은 데이터를 실제 사용하는 것이다. 데이터에 대한 질의, 분석, 보고서, 차트, 그래프의 생성과 출판. 일반적으로 최종 사용자는 그래픽 프론트–엔드 툴을 사용하여 데이터베이스에 대한 질의를 수행하고 그 결과를 조회한다.

하고 최적의 성능을 내도록 관리한다. 그리고 의사결정 지원을 위해 구축된 데이터웨어하우스를 액세스하기 위한 사용자 인터페이스 어플리케이션을 개발하고 분석하면 완료된다.

프로젝트 진행순서에 따라 데이터웨어하우스의 구축 단계를 좀 더 구체적으로 살펴보면 다음 표 10-6과 같다.

표 10-6 데이터웨어하우스 구축 단계

구 분	의 미	내 용
단계 1	실행계획 수립	• 조직의 전략계획, 이행계획, 기술적 검토, 데이터웨어하우스 구성요소에 대한 평가 보고서 작성
단계 2	데이터모델 검토	• 데이터베이스 설계와 프로젝트관리 과정을 포함 • 기존 논리모델에 대한 검토 작업과 현업의 개괄적인 요건 조사를 통해 프로젝트 범위 확정
단계 3	데이터성격 규정	• 데이터웨어하우스 내에서 데이터를 입력, 보관, 관리하며 최종 사용자가 가장 효율적으로 활용할 수 있도록 데이터의 성격을 규정하는 작업 • 유지 관리시 중요한 정보로 활용
단계 4	데이터 변환 프로그램 작성	• 운영환경에 있는 데이터를 데이터웨어하우스 데이터베이스로 변환하기 위해 필요한 정보를 정리한 후, 데이터변환 도구에 의해 작성하고 그 결과를 확인
단계 5	소스데이터 추출	• 생성된 데이터 변환 프로그램을 이용하여 실제로 데이터웨어하우스를 구축하는 반복적 작업
단계 6	메타데이터 설정	• 특정 기능별 부분에 대한 자료의 집중과 질의를 위해 이미 구축된 데이터웨어하우스로부터 데이터 복제기능을 이용하여 필요한 부분과 기능별 데이터마트를 별도 구성
단계 7	데이터 액세스 도구 지원	• 데이터웨어하우스를 구축한 후에 최종 사용자가 데이터를 가장 완벽하게 활용할 수 있도록 하는 과정 즉, 데이터마이닝의 과정
단계 8	운영환경 점검, 테스트	• 구축 후 지속적 모니터링을 통하여 문제점을 파악하여 시스템을 개선 • 사용자에게 데이터웨어하우스 프로토타입 제시

2. 데이터웨어하우스 고려사항

데이터웨어하우스를 구축하는데 있어서 일반적으로 다음 4가지 사항을 고려해야 한다.

데이터웨어하우스 구축시 4가지 고려사항

① 정보시스템 팀과 현업의 조화와 협조로 시작되어야 한다. 정보시스템 팀은 현업의 요구사항을 충분히 반영해야 하며 현업도 요구사항을 현실적으로 조정할 수 있도록 IT의 능력에 대한 이해가 있어야 한다.
② 최고 경영층의 의지가 중요하다. 데이터웨어하우스의 효과에 대한 강한 믿음과 중요성을 인식할 수 있어야 한다.
③ 성급하게 진행해서는 안 된다. 데이터웨어하우스를 2~3년 내에 끝내겠다는 생각보다는 시간적인 여유를 가지고 구축에 대한 충분한 검토와 과정을 거쳐 구축하는 것이 바람직하다.
④ 처음부터 과도한 투자를 해서는 안 된다. 데이터웨어하우스가 병원에 어느 정도 기여할 것인지 정확히 알 수 없는 상황에서 과도한 투자는 병원 경영의 경제적 상황을 악화시킬 수 있다.

그리고 데이터웨어하우스를 성공하기 위해서는 다음 8가지 사항을 지키는 것이 중요하다.

데이터웨어하우스 성공을 위한 8가지 사항

① 업무시스템과의 융합을 꾀한다.
② 멀티미디어도 포함한다.
③ 시스템 성능 목표치를 설정한다.
④ 데이터 질의 향상을 꾀한다.
⑤ 데이터 분석 가능한 인재를 육성한다.
⑥ 메뉴 형식의 분석 시스템도 만든다.
⑦ 회사 전체가 하나가 되어 실천한다.
⑧ 항상 시스템과 데이터 정비, 인재 육성을 빠뜨리지 않는다.

3. 데이터웨어하우스 효과

데이터웨어하우스를 구축하게 되면 최종 사용자는 운영시스템의 데이터베이스가 아닌 데이터웨어하우스에 직접 접근, 분석하여 필요한 정보를 손쉽게 획득할 수 있다. 또한 그래픽기능이 포함된 액세스 분석도구를 사용함으로써 좀 더 효율적인 정보 분석을 가능하게 하며, 이를 통해 정보관리 부서의 업무 부담을 덜어 주면서 최종사용자에 대한 서비스의 질이 향상되어 병원 내에서는 다음과 같은 효과를 가질 수 있다.

표 10-7 데이터웨어하우스 구축의 기대효과

환자중심의 병원으로 진료환경 조성	• 적시에 적절한 환자관련 지식 제공 • 과거 전산기록 및 여러 상병을 가진 환자를 효과적으로 치료하기 위한 병원 내 협진체제 구축 촉진
병원의 이해 관계자들과 의견교환 및 의사소통	• 병원을 투명하게 운영할 수 있는 인프라 구축 – 정보를 바탕으로 병원전략수립 및 환자 마케팅을 위한 인프라 제공
진료의 품질 향상	• 환자의 신상, 의사 처방 데이터, 약국의 투약 데이터 등 산재되고 연동되지 않은 데이터들을 통합 인터페이스를 통해 총체적 인식
정보생성 검색관리의 비용절감	• 병원연보, 통계정보 등 오랜 시간이 걸리는 작업이 수분내로 단축 • 현업위주의 정보 활용 기반 체계 확립
임상, 연구, 교육의 유기적 순환 관계 정립	• 지식의 창출, 공유, 확산, 재창출의 SPIRAL PROCESS 촉진

이와 같이 데이터웨어하우스는 업무 운영시스템과는 분리되어 있는 분석 전용시스템이다. 즉, 운영시스템의 데이터 변화에 따라 실시간으로 변경되지 않고 일별 · 월별 등의 일정한 주기를 두고 추출작업을 한다. 따라서 업무 프로세스에 인풋(Input)으로 들어가는 통계나 진행관리의 목적에는 오히려 운영시스템 자체의 통계 정보를 사용하는 것이 더 합리적인 방법이다. 또한 데이터웨어하우스의 OLAP은 자동화 · 표준화된 방법으로 질의를 수행하기 때문에 기존의 사용자를 만족시키지 못할 수도 있다. 하지만 정보에 대한 신뢰성과 가용성이 있고, 보다 발전된 개념으로 분석 기법의 적용을 가능하게 해 주는 정보 인프라로 사용되는 것이 진정한 기대 효과이다.

데이터웨어하우스를 구축하는 대부분의 회사들은 데이터웨어하우스를 단계적으로 확대해 가면서 적용하고 있다. 운영시스템 구축에 역량을 최우선적으로 집중하고, 어느 정도 안정되어 양질의 데이터를 추출할 수 있을 때 전사적으로 데이터웨어하우스를 확대하는 방법이 바람직하다고 볼 수 있다.

의료분야에서 데이터웨어하우스 구축 사례인 고혈압관리시스템이 있다. 이 시스템은 데이터웨어하우징 기술에 의해 재개발되어 데이터마이닝 기법을 적용하여 치료결과에 어떠한 요인이 얼마나 중요한지를 유추해내고, 치료 후 혈압 조절과 비조절의 특성을 분류 규명함으로써 새로운 치료 전략을 수립하였다.

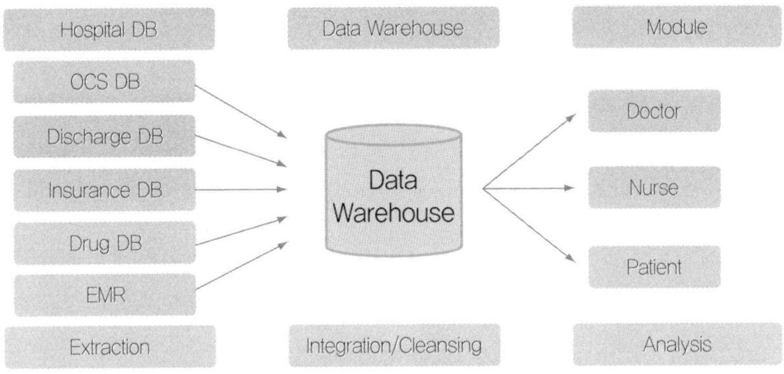

그림 10-17 고혈압관리시스템

그림 10-17의 고혈압관리시스템은 여러 개의 원시 데이터베이스들과 데이터웨어하우스 그리고 의사, 간호사, 환자의 3개의 모듈로 구성되어 있다. 의사 모듈은 세계보건기구(WHO)에 근거한 임상처방을 기초로 한 진단 정보를 제공하며, 데이터베이스를 검색하여 여러 증상에 해당하는 환자들을 검색한다.

데이터웨어하우스에 저장된 정보들은 주제별 즉, 의료인의 의사결정, 원무 및 행정, 환자진료평가 기타 챠트 및 보고서 등이 다양한 형태로 저장된다. 약제처방의 결과 발생되는 혈압의 변이에 대한 통계량 및 개개 환자의 자세한 특성을 검색하여 혈압조절 방안에 대한 새로운 치료 전략을 도출하는 시스템이다.

10-5. 데이터웨어하우스의 응용

데이터웨어하우스에 있는 데이터를 어떻게 볼 것인가는 사용자의 요구조건에 따라서 매우 상이하다. 데이터웨어하우스 어플리케이션이라는 용어는 최근 들어 사용하기 시작하였는데, 데이터베이스 내에 들어 있는 다양한 정보를 여러 가지 기술을 사용하여 접근할 수 있다는 의미이다. 여기서는 통계분석 패키지를 사용할 수 있고, 데이터마트로 데이터를 보내서 보다 정교한 분석을 할 수도 있으며, 다차원적인 분석을 하는 온라인분석시스템(OLAP : On Line Analytical Processing)을 이용할 수 있으며, 그리고 데이터마이닝 도구를 이용하여 비즈니스 룰을 도출할 수도 있다.

1. 온라인분석시스템

온라인분석시스템(OLAP : On Line Analytical Processing)이라는 용어는 1993년 E. F. Codd에 처음 사용된 용어이며, "Analytical"이라는 말에서 알 수 있듯이 OLAP은 데이터웨어하우스에 체계적으로 쌓여 있는 데이터 속에 담겨 있는 정보를 효율적으로 끌어내어 분석하고자 할 때 효율적이다.

OLAP시스템의 목적은 사용자가 기업의 전반적인 상황을 이해할 수 있게 하고, 의사결정을 지원하는데 있다. 은행의 창구 업무나 항공사의 예약 업무 등은 전형적인 OLTP(OnLine Transaction Processing)의 예라고 할 수 있다. OLTP시스템은 원시데이터가 실제로 발생하고 기록되는 '무엇(What)'에 초점을 맞추고 있으며, 현재 거래 상태를 정확하게 기록하고 갱신할 수 있도록 하는 것이 목표이다.

표 10-8 OLTP와 OLAP 비교

OLTP	OLAP
• 워크플로우 기반(업무 프로세스 중심)	• 사용자의 분석 수행 기반(주제 중심)
• 트랜잭션 처리(입력, 조회, 삭제, 수정) • 운영자 계층 시스템	• 보고서, 분석, 계획(조회, 제한적 입력/수정) • 분석가 및 의사결정자 계층 시스템
• 2차원, 정규화	• 다차원, 계층구조
• 상세 데이터, 중복성 배제	• 요약정보, 중복성 수용
• 소량의 데이터 처리 • 활용 패턴 단순, 고른 시간대 분포 • 시스템 자원 사용량 예측이 용이	• 대량의 데이터 처리 • 활용 패턴 다양, 시간대 불규칙 분포 • 시스템 자원 사용량 예측 어려움
• 구축 후 데이터 축적 중심 • 전통적 개발 주기 • 시스템 구축 후 유지보수 단순	• 구축 후 데이터 축적 및 스키마 변경 • 반복 확장 개발 주기 • 시스템 구축 후 유지보수 전략 필요
• 사용자 중심 응용프로그램(4GL) • 사용자 맞춤형(Customizing) 용이 • 정형화된 보고서/변경이 어려움 • 단순한 화면 조작	• 전용 도구(Off-the-Shelf, Out-of-Box) • 사용자 맞춤형(Customizing) 제한적 • 동적인 비정형 분석/변경이 용이 • EUC(End User Computing) 활성화 필요

반면에 OLAP시스템은 이렇게 수집된 데이터를 의사결정에 활용하는 측면을 담당

하여 '왜(Why)'에 초점이 맞추어진다. 즉, OLTP시스템이 일상적인 기업의 운영을 지원하는 반면, OLAP시스템은 기업의 방향을 설정하는 역할을 한다.

온라인으로 다차원적인 분석을 하는 OLAP는 최종 사용자(End-user)가 다차원 정보에 직접 접근하여 대화식으로 정보를 분석하고 의사결정에 활용하는 과정이라고 정의할 수 있다. 온라인분석시스템의 목적은 데이터웨어하우스나 데이터마트로 구성된 자료를 최종 사용자가 온라인상에서 직접 데이터에 접근하며, 대화식으로 정보를 분석하므로 최종사용자가 기업의 전반적인 상황을 이해할 수 있게 하고 의사결정을 지원하는데 그 목적이 있다.

표 10-9 온라인분석시스템의 특성

특성	의 미
다차원 정보	사용자들이 실질적인 차원에서 정보를 분석하도록 한다.
직접접근	사용자가 전산 부서와 같은 정보 매개자를 거치지 않고 자신이 원하는 정보에 지전 접근한다
대화식분석	사용자는 시스템과의 상호작용을 통해 정보를 분석하며 원하는 결과를 얻을 때 까지 계속해서 분석을 수행한다.
의사결정에 이용	사용자가 기업의 전반적인 상황을 이해할 수 있게 하고 의사결정을 지원한다.

온라인분석시스템은 이미 구축된 데이터웨어하우스에 OLAP 도구를 활용하여 대규모 데이터를 실시간으로 분석 처리할 수 있다. 이러한 OLAP 도구에는 크게 두 가지 종류가 있다. 하나는 관계형 데이터베이스를 근간으로 한 ROLAP(Relation-OLAP)이고, 다른 하나는 다차원 데이터베이스(Multidimensional Database)를 근간으로 하는 MOLAP이다.

이 두 가지의 근본적인 차이점은 ROLAP는 관계형데이터베이스를 직접 엑세스하는 것이고, MOLAP의 경우는 다차원데이터베이스를 근간으로 하기 때문에 데이터웨어하우스의 데이터를 다차원데이터베이스로 내려서 다차원데이터베이스에 있는 데이터를 액세스 한다는 점이다. 따라서 MOLAP으로 데이터웨어하우스를 구축할 경우, 운영계시스템에서 관계형 DB에 데이터를 로드하고 다시 이것을 다차원데이터베이스로 로드해야 한다.

표 10-10 MOLAP와 ROLAP 비교

구 분	MOLAP	ROLAP
특성	다차원 모델링 및 질의도구	다차원 질의도구
데이터 조작	읽기/쓰기	읽기 중심
데이터 요구량	대용량	초대용량
연산 기능	다양한 연산	제한된 연산
개발 주체	최종 사용자 주도형	전산부서 주도형

MOLAP는 데이터가 많은 공간을 차지하기 때문에 대용량 처리가 불가능하지만, ROLAP는 적은 공간으로도 다양하게 처리할 수 있고, 대용량 처리까지도 가능하다.

이러한 OLAP 도구는 가공되지 않은 데이터를 기업의 실제 비즈니스 관점을 반영하는 정보로 변환하여 의료정보와 POS(Point Of Sales) 등 마케팅 분야와 기업의 분석가, 관리자, 중역들이 신속하고 일관적이며, 상호 작용 가능한 액세스를 통해 이들 정보를 다양한 각도에서 분석하게 함으로써 기업 정보에 대한 통찰력을 얻을 수 있게 한다.

2. 데이터마트

데이터웨어하우스(DW)와 데이터마트의 역할은 흔히 유통업에 비유된다. 운영시스템이 데이터라는 상품을 생산하는 곳이라면 DW는 이를 소비자들에게 판매하기 위해 체계적으로 분류해서 저장하고 분배하는 기능을 수행하는 도매상으로 비유된다. 또한 데이터마트는 도매상과 소비자 사이에 위치하여 이용자가 일상적으로 필요한 대부분의 물품들을 소매상으로부터 쉽고 빠르고 간편하게 구매할 수 있는 것으로 생각하면 된다.

데이터마트는 운영데이터나 여타 다른 원천으로부터 수집된 데이터 저장소로서, 특정그룹의 지식노동자들을 지원하기 위해 설계된다. 데이터는 전사적인 데이터베이스, 또는 데이터웨어하우스, 그리고 보다 특화된 것으로부터 끌어낼 수도 있다. 데이터마트의 중요성은 분석이나, 내용물, 표현 및 사용의 용이성 등의 측면에서 특정 그룹의 지식노동자의 명확한 요구에 부합되는 데에 있다.

실제로는, 데이터마트나 데이터웨어하우스라는 용어가 각각 어느 정도까지는 서로의 존재를 포함하고 있는 경향이 있다. 그러나 이 용어를 사용하는 대부분의 사람들은 데이터마트의 설계는 사용자 요구분석으로부터 시작하고, 데이터웨어하우스는 이미 존재하는 데이터가 어떤 것인지와, 그러한 것들이 어떻게 수집될 수 있는지에 대한 분석으로부터 출발하는 경향이 있다는 사실에 대해 의견을 같이 한다. 데이터웨어하우스는 데이터의 중앙 집합체이고, 데이터마트는 데이터웨어하우스 등으로부터 유도될 수 있는 데이터의 저장소로서 특별히 계획된 목적을 위해 접근의 용이성과 유용성을 강조한 것이다. 일반적으로 데이터웨어하우스는 전략적이지만 다소 덜 다듬어진 개념이며, 데이터마트는 전술적이며, 당장의 요구에 부합하는 데에 목표를 두는 경향이 있다.

아울러 데이터마트는 DW와 동일한 플랫폼 상에서 요약도 형태의 데이터로 존재할 수도 있지만 대부분의 경우 물리적으로 분리된 형태이며, 특정 사용자 집단의 요구에 대응하기 위한 별도의 데이터베이스 서버로 구성된다. 소유권도 각 부서나 사용자 집단이 갖게 된다.

이런 이유로 기업의 경영진은 정보시스템 부서에 데이터마트가 DW보다 작고 비용이 적게 든다는 이유로 데이터마트를 추진하라고 독촉을 한다. 그러나 데이터마트가 DW의 대안으로 일부 이점을 제공하기는 하지만, 기업은 DW를 도입하는 것과 거의 같은 비중을 가지고 접근해야만 한다.

일반적으로 데이터마트는 DW보다 작은 양을 갖고 있다고 생각한다. 그러나 실제로 데이터마트는 특정 비즈니스 기능의 특수 요구에 초점을 맞추고, 이 요구를 만족시키기 위한 데이터와 데이터 모델을 유지 보수한다. 이때 수백 GB의 세밀한 데이터를 포함할 수도 있기 때문에 크기가 데이터마트를 구별하는 절대적인 요소는 될 수 없다.

데이터마트(Data Mart)는 데이터웨어하우스로부터 구축된 데이터 속에서 한 가지 주제 또는 한 부서 중심으로 구축된 소규모, 단일 주제의 웨어하우스로 예측 가능한 질의에 대해서 매우 빠르게 응답할 수 있도록 데이터를 제공하는 시스템을 말한다. 즉, 데이터마트는 일반적인 데이터베이스 형태를 갖고 있는 다양한 정보를 사용자의 요구 항목에 따라서 체계적으로 분석, 기업의 경영 활동을 돕기 위한 시스템이다.

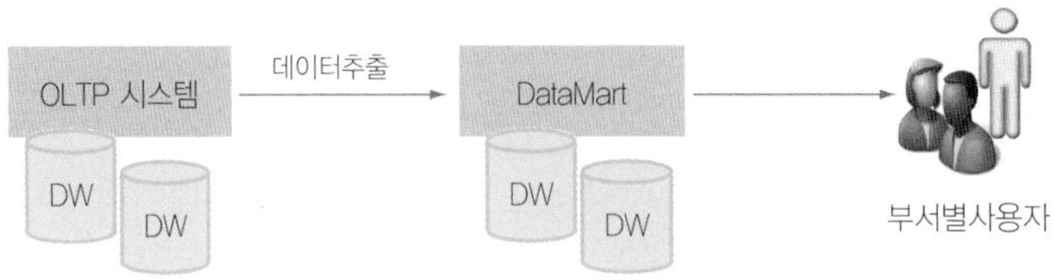

그림 10-18 데이터마트의 개념

일반적으로 DBMS가 이름, 나이, 연봉 등 단일항목 중심으로 정보를 검색하는 데 반해 데이터마트는 여러 개 항목을 종합 분석하여 정보를 활용 가능하며, 데이터마트와 데이터웨어하우징은 데이터 량과 사용자 규모에서 차이가 있을 뿐 추출도구, DBMS, 분석도구 등 기본 구성요소는 동일하다.

병원에서 사용되는 데이터마트는 사용자와 주제영역에 따라 다르게 구성할 수 있으나, 보통 병원에서 발생하는 환자의 진료기록, 수입이나 환자의 통계 분석, 검사 및 치료결과 분석, 약품 · 진료 · 치료재료 분석, 인건비 · 회계 · 직원 인사정보 분석과 병원 경영지원을 위한 데이터마트로 구성된다.

3. 데이터마이닝

데이터마이닝(Data Mining)기술을 이용하여 데이터웨어하우스에 존재하는 대량의 데이터 사이에 묻혀 있는 전략적인 정보를 발견하고 유용한 패턴을 찾아내는 규칙을 추론함으로써 의사결정을 제공하고 그 효과를 예측할 수 있게 된다. 데이터마이닝 작업에 이용되는 기법들은 다음 표 10-11과 같다.

데이터마이닝은 주로 통계학, 데이터 분석 및 경영정보학 분야에서 사용되어 왔으며, 그 유효성 때문에 컴퓨터공학, 의료정보학 등의 학문분야를 중심으로 큰 관심을 갖고 있다. 자세한 사항은 11장에서 다루기로 한다.

병원에서 데이터웨어하우스 시스템의 활용은 병원조직의 목표달성을 위한 다양한 형태의 정보를 제공하는데 주로 사용된다. 병원조직은 의료진과 일반 구성원들로 이루어진 이원적인 특징과 환자라는 고객들과 직접적으로 관계하고 있다. 따라서 병원

데이터웨어하우스시스템의 구축 방향은 환자중심, 의료진중심, 비 의료진중심, 경영진 중심으로 초점을 맞추어 이루어져야 한다.

표 10-11 데이터마이닝 작업에 이용되는 기법

작업(Task)	기법(Technique)
분류(Classification)	의사결정 트리(Decision Tree) 신경망(Neural Network) 유전자 알고리즘(Genetic Algorithm) 베이지안 알고리즘(Bayesian Algorithm)
측정(Estimation)	신경망(Neural Network)
예측(Prediction)	신경망(Neural Network) 연관규칙(Association Rule) 의사결정 트리(Decision Tree) 순차패턴(Sequential Pattern)
연관(Affinity Grouping)	연관규칙(Association Rule)
군집(Clustering)	클러스터링(Clustering)
묘사(Description)	의사결정 트리(Decision Tree) 연관규칙(Association Rule) 순차패턴(Sequential Pattern)

연습문제

Exercises

주관식

1 데이터웨어하우스 등장 배경에 대해서 설명하시오.

2 기존 데이터베이스와 데이터웨어하우스의 차이점을 설명하시오.

3 데이터웨어하우스 정의에 대해서 설명하시오.

4 데이터웨어하우스 목적에 대해서 설명하시오.

5 데이터웨어하우스 특징에 대해서 설명하시오.

6 데이터웨어하우스 구조에 대해서 설명하시오.

7 데이터웨어하우스의 5가지 데이터 형태를 설명하시오.

8 데이터웨어하우스 구축절차에 대해서 설명하시오.

9 데이터웨어하우스 구축 시 고려사항에 대해서 설명하시오.

10 데이터웨어하우스 효과에 대해서 설명하시오.

11 데이터웨어하우스 활용에 대해서 설명하시오.

연습문제 Exercises

객관식

1 데이터웨어하우스가 등장할 수 있었던 배경이 잘못된 것은?

① 대형 컴퓨터 성능의 급속한 발전이다.
② 대용량 관계형데이터베이스관리시스템(RDBMS)의 등장이다.
③ 데이터웨어하우징에 소요되는 소규모 데이터를 관리할 수 있게 된 것이다.
④ 의료기관에 데이터가 축적됨에 따라 이들 데이터를 의학연구, 병원의 지식경영에 활용할 필요가 증대되어 가기 때문이다.

2 데이터웨어하우스의 정의가 잘못된 것은?

① W. H. Inmon에 의해 최초로 사용된 용어이다.
② IBM에서는 「정보창고」라는 의미로 용어를 사용하고 있다.
③ 다양한 각도에서 오프라인 분석을 가능하게 한다.
④ 관점에 맞게 재설계하여 구축한 통합 시스템이다.

3 데이터웨어하우스와 데이터베이스의 차이점 아닌 것은?

	구 분	데이터베이스	데이터웨어하우스
①	기능	업무프로세스	의사결정
②	데이터 형태	주제별 요약 데이터	기능별 상세 데이터
③	데이터 조작	read/write/update/delete	read only
④	지향방향	신속한 처리	다차원 분석 제공

4 다음 설명은 무엇에 대한 내용인가?

> 수년간의 조직 내부에서 산재한 내부 데이터와 외부 데이터를 주제별로 통합하여 별도의 프로그래밍 없이 실시간으로 다양한 각도에서 분석을 가능하게 하고 관점에 맞게 재설계하여 구축한 통합 시스템이다.

① 데이터웨어하우스 ② 데이터베이스관리시스템
③ 데이터마이닝 ④ 데이터베이스스키마

5 데이터웨어하우스 목적에 대한 설명으로 잘못된 것은?

① 운영시스템을 보호하고 사용자 질의에 신속한 응답 성능을 제공할 수 있다.
② 여러 시스템에 산재된 데이터들이 웨어하우스로 모아지고, 통합되어 사용자는 자신들이 필요로 하는 데이터가 어디에 있는지 신경 쓰지 않고 필요한 데이터를 쉽게 가져다 사용할 수 있다. 데이터 집단과 데이터를 관리하는 프로그램의 집합체를 말한다.
③ 데이터는 웨어하우스로 이동한 후에 정제 및 검증과정을 거치게 되어 사용자는 양질의 데이터를 사용할 수 있다.
④ 데이터에 기반한 의사결정이 막연한 감각이나, 불완전한 데이터에 의존하는 대신 통합된 데이터를 바탕으로 사실에 근거하여 이루어질 수 있도록 한다.

6 데이터웨어하우스의 효율적인 경영 활동을 위한 개념이 아닌 것은?

① 기존 업무 운영시스템은 성능과 안정성을 위해 시스템 자체에 최적화 되어 있으나, 데이터웨어하우스는 분석하고자 하는 데이터를 중심으로 재구성, 최적화되어 있다.
② 표준화된 분석 기준을 제공하여 항상 신뢰할 수 있는 수치를 제공할 수 있다.
③ 대용량 데이터베이스 서버에 5년에서 10년 간 데이터를 보관함으로써 장기간의 추이분석을 통한 의사결정을 할 수 있다.
④ 별도로 존재하는 분석 전용시스템이므로 기존 업무 운영시스템에 부담을 준다.

7 데이터웨어하우스의 특징이 아닌 것은?

① 주제지향성 ② 휘발성
③ 시계열성 ④ 통합성

8 데이터웨어하우스의 어떤 특징에 대한 설명인가?

> 데이터웨어하우스에 있는 모든 데이터는 일정 기간 동안 정확성을 유지한다. 이러한 특성은 액세스 순간에 데이터의 정확성이 유지되는 운영시스템과는 매우 다르다고 볼 수 있다.

① 주제지향성 ② 통합성
③ 시계열성 ④ 비휘발성

9 데이터웨어하우스는 중앙 집중화된 데이터의 저장고로 생각할 수 있으며, 이곳에는 실제 사용자가 필요로 하는 데이터가 다차원 모델링(Multidimensional Modeling)으로 구성되어 있는데 그 내용이 아닌 것은?

① 사실 테이블(Fact Table) ② 요약 테이블(Summary Table)
③ 메타 데이터(Mate Data) ④ 속성(attribute)

10 다음 설명은 무엇에 대한 내용인가?

> 데이터웨어하우스에 있는 데이터에 대한 모든 정보를 포함하여 어떤 데이터를 어떻게 저장할 것인지를 세부적으로 기술하는 설명자 역할을 하며, 데이터웨어하우스의 핵심이라고 할 수 있다.

① 메타 데이터(Mata Data) ② 사실 테이블(Fact Table)
③ 도메인(domain) ④ 요약 테이블(Summary Table)

11 데이터웨어하우스의 구축시 고려사항이 아닌 것은?

① 정보시스템 팀과 현업의 조화와 협조로 시작되어야 한다.
② 최고 경영층보다는 실무자의 의지가 중요하다.
③ 성급하게 진행해서는 안 된다.
④ 처음부터 과도한 투자를 해서는 안 된다.

12 데이터웨어하우스를 성공하기 위한 내용이 아닌 것은?

① 업무시스템과는 별도로 생각한다. ② 멀티미디어도 포함한다.
③ 시스템 성능 목표치를 설정한다. ④ 데이터 질의 향상을 꾀한다.

13 데이터웨어하우스의 구축 효과에 대한 설명이 바르지 못한 것은?

① 일상적인 분석 업무에 대해서는 사원에서 임원에 이르기까지 쉽게 데이터에 접근해 분석하고자 하는 정보를 얻을 수 있다.
② 수시로 발생하는 정형 분석에 대해서도 짧은 시간에 효과적으로 데이터를 검색할 수 있는 OLAP 기술을 이용해 기존 프로그래밍 방식보다 훨씬 쉽게 정보를 얻을 수 있다. 이는 데이터웨어하우스의 구조가 분석을 위해 최적화 · 표준화된 차원과 구조를 제공하기 때문이다.
③ OLAP 등에서 제공하는 기능을 이용해 예측, 시뮬레이션 등과 같은 여러 가지 고급 분석을 할 수 있다.
④ 데이터웨어하우스가 기업의 정보 인프라로 자리 잡음에 따라 기존의 업무 방식에서 볼 수 없었던 새롭고 다양한 분석이 가능하다.

14 데이터웨어하우스로부터 구축된 데이터 속에서 한 가지 주제 또는 한 부서 중심으로 구축된 소규모, 단일 주제의 웨어하우스로 예측 가능한 질의에 대해서 매우 빠르게 응답 할 수 있도록 데이터를 제공하는 시스템을 무엇이라고 하는가?

① 온라인분석시스템(OLAP) ② 데이터 마트(Data Mart)
③ 데이터마이닝(Data mining) ④ 데이터베이스관리시스템(DBMS)

15 데이터웨어하우스의 특징을 모두 고루시오.

가. 주제지향성	나. 통합성	다. 시계열성	라. 비휘발성

① 가 ② 가, 나
③ 가, 나, 다 ④ 가, 나, 다, 라

16 데이터웨어하우스 구축 순서가 올바른 것은?

① 실행계획수립-데이터모델검토-데이터변환프로그램 작성-메타데이터 설정
② 데이터모델검토-실행계획수립-데이터변환프로그램 작성-메타데이터 설정
③ 데이터모델검토-실행계획수립-메타데이터 설정-데이터변환프로그램 작성
④ 실행계획수립-데이터모델검토-메타데이터 설정-데이터변환프로그램 작성

17 데이터웨어하우스의 어떤 특징에 대한 설명인가?

> 데이터웨어하우스 내의 데이터는 일상적인 트랜잭션을 처리하는 어플리케이션과 기능들을 중심으로 하는 운영시스템의 데이터와는 달리 정보 이용자 관점에서 접근이 가능한 데이터로 분류되는 특징을 갖는다.

① 주제지향성 ② 통합성
③ 시계열성 ④ 비휘발성

18 데이터웨어하우스 구축의 기대효과가 아닌 것은?

① 진료의 품질을 향상
② 병원과 관련된 이해관계자들의 의견교환과 의사소통의 확인
③ 병원중심의 병원으로 전이 촉진
④ 정보생성과 검색관리의 비용절감

정답 Answer!

01. ③	02. ③	03. ②	04. ①	05. ③	06. ④	07. ②	08. ③	09. ④	10. ①
11. ②	12. ①	13. ②	14. ②	15. ④	16. ①	17. ①	18. ③		

제 11 장 데이터마이닝

11-1. 데이터마이닝의 개요

1. 데이터마이닝 배경

1980년대 거의 모든 조직이 고객과 경쟁자 및 제품에 대한 데이터를 담고 있는 데이터베이스를 정보 인프라로 인식하고 구축하게 되었다. 이런 데이터베이스는 SQL이나 질의도구로는 찾아내기 어려운 정보를 포함하는 방대한 규모의 데이터베이스를 형

발전과정	의 미
데이터 수집 (Data Collection)	• 데이터의 수집에 중점 • Files Processing Approach • Tapes, Disks
↓	↓
데이터 접근 (Data Access)	• 데이터 접근에 중점 • SQL(Structured Query Language) • RDBMS(관계데이터베이스관리시스템)
↓	↓
데이터웨어하우스 (Data Warehouse)	• 과거의 데이터를 여러 가지 관점에서 동적으로 접근, 분산된 정보를 통합 • OLAP(On-Line Analytical Processing)
↓	↓
데이터마이닝 (Data Mining)	• 예측 중심의 데이터 분석 및 정보전달 • 대용량 데이터베이스

그림 11-1 데이터 관련 기술의 발전

성하게 되었다.

네트워크 사용이 지속적으로 증가함에 따라 다수의 데이터베이스에 접속하는 것이 훨씬 용이해졌다. 따라서 고객정보 데이터를 인구통계학적인 데이터와 연결시켜 특정 집단 고객의 소비행위를 파악함으로써 이제까지 알 수 없었던 새로운 지식을 얻을 수 있게 되었다.

과거 수년간에 걸쳐서 기계학습 기법이 급속한 발전과 신경망 이론, 유전자 알고리즘 및 일반적인 학습기법 등의 발전으로 데이터베이스에서 지식을 발견하는 것이 용이해졌다. 데이터 관련 기술의 발전은 위 그림 11-1과 같다.

기업에서도 정보기술의 발달로 해마다 기업들은 데이터베이스에 보다 많은 정보를 축적하고 모든 활동 정보를 저장하고 있으나, 의사결정자는 정보 분석 환경에서 경쟁력을 높이기 어렵게 되었고, 이러한 대량의 데이터를 효과적으로 분석하여 정보화하려는 노력이 증가하였다.

데이터베이스는 마케팅의 성공으로 고객을 세분화하고, 특정 고객층을 표적으로 차별화된 제품을 차별화된 접근방법으로 제공하려는 시도가 데이터베이스 마케팅에서 지속적으로 이루어지고 있다. 그러나 이러한 정보는 데이터라는 거대한 틀 속에 숨겨져 있고, 기존의 데이터베이스 관리시스템을 사용해서는 발견하기 어렵다. 따라서 의사결정자는 대량의 데이터를 효과적으로 분석하여 정보화하려는 노력을 시도하게 되었으며, 이러한 노력의 일환이 데이터웨어하우스의 구축인 것이다.

데이터웨어하우스의 구축은 데이터를 잘 쌓아두는 단계를 넘어서 데이터라고 하는 거대한 창고에서 보다 가치 있는 정보를 효과적으로 찾아내는 것이다. 이미 알려져 있는 정보뿐만 아니라 전혀 예상하지 못한 그리고 쉽게 드러나지도 않는 정보들을 데이터베이스나 데이터웨어하우스로부터 찾아내기 위한 정보나 지식추출의 방법으로서 데이터마이닝(Data Mining) 등장하게 되었다.

이처럼 쉽게 눈에 보이지 않는 규칙을 찾아내고 가시화시키기 위해 여러 가지 도구를 사용한다. 그림 11-2에서 보는 것과 같이 기본적인 자료들을 요약 및 레포팅 하는 것에는 SQL과 같은 질의를 하는 것만으로도 훌륭한 레포트들을 만들어낼 수 있다. 그것보다 조금 더 깊이 있는 자료들을 꺼내기 위해서는 데이터를 여러 관점에서 바라볼 수 있는 다차원 분석기(OLAP)와 같은 툴을 사용할 수 있지만, 이러한 정형적인 데이터가 아닌 비정형적인 데이터 속에서 의미 있는 정보를 찾기 위한 데이터마이닝이 필요하다.

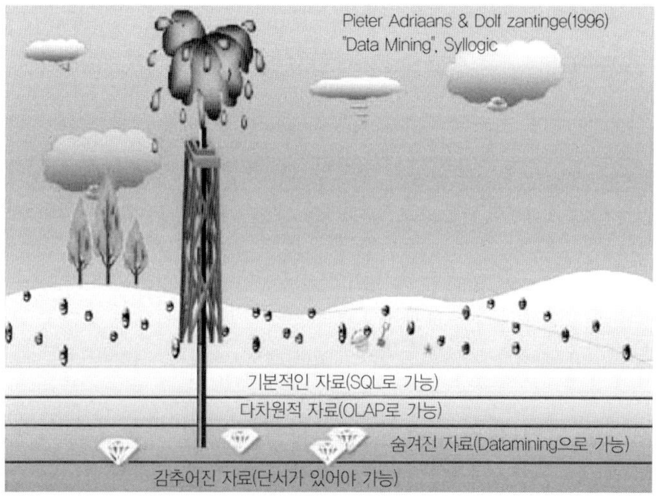
Pieter Adriaans & Dolf zantinge(1996)
"Data Mining", Syllogic
기본적인 자료(SQL로 가능)
다차원적 자료(OLAP로 가능)
숨겨진 자료(Datamining으로 가능)
감추어진 자료(단서가 있어야 가능)

그림 11-2 데이터마이닝의 필요 배경

데이터마이닝은 미국의 Rakesh Agrawal 박사가 1983년도에 University of Wisconsin at Madison에서 박사학위를 받고, 벨연구소에서 1983년부터 1989년까지 Ode라는 객체지향형 데이터베이스에 관해 연구를 수행하였다. 그후 IBM Almaden 연구소에서 근무하며, 1993년도부터 Quest 데이터마이닝 프로젝트를 시작하고 주도했다. 그는 데이터마이닝이라는 분야에 개척자이자 대부 격으로 자리 매김하는 인물이 되었다. 그가 개발한 데이터마이닝 기술로는 OLAP, 연관규칙, 순차 패턴, 분류, 군집화, 유사시계열 순서(Similar Time Sequences), 텍스트마이닝, 데이터베이스마이닝 통합(Database-Mining Integration) 등이 있으며, IBM Intelligent Miner라는 데이터 마이닝 소프트웨어 개발에도 주도적인 역할을 하였다.

데이터마이닝은 1991년부터 KDD(Knowledge Discovery in Database)라는 말이 사용되기 시작한 후 1993년에 이 단어가 최초로 사용되기 시작하였다. 1996년 Fayyad & Piatesky Shapiro의 논문 「knowledge Discovery and Mining」에 데이터마이닝이라는 단어가 등장했으나 그 출현과정은 다음 그림 11-3과 같다. 데이터마이닝은 인공지능의 나선형 넷이나 결정트리에 의한 규칙의 자동생성 연구가 그 시작이었다.

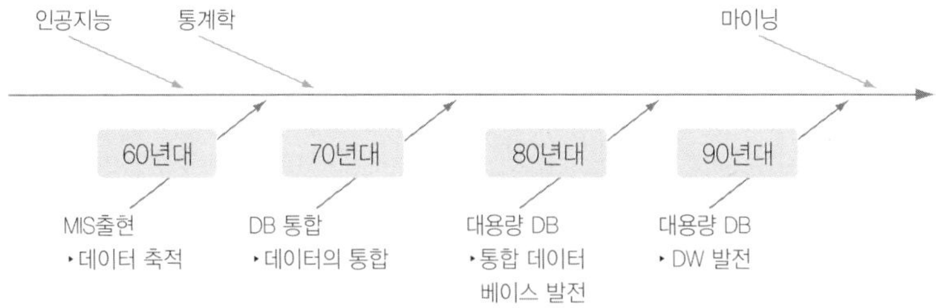

그림 11-3 데이터마이닝의 출현과정

2. 데이터마이닝 개념

여러 가지 데이터 관리 기법 중에서 기업 간의 경쟁이 심화됨에 따라 특히 주목 받고 있는 것으로 '데이터마이닝(Data Mining)'이 있다. 데이터마이닝은 단어가 갖는 의미에서 '데이터(Data) 마이닝(Mining)-데이터를 캐낸다.'에서 알 수 있듯이 수많은 정보중(데이터베이스)에서 상관관계 혹은 공통점을 찾아내어 미래에 적용 가능한 정보를 얻어내고 분석 결과를 통해 더 확률이 높은 쪽을 고르는 것에 도움을 준다는 의미이다. 마이닝(Mining, 채광작업)이라는 단어는 방대한 데이터들이 쌓여있는 지층 속에서 금과 같은 '유용한 정보'의 보석들을 캐내는 모습을 떠올릴 수 있다.

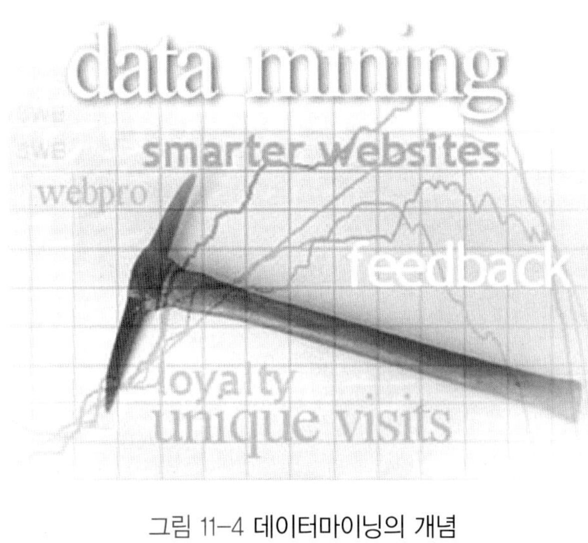

그림 11-4 데이터마이닝의 개념

또한 일반적으로 데이터마이닝은 데이터 또는 지식 검색으로 볼 수 있으며, 이러한 검색의 비용과 예산을 효과적으로 사용하기 위한 다양한 데이터 사이에 존재하는 정보들을 분석하고 요약하는 과정을 거치게 된다. 이를 위해서는 데이터를 분석하는 다양한 기법들이 사용되어야만 한다. 이러한 다양한 분석기법들은 다양한 차원에서 사용하고 그 결과들을 구분하고 확인해야만 한다. 따라서 데이터마이닝을 정해진 틀에만 맞춰서 결론만을 도출해 내는 하나의 분석기법으로 생각하지만 말고, 유용한 정보를 뽑아내기 위한 여러 기법들의 적절한 조합으로 이루어진 일련의 과정으로 이해해야 한다.

데이터마이닝과 더불어 기존의 데이터 관리 기법인 데이터 웨어하우스나 OLAP(On-Line Analytical Processing)는 분석자가 만든 가설에 해당하는 여러 가지 질의에 대한 조회 결과를 통해 가설을 확인하거나 부정하는 것이나, 데이터마이닝에서는 분석자가 의도하지 않았던 가설들을 산출해내고 유용한 정보들을 생성하는 과정을 가지고 있다.

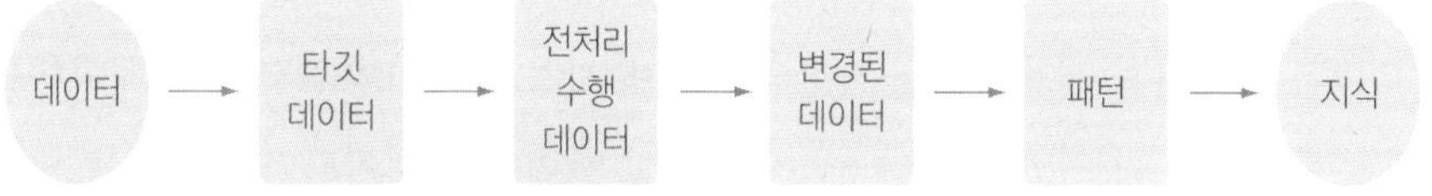

그림 11-5 데이터 변화 과정

분석을 위해 사용되는 다양한 데이터마이닝 기법들은 데이터로부터 의미 있는 정보들을 찾기 위한 문제 정의를 그림 11-5와 같은 데이터 변환과정을 거쳐 수행한다. 그리고 이를 위해 데이터를 수집, 선별하고 어떤 기법을 사용해 모델을 만들 것인가를 결정하여 변경된 데이터의 패턴을 발굴하여 지식화 한다. 이때 사용할 수 있는 기법에는 다음과 같은 것들이 존재한다.

일반적으로 데이터마이닝 기법에는 시장바구니분석(Market Basket Analysis), 기억기반 추론(Memory-based Reasoning), 군집분석(Automatic Cluster Detection), 연관성분석(Link Analysis), 의사결정나무분석(Decision Tree) 및 인공신경망(Artificial Neural Networks) 기법, 유전자 알고리즘(Genetic Algorithm) 기법 등이 있다. 이러한 기법 중 인공신경망은 데이터마이닝과 의사결정 지원에 있어 널리 활용되어지고 있는 것으로 예측, 분류, 군집 분석 등에 주로 적용되는 기법이다.

3. 데이터마이닝 필요성

정보화가 진행되는 과정에서 지난 수년간 다양한 형태로 저장되어 있는 데이터의 양은 기하급수적으로 증가되어 왔다. 그러나 이러한 데이터의 무한정한 증가는 우리가 원하는 정보를 찾아내는 일을 보다 어렵게 만들고 있는 것이 현실이었다. 이유는 우리가 대용량의 데이터로부터 의미 있는 지식을 찾아내는 것이 목적인데, 실제적으로는 데이터만 계속 쌓이고 있는 상황이기 때문이다. 이러한 상황에서 대용량의 데이터로부터 의미 있는 지식을 찾아내는 과정을 작은 의미에서 데이터마이닝이라 부른다.

인터넷 기술이 발전하고 시장 환경의 급격한 변화로 정보 공유의 속도가 나날이 빨라지면서 우리 주위에는 수많은 데이터들이 존재하게 되었다. 저장 기술의 발전으로 인해 수많은 데이터가 체계적으로 저장되었으며, 사용자는 이렇게 저장된 데이터들을 효율적으로 사용할 수 있게 되었다. 즉, 다양하고 광범위한 데이터가 존재하는 환경에서 기업이 생존하고 발전하기 위해서는 정해진 빠른 시간 안에 지속적으로 소비자의 정보를 파악하고, 분석하고 대처할 수 있어야만 한다. 이를 위해 필요한 것이 바로 정보의 관리다. 따라서 기업들에게는 단순히 쌓여 있는 데이터가 아니라 가치 있는 '정보(Information)'의 관리가 절실히 요구된다. 컴퓨팅 기술과 저장 기술의 발전에 의해 엄청난 양의 데이터를 수집 및 저장하는 것은 손쉽게 이뤄지고 있지만, 이 중에서 가치 있는 정보만 찾아내는 것이 무엇보다도 중요한 까닭에 데이터마이닝이 도입되었다.

최근 들어 데이터마이닝은 통계학, 경영정보학, 컴퓨터공학, 의료정보학 등의 학문 분야를 중심으로 큰 관심을 갖고 있다. 이와 같은 관심을 가지게 된 이유는 첫째, 기존의 여러 교재에서 접하는 예제 데이터, 설문조사 자료 및 실험자료 등의 분석에 의존했던 대부분의 전문가들이 이제는 현장에서 대용량의 실제 데이터 문제를 직접 해결해 줄 수 있는 능력을 길러야 한다는 필요성이 인식하고 있다. 둘째, 그 동안 계속적으로 제기되고 있는 현실의 문제와 동떨어진 연구를 함으로써 연구하는 사람과 현장에서 이를 이용하는 사람들과의 괴리감 문제를 해결해야 한다는 것이다.

의료분야에서도 의사, 환자, 보험회사 등과의 관계는 기존의 고객 · 공급자 모델을 적용하기에는 부적절하며, 장기간에 걸친 관계를 설정하는 것이 중요하다. 기존의 고객을 특성별로 정확히 파악하는 것에는 여러 가지 기법들이 활용된다.

최근에는 데이터베이스에 저장하여 활용하는 기법들이 사용된다. 이렇게 수집된 자료들은 데이터마이닝 과정을 통하여 고객을 적절한 그룹으로 나누고, 이를 바탕으로 캠페인을 실행하여 수집된 자료를 바탕으로 보다 정확한 고객 군으로 분류하게 된다. 특히 의료분야의 경우에 신규 환자에 대한 병원의 신뢰성을 증대시키고, 수익성과 충성도가 높은 환자들을 효과적으로 선별하여 관리하기 위해 이러한 고객관리 기법을 적절하게 활용하는 것이 중요하다.

4. 데이터마이닝 정의

데이터마이닝(Data Mining)은 수많은 데이터가 저장된 방대한 데이터베이스 또는 데이터 웨어하우스 속에서 데이터간의 상관관계 분석, 시간에 따른 유형분석, 특징 기준에 따른 분할 및 분석 등을 통해 의사결정자에게 유용한 정보를 찾아내는 활동을 말한다. 즉, 데이터마이닝은 대량의 데이터 사이에 존재하는 관계, 패턴을 발견하고 규칙을 추론함으로써 의사결정을 지원하고 그 효과를 예측하기 위한 기법이다.

데이터로부터 유용한 패턴을 발견하고자 하는 연구에는 다양한 명칭이 부여되어 왔다.

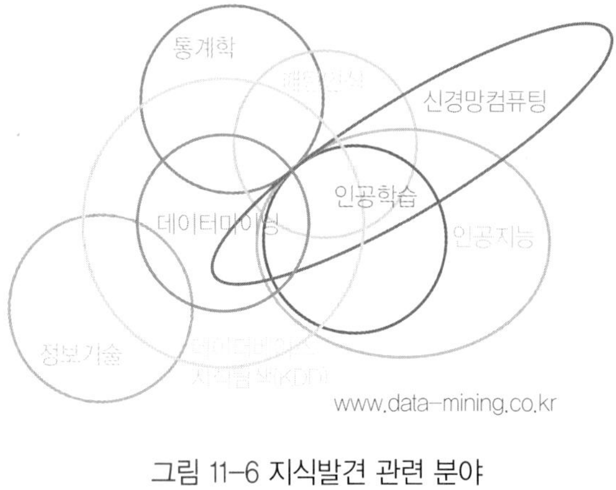

그림 11-6 지식발견 관련 분야

데이터베이스 내의 지식발견(KDD : Knowledge Discovery in Database), 데이터마이닝(Data Mining), 데이터 채취(Data Dredging), 지식추출(Knowledge Extraction), 정보발견(Information Discovery), 정보수확(Information Harvesting) 등이 있다. 이 중에서 가장 일반적인 명칭은 데이터마이닝과 KDD이다. 데이터마이닝은 주로 통계학, 데이터분석 및 경영정보 분야에 KDD는 인공지능과 기계학습 분야에 사용되어 왔다.

KDD라는 용어는 1989년의 첫 번째 KDD 워크샵에서, 「지식」이 데이터를 기반으로 하는 발견(Data Driven Discovery)의 최종 생산물임을 강조하기 위해 만들어진 신조어로서, 특히 데이터마이닝의 고급수준의 응용을 강조하고 데이터에서 지식을 발견하는 넓은 의미의 프로세스를 지칭한다. 즉, KDD는 데이터로부터 유용한 지식을 발견하는 전체적인 프로세스를 의미하지만 데이터마이닝은 원시데이터에서 패턴 같은 의미있는 유용한 정보 혹은 지식을 추출하는 특별한 알고리즘을 사용하는 지식발견의 한 단계로 간주된다.

데이터마이닝의 일반적인 정의는 「잠재적으로 유용하고, 새롭고 타당성 있으면서 궁극적으로 데이터에서 이해할 수 있는 패턴을 찾아내는 단순하지 않은 프로세스이다」. 데이터마이닝의 정의에서 사용한 주요 용어들의 의미를 살펴보면 다음 표 11-1과 같다.

표 11-1 데이터마이닝 정의에서 사용한 용어의 의미

용어	의 미
데이터	데이터베이스내의 사례를 나타내는 사실의 집합
패턴	사실의 부분집합으로 사실을 묘사할 수 있는 언어의 표현
프로세스	데이터마이닝이 여러 단계로 구성되어 있고 각 단계는 데이터 준비, 탐색, 지식 평가, 정제, 변경 후 반복을 하는 작업을 포함
단순하지 않다	탐색이나 추론이 포함된다는 의미
잠재적으로 유용	발견된 패턴은 유용한 함수를 통해서 측정되어진 것처럼 잠재적으로 유용한 행동을 유도해 낼 수 있어야 한다는 의미
새로운	데이터는 현재의 가치를 이전의 가치나 기대했던 가치와 비교하고, 지식은 새로운 발견이 과거의 발견과 어떤 변화된 관계를 비교하여 측정
타당성	발견된 패턴은 어느 정도의 확실성을 가지고 새로운 데이터에 대해 적합해야 한다는 의미

5. 데이터마이닝 특징

데이터마이닝은 강력한 고객의 관점을 토대로 많은 기업들에 의해 사용되고 있는 데이터 관리 기법이다. 일반 소매업부터 시작해 금융, 통신, 의료, 마케팅 업체에 이르기까지 제품의 가격 결정이나 포지셔닝과 같은 내부적인 요소부터 시작해 경제적인 정책 지시, 경쟁력 강화, 소비자 분석과 같은 외적인 요소에 이르기까지 적용되며 다음과 같은 특징들이 있다.

데이터마이닝은 대용량(Massive)의 관측 가능한 자료를 취급한다. 실험 자료는 가설 검정 등의 구체적인 문제에 답하기 위하여 여러 요인들이 통제되고 조작된 가운데 만들어진다. 그러나 관측 자료는 시간의 흐름에 따라서 비계획적으로 축적되며, 자료분석을 염두에 두고 수집되지 않은 것이 일반적이다.

데이터마이닝은 경험적(Heuristic) 방법에 근거하고 있다. 많은 데이터마이닝 기법들은 이론적 원리에 기초하여 개발되었다기보다는 경험에 기초하여 개발되었다. 이러한 기법들은 그 특성이 수리적으로 밝혀지지 않은 것들이 많다.

데이터마이닝은 일반화(Generalization)에 초점을 두고 있다. 일반화는 예측모델이 새로운 자료에 얼마나 잘 적용되도록 하는 것인가를 의미한다. 따라서 일반화는 데이터마이닝 기법의 비정형성을 어느 정도 해결하고, 또는 보완하여 주는데 도움을 주고 있다. 추론이 통계모형들의 초점이라 하면, 일반화는 데이터마이닝의 초점이라 할 수 있다.

데이터마이닝은 컴퓨터중심의 기법이다. 통계와 인공지능 분야에서 함께 방법론을 개발하고 이를 경영, 경제, 정보기술(IT)분야에 사용한다.

11-2. 데이터마이닝의 단계

거대한 데이터베이스(데이터웨어하우스)에서 보관중인 데이터(일일 거래자료, 고객자료, 상품정보 등)를 기반으로 숨겨진 지식, 숨겨진 패턴, 새로운 법칙 등을 발견하고 도출하기 위한 지식 도출 과정으로서 대용량의 데이터에서 필요한 지식(Knowledge)을 얻고자 하는 과정이 데이터마이닝(Data Mining)이다. 즉, 지식발견(Knowledge Discovery in Database) 또는 지식추출(Knowledge Extraction) 단계는 다음 그림 11-7과 같다.

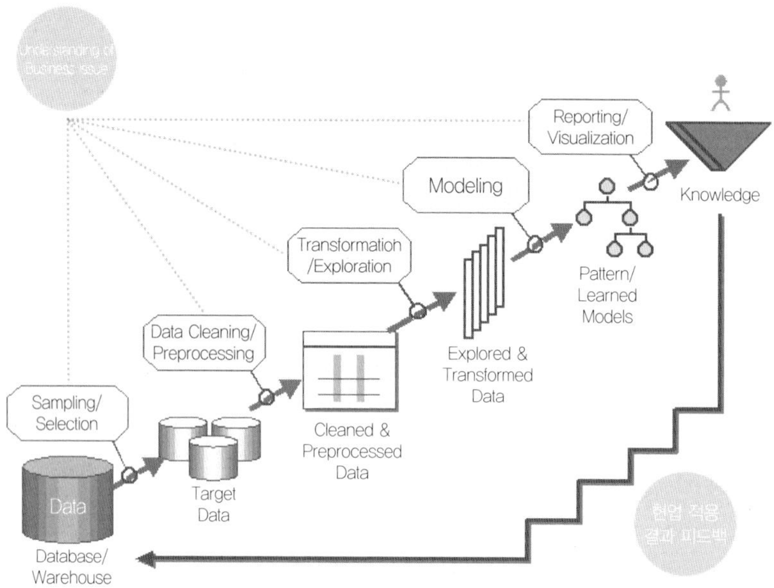

그림 11-7 지식발견(지식추출) 단계

데이터 클리닝(Cleaning)과 통합 단계에서 데이터 소스는 서로 다른 관계형데이터베이스로부터 파일 혹은 이메일 자료 등으로 다양할 수 있으며, 그 데이터 형식도 다양하다. 이 과정에서는 오류를 보정하고 포맷을 통일시키고 데이터의 일관성을 유지하며, 스키마를 통합하는 등의 작업을 수행한다.

데이터 선별과 변환단계에서는 데이터웨어하우스와 같은 통합된 데이터 저장소로부터 분석 작업에 필요한 데이터를 선별하고 데이터마이닝을 수행할 수 있는 형태로 데이터를 변환한다. 데이터마이닝 단계에서는 데이터로부터 다양한 형태의 마이닝 기법을 적용시켜 패턴을 추출해 낸다. 패턴 평가와 표현 단계에서는 추출된 패턴이 얻고자하는 지식에 필요한 것인지를 척도에 맞추어 평가해보고 궁극적으로 사람이 이해할 수 있는 방법으로 지식을 표현한다.

표 11-2 데이터마이닝 단계와 의미

단 계	의 미
Sampling/Selection	• 방대한 양의 모집단에서 모집단을 닮은 작은 양의 데이터 표본을 추출
Cleaning/Preprocessing	• 데이터의 일관성을 유지하고 스키마를 통합 등 불완전한 데이터를 정제하여 데이터의 무결성과 질을 보장 • 데이터 스키마 및 포맷 등을 통합
Transformation/Exploration	• 분석에 필요한 데이터를 선별하고 수치화 작업을 통하여 수많은 변수들 간의 관계를 설정하는 단계 • 데이터의 모양을 면밀히 검토하여 정보화의 기반을 다지는 과정이다.
Modeling	• 데이터 마이닝에서 가장 중요한 단계 • 데이터로부터 다양한 형태의 마이닝 기법을 적용시켜 패턴을 추출해 낸다. • Neural Network, 결정트리 등의 기법 사용
Reporting/Visualization	• 그래프나 각종 차트 등으로 사용자들에게 보기 편하고 이해하기 쉬운 형태로 제공

데이터마이닝이 의학 · 의료분야에서 새로운 지식과 견해를 발견하는데 있어서 관련 프로세스는 다음 그림 11-8과 같다.

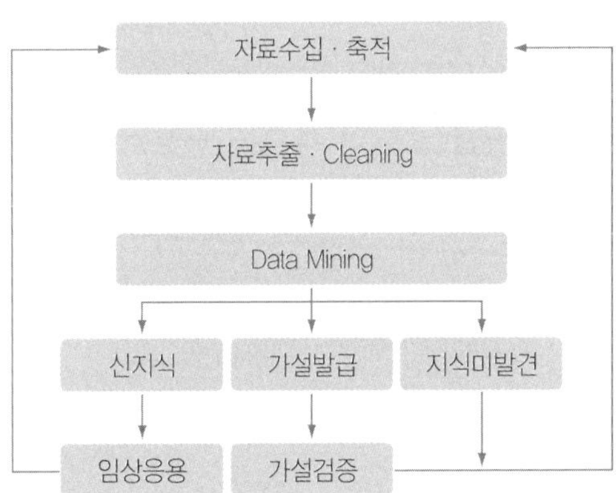
자료수집 · 축적
자료추출 · Cleaning
Data Mining
신지식
가설발급
지식미발견
임상응용
가설검증

그림 11-8 의료분야 지식발견 프로세스

의료분야에서 데이터마이닝이란 의료 현장이나 의학 · 의료 환경에서 발생하는 데이터를 의학, 임상역학, 통계학, 정보기술, 공학, 사회과학 등의 기법을 이용해서 분석하여 유익한 정보를 발견하는 과정을 의미한다. 의료분야에서 데이터마이닝이 가능하게 된 배경은 IT기술 발달로 병의원, 진료소, 보건소, 행정기관 등의 다양한 데이터를 쉽게 수집하게 된 점과 대용량 데이터의 축적이 가능하게 된 점, 그리고 데이터마이닝 용도의 조작성이 좋은 소프트웨어가 개발된 점 등을 들 수 있다.

11-3. 데이터마이닝의 규칙

데이터마이닝의 기능은 일반적으로 분류(Classification)분석, 예측(Predication)분석, 군집(Clustering)분석, 연관규칙(Association rule), 순차패턴(Sequential Pattern) 등의 5가지 규칙으로 나누어 볼 수 있다. 이러한 기능들은 데이터마이닝 도구에서 실제적으로 해결하는 기법들은 주로 인공지능 분야의 기계적 학습(Machine Learning)의 연구로 비롯된 기법과 통계학적 기법들로서 학습의 자동화로 시작하여 규칙을 생성하는 기법들을 이용하고 있다.

데이터마이닝이 필요로 하는 대부분의 기능을 수행할 수 있는 분석기법들은 관계형 DBMS, OLAP, 통계학 등과 같은 여러 가지 전통적인 기법에 힘입은 바가 크다. 인공지능 분야는 지식획득(Knowledge Acquisition)과 관련하여 기계학습 방법론들을 개발해 왔으며, 데이터마이닝에 의해 획득된 지식들은 일회성 사용에 그치는 경우보다는 기업이나 조직 내에서 공유될 경우 더 큰 효과를 볼 수 있다. 데이터마이닝 과정을 처리하기 위한 데이터마이닝 시스템의 아키텍처는 다음 그림 11-9와 같이 데이터베이

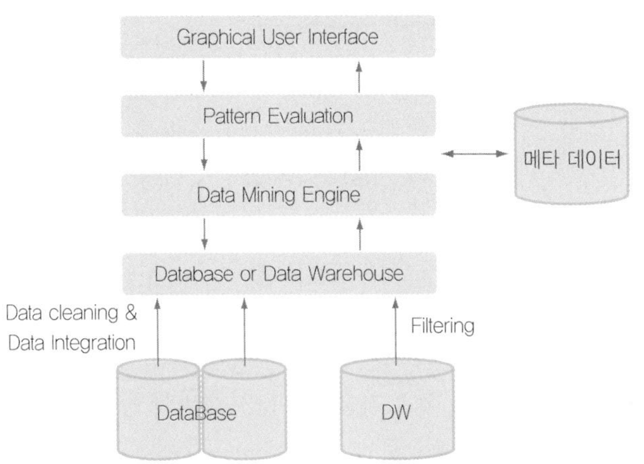

그림 11-9 데이터마이닝 시스템 구조

스/데이터웨어하우스 서버, 데이터마이닝 엔진, 패턴 분석기, 사용자 인터페이스 등으로 구성될 수 있다.

1. 분류분석

분류분석(Classification Analysis)은 가장 많이 사용되는 데이터마이닝 작업의 기능으로서 새로운 대상의 특징들을 조사하고 이를 미리 정해진 분류(Class)들 중의 하나로 배정하는 것을 의미한다. 여기서 분류의 대상은 데이터베이스 내의 레코드(Record)로 데이터웨어하우스의 모든 데이터가 되며, 이 데이터들에 각 부류의 코드를 할당하는 일을 분류라고 한다.

분류를 위해서는 먼저 부류, 즉 Class를 잘 정의하고 이미 분류된 새로운 데이터들을 분류하게 된다. 분류를 구현하기 위한 알고리즘과 기법으로서는 의사결정트리(Decision Tree Analysis), 신경망분석, 회귀분석 등이 사용된다. 예를들어 다른 그룹과의 차별적인 특성을 도출하는 것으로 차별적인 특성은 특정 그룹에 속하지 않은 데이터에 대하여 해당 그룹을 지정하는 용도로 사용할 수 있는 분류분석의 예는 다음 그림 11-10과 같다.

데이터

번호	직업	성별	거주	나이	응답
1 2	무직	남	강북	35	아니오
3 4	무직	여	강북	51	아니오
5 6	자영	여	강북	31	예
7 8	고용	남	강북	38	예
9	고용	여	강남	33	예
10	고용	남	강남	54	아니오
11	자영	여	강남	49	예
12	무직	여	강북	32	아니오
13	무직	남	강남	32	예
14	고용	남	강남	34	예
	무직	여	강남	54	예

분류 규칙

'예' 라고 답한 부류의 특성

- 직업 = '자영' 또는
- 직업 = '고용' &
  나이 =< 43세 또는
- 직업 = '무직' &
  거주지 = '강남'

그림 11-10 분류분석의 예

분류는 주로 특정한 경우가 일어날 가능성이 높은 집단과 낮은 집단의 분류에 많이 이용되며 대출 신청자들의 신용 위험도를 높음, 중간, 낮음으로 분류하는 데도 활용될 수 있다. 만약 새로운 의약품을 개발했을 때 여러 부류의 사람들, 즉 연령, 인종, 성별, 체중, 키 등이 서로 다른 사람들에게 임상 실험을 한 후, 그 약품이 효능이 좋았는지, 부작용이 있었는지를 나타내는 정보를 클래스로 만든다. 추후 각 클래스의 특징을 결정트리 기법을 사용해 만들어 의사가 약을 처방할 때 주의 깊게 사용하도록 감독할 수 있다. 또한 전자상거래 사이트에서 고객들의 구매 데이터를 보고, 어떤 특징이 있는 고객이 비싼 수입 명품을 구매하는지 예측하는 데도 사용할 수 있다.

2. 예측분석

예측분석(Predication Analysis)은 분류와 순차패턴과 유사하나, 단지 산정 되는 대상을 미래의 가치 또는 예측되는 미래 행위에 따라 데이터를 분류하는 점이 다른 기능이다. 예측은 주로 어떠한 흐름을 분석하고 이를 토대로 향후의 변화를 예측하는데 이용된다. 고객의 잠정 이탈 예측이나 어떤 전화 가입자들이 부가 서비스를 주문할 것인지를 예측작업에 활용할 수 있으며, 이를 위해 의사결정트리와 신경망 분석 기법 등이 사용된다.

분류(Classification) 분석과 예측(Prediction) 분석에 대해서 혼동하는 경우가 있어서 잠깐 설명하고자 한다. 분류와 예측은 모두 레코드의 특정 속성의 값을 미리 알아맞히는 점에서는 같지만 약간의 차이가 있으므로 구분될 필요가 있다.

분류분석은 학생들의 국어, 영어, 수학 점수를 입력하여 내신등급을 알아맞히는 것, 또는 카드회사에서 회원들의 가입정보를 입력하여 1년 후의 신용등급을 알아맞히는 것 등을 예로 들 수 있다.

예측분석은 학생들의 여러 가지 정보를 입력하여 수능점수를 알아맞히는 것, 카드회사에서 회원들의 가입정보를 입력하여 연매출액을 알아맞히는 것을 예로 들 수 있다. 또는 여러 가지 사회 현상정보를 입력하여 다음 달의 주가를 알아맞히는 것도 하나의 예가 되겠다.

3. 군집분석

군집분석(Clustering Analysis)은 데이터를 여러 가지 속성(변수)들을 고려하여 성질이 비슷한 몇 개의 집합으로 구분하는 분석 기법이다. 분류 분석과는 달리 목표 변수를 설정하지 않는다. 따라서 분류는 교사학습(Supervised Learning)이라고 하고, 군집분석은 비교사학습(Unsupervised Learning)이라고도 한다.

군집분석은 다양한 형태의 데이터가 모여 있는 각 데이터베이스 내의 요점을 얻기 위한 수단으로 이용된다. 또한 몇 개의 그룹으로 분류한다는 점에서 분류와 유사하지만 군집은 미리 정해진 부류에 의존하지 않으며, 주로 데이터마이닝의 여러 기법을 사용하기 이전에 데이터 분류 등의 사전 작업에 이용된다.

군집분석은 백화점 등에서 고객을 유사한 특성을 가진 집단으로 분류하여 특성에 맞는 상품 및 서비스를 제공하는 등에 활용할 수 있으며, 군집분석, 신경망 기법 등이 사용된다.

군집분석은 환자나 개체 또는 데이터 항목을 수학적으로 정의한 유사도와 결합 방법에 기초하여 군집식으로 정리한 통계학적 기법이다. 신경망 기법은 뇌와 뉴런의 상호 연속의 단순모델이고, 분류나 예측을 위해 주로 데이터에서 그 중의 패턴을 학습한다. 예를들어 상호간에 유사한 특성을 갖는 데이터들을 집단화 하는 과정의 군집분석의 예는 다음 그림 11-11과 같다.

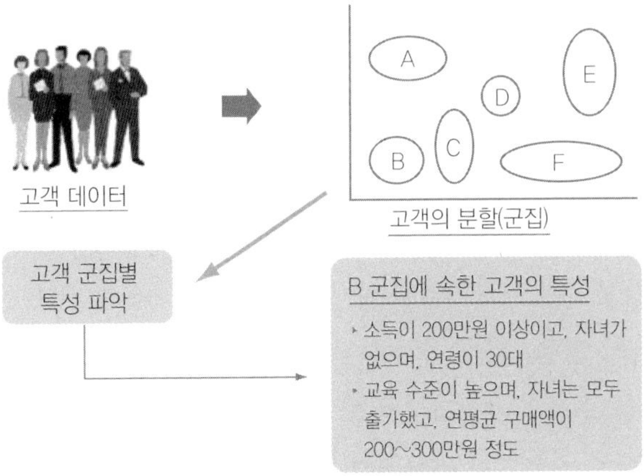

그림 11-11 군집분석의 예

4. 연관규칙

연관규칙(Association Rule)은 일반적으로 교차판매(Cross-selling)나 상승판매(Up -selling)를 위해 사용되어지며, 다수의 다양한 사건들 중 두 가지 이상의 사건이 동시에 일어날 가능성 및 패턴을 발견하는 것으로 장바구니 분석(Market Basket Analysis)이라고도 한다. 여기서 교차판매란 서로 다른 부류에 속하는 상품이지만 서로 연관돼 고객들이 구매하는 경우를 찾아 연관된 상품을 고객에게 추천해 판매하는 것을 뜻한다.

가령 인터넷 쇼핑몰 및 오프라인 매장 등에서 고객이 한 번에 구입하는 상품들을 분석하여 함께 판매되는 패턴이 강한 연관된 상품들을 찾는다. 예를 들어, '[A. 의료정보학 개론]이라는 도서를 구입한 사람들은 [B. 데이터웨어하우스]라는 교재를 함께 구입한다.' 라는 패턴을 분석할 수 있고, 이를 바탕으로 A도서를 구입한 고객에서 B도서의 구입을 추천할 수 있다.

이와 같이 언급한 데이터의 형태는 소위 바스켓(Basket) 데이터라 한다. 이 때 한 고객, 즉 한 바스켓의 정보를 하나의 트랜잭션(Transaction)이라 한다. 바스켓 형태의 데이터에서는 주로 트랜잭션 내의 연관성을 살펴보고자 하는 것으로, 수많은 트랜잭션을 분석하여 빈번히 나타나는 규칙을 찾아내는 것이다.

연관규칙의 탐사는 한 고객의 시간에 따른 구매정보를 활용하여 이루어지기도 한다. 예를 들면, 가전제품 대리점에서 고객별 시간별 구매제품의 데이터를 활용하여 '제품 A를 사는 고객은 추후에 제품 B도 구매한다.' 는 연관규칙을 이끌어낼 수 있을 것이다. 이와 같은 패턴을 얻어 제품 A를 구매하였으나, 제품 B를 구매하지 않은 고객에게 마케팅 활동을 할 수 있다. 이런 시간에 따른 고객데이터를 시퀀스(Sequence) 데이터라 한다.

분류분석과 예측분석의 목적은 주로 데이터베이스의 내용을 특정 지어 일반화된 서술을 만드는데 반해, 연관규칙의 목적은 데이터베이스 내의 데이터 간에 존재하는 항목간의 유용한 관련 규칙을 발견하고자 할 때 이용하는 것이다. 연관성은 주로 동시에 판매될 가능성이 높은 상품들의 연관성을 발견하거나 패키지 기획, 상품 진열 순서 결정 등에 활용할 수 있다. 예를 들어, 여러 개의 트랜잭션들 중에서 동시에 발생하는 트랜잭션의 연관 관계를 발견하는 연관규칙의 예는 다음 그림 11-12와 같다.

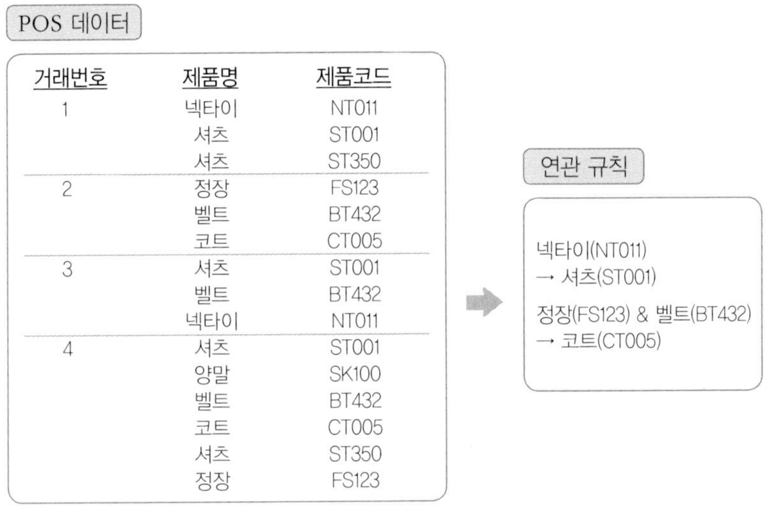
POS 데이터
거래번호
제품명
제품코드
1
넥타이
NT011
셔츠
ST001
셔츠
ST350
2
정장
FS123
벨트
BT432
코트
CT005
3
셔츠
ST001
벨트
BT432
넥타이
NT011
4
셔츠
ST001
양말
SK100
벨트
BT432
코트
CT005
셔츠
ST350
정장
FS123
연관 규칙
넥타이(NT011)
→ 셔츠(ST001)
정장(FS123) & 벨트(BT432)
→ 코트(CT005)

그림 11-12 연관규칙의 예

5. 순차패턴

순차패턴(Sequential Pattern)은 다수의 다양한 사건들 중 어떠한 규칙성을 가지고 시차적으로 일어나는 사건의 패턴을 발견하는 것으로 연속패턴이라고도 한다. 한 상품의 판매 후 이어서 판매될 가능성이 높은 상품을 판별하는데 활용할 수 있으며, 순차패턴 분석 기법 등이 사용된다. 예를 들어, '노트북을 구입한 사람들은 1달 정도 후에 노트북 받침대를 구입한다.' 라는 패턴을 찾을 수 있다. 이 규칙을 바탕으로 노트북을 구입한 고객들에게 노트북 받침대를 추천할 수 있다.

이 기술의 응용사례는 우편 주문이나 전자상거래 사이트에서 고객이 미래에 구매할 물건을 예측하는 데 사용할 수 있고, 웹 페이지 방문자들의 액세스 로그를 분석해 웹 페이지를 고객에 따라 다른 구조를 갖게 하는 데 사용할 수도 있다. 또한 병원에서 진료 받은 환자들의 진료 기록을 보고 과거의 어떤 증상이나 치료 과정(또는 결과)이 지금 현재 걸린 병을 유발하는 원인이었는지 찾아내는 데 이용할 수도 있다. 예를 들어, 개인별 트랜잭션 이력 데이터를 시계열적으로 분석하여 트랜잭션의 향후 발생 가능성을 예측하는 순차패턴의 예는 다음 그림 11-13과 같다.

POS 데이터

회원번호	거래일	구입품목
1	99-02-01	B, C
	99-02-05	A
	99-02-19	D, E, H
2	99-02-07	A
	99-02-10	H
3	99-02-12	G
	99-02-20	A, C, D
	99-02-23	F
4	99-02-08	A, C
	99-02-18	B, H
5	99-02-21	A

연속 규칙

A 품목을 구입한 회원이 향후 H 품목을 구입할 가능성은 75% 이다.

→ 5번 회원에 H 추천

그림 11-13 순차패턴의 예

11-4. 데이터마이닝의 구축

1. 데이터마이닝 구축의 개념

데이터마이닝은 특정 기능이나 기법이 아니라 일련의 정보추출의 방법론이며 과정이다. 즉, 복잡한 데이터들의 상호 관련성이나 의미를 리포트나 요약이 가능한 패턴들의 추출에 중점을 두어 사용자들이 데이터를 효과적으로 이해하고 통찰할 수 있도록 도와주는 과정이다.

데이터마이닝에서 사용되는 데이터와 정보, 지식에 대해 살펴보자. 데이터는 앞서 이미 언급한 바와 같이 컴퓨터에 의해 처리될 수 있는 숫자 또는 텍스트 등과 같은 일련의 사실들로 다양한 포맷들을 가질 수 있으며 각기 다른 데이터베이스로 구성될 수도 있다. 데이터는 다음과 같이 분류될 수 있다.

정보는 데이터들 사이에 존재하는 관계와 패턴 등과 같은 것들을 의미한다. 데이터 그 자체를 의미하기보다는 데이터를 분석해서 나온 결과가 정보가 된다. 정보는 패턴이나 트렌드에 대한 지식으로 변경될 수 있다. 예를 들면, 소매점에서의 판매량에 대

데이터마이닝의 데이터 분류

- 운용 & 트랜잭션 데이터(판매, 가격, 급여, 회계 관련 데이터)
- 비운용 데이터(예측 데이터, 경제 관련 데이터)
- 메타데이터(논리 데이터베이스 설계와 데이터 사전 정의에 대한 데이터 본연의 데이터)

한 요약 정보는 프로모션을 위해 분석되어 구매자의 구매 행위와 관련된 지식을 제공하기 위해 사용될 수 있다. 따라서 이러한 지식을 토대로 생산자나 소매점에서는 어떤 아이템들이 더 잘 팔릴 수 있는지를 결정할 수 있게 된다.

의료정보시스템에서 데이터마이닝의 데이터 추출은 다음 그림 11-14의 데이터웨어하우스 기본 구조에서 기존의 데이터베이스에서 필요한 데이터를 자동 추출해서 다음 그림 11-15와 같은 데이터마이닝 서버에 축적해 둔다. 병원 내 감염의 특징, 환자의 진료를 받은 경험의 파악 등 탐색적으로 조사하고 싶은 것이 나올 때 필요한 데이터를 신속하게 추출한다.

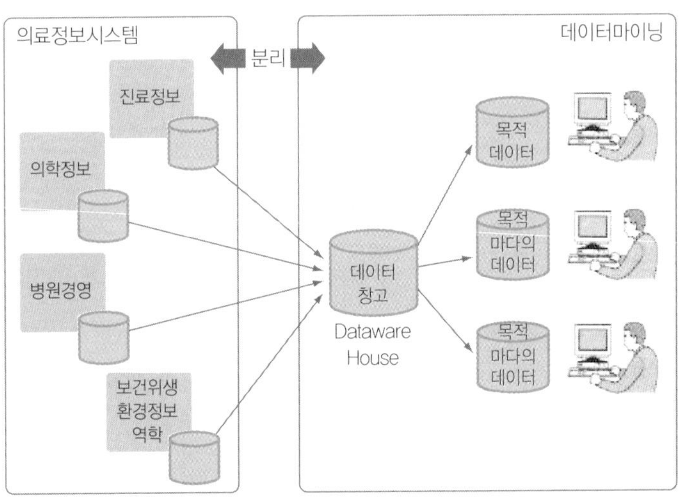

그림 11-14 데이터마이닝의 데이터 추출 프로세스

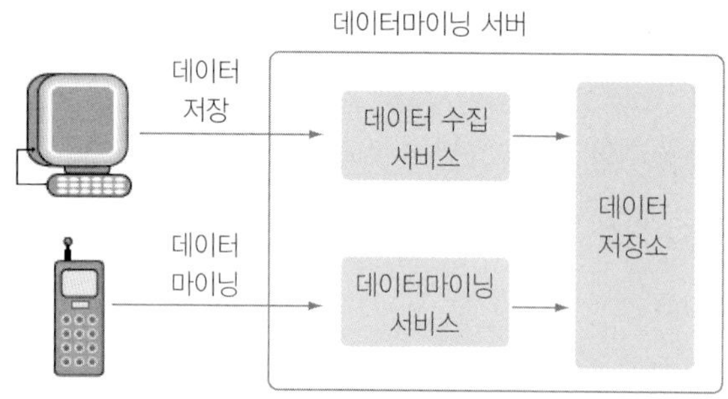

그림 11-15 데이터마이닝 서버의 구성

2. 데이터마이닝 구축의 단계

일반적인 데이터마이닝의 단계는 여러 연구자에 의해서 제안되었으며, 요구분석 단계, 데이터 탐색과 변환 단계, 데이터마이닝 적용 단계, 판단 및 해석 단계, 평가 및 피드백 단계, 결과의 통합 단계 순으로 6단계로 구성된다. 각 단계는 여러 태스크로 분할 가능하며. 상이한 단계들 또는 태스크들 사이를 반복적으로 수행하는 것이 일반적이다.

1) 요구분석 단계

데이터마이닝이 대량의 데이터를 이용하여 마이닝 도구만 적용하면 모든 문제를 해결할 수 있을 거라고 생각하는 경우가 많다. 하지만 좋은 결과와 성공한 데이터마이닝 분석이 되기 위해서는 관심 있는 비즈니스 문제에 대한 사전계획과 준비가 필요하다.

이 단계에서는 해결할 비즈니스 문제에 대한 정의부터 시작하여 어떤 결과를 얻을 것인지에 대한 목표를 설정해야 한다. 이를 위해 현재 가지고 있는 데이터의 종류와 성격을 분석하고 비즈니스의 분석 목적을 위한 다양한 질문을 작성하여 요구분석과 문제정의를 한다. 또한 데이터마이닝의 결과로 언어진 정보에 대한 활용 방안과 실제 업무와의 연계성도 충분히 고려한다. 이때 적용업무의 범위가 특정한 분야로 한정되는 것이 성공 가능성이 높다는 점에 유의해야 한다.

2) 데이터 탐색과 변환 단계

요구분석 단계가 끝난 후 가지고 있는 데이터를 실제 마이닝 과정에서 사용할 수 있도록 준비하는 과정이 필요하다. 이를 위해서 데이터 선정(Data Selection), 정제(Data Cleaning), 변환(Data Transformation)의 과정을 거친다. 데이터 선정은 마이닝 작업에 필요한 목표 데이터를 선별하는 작업으로 사용할 운영 데이터베이스를 선택하고 필요한 데이터에 대한 추가 수집 작업을 수행하게 된다.

데이터 정제는 선정된 데이터에서 부정확한 값이나 중복된 레코드를 삭제하거나 필드를 정리 · 조정하는 등의 데이터의 질을 향상시키는 작업이며, 마지막으로 데이터 변환을 통해 데이터마이닝 기법에 적합한 형태로 데이터를 변환한다. 이러한 데이터 탐색과 변환과정은 데이터웨어하우스가 구축된 경우 구축과정에서 이미 실행되었거나 또는 추가 작업이 필요한 경우 웨어하우스 내에서 작업하는 것이 효율적이다.

3) 데이터마이닝 적용 단계

데이터마이닝이 실제적으로 이루어지는 과정으로 데이터웨어하우스 및 데이터마트 구축, 데이터 추출 · 변환 · 샘플링, 유의한 변수 선정, 모델링, 모델평가의 과정을 거치게 된다. 이 단계에서는 업무의 성격과 데이터 구조에 알맞은 마이닝 모델과 기법을 적용한 분석 결과를 최종 사용자가 이해하기 쉽게 어떤 형식으로 표시할 것인가를 결정하고 실제 업무에 활용될 수 있도록 사용자 환경을 구축한다.

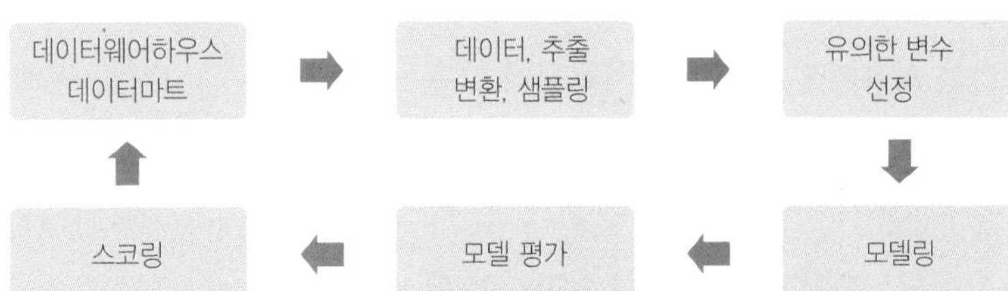

그림 11-16 데이터마이닝 분석과정

4) 판단 및 해석 단계

데이터마이닝 분석 결과가 적용 업무에 부합되는지 판단하기 위하여 최종 사용자,

분석 전문가들과 토론하여 잘못된 결과를 찾아 원인을 해석하는 단계이다. 해석 결과를 사용자에게 쉽게 전달하기 위하여 데이터 시각화(Visualization) 도구나 리포팅(Reporting) 도구를 사용하고 모델의 성능을 시각적으로 분석할 수 있는 차트를 이용하게 된다. 이 단계에서는 인적 요소의 역할이 매우 중요한데 사람만이 마이닝의 결과로 나타난 어떤 패턴이나 규칙이 타당하고 기업에 유용한 것인지를 판단할 수 있다.

5) 평가 및 피드백 단계

데이터 마이닝을 실제 업무에의 적용 결과나 효과를 토대로 향상된 정보를 얻기 위해 데이터 마이닝의 초기단계로 회귀하여 재작업이 이루어지게 된다. 이때 데이터마이닝을 통해 얻을 수 있는 정보의 형태가 다양하기 때문에 사건들의 연관성 탐사, 연속성 탐사 등의 다양한 방법과 기법을 활용하여 피드백의 기회를 가지게 된다.

평가 단계에서는 평가된 모델을 바탕으로 비즈니스 문제를 재구성 및 재적용하고 다른 비즈니스 문제에 적용하거나 참고자료로 활용한다. 비즈니스 문제를 정의하고 구체적인 목표를 설정하고자 할 때, 데이터 마이닝의 결과로 얻어진 정보를 어떻게 구분 · 활용할 것인지는 실제 업무와의 연계성을 충분히 고려하여야 한다.

6) 결과의 통합 단계

데이터마이닝의 결과는 사용자가 해석 가능한 용어 또는 의사결정에 이용할 수 있는 지식으로 표현되어야 하고, 성공적인 데이터마이닝 태스크(Task)의 결과는 의사결정 문제의 해결을 위해서 사용된다. 결과는 사후처리를 위해 다른 시스템에 통합되거나 필요로 하는 사용자를 위해서 문서화된다.

11-5. 데이터마이닝의 활용

1. 일반 분야의 활용

데이터마이닝의 활용분야는 매우 다양하며, 현재에도 활용분야가 점차 늘어나고 있다. 그 중에서 특히 기업의 의사결정과 향후 대처에 대한 문제에서 많이 활용되고 있으며, 주요 활용분야는 다음과 같다.

첫째, 데이터베이스마케팅(Database Marketing)분야이다. 데이터마이닝이 가장 성공적으로 적용되고 있는 분야로 소매, 통신판매, 금융서비스, 보험, 통신, 운송 등 다양한 분야에서 활용되고 있다. 분석방법으로는 목표 마케팅(Target Marketing) 고객 세분화(Segmentation) 고객성향변동분석(Churn Analysis) 교차판매(Cross Selling) 시장바구니분석(Basket Market Analysis) 등이 있다.

둘째, 신용평가(Credit Scoring)분야이다. 신용평가는 특정대상의 신용거래 대출한도를 결정하여 불량채권이나 기타의 금융문제에서 손실을 최소화하기 위한 것으로, 신용평가의 중요한 사안은 현재의 대출시스템을 그대로 유지하면서 불량채권이나 금융사고에 대한 최선의 대응책을 결정하는 것이다. 이러한 신용평가와 관리는 은행, 금융서비스, 보험 등의 분야에서 많이 적용되고 있다.

셋째, 품질개선(Quality Improving)분야이다. 품질개선에서는 불량품을 찾고, 그 원인을 파악하여 궁극적으로 문제를 예방하는데 중점을 두고 있다. 제조업체에서는 불량품의 감소를 통한 이윤의 증가에 중점을 두고 있으며, 병원과 건강보험공단에서는 의료사고, 불필요한 장기입원, 의료비 과다청구 등에 초점을 맞추고 있다.

넷째, 부정행위적발 분야이다. 부정행위적발의 목적은 고도의 사기행위를 발견할 수 있는 패턴을 알아내는 것이다. 은행에서는 발견된 패턴을 이용하여 신용카드 거래 사기 및 불량수표 등을 적발할 수 있으며, 통신회사에서는 전화카드거래 사기를 방지하며, 보험회사에서는 허위 및 과다청구를 예방할 수 있다.

다섯째, 이미지분석 분야이다. 이미지분석은 디지털화된 사진으로부터 패턴을 추출하는 기법으로 천문학, 문자인식, 의료진단, 방위산업 등 다양한 분야에서 활용되고 있다.

여섯째, 수요 및 판매예측 분야이다. 수요 및 판매예측에서는 과거로부터 현재에 이르는 판매관련 자료로부터 일정한 소비패턴이나 계절별 또는 월별 판매량의 변동 등을 파악하고, 모형화하여 미래 값을 예측하는 것을 목적으로 한다. 이 외에도 위험관리(Risk Management), 망관리(Network Management) 등 다양한 분야에서 활용되고 있다.

위와 같이 기업에서는 경영전략의 일환으로 데이터마이닝을 폭넓게 이용하고 있지만, 의료계에서는 데이터마이닝을 본격적으로 실시하고 있다고는 하기 어렵다. 때문에 앞으로는 의료질의 평가, 가격분석, 진료의 표준화를 위한 과정분석 등에서 데이터마이닝의 활용이 기대된다.

2. 의료 분야의 활용

의료분야에서 데이터마이닝의 활용은 종양의 악성 · 양성 판단에 의한 암 진단의 정확성을 높이기 위한 판별 및 분류 분석 시행과 과거의 환자들에 대해서 종양검사의 결과를 근거로 종양의 크기, 모양, 색깔 등으로 종양의 악성 · 양성 여부를 구별하고 분류

표 11-3 데이터마이닝의 의료분야 활용 의미

구 분	의 미
환자 마케팅	기존의 환자군의 특성을 이용하여 어떤 환자들이 재진율이 높고, 그 원인이 무엇인지를 알려주는 등 환자의 의료기관 이용 특성을 근거로 환자에 대한 마케팅을 실시한다.
의료시설 배치	데이터마이닝을 이용하여 환자의 동선을 파악할 수 있으므로 이에 근거하여 의료시설을 재배치하면 환자들의 동선을 줄이면서 병원의 혼잡도를 완화시킬 수 있다.
미수금 관리	미수금 발생 확률이 높은 환자를 기존자료에 근거하여 입원시부터 미수금이 발생하지 않도록 중점관리하여 병원의 미수금 발생을 줄일 수 있다.
진료행위 프로토콜 개발	의사들의 진료행위와 치료결과에 근거하여 가장 효율적인 치료패턴을 찾아주므로 이에 근거하여 진료행위 프로토콜을 만들 수 있고, 나아가 의료의 질 향상을 도모할 수 있다.
진료비삭감 예방	기존의 진료비 삭감 내역을 분석하여 삭감의 원인을 찾아주고 이에 근거하여 진료비 삭감을 막을 수 있는 방안을 찾아 병원의 진료비 삭감에 대한 손실을 방지한다.
진료 진단	검사결과와 각종 진단자료에 근거하여 의사들의 정확한 진단을 도와줄 수 있다.
재원일수 및 진료비 예측	기존 환자들의 재원일수 및 진료비 자료에 근거하여 새로운 환자가 입원시에 이들의 재원일수와 진료비를 예측할 수 있다.
자원사용량 예측	병원에서 필요로 하는 각종 의료자원을 예측하여 병원의 효율적인 물자관리에 기여할 수 있다.
추정 예산	각종 자료에 근거하여 병원에서 필요로 하는 예산을 추정하여 줄 수 있다.
의학 연구	각종 의학연구를 지원할 수 있다.

하는 모형을 만든 후, 새로운 환자에게서 얻은 입력변수를 이용하여 암을 진단하는데 이용된다. 의료분야에서 이용되는 데이터마이닝 기법은 지도학습(Supervised Learning) 방법인 신경회로망, 로지스틱 회귀(Logistic Regression)분석, 의사결정나무 등이 사용된다.

또한, 의료분야에서 데이터마이닝의 활용은 환자마케팅, 의료시설 배치, 미수금관리, 진료행위 프로토콜 개발, 진료비 삭감 예방, 진단 재원일수 및 진료비 예측, 자원사용량 예측, 추정예산, 의학연구 등 다양하게 활용할 수 있다.

예를 들어, 모든 환자의 인구통계학적, 환경적, 계층별, 지역별 등의 일반적 자료와 환자의 과거 진료기록이나 유전적 형질의 특성과 같은 개인적 자료가 공유되는 경우 데이터 마이닝이 적용되면 질병의 자동진단 체계 및 예방 의료체계가 보다 쉽게 수립될 것이다. 데이터마이닝의 의료분야 활용 의미는 표 11-3과 같다.

3. 데이터마이닝의 솔루션

1) SPSS Clementine

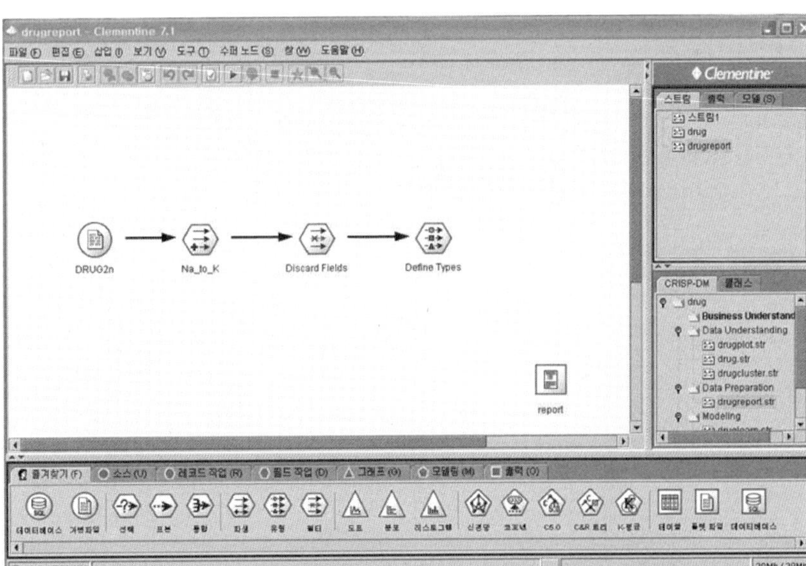

2) SAS Enterprise Miner

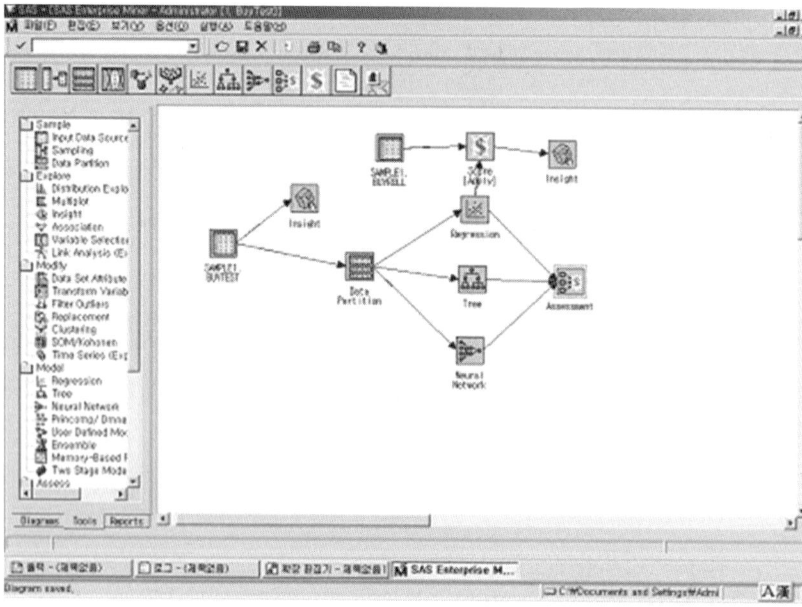

3) Eldorado

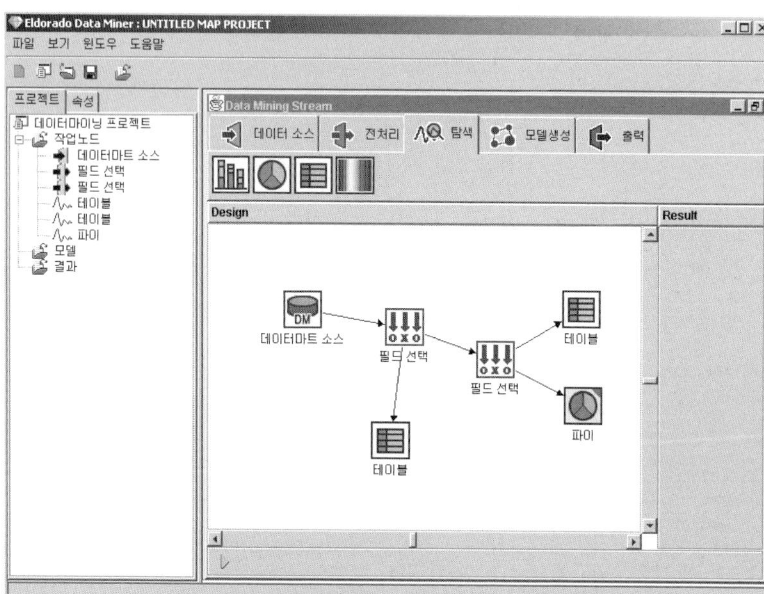

[Eldorado 기능]

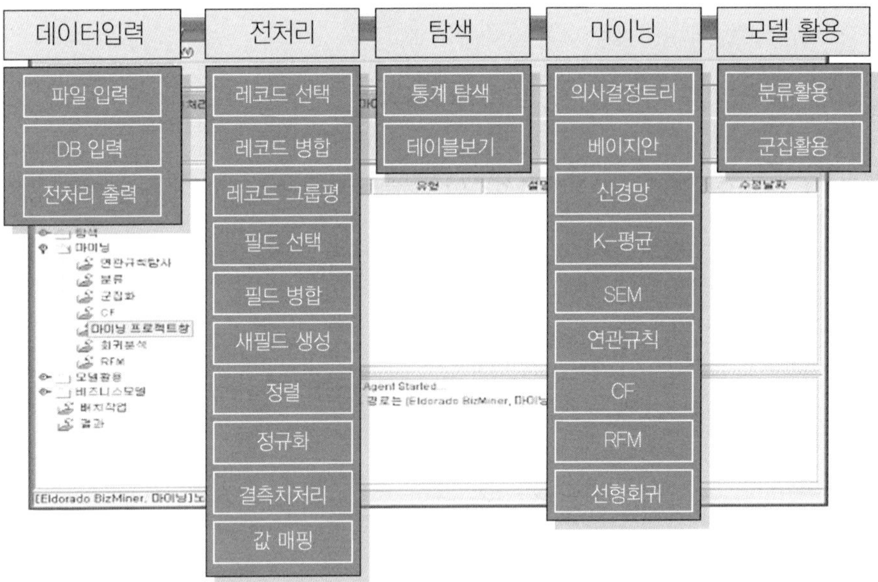
데이터입력
파일 입력
DB 입력
전처리 출력
전처리
레코드 선택
레코드 병합
레코드 그룹평
필드 선택
필드 병합
새필드 생성
정렬
정규화
결측치처리
값 매핑
탐색
통계 탐색
테이블보기
마이닝
의사결정트리
베이지안
신경망
K-평균
SEM
연관규칙
CF
RFM
선형회귀
모델 활용
분류활용
군집활용

연습문제

Exercises

주관식

1 데이터마이닝의 등장배경에 대해서 설명하시오.

2 데이터마이닝의 필요성에 대해서 설명하시오.

3 데이터마이닝의 정의에 대해서 설명하시오.

4 데이터마이닝의 특징에 대해서 설명하시오.

5 데이터마이닝의 기능에 대해서 설명하시오.

6 데이터마이닝의 프로세스에 대해서 설명하시오.

7 데이터마이닝의 구축단계에서 의미를 설명하시오.

8 데이터마이닝의 일반분야 활용에 대해서 설명하시오.

9 데이터마이닝의 의료분야 활용에 대해서 설명하시오.

10 데이터마이닝의 솔루션을 조사하고 특징을 설명하시오.

연습문제

Exercises

객관식

1 데이터 관련 기술의 발전과정이 올바른 것은?

① 데이터수집 → 데이터 접근 → 데이터웨어하우스 → 데이터마이닝
② 데이터 접근 → 데이터수집 → 데이터웨어하우스 → 데이터마이닝
③ 데이터웨어하우스 → 데이터마이닝 → 데이터수집 → 데이터 접근
④ 데이터 접근 → 데이터웨어하우스 → 데이터마이닝 → 데이터수집

2 OLAP의 기술을 기반으로 발전된 기술은?

① 데이터마이닝 ② 인공신경망
③ 유전자 알고리즘 ④ 사례기반추론

[해설] 데이터마이닝은 OLAP의 기술을 기반으로 이용하는 것이다.

3 데이터마이닝의 특징이 아닌 것은?

① 대용량의 관측 가능한 자료들을 다룬다.
② 이론적 원리보다는 경험적 방법에 의하여 개발되었다.
③ 일반화보다는 세부화에 초점을 두고 있다.
④ 고급통계기법과 기계학습을 이용한다.

4 데이터마이닝의 방법이 아닌 것은?

① 판별분석 ② 의사결정나무분석
③ 연관성 규칙 ④ 군집분석

5 데이터마이닝이 등장하게 된 배경이 잘못된 것은?

① 대량의 데이터를 효과적으로 분석하여 정보화하려는 노력이 증가하였다.
② 데이터웨어하우스로부터 찾아내기 위해서 정보나 지식 추출의 방법이다.

③ 데이터베이스 마케팅에서 지속적으로 이루어지고 있다.
④ 데이터를 찾아내는 것보다 잘 쌓아두는 단계를 중요하게 생각하면서부터다.

6 다음 중에서 데이터마이닝 기법이 아닌 것은?

① 시장바구니 분석 ② 연관성 분석
③ 통계학적 분석 ④ 군집 분석

해설 시장바구니 분석(market basket analysis), 기억 기반 추론(memory-based reasoning), 군집 분석(automatic cluster detection), 연관성 분석(link analysis), 의사결정 나무 분석(decision tree) 및 인공신경망(artificial neural networks) 기법 등이 있다.

7 다음은 데이터마이닝의 필요성에 대한 설명으로 잘못된 것은?

① 대용량의 데이터로부터 의미 있는 지식을 찾아내고자 하는 것이 목적이다.
② 데이터마이닝은 통계학, 경영정보학, 컴퓨터공학, 의료정보학 등의 학문분야를 중심으로 큰 관심을 갖고 있다.
③ 현실의 문제와 동떨어진 연구를 함으로써 연구 하는 사람과 현장에서 이를 이용하는 사람들과의 괴리감 문제를 해결해야 한다는 것이다.
④ 의료분야에서도 의사, 환자, 보험회사 등과의 관계는 기존의 고객 · 공급자 모델을 적용하기에 적합하여 장기간에 걸쳐 관계를 설정하는 것이 중요하다.

8 데이터마이닝의 의사결정지원에 활용되고 있는 기법을 모두 고루시오.

가. 예측	나. 분류	다. 군집	라. 분석

① 가 ② 가, 나
③ 가, 나, 다 ④ 가, 나, 다, 라

9 데이터마이닝에 대한 설명이 올바른 것은?

① 데이터마이닝은 수많은 데이터가 저장된 방대한 데이터베이스 또는 데이터웨어하우스 속에서 데이터간의 상관관계 분석, 시간에 따른 유형분석, 특징기준에 따른 분할 및 분석 등을 통해 의사결정자에게 유용한 정보를 찾아내는 활동을 말한다.
② 수년간의 조직 내부에서 산재한 내부 데이터와 외부 데이터를 주제별로 통합하여 별도의 프로그래밍 없이 실시간으로 다양한 각도에서 분석을 가능하게 하고 관점에 맞게 재설계하여 구축한 통합 시스템이다.

③ 데이터마이닝은 데이터웨어하우스로 이동한 후에 정제 및 검증과정을 거치게 되어 사용자는 양질의 데이터를 사용할 수 있다.

④ 여러 시스템에 산재된 데이터들이 웨어하우스로 모아지고, 통합되어 사용자는 자신들의 필요로 하는 데이터가 어디에 있는지 신경 쓰지 않고 필요한 데이터를 쉽게 가져다 사용할 수 있다. 데이터 집단과 데이터를 관리하는 프로그램의 집합체를 말한다.

10 데이터마이닝의 정의를 바르게 설명한 것은?

① 데이터마이닝 잠재적으로 유용하고, 새롭고 타당성 있으면서 궁극적으로 데이터에서 이해할 수 있는 패턴을 찾아내는 단순하지 않은 프로세스이다.

② 수년간의 조직 내부에서 산재한 내부 데이터와 외부 데이터를 주제별로 통합하여 별도의 프로그래밍 없이 실시간으로 다양한 각도에서 분석을 가능하게 하고 관점에 맞게 재설계하여 구축한 통합 시스템이다.

③ 데이터마이닝은 데이터웨어하우스로 이동한 후에 정제 및 검증과정을 거치게 되어 사용자는 양질의 데이터를 사용할 수 있다.

④ 여러 시스템에 산재된 데이터들이 웨어하우스로 모아지고, 통합되어 사용자는 자신들의 필요로 하는 데이터가 어디에 있는지 신경 쓰지 않고 필요한 데이터를 쉽게 가져다 사용할 수 있다. 데이터 집단과 데이터를 관리하는 프로그램의 집합체를 말한다.

11 데이터마이닝의 특징이 아닌 것은?

① 대용량의 관측 가능한 자료를 취급한다.

② 경험적 방법에 근거하고 있다.

③ 이론적 원리에 기초하고 있다.

④ 일반화에 초점을 두고 있다.

12 다음은 데이터마이닝의 어떤 기능에 대한 설명인가?

> 여러 다른 특성을 가지는 전체 데이터를 동질성을 가진 몇 개로 나누는 것을 말하며, 다양한 형태의 데이터가 모여 있는 각 데이터베이스 내의 요점을 얻기 위한 수단으로 이용된다.

① 분류 ② 예측

③ 연관성 ④ 군집

13 다음은 데이터마이닝의 어떤 기능에 대한 내용인가?

> 다수의 다양한 사건들 중 어떠한 규칙성을 가지고 시차적으로 일어나는 사건의 패턴을 발견하는 것이다.

① 분류　　② 순차패턴
③ 연관성　　④ 군집

14 데이터마이닝의 프로세스가 올바른 것은?

> 가. 요구분석 단계　　나. 데이터탐색과 변환 단계
> 다. 데이터마이닝 기법 적용　　라. 판단 및 해석 단계
> 마. 평가 및 피드백 단계　　바. 결과의 통합 단계

① 가, 나, 다, 라, 마, 바　　② 가, 다, 나, 라, 마, 바
③ 가, 나, 다, 마, 라, 바　　④ 가, 나, 다, 라, 바, 마

15 데이터마이닝 기법 적용 단계에서 분석과정이 올바른 것은?

> 가. 데이터웨어하우스　　나. 데이터 추출 및 변환
> 다. 유의한 변수 선정　　라. 스코링
> 마. 모델링　　바. 모델 평가

① 가, 나, 다, 라, 마, 바　　② 가, 다, 나, 라, 마, 바
③ 가, 나, 다, 마, 바, 라　　④ 가, 나, 다, 라, 바, 마

정답 Answer!

01. ① 02. ① 03. ③ 04. ① 05. ④ 06. ③ 07. ④ 08. ④ 09. ① 10. ①
11. ③ 12. ④ 13. ② 14. ① 15. ③

참고문헌

[국내문헌]

강성홍 외 8인, 보건정보관리학, 청구문화사, 2001.

김수영, 근거중심의학(연세의학교육 2001;3(1);1-19), 2001.

김영근 외 5인, PACS and IMAGE MANAGEMENT, 대학서림, 2005.

김기훈 외 1인, 의료정보관리학, 수문사, 1991.

곽연식 외 2인, "보건의료정보 표준화의 국제동향 및 국내활동", 대한의료정보학회지, 제6권 제3호, p97~107.

남은우 외 3인, 三谷博明 저, e-헬스 혁명「IT가 의료계를 바꾼다.」, 메디컬 업저버, 2003.

대한의료정보학회, 보건의료정보학, 현문사, 1999.

대한의료정보학회, 보건의료정보학, 현문사, 2003.

대한의료정보학회 한국의료정보교육협회, 의료정보관리사, 청구문화사, 2008.

박종선, 정보통신개론, 테크미디어, 2003.

______ 외 4인, 의료정보학 이해, 진영사, 2005.

______ 외 5인, 의료정보통신, 현문사, 2005.

______ 외 3인, 의료정보통신, 포널스출판사, 2010.

______ 외 4인, 통합의료정보시스템 실무, 포널스출판사, 2011.

박창이, 김진석, R를 이용한 데이터마이닝, 2008.

박홍국 외 1인, 의사결정지원시스템, 경문사, 2000.

방사선과학연구회, 방사선과학개론, 청구문화사, 2010.

부수일 외 5인, 보건의료정보학 계축문화사, 2003.

신숙원, 이형자. 도서관과 자료의 활용법. 한국도서관협회, 서울. 1980. pp 25-59.

이승하, 김호배. 의학주제어표목표(영, 한)영실시스템 부설 한국의학정보센터. 서울. 1995.

이은주 외 9인, 간호사와 보건의료인을 위한 정보학(3판), 정담미디어, 2006.

이진주 외 4인, 사용자 중심의 경영정보시스템, 다산출판사, 1996.

의료방사선영상과학연구회, Introduction of Radiologic Science, KMS, 2007.

이창희 외 3인, 데이터베이스, 상조사, 2001.

유영일 외 3인, 데이터웨어하우스 구축방법론, 홍능과학출판사, 1997.

윤봉자, 지제근. 의학문헌 작성과 정보검색. 서울대학교출판부. 서울 pp 36-251.

윤봉자, 윤정선. Medline 검색의 실제. 서울대학교 출판부, 서울, 1993.

장동인, 실무자를 위한 데이터웨어하우스, 대청미디어, 2001.

정 환 외 2인, 디지털의료영상학, 정문각, 2003.

조혜영 외 2인, 임상중심의 질병 의료행위 분류, 고문사, 2006.

조 현 외 5인, 보건의료정보학, 계축문화사, 2008.

채영문, 보건정보관리, 수문사, 1994.

한국보건정보학회, 보건정보학개론, 현문사, 2000.

한국의료정보교육협회, 의료정보학, 일본의료정보학회 편, 현문사, 2009.

한국메들라스센터 누리집 http://www.snu.ac.kr/home/b/b.htm

홍준현, 의무기록정보관리학, 5차 개정판, 고문사, 2008.

DAVID L. SACKETT, 안형식 외 옮김, 근거중심의학, 아카데미아, 2004. 6. 8.

e-헬스통신(http://www.e-healthnews.com)

http://kmra.or.kr/protection/role.asp

http://clinic-clinic.com/clncl-mdcne/EBM/POMD.htm

http://clinic-clinic.com/clncl-mdcne/ReferenceType.htm

http://library.downstate.edu/EBM2/2600.htm

D. H. Cho, K. W. Koo, J. M. Cho, "The Necessary Of Portable X-ray Equipment For Emergency Medical Service System And Sports Injures", The Journal Of The Korean Society Of Medical Technology vol. 8, no1, pp. 189-197, 2004.

J. R. Lee, "Clinical study on colles fracture treated by long or short arm cast after U-shaped splint", The Korean Academy of Family Medicine, vol. 15, no4, pp. 265-270, 1994.

D. H. CHO, K. W. Koo, H. S. Yang "the development of portable digital X-ray power supply unit for emergency medical services", Journal of the korean institute of illumiinating and electrical installation engineers, vol. 20, no1, pp. 125-131, 2006.

[국외문헌]

01. William L. McMullen. Overview of the Modeling for Health Informatics Subcommittee. Toward An Electronic Patient Record '96.1996.2-4.

02. ASTM. 1996 ANNUAL BOOK OF ASTM ; ASTM, 1996.

03. INSTITUTE OF MEDICINE. THE COMPUTER BASED PATIENT RECORD : An Essential Technology for Health Care. NATIONAL ACAD EMYPRESS, 1991.

04. RonaldB.Botman.OverviewofCPRFrameworkEnvironment,Architecture,& Mangement Toward An Electronic Patient Record '96,1996;30-40.

05. W. Moser, V. Bohn, K. Bohmen, etc. Integrated Development of a knowledge-based CPR System for Quality Assurance in Diabetes outpatient clinics. MEDINFO '95.. 1995.236-239.

06. H.U. Prokoson, F. Amiri, D. Krause, etc. A semantic Network Model for Medical Record of Rheumatology Clinic. MEDINFO '95. 1995.240-244.

07. Susan Fenton. Modeling an Integrated National Patient Care Database. Toward An Electronic Patient Record '96.1996.10-12.

08. Daniel C Russler. Data Modeling and the Medical Work Process. Toward An Electronic Patient Record '96, 1996;44-45.

09. Jack E. Myers. Data Modeling for Healthcare Systems Integration : use of the Meta model. An Electronic Patient Record '96. .1996.46-57.

10. J. H. Van Bemmel & M. A. Musen; Handbook of Medical Informatics ; Bohn Strafleu Van Loghum, Houten, the Netherlands, 1997.

11. J. H. Van Bemmel, The structure of medical informatics. Med Inform

1984;9:1175-80.

Jiawei Han & Micheline Kamber; Data mining: concepts and techniques ; by academic press printed in the United States of America, 2001.

12. Toni Hebda, Patricia Czar, Cynthia Mascara; Handbook of Informatics for Nurses & Health Care Professionals, Third Edition, published by pearson Education, Inc, publishing as Prentice Hall, copyright 2005.

13. David L., Sackett, Sharon E., Straus, W. Scott Richardson ; Evidence-based medicine how to Practice and Teach EBM, 2nd edition, William Rosenberg and R. Brian Haynes 2000.

14. W. H. Inmon, "Building the Data Warehouse", Wiley & Sons, Inc., 1993.

15. Frings CS: How to start & maintain a consulting practice. AACC Press, 1999.

16. Wilkinson : Life, the Lab, and Everything. AACC Press, 1999.

찾아보기